LIZE SPIT

ICH BIN NICHT DA

Roman

Aus dem Niederländischen von
Helga van Beuningen

S. FISCHER

Aus Verantwortung für die Umwelt hat sich der S. Fischer Verlag zu einer nachhaltigen Buchproduktion verpflichtet. Der bewusste Umgang mit unseren Ressourcen, der Schutz unseres Klimas und der Natur gehören zu unseren obersten Unternehmenszielen.

Gemeinsam mit unseren Partnern und Lieferanten setzen wir uns für eine klimaneutrale Buchproduktion ein, die den Erwerb von Klimazertifikaten zur Kompensation des CO_2-Ausstoßes einschließt.

Weitere Informationen finden Sie unter:
www.klimaneutralerverlag.de

Dieses Buch wurde mit Unterstützung der *Flanders Literature* herausgegeben (flandersliterature.be).

FLANDERS LITERATURE

MIX
Papier aus verantwortungsvollen Quellen
FSC® C014496
FSC
www.fsc.org

Deutsche Erstausgabe

Erschienen bei S. FISCHER

Die Originalausgabe erschien 2020 unter dem Titel
»Ik ben er niet« bei Das Mag.

Satz: Dörlemann Satz, Lemförde
Druck und Bindung: GGP Media GmbH, Pößneck
Printed in Germany
ISBN 978-3-10-397124-8

what would it sound like if you were the songwriter
and you did your living around me
would you undress me repeatedly in public
to show how very noble and naked you can be

what would it sound like if you were the songwriter
and loving me was your unsung masterpiece

J. Tillman

NOCH ELF MINUTEN, IM GESCHÄFT

Als der erste Anruf eingeht, knie ich mitten im Laden über dem großen Karton mit Mänteln, den der Kurier vorhin abgeliefert hat. Der Bildschirm meines Handys muss aufgeleuchtet sein, aber ich merke nichts, es liegt ein paar Meter von mir entfernt auf der Ladentheke, auf einem Stapel Seidenpapier. Nicht einmal die Vibrationen sind zu hören.

Ich habe nicht die leiseste Ahnung davon, was sich gerade, keinen Kilometer entfernt, im Büro von Think Out Loud abgespielt hat, noch von der panischen Nachricht, die Lotte gerade einspricht.

Dieser neue Laden gehört zu einer französischen Kette, die ungefähr siebzig Filialen über die ganze Welt verstreut betreibt. Neben mir auf dem nagelneuen Fliesenboden liegt ein Skript mit detaillierten Anweisungen: welches Kleidungsstück in welches Regal gehört, welcher Pulli mit welcher Hose kombiniert werden muss. Von jedem Modell darf nur eine Größe aufgehängt werden und erst, nachdem es sorgfältig gedämpft worden ist. Es gibt sogar Zeichnungen, wie die Schals und Ponchos zu falten sind. Es ist gut, dass ich in dieser Art von Arbeit aufgehen kann, einfach ausführen, was da geschrieben steht, die Welt draußen vergessen, alles, was mir im Kopf herumgeht, von mir schieben. Mich so weit wie möglich an den beruhigenden Gedanken klammern, dass an siebzig anderen Orten der Welt Männer und Frauen die gleichen Handgriffe verrichten, mit genau den gleichen Stoffen hantieren, in einem ähnlich grellfarbigen Interieur, in die gleiche Uniform gekleidet (weites Hemd aus weißer Seide, beige paspeliert, und beige Bügelfaltenhose).

Zum ersten Mal in meinem Leben bin ich Teil einer Kette, und auf eine bestimmte Weise fühlt sich das nach Geborgenheit an – ich stehe buchstäblich weniger allein da.

Eine Figur, die in irgendetwas völlig aufgeht, sich des auf sie zurückenden Unheils nicht bewusst ist, mehr braucht es nicht, um die Spannung zu steigern. Das war eines der ersten Drehbuchprinzipien, die wir an der Filmakademie lernten: Gib den Zuschauern einen kleinen Wissensvorsprung gegenüber der Figur, mit der sie emotional mitgehen sollen, und sie werden vorn auf der Stuhlkante sitzen, werden laut rufen wollen, um sie zu warnen.

Ich sehe ihn noch vor mir, unseren Dozenten im Fach Drehbuchschreiben, der uns dieses Prinzip erklärte. Auf Beinen so dünn wie die eines Stativs stand er vorn im Saal und führte auf der weißen Leinwand hinter sich Filmszenen vor, die seine Theorie stützten – den Karton, den Detective Mills am Ende von *Sieben* öffnet und der, wie der Zuschauer bereits weiß, den abgehackten Kopf von Mills' schwangerer Frau enthält. Oder Halloranns in die Länge gezogenes Betreten des Overlook Hotels in *Shining*, bei dem die Figur schließlich von Jack mit einer Axt umgebracht wird.

»Manchmal«, sagte er, »genügt die Bildführung. Seht euch an, wie die Kamera Hallorann von hinten folgt, während er den ausgestorbenen Gang betritt, man spürt, dass jeden Moment jemand hervorspringen wird.«

Nachdem wir den Ausschnitt betrachtet hatten, gab er uns die Aufgabe, bis zum nächsten Mal selbst eine ähnliche Szene zu schreiben, maximal fünf Seiten lang, in der wir diese Technik anwandten. »Es muss nicht jedes Mal jemand umgebracht werden, es gibt auch ganz andere unangenehme Überraschungen.«

Diese Szene hätte Maestro Stativbein garantiert entzückt: Eine junge Frau arbeitet in einem Laden, es ist Freitag, der 22. Februar 2019, wie auf dem Bildschirmschoner an der Kasse zu sehen ist, draußen ist es mild für die Jahreszeit. Es ist ihr erster Arbeitstag bei neuen Betreibern, sie will sich von ihrer besten Seite zeigen, sich nicht ständig mit ihrem Telefon beschäftigen, und deshalb hat sie es außer Reichweite auf den Ladentisch gelegt. Der Bildschirm mit dem eingehenden Anruf wird so gezeigt, dass klar wird: Dieser Anruf ist dringend, es geht um etwas Wichtiges, etwas, das man nicht ignorieren darf, ihn zu beantworten kann über Leben und Tod entscheiden, doch die Figur – verschwommen im Hintergrund – macht konzentriert mit ihrer belanglosen Aufgabe weiter.

Die Kamera gleitet langsam vom aufleuchtenden Bildschirm weg durch den Laden, vorbei an der Frau, die Plastikverpackungen aufreißt, Striche auf einer Liste macht, Preisetikette auf Schilder klebt, die verkaufsfertig gemachten Mäntel auf eine Kleiderstange hängt – wattierte Modelle, nach Farbe sortiert und von *Small* bis *Extra Large* laufend. Auch die wiederholte Meldung der Voicemail entgeht ihr.

Die Szene endet mit einem Top-Shot auf die Kartonstapel, die noch ausgepackt werden müssen, einem Detail der Mäntel, die alle auf exakt die gleiche Weise zusammengelegt sind, die Ärmel vorn zueinander zeigend, als wüssten die Mäntel, was gleich geschehen wird – sie beten bereits.

5. MAI 2018

Mitten in der Nacht war Simon damit nach Hause gekommen. Er knipste das Licht über unserem Bett an. »Schau mal …!«

Ich schreckte aus tiefem Schlaf auf, gerädert, als hätte Simon mich mit dem Betätigen des Lichtschalters aus einer fernen Vergangenheit zurückkatapultiert und mein Körper sich in einer halben Sekunde durch ein ganzes Jahrhundert gepresst.

Daan, unsere Schildpattkatze, die zwischen meinen Knien auf der Decke geschlafen hatte, flitzte davon. Ihre scharfen Krallen kratzten über das Parkett. Das Kratzen war ein vertrautes Geräusch, plötzlich wusste ich wieder, wo ich mich befand und wer ich war, der Raum ringsum fiel auf seinen Platz zurück, die Zimmerdecke mit ihren Zierleisten, der Porzellanharlekin unter dem Glassturz auf dem Kaminsims, mein Pferdeschwanz, der mir am verschwitzten Rücken klebte, die Pappkrone auf meinem Kopf. Fünf Uhr vierzig zeigte der Radiowecker an. Hinter den Verdunkelungsvorhängen würde es gleich zu dämmern beginnen. Der Sommer war im Anzug, draußen zwitscherte der ehrgeizigste Vogel bereits. Vor einer Stunde hatte ich eine Schlaftablette genommen, das erklärte meine Benommenheit.

»Schau doch, Leo …!«, sagte Simon noch einmal. Er kam näher. »Wie findest du das?« Er hatte lange, dichte Locken, auffällig widerborstig, als würde ein unsichtbarer Föhn permanent einen kräftigen Luftstrom an seinen Hinterkopf blasen. Seine Haare waren gerade lang genug für einen kleinen Zopf, doch so trug er sie nur, wenn es windig war oder wenn er sich stundenlang ungestört über einen Entwurf beugen wollte.

Die Schuhe noch an den Füßen, kroch er aufs Bett. In der Hand hielt er ein abgezogenes Pflaster, das er neben mich aufs Kissen legte, die sterile Seite nach oben. Darauf waren geronnene Blutstropfen, der Abdruck einer nicht genauer zu erkennenden Figur.

»Paul hat das gemacht. Das ist ein Stück Körperfläche, die einem nichts bringt, die Rückseite der Ohren, hast du dir die mal richtig im Spiegel angeschaut, die Stelle ist super geeignet für ein Tattoo, du selbst brauchst es nicht den ganzen Tag anzuschauen, du kannst es auch unter der Frisur verstecken, da war Paul ganz meiner Meinung, ich hatte auf einem Bierdeckel einen Entwurf gezeichnet und ihm die ganze Geschichte dahinter erzählt, und er war sofort einverstanden, das ist ein kleines Kunstwerk, hat er gesagt, ich bin ein Tattookünstler, Simon Spruyt, dein Spruitje, dein Rosenkohl, ein echter Künstler, Paul hat solche Tattoos bisher noch nie gestochen, ihm hat es richtig leidgetan, dass er dies hier nicht selbst entworfen hat.«

»Wer ist Paul?«, fragte ich.

Simon war sich der Dutzende entgangener Anrufe auf seinem Handy offensichtlich nicht bewusst. Er redete weiter, ohne meine Frage zu beantworten. Lange Sätze, fast ohne Atempausen. »Und Paul hat gesagt: ›Soll ich deinen Entwurf gleich verewigen, für fünfzig Euro?‹ Und ja, warum eigentlich nicht, hab ich mir sofort gedacht ... Und sei es nur als Andenken an diesen tollen Abend, ich war noch nie so glücklich wie heute Nacht, glaube ich – ein Künstler! –, Paul hätte das nicht sagen müssen, ich wusste selber schon, als ich das Motiv gezeichnet habe, dass es gut war, was sag ich da, dass es genial war, dass ich damit weitermachen muss, es ist auf jeden Fall besser als alles, was Coen oder irgendeinem von den Kollegen einfallen würde, jetzt schau doch endlich!«

Simon zog seine Ohrmuschel so weit wie möglich vom Kopf weg und strich sich die Haare nach hinten, damit ich das Resultat bewundern konnte. Ich sah noch immer nichts.

Als er vierzehn war, hatte man Simons Segelohren korrigiert. Auf der Rückseite wurden kleine Keile aus dem Knorpel herausgeschnitten, so dass die Ohrmuscheln dichter am Kopf angenäht werden konnten, viel Spielraum war nicht geblieben. Aus dem restlichen Knorpel hatte man die Ohrmuscheln rekonstruiert, Falten und Ränder, die etwas zu ausgeprägt geformt waren.

Bevor Simon die Operation hatte machen lassen, war er jahrelang gemobbt worden. Er hatte mir einmal davon erzählt, bevor wir in diese Wohnung zogen, danach hatte er nie mehr darüber sprechen wollen. Er hatte versucht, diesen Teil der Vergangenheit in einem verschlossenen Karton bei den übrigen abgenutzten Möbelstücken aus seinem Kinderzimmer zu lassen. Einzelheiten kannte ich nur von einigen dieser Mobbingaktionen: dass ein paar Jungs aus seiner Klasse einen riesigen Rosenkohl mit Segelohren auf die geflieste Wand in der Mädchentoilette gemalt hatten. Dass sie ihn auf dem Weg ins Gymnasium manchmal in den unterirdischen U-Bahn-Gängen festhielten und mit einem Finger, den sie erst in ihren Po steckten, Duftspuren hinter seinen Ohren auftrugen und ihn dann in der Schule daran hinderten, sich vor der ersten Stunde zu waschen. Und auf dem Karnevalsfest der Jugendorganisation hatte sich die ganze Gruppe abgesprochen, als Elefant verkleidet zu kommen. Simon lief den ganzen Tag im Super-Mario-Kostüm – blauer Overall und bemalte rote Kappe – mit hängenden Schultern in der Herde herum, umringt von einer Unmenge Elefantenohren aus grauem Karton.

Simon hatte auf eine Operation gespart. Für einen geringen Betrag hatte er begonnen, Visitenkarten, Werbeposter und -flyer für die kleinen Selbständigen im Viertel zu entwerfen, weil er seine Eltern nicht um das Geld hatte bitten wollen. Seine Mutter hatte gemerkt, dass Simon nachts durcharbeitete, um neben den Schularbeiten auch die bezahlten Aufträge zu erledigen, immer mit einer strammen Bademütze auf dem Kopf, und sie hatte sofort einen Termin bei einem plastischen Chirurgen vereinbart.

Der korrigierende Eingriff hatte dem Mobbing kein Ende gemacht. Die Zeichnung hatte sich nie ganz von der Fliesenwand entfernen lassen, der Rosenkohl hatte ein korrigiertes Ohrenpaar erhalten, von Zeit zu Zeit wurde ein Netz Rosenkohl in seinen Turnbeutel ausgeleert.

Mit fünfzehn hatte Simon die Schule gewechselt. Er ging vom Sint-Pieterscollege in Jette zum Atheneum in Schaarbeek, wiederholte dort die vierte Gymnasialklasse, schmiedete neue Freundschaften und erzielte gute Noten. Dass er jemals gemobbt worden war, merkte ich nur noch an seinem eiligen Schritt, wenn wir zusammen durch U-Bahn-Gänge liefen, an der Tatsache, dass er andere Menschen mit großen oder merkwürdig geformten Ohren auf Anhieb sympathisch fand und dass er sichtlich getroffen sein konnte, wenn er Leute kennenlernte, die ein Jahr jünger waren als er, aber schon mehr im Leben erreicht hatten.

»Und? Siehst du's? Was sagst du dazu?«

Ich rückte näher, sehr vorsichtig, als könnte jeden Moment jemand hinter seinem Ohr hervorspringen, um mir einen Schreck einzujagen.

Die Haut zwischen der Ohrmuschel und dem Haaransatz sah schmerzhaft gerötet aus. Unter einer Schicht vaselinartiger Salbe war eine Zeichnung zu erkennen, eine feine gepunktete Linie dicht entlang des Haaransatzes, die dem Umriss der Ohrmuschel ungefähr folgte, eine Art suggerierter Linie mit einer kleinen Schere daneben – wer hier schneiden würde, könnte ein zweites Ohr aus der Haut herausklappen.

Dieses Stückchen Haut war niemals, wie Simon gerade behauptet hatte, überflüssig gewesen. Es hatte bisher Neckereien gedient, die ich nie in Gegenwart anderer machte. Es war der Boden, auf dem sich unsere Käserei befand, die ich hin und wieder aufsuchte, mit der Nase oder der Zunge, um den Reifezustand zu überprüfen.

Die Käserei hatte ich mir in der Hoffnung ausgedacht, Simon bei der Überwindung seiner Scham wegen der vielen kleinen Hautfalten zu helfen, die durch die Operation entstanden waren, und wegen des leicht säuerlichen Geruchs, den seine Ohren manchmal verströmten, weil sich dort so leicht Schweiß und Schmutz ansammelten.

»Sag was, Leo, reagier doch!«

Ich saß tatsächlich sprachlos da und sah ihn an. Nicht nur weil er sich ein Tattoo genau auf unserer Käserei hatte stechen lassen, sondern vor allem wegen der Art und Weise, wie er damit nach Hause gekommen war, wegen des merkwürdigen Gefühls, das mich beschlich, als ich ihn jetzt auf dem Bett sitzen sah.

Betrunken war er nicht, das hätte ich sofort gemerkt. Dann bewegte er sich wie Balu, der Bär aus dem *Dschungelbuch*, ein bisschen schlackrig und tollpatschig, der Körper wie ein zu großes Leihkostüm. Jetzt bewegte er sich zackig, mit knappen, spannungsgeladenen Bewegungen.

Auch Daan schaute ihn befremdet an in dem vergeblichen Versuch, sich mit ihrem plumpen gefleckten Körper hinter dem schmalen weißen Bein des Brabantia-Wäscheständers zu verstecken. Dieses Metallgestell stand schon seit ungefähr zwei Jahren permanent aufgeklappt in der Zimmerecke, ein verandaartiger Anbau an unserem riesigen Pax-Kleiderschrank. Wir zogen fast immer das an, was auf dem Ständer zu finden war, selten falteten wir etwas zusammen, selten landete etwas im Schrank.

»Simon, wer ist Paul? Und mach dir bitte das Pflaster wieder drauf.«

Simon kannte unsere Abmachungen: nie stundenlang unerreichbar sein, nie unangekündigt wegbleiben nach Sonnenuntergang. Rechtzeitig Bescheid sagen, wenn man nicht zum Abendessen kam, sagen, wohin man ging, mit wem und für wie lange, vor allem wenn man vorhatte zu trinken oder mit dem Fahrrad loszog. Trotzdem war er heute Abend, zum ersten Mal in den zehn Jahren, die wir zusammen waren, stundenlang weggeblieben, ohne mir Bescheid zu sagen.

Um achtzehn Uhr dreißig – ich war schon eine Stunde von der Arbeit zu Hause – hatte ich nachgefragt, wo er denn bliebe. Und eine halbe Stunde später, beim Kochen, hatte ich ihm eine Nachricht mit der Frage geschickt, ob er eigentlich zum Essen käme. Noch immer keine Reaktion. Um zehn Uhr hatte ich gefragt, ob sie vielleicht noch an diesem Auftrag für die Oper arbeiteten, dessentwegen er seit Wochen Stress hatte, und erst da schrieb er zurück, dass er nicht zum Essen käme, dass sie den Termin locker geschafft hätten und das jetzt in einer Kneipe feierten. Um elf Uhr hatte ich geschrieben, ob sie ordentlich am Feiern seien, ob es nett sei, ob sie noch lange in der Kneipe bleiben würden, dass ich eine gefüllte Paprika für ihn aufgehoben hätte. Es war still geblieben.

Ich hatte Lotte eine SMS mit der Frage geschickt, ob Coen ebenfalls nach der Arbeit mit den Tollers, den Kollegen von Think Out Loud, in der Stadt hängengeblieben sei.

»Nein, der hängt neben mir auf dem Sofa, groggy.«

»Mit wem bist du unterwegs? Und weißt du, wo der Zettel mit dem WLAN-Passwort liegt?«, hatte ich gegen Mitternacht der Reihe meiner Nachrichten an Simon hinzugefügt, um aus der Qualität seiner Antwort ableiten zu können, ob und wie viel er schon getrunken hatte, doch auch auf diese Frage hatte er nicht reagiert. Erst viel später, um zwei Uhr: »Bin im Au Soleil mit Leuten! Hdl!« Danach war sein Handy ausgeschaltet, was ich merkte, als ich ihn ein paarmal anzurufen versuchte.

Den Rest der Nacht über hatte ich, obwohl ich mir vorgenommen hatte, es nicht zu tun, doch alle zehn Minuten in der Erwartung auf mein Handy geschaut, dass eine unbekannte Nummer mich kontaktiert hatte, jemand, der ihn am Straßenrand gefunden hatte, oder die Polizei, die ihn aus dem Kanal in Molenbeek gefischt hatte. Er würde unter einem weißen Laken am Uferrand liegen, auf der Höhe von Le Chien Vert, bei den unermüdlich ratternden grellbunten Windmühlen, die man entlang des gesamten Ufers hingesetzt hatte, um das Viertel herauszuputzen. Ich entschied, welche Krankenhäuser ich als Erstes anrufen würde, falls er bei Sonnenaufgang noch nicht zu Hause wäre, ich suchte mir schon mal die Telefonnummern heraus und machte Screenshots davon. Ich googelte »Was tun, wenn der Partner nicht nach Hause kommt«, begann, in allen möglichen Foren herumzuklicken. *Jedes Verschwinden ist beunruhigend, bis feststeht, dass es nicht mehr beunruhigend ist!!!* Ich suchte heraus, wie viele Sekunden man bei Bewusstsein bleibt, wenn man ertrinkt. Sah mir ein How-to-Video an, in dem jemand erklärte, wie man aus einem versinkenden Wagen herauskommt, als könnte das Simon noch irgendwie retten, obwohl er nicht mit dem Auto, sondern per Fahrrad unterwegs war. Ich schaute auf den Stadtplan, lokalisierte alle gefährlichen Kreuzungen, die, an denen Taxifahrer nach Mitternacht über rote Ampeln rasten, weil Brüssel dann ihnen gehörte.

Ich blieb im Bett, obwohl ich Hunger hatte und die Zeit langsamer verstrich, wenn ich nichts machte. Ich wollte nicht mit irgendwas Läppischem beschäftigt sein – angenommen, Simon stieß etwas zu, dann hätte ich für den Rest meines Lebens dieses Bild vor Augen: Ich, die ich gerade eine

Birne schälte oder *Friends* schaute, während der Mann meines Lebens irgendwo vom Tode ereilt worden war.

Still, reglos lag ich da und lauschte den Rettungswagen, deren Sirenengeheul ununterbrochen über dem dunklen Brüssel lag, wie das Zirpen von Grillen in einem italienischen Tal. Sie waren allesamt wegen Simon unterwegs.

Ich hatte eine viertel Zopiclon eingenommen. Aufgezählt, was ich am meisten an ihm vermissen würde.

Wie er abwaschen konnte, die Spülbürste schwingend wie ein Dirigent, der ein Sinfonieorchester dirigiert, Schaumflocken, die bis an die Decke spritzen. Wie er hinter mir auftauchen konnte, wenn ich unter der Dusche stand, und dass er Big Bill Krakkebaas imitierte, lauthals »Ene me hesp of ene me kees« singend mit einem Finger zwischen meinen Pobacken entlangstrich, zwei Hälften eines Brötchens, die er großzügig belegte. Wie er nackt durch die Wohnung tapsen konnte, nachdem er sich geduscht hatte, mit seinem wohlgeformten Hintern und den schlanken Schenkeln. Die Wassertropfen auf seinem Rücken, seine nassen Fußstapfen auf dem Boden, die die Katze aufschleckte, das war das allerleckerste Wasser. Wie die ganze Wohnung von seinem Seufzer der Erleichterung erfüllt wurde, wenn er morgens sein dringendes Pinkelbedürfnis gestillt hatte, und wie gut das roch – Honey Pops, die einen Tag lang in Milch gelegen hatten. Dass ich jedes Mal, wenn er mit der Wange auf meiner Hand einschlief, über das Gesamtgewicht seines Kopfs erschrak und dass sein Hals den den ganzen Tag lang hatte tragen können.

Dass ich genau wusste, wie sein Steak gebraten sein musste – leicht blutig, nur ein Mal wenden. Dass wir es beide im Falle von Deckenbezügen mit unterschiedlichen Farben auf der Ober- und Unterseite angenehmer fanden, mit der helleren Seite nach unten zu schlafen. Dass wir, wenn wir völlig erledigt auf der Couch hingen und keine Lust hatten, die Spülmaschine einzuräumen, in einen Wettstreit traten, wer es nicht zu tun brauchte: wer als Erster so laut rülpste, dass die schlafende Daan die Ohren spitzte. Dass wir die Maschine letztlich meist doch gemeinsam einräumten.

Wie hielten andere Leute es für gewöhnlich bei Trauergottesdiensten mit ihrer Abschiedsrede? Erst durch das Erzählen der intimsten Anekdoten würden andere verstehen können, wie viel Simon und mich verband, wie unersetzlich er war, wie kümmerlich ein Leben ohne ihn wäre.

Eine zweite viertel Zopiclon.

Seine Harnröhrenöffnung, die breiter war als alle anderen Harnröhrenöffnungen, die ich je gesehen hatte (nicht dass es schon so viele gewesen wären, er war mein zweiter Freund), und dass ich manchmal, während er Nachrichten schaute, seinen Pimmel aus der Hose nahm, die Eichelspitze so zusammendrückte, dass die Harnröhrenöffnung die Form eines Mundes bekam, ein erregt plappernder kleiner Mann, der sehr gut zur Stimme des Wetteransagers Frank Deboosere passte.

Dass er das alles zuließ, dass ich, egal wann, meine Hand in seine Hose stecken durfte. Dass ich auch seine erste lange Beziehung war. Dass wir uns im Bett gegenseitig Wasser in den Nabel träufelten, es warm werden ließen und den kräftigen Schnaps, den Wundertrank, danach ausschlürften.

Dass er so gut mit Kindern umgehen konnte, dass er wusste, wie ich meinen Tee mochte (zwei Canderel, den Beutel nur ein paar Sekunden lang eintunken und dann auf einer Untertasse aufheben, um ihn ein weiteres Mal benutzen zu können) und wie ich meine Butterbrote am liebsten aß (zusammengeklappt, beide Seiten mit Butter bestrichen, eine dicke Käsescheibe mit Senf). Sein Gesicht am Morgen beim Aufwachen, wie ein Ballon, in den erst noch ein bisschen Luft gepustet werden musste, der leichte Kompostgeruch seines Atems und dass wir auf die Pupse des anderen mit »Was hast du gesagt?« oder »Finde ich auch« reagierten und darüber nach zehn Jahren noch genauso lachen konnten.

Ein drittes Viertel.

Und was wäre mit unseren Kosenamen, Pluis und Spruit? Die würde ich in einer Trauerrede nicht ohne weiteres preisgeben, andere könnten auf die Idee kommen, sie zu klauen.

Das letzte Viertel der Schlaftablette. Es war meine vorletzte Zopiclon aus einer Zwanzigerpackung, deren Verfallsdatum schon eine Weile zurücklag. Ich hatte sie verschrieben bekommen, kurz nachdem ich nach Brüssel umgezogen war, in einer Zeit, als ich wochenlang nicht hatte schlafen können, weil ich jedes Mal, wenn ich die Augen schloss, die Scheinwerfer eines entgegenkommenden Autos auf mich zurasen sah und aufschreckte, doch seit ich Simon kannte, hatte ich sie kaum noch gebraucht. Seine Anwesenheit machte mich ruhig, und der Gedanke, dass die Pillen im Schrank lagen, die Möglichkeit, dass ich notfalls eine nehmen könnte, hatten bisher genügt.

Ich hatte die Geburtstagskrone genommen, die schon seit Jahren auf einem der Regalbretter über dem Bett lag, und hatte sie im Licht der Bettlampe ganz aus der Nähe betrachtet. Diese fröhliche, wunderschöne Krone hatte Simon vor acht Jahren, als wir gerade hierhergezogen waren, zu meinem Geburtstag aus einem Papierstreifen gebastelt. Er hatte mit Aquarellfarbe eine graue Brüsseler Straßenbahn daraufgemalt, die unendliche Runden um meinen Kopf drehte, die Nummer der Bahn hatte er jedes Jahr mit Tipp-Ex meinem neuen Alter angepasst.

Ich hatte mir die Krone aufgesetzt, das Licht im Zimmer ausgeknipst, und so hatte ich mich hingelegt. Wenn Simon gleich auf dem Nachhauseweg von einem Raser angefahren würde und bis zum Hals gelähmt wäre, würde ich die Achtundzwanzig selbst durch die Neunundzwanzig ersetzen müssen, während er vom Rollstuhl aus zuschaute. Das war der letzte Gedanke, den ich hatte, die Tablettenviertel hatten anstatt im Kanon alle gleichzeitig ihre Wirkung entfaltet, ich hatte nicht einmal mehr die Gelegenheit erhalten, die Krone abzusetzen, bevor ich in den Schlaf sank, und so saß sie mir immer noch, zerknittert, auf dem Kopf.

Ich nahm die Krone ab und strich sie glatt. Mein Geburtstag war erst Ende Oktober, doch Simon schien sich nicht zu fragen, was das Ding auf meinem Kopf sollte.

»Paul ist der Tätowierer, den ich heute Abend im Au Soleil kennengelernt habe. Er hat einen Laden am Kolenmarkt, schräg gegenüber von der Kneipe. Paul & Friends.« Sein Ton hatte etwas Verärgertes – ich hätte das wissen müssen, das hätte man jederzeit parat haben müssen. Er saß noch immer mit Schuhen auf dem Bett, für die Uhrzeit zu laut sprechend.

»Seit wann wolltest du das denn, so eine Tätowierung? Ich hab nie was davon gehört.«

»Schon mein ganzes Leben lang«, sagte Simon. »Wie findest du es? Sag was!«

Ich war sauer, zu sauer, um eine Meinung zu diesem Tattoo zu haben. Die Erleichterung darüber, dass Simon lebend und wohlauf nach Hause gekommen war, war nach wenigen Sekunden bereits umgeschlagen – natürlich lebte er noch, was hatte ich denn gedacht? Es war seine Schuld, dass ich hier unnötigerweise stundenlang seine Beerdigung organisiert hatte. Und warum musste er sich so übertrieben lebhaft und aufgedreht benehmen – um mein vorheriges Gegrübel noch besonders lächerlich zu machen? Schau sie dir bloß an: das Nicht-Geburtstagskind, die Anstellerin.

»Weißt du, warum ich mir das Tattoo von Paul auf die rechte Seite habe setzen lassen?« Umständlich begann Simon, seine Hose auszuziehen, immer noch mit Schuhen an den Füßen.

»Weil du immer auf der linken Seite schläfst und es dich so weniger stören wird?«

»Ach was.« Er verdrehte ärgerlich die Augen. »Du kennst doch Coen, oder?«

»Natürlich kenne ich Coen.«

»Er hat neulich einen Auftrag von der Patisserie Paul reingeholt – das wusstest du schon, eigentlich sollte ich dir das nicht noch einmal erzählen müssen, aber egal –, er darf also die neuen Brottüten entwerfen, und jetzt habe ich ein Tattoo gezeichnet, das mir jemand gestochen hat, der auch Paul heißt, ist doch kaum zu glauben, oder? Das wusste ich nicht, als ich den Mann im Au Soleil kennengelernt habe, dass er Tätowierer ist, dass er Paul heißt, das Universum hat einfach ein bisschen mitgeholfen.« Er sprach schnell und ohne Pause.

»Und warum dann genau hinter dem rechten Ohr?«

»Weil ich Rechtshänder bin, *tiens*, und Coen sitzt im Büro rechts hinter mir, und dass es *in his face* ist, war auch ein guter Grund, fand ich.«

Ich verstand nichts, fragte aber nicht weiter. Das war ein Fremder, der Simon zu sein versuchte, jemand, der in Simons Haut geschlüpft war, aber nicht richtig hineinpasste und sich mordsmäßig anstrengte, sich wie Simon zu bewegen, ohne dass die Haut riss, daher die zackigen Bewegungen.

»Machst du das Licht aus?« Ich fragte im Flüsterton, in dem Versuch, Simons Stimme zu dämpfen.

»Ein bisschen Begeisterung würde dich nicht umbringen, Pluis.«

»Tut mir leid. Ich habe vor zwei Stunden eine Zoppi geschluckt, ich bin müde und groggy.«

Er nickte. Er ging nicht darauf ein, fragte nicht, warum ich nach dieser ganzen Zeit wieder eine Pille genommen hatte. Es konnte auch an der Zoppi liegen, dass Simons Verhalten sich so merkwürdig anfühlte, vielleicht sprach er nicht schneller als sonst, sondern ich registrierte alles nur langsamer.

»Warum lagst du eigentlich im Bett und das Licht war noch an?«, fragte er.

»Du hast es selbst angemacht.«

»Echt?« Im Dunkeln legte er sich neben mich. Er hatte feuchtkalte Füße, die er an meine drückte.

»Simon, habt ihr den Termin am Ende geschafft?«

»Den Termin?«

»Die Werbekampagne für die Oper, die heute fertig sein musste?« Wochenlang hatte Simon seine gesamte Zeit darauf verwendet, war um seinen Computer gekreist wie eine Fruchtfliege um ein Stück überreifer Banane, jeden Tag hatte er mir Zwischenstadien seiner Entwürfe gezeigt, ich hatte ihn weitestgehend von allen Haushaltspflichten befreit, damit er sich voll konzentrieren konnte. Vorgestern hatte er sich entschlossen, die Schrift doch noch zu ändern, und mich bestimmt zehn Mal nach meiner Meinung gefragt.

»Ach so, das. Ja, hat geklappt. Die haben sofort reagiert, sie finden es toll.«

»Und wie fanden sie die Schrift, für die du dich zum Schluss entschieden hast? Haben sie sich persönlich bei dir bedankt für die ganzen Nachtschichten? Willst du mir das nicht kurz erzählen?«

»Sie fanden es toll, Pluis, das hab ich dir doch schon gesagt. Und jetzt lass mich mal in Ruhe mit dieser ganzen kritischen Fragerei.«

Wir lagen eine Weile stumm im Bett. Ich lag näher am Rand als sonst. Unter einem Glassturz auf dem Kaminsims im Wohnzimmer stand die zusammengeklebte Porzellanfigur, ein kleiner Violine spielender Harlekin, der einst meiner Mutter gehört hatte. Die Atmosphäre im Raum war angespannt.

Mich wunderte, dass der Harlekin immer noch so friedlich vor sich hin starrte, dass er unbeirrt weiterspielte und nicht alarmiert zu uns herüberschaute.

»Simon, hast du irgendwelche Drogen genommen?«

Im Halbdunkel setzte er sich wieder auf und beugte sich über mich. »Meinst du das ernst, Leo? Ich bin einfach glücklich, dafür brauche ich nichts.« Er klang so enttäuscht, dass ich wusste, er sagte die Wahrheit.

VOR ZWÖLF JAHREN

Ich sprach mit Simon zum ersten Mal Ende 2007, mitten in meinem zweiten Jahr an der Filmakademie. An die ganze Zeit davor, von meinem Umzug nach Brüssel bis zu dem Moment, als ich ihn ansprach, erinnerte ich mich hinterher kaum. Ich verließ mein Heimatdorf nicht lange nach dem Tod meiner Mutter, wusste höchstens, *dass* es bestimmte Dinge gab, nicht, *wie* sie waren. Meine innere Festplatte war mit innig gehegten Bildern von ihr gefüllt, die gelöscht würden, wenn ich akzeptierte, dass neue Eindrücke ohne sie hinzukämen. Das Einzige, was mir scharf vor Augen bleiben sollte, war, dass ich mir in jenem ersten Jahr in der Studentenbude jeden Tag dieselben paar Videos auf YouTube ansah, mit der Suche »baseball bat versus fruit«, um bei dem Film *How Far Can I Hit Random Fruit?! * WARNING: COCONUT EXPLOSION! ** zu enden.

Den Wechsel von meinem Heimatdorf nach Brüssel brauchte ich zum Glück nicht allein zu bewältigen. Meine damalige Freundin aus dem Dorf, Indra, hatte ebenfalls vor, in der Hauptstadt zu studieren, nicht Film, sondern Jura. Sie würde berüchtigte Verbrecher verteidigen, mir alles davon erzählen, so dass ich eine spannende Krimiserie darüber machen könnte. Ich hängte mein kleines Boot an ihres, als sich herausstellte, dass sie für einen Mietzeitraum von zwei Jahren eine billige Bude gefunden hatte, die groß genug für zwei Betten war. Auch sie hatte keinen besonders engen Kontakt mit Zuhause, bekam aber wenigstens jeden Monat so viel Geld, dass sie damit rumkommen konnte. So bildeten wir ein Team, sie hatte das Geld, ich die Zeit – sie bezahlte die Einkäufe, ich kochte und machte den Haushalt, und wenn sie einen Abend oder eine Nacht lang wegblieb, fütterte ich ihren Hamster Hamlet, den sie aus dem Elternhaus nach Brüssel mitgenommen hatte.

Bevor ich mit dem Studiengang Audiovisuelle Künste beginnen durfte, hatte ich eine Aufnahmeprüfung ablegen müssen, die aus zwei Teilen bestand, einem theoretischen und einem praktischen Test. Beim Theorietest am Vormittag wusste ich nicht, was *pellicule* oder ein *establishing shot* war, das Gleiche galt für die Hauptstadt von Saudi-Arabien und den Namen des derzeitigen Kulturministers. Und Sophia Loren, war das nicht ein teures Parfüm?

Zum Glück gab es noch den praktischen Test, eine kurze Vorführung am Nachmittag, bei der wir das Ergebnis des freien Filmauftrags (maximal fünf Minuten) vorstellen mussten, für den wir den ganzen Sommer Zeit gehabt hatten. In dem Versuch, den Verlust meiner Mutter zu verdrängen, hatte ich mich ganz auf diesen Auftrag gestürzt: Mit einer kleinen Handkamera hatte ich mich vor den örtlichen Lidl gestellt, um dort möglichst viele Menschen zu finden, deren Gesicht ich in Großaufnahme filmen durfte, mit dem Ziel, danach eine kurze Montage davon in Windows Movie Maker zu machen. Eine Serie von Augen, die in vier Minuten und zweiundfünfzig Sekunden allmählich älter wurden, von leuchtend blauen Babyaugen bis zu den runzligen Hängelidern einer neunzigjährigen Frau, unterlegt mit der Musik von Beck: »Everybody's Gotta Learn Sometime«. Mit einem Kajalstift, den ich in der kleinen Schminktasche meiner Mutter gefunden hatte, hatte ich allen vor dem Filmen das Alter auf die Stirn geschrieben, damit ich sie hinterher schnell ordnen konnte. Der Plan war, beim Schneiden so zu zoomen, dass sich alle Augen an der gleichen Stelle befanden und alles Übrige wegfiel, was letzten Endes nicht klappte, weil die Gesichter verschiedene Proportionen hatten, so dass die Zahlen doch im Bild bleiben mussten.

Ich hatte so lange weitergemacht, bis ich von jeder Zahl mindestens zwei Aufnahmen hatte. Der fettige schwarze Stift ließ sich nur schwer mit dem Make-up-Entferner wegwischen, den ich den Betroffenen gab, eine Woche lang gingen Leute einkaufen mit der Altersangabe auf ihrer Stirn.

Erst als ich das Endresultat vor dem Prüfungsausschuss sah, auf einer großen Kinoleinwand, waren mir die Blicke der teilnehmenden Dorfbewohner aufgefallen, wie besorgt sie alle schauten. Sie starrten durch das Objektiv auf *mich*, und sie wussten es alle, das mit meiner Mutter.

Der Prüfungsausschuss fand es toll, all die sorgenvoll dreinschauenden markierten Menschen unter dem Logo einer großen deutschen Supermarktkette, in Kombination mit dieser Musik. Ich sei eine der wenigen Studierenden, die Ironie und Selbstspott eingesetzt hätten, hieß es in dem kurzen, begeisterten Urteil, mit dem man meine Zulassung per Post bestätigt hatte. Das war das Erste, was ich sofort nachschlug, und vielleicht die wichtigste Lektion, die mir von dieser ganzen Grundausbildung Audiovisuelle Künste bleiben sollte: was Ironie bedeutet.

Es war kaum zu glauben, dass ich eine Aufnahmeprüfung hatte ablegen müssen, um mit dem Filmstudium zu beginnen, dass ich aber nie hatte beweisen müssen, über genügend Fähigkeiten zu verfügen, um in einer Großstadt wie Brüssel zu leben. Aus einem Dorf kommend, in dem die einzigen nicht-weißen Menschen adoptierte Kinder aus Mali waren, in dem ein Mal pro Stunde ein Linienbus verkehrte, wo ich in einem ehemaligen Nonnenkloster zur Schule gegangen war, in dem das Tragen von kurzen Ärmeln des Teufels war, lief ich verschüchtert und verloren durch Brüsseler Straßen mit all ihren unterschiedlichen Busgesellschaften und -haltestellen, mit ihren Late-Night-Shops, Kneipen, Hautfarben, mit ihrer Neonbeleuchtung und ihrer sichtbaren Armut, mit ihrer Kunstschule voller Studenten mit Hahnenkämmen, Cowboyhüten und langen Schlangenledermänteln, für die Studieren im Kunstbereich schon eine Kunstform an sich war. Ich lief täglich von Nord nach Süd und wieder zurück, in der Hoffnung, mich an alles zu gewöhnen, doch ich blieb der herumhopsende kleine Ball im Flipper. Ich brauchte drei Monate, um zu entdecken, dass man nicht zu Fuß zum Bahnhof gehen musste, um einen Bus in die Außenbezirke von Brüssel zu nehmen, dass die auch ganz einfach im Stadtzentrum hielten.

Simon und ich gehörten zu verschiedenen Gruppen. Er hing mehr zusammen mit den Städtern rum, sie zogen in jeder Pause in die Stadt, aßen nie im Panos, sondern im Le Suisse oder Viva M'Boma, unmöglich, mit ihnen mitzuhalten – sie waren die Bälle, die den Flipperautomaten entwischten. Ich zog mit anderen aus dem Dorf los, die ebenfalls einen Ausbruchsversuch in die Stadt unternommen hatten, die alle pflichtbewusst in den Unterricht kamen und sich Notizen machten, weil irgendjemand es ja tun musste. In der Mittagspause scharten wir uns in dem kleinen GB an der Ecke zusammen, wo wir Brötchen und Becher mit Fleischsalat kauften und länger als nötig herumspazierten, weil alles genauso sortiert war wie in dem GB in der Nähe unseres Elternhauses, und das verschaffte uns so ein wohltuendes Wiedererkennungsgefühl.

Ich schloss in jenem Jahr keine neuen engen Freundschaften, suchte zu niemandem wirklich Kontakt, weil angekündigt worden war, dass die Hälfte der Studierenden während der ersten zwei Studienjahre abspringen würde, und ich wollte mich nicht noch einmal an Menschen hängen, die ich wieder würde loslassen müssen.

Die Bude, die Indra für uns ausgesucht hatte, mieteten wir möbliert. In meinem Teil standen ein Holzschrank und ein Bett, denen ich keinerlei Bedeutung beimaß – ein kompletter Neuanfang schien mir das Beste. Das Einzige von emotionalem Wert, was ich aus meinem Elternhaus mitgenommen hatte, waren ein paar Sachen, die meiner Mutter gehört hatten: ein zerbrochener Porzellanharlekin und ein Döschen Badeperlen, das ich ihr mal zum Muttertag geschenkt hatte – es war unangebrochen geblieben, vielleicht weil sie meinen Vater nicht hatte kränken wollen, er verabscheute den Duft von Badezusätzen.

Die Möbel aus meinem Kinderzimmer hatte ich nicht mitnehmen wollen. Sie waren von einer dünnen Schicht des Elends umschleiert, das sich zu Hause abgespielt hatte, wie von Ruß nach einem Brand. Nächtelang hatte ich aufrecht in diesem Bett gesessen. Der Abdruck, der sich in der Matratze gebildet hatte, war nicht der eines schlafenden, sondern eines wachenden Körpers. Der Schaumstoff hatte eine Ausstülpung gebildet, die, wenn ich mich hinlegte, mir den Eindruck vermittelte, ich würde mit meinem Rücken ein kleines Tier zerquetschen.

Am Ende jenes ersten Jahres, kurz vor dem Sommer, hatte Indra einen Jungen kennengelernt, bei dem sie nach dem Sommer, im zweiten Studienjahr, immer häufiger über Nacht blieb und für den sie jetzt ihr monatliches Budget verwendete. Nur für Hamlets Sägespäne und Futter ließ sie noch etwas Geld da. Weil mein Stipendium gerade mal für die Hälfte der Miete und die Studiengebühren reichte und ich jetzt plötzlich noch etwas fürs Essen und als Taschengeld brauchte, ließ ich mich bei einem Zeitarbeitsbüro registrieren. Da glaubte man einer Filmstudentin mit einem Job im Kinepolis einen Gefallen zu tun. Drei Abende die Woche fuhr ich mit dem Rad über die Houba de Strooperlaan nach Heizel, um in dem Blockbusterpalast hinter der Theke zu stehen. Ich sorgte dafür, dass niemand in der Schule erfuhr, dass ich diejenige war, die eimerweise Cola, Popcorn und bis zum Rand gefüllte Plastikbehälter mit knusprigen Doritos und dicken Klumpen Käsesoße an Frevler verkaufte, die damit intime Szenen mit Schlürf- und Knabbergeräuschen übertönen konnten.

In einen Filmsaal kam ich nur, wenn der Abspann fast zu Ende war, um die zurückgelassenen Essensreste zwischen den Sitzreihen zusammenzufegen.

Noch eine Enttäuschung: dass das Popcorn, das an der Kasse schimmernd in beleuchteten Glasbehältern unter Wärmelampen auslag, die den Eindruck erwecken sollten, der Mais sei dort an Ort und Stelle zum Poppen gebracht worden, in Wirklichkeit von einem Großhandelsunternehmen in schwarzen Plastikmüllsäcken angeliefert wurde.

Man würde erwarten, dass man, nachdem man einen ganzen Tag lang industriell hergestelltes Popcorn rausgeschaufelt und zusammengefegt hat, das Zeug nicht mehr sehen und riechen kann, doch am Ende meiner Schicht nahm ich alle nicht verkauften Reste mit.

Ich aß salziges Popcorn zum Mittag- und süßes zum Abendessen, es war gratis, ich war zufrieden, nicht kochen zu müssen, denn jedes Mal, wenn ich eine warme Mahlzeit zubereitete, ohne dass Indra mitaß, kam ich mir verloren und lächerlich vor, als erzählte ich einen Witz vor einem leeren Saal.

Sobald ich vor einem vollgehäuften Teller einem leeren Stuhl gegenüber am Tisch saß, musste ich unweigerlich daran denken, wie mein Vater im selben Moment ebenfalls allein vor einem vollgehäuften Teller einem leeren Stuhl gegenübersaß. Diese beiden Bilder sah ich nebeneinander auf einem geteilten Bildschirm, es wirkte sofort wie ein Statement – die Einsamkeit des einen ist die Verantwortung des anderen –, aber ich wollte kein Statement abgeben, ich wollte nichts außer so wenig wie möglich mit ihm zu tun haben, sonst würde ich schon bald den Platz meiner Mutter einnehmen müssen, ihm voll und ganz zu Diensten sein und trotzdem den Vorwurf zu hören bekommen, alles falsch zu machen.

Die seltenen Male, als ich doch für mich kochte, an Wochenenden, hielt ich es einfach und aß nicht am Tisch, sondern im Bett: Ich wärmte ein Glas Apfelkompott in der Mikrowelle auf und tunkte Fetzen von marokkanischem Brot hinein, das kostete zusammen kaum neunzig Cent in dem kleinen Laden in der Nähe. Wachte ich mitten in der Nacht hungrig auf und nichts war im Haus, dann fischte ich die essbaren Stückchen aus der Tüte mit Hamsterfutter in der Küche: Sesamsamen, Sonnenblumenkerne, Mandelsplitter. Hamlet sah mich oft wütend mit seinen vorstehenden schwarzen Knopfaugen an.

Simon war drei Jahre älter als ich, er hatte auf einer anderen Schule bereits das Diplom in Grafikdesign erlangt, wollte aber auch noch den Bachelor in Animation machen, wofür er sich ein maßgeschneidertes Lernpaket zusammengestellt hatte. Wir sahen uns kaum, seine Lehrveranstaltungen fanden hauptsächlich in den ehemaligen Sonart-Fernsehstudios bei der U-Bahn-Station Montgomery statt, meine in einem ehemaligen Bürogebäude (alias »der Aktenschrank«) am Muntplein. Für ein paar gemeinsame Wahlfächer – Politik und Medien, Filmgeschichte – kam Simons Klasse in unseren Aktenschrank, und wir landeten im selben Raum. Die Gruppe der Animationsstudierenden setzte sich immer in die ersten Reihen, vorgebeugt, und sobald ein Dozent mit seinen Ausführungen begann, fingen sie an, mit ihren Stiften oder auf ihren Trackpads zu kritzeln und zu zeichnen – sie konnten die Ohren nur spitzen, wenn sich ihre Finger bewegten.

Simon war mir aufgefallen, weil er etwas Ehrliches inmitten all dieser Kunststudenten hatte, die sich viel zu viel Mühe gegeben hatten, so auszusehen, als hätten sie sich keine Mühe gegeben. Bei Simon glaubte man zumindest, dass sein Lockenkopf von Natur aus so verwuschelt war, er brauchte kein L'Oréal-Out-of-Bed-Gel. Wenn er inmitten dieser Gruppe vorgebeugt dasaß, wollte man die Hand auf *seinen* Nacken legen.

Die Entstehungsgeschichte unserer Beziehung war keine wirbelnde Story, keine, in der der eine den anderen ansieht, der plötzlich von einem Lichtkranz umgeben ist, und sich herausstellt, dass man auf ewig füreinander bestimmt ist. Nein. Ich beschäftigte mich nicht mit Jungs, achtete während der ersten anderthalb Jahre an der Filmakademie nicht besonders auf Simon, ich befand mich im Überlebensmodus. Von Simon wusste ich nicht mehr oder weniger als das, was man zufällig von einem weiß, mit dem man auf derselben Schule ist: Sein Nachname wurde nicht wie das betreffende Gemüse, Rosenkohl, geschrieben, also nicht Spruit, sondern Spruyt, er mochte nichts Knackiges zum Essen, deshalb führte er in jeder Mittagspause an seinem Brötchen einen Eingriff am offenen Herzen durch, wobei er präzise sämtliche Gurkenstückchen und Zwiebelschnipsel herausoperierte, er verdiente Geld mit dem Entwerfen von Postern und Flyern für Museen und diverse Büros, er war in Brüssel geboren, sah sich jede Woche einen Klassiker in der Cinemathek an, er war kein Klatschmaul und kein Freund von Smalltalk, so gut wie nie sah man ihn mit jemandem in einem Gespräch, in dem es nicht um Schularbeiten oder Zeichenprogramme ging. Es war allgemein bekannt, wie talentiert er war, Dozierende zeigten seine Arbeiten in anderen Klassen, sie setzten seine Zeichnungen auf die Website der Schule, er hatte den Entwurf für ein großes Graffiti an der Wand der Sonart-Kantine machen dürfen, und kein Kommilitone hatte dagegen protestiert. Wenn er durch die Gänge ging, machte jeder ihm mehr Platz als nötig.

Alle diese Informationen bekamen erst am Ende des zweiten Studienjahres Wert, nicht lange vor den Sommerferien, als ich irgendwie mitbekam, dass seine Mutter im Sterben lag. In der Geschichte, die darüber kursierte, ging es um mehrere Therapien und eine vorsichtig erklärte Genesung, die dann doch durch neue Metastasen widerrufen wurde, deren Behandlung die Frau abgelehnt hatte. Man konnte sehen, so erzählte man sich, wie die Geschwulste aus ihrem Gesicht hervorquollen, wie in dem Film *Der Elefantenmensch*. Seitdem ließ man Simon auf den Gängen doppelt so viel Platz wie zuvor. Es war nicht länger Ehrfurcht vor seinem Talent, sondern vor dem Verlust, der ihm bevorstand. Niemand wusste, was man zu ihm sagen sollte.

Plötzlich kannte ich Simon besser als irgendjemanden sonst. Er war eine Punktzeichnung im Malbuch gewesen, jetzt war ich in der Lage, die Linie zu ziehen, die alle diese Punkte auf die richtige Weise verband: Ich sah, wer er war, und nicht nur das, ich sah, wer er werden würde, weil ich genau wusste, welche Gefühle ihm bevorstanden.

Manchmal wechselten wir einen Blick, den Blick von Schicksalsgenossen, aus dem ich schließen konnte, dass jemand ihm von meiner Mutter erzählt haben musste. Auch für mich wurde auf den Gängen immer etwas mehr Platz gelassen, als ich tatsächlich brauchte, doch in meinem Fall hatte das nie etwas mit meinem Talent zu tun gehabt.

Gleich beim ersten Mal, als wir miteinander redeten – ein Gespräch, das anfangs um den Stundenplan ging, dann aber sehr schnell zu einer Zeichnung führte (er bat mich, auf einer von ihm gezeichneten Belgienkarte anzukreuzen, wo genau sich mein Kempener Geburtsort befand) –, verstand ich, warum alle so beeindruckt von ihm waren.

Er hatte mit Bleistift eine Bahnlinie zwischen meinem Kreuz und Brüssel angelegt, auf der er mit ein paar schwungvollen Strichen einen Zug zeichnete, im hintersten Waggon einen Fahrgast, der mir täuschend ähnlich sah – ein runder Kopf, ein langer Pferdeschwanz, ein verlegenes Lächeln. Während er zeichnete, betrachtete ich ihn. Mein Blick schien ihn in keinster Weise zu stören, ich schaute so lange, bis es etwas Intimes bekam.

Simon gehörte zu den seltenen Menschen, die schöner werden, je näher man kommt. Schmale Schultern, darauf ein breiter Kopf, hellbraune Haut, die uneben war, er schien wie aus Ton gemacht, geschaffen von einem Bildhauer, der etwas Besonderes hatte versuchen wollen und beim Glattstreichen nur wenig Wasser benutzt hatte. Beim Formen der Ohrmuscheln, der Augenhöhlen und der Nase war er übermütig gewesen, für den Mund war kein Restchen Ton übrig: Simons Lippen schienen von zwei Fingern blitzschnell aus der Kinnmasse hochgedrückt worden zu sein, eine leichte Vertiefung, aus der sich zwei schmale Streifen erhoben. Die Mundwinkel reichten selbst bei einem breiten Lachen kaum über seine Nasenflügel hinaus.

Das Wichtigste an unserem Kennenlernen war, was danach geschah, wie es meine Sinne offenbar geöffnet hatte. Ich vermisste ihn, sobald er aus meinem Blickfeld verschwunden war. Abends fand ich meine Bude so vor, wie ich sie am Morgen zurückgelassen hatte, das halbleere Glas Apfelmus neben dem Bett, Indras nackte Matratze und Hamlets Käfig in einem Kreis verstreuter Sägespäne – und plötzlich war mir klar, dass ich mich während des kurzen Gesprächs mit Simon ausgedehnt hatte und unmöglich noch in diese alte Form, in dieses Leben passte. Ich wollte nicht länger die Leo sein, die ich gewesen war, die noch nicht in diesem Zug gesessen hatte, von ihm gezeichnet.

In den darauffolgenden Wochen sog sich mein Blick automatisch an Simon fest, sobald er den Raum betrat, an seinen wilden Locken, seiner tiefsitzenden Hose, dem typischen schlurfenden Latschgang, bei dem sich die oberen Ränder seiner Pobacken abwechselnd über den Gürtel stülpten, als würden sie miteinander kabbeln, sich aber nie einig werden.

Jetzt, da ich ihn endlich bemerkt hatte, konnte ich mich nicht mehr in der Klasse umschauen, ohne sofort zu wissen, wo er sich befand. Es war wie bei den *Wo-ist-Walter?*-Büchern: Hat man Walter mit der roten Mütze erst einmal auf einer Seite entdeckt, kann man sie nie wieder aufschlagen, ohne ihn sofort zu sehen, und vor allem: Man kann sich nicht vorstellen, dass es mal so viel Mühe gekostet hat, ihn zu finden.

12. MAI 2018

»Ich habe wichtige Neuigkeiten.« Das Tattoo war eine Woche alt, die Tintenlinien bildeten Riffel auf der Haut. Alle paar Stunden deckte Simon seinen Hals mit einem neuen Verband ab, damit die Salbe seine Haare nicht fettig machte. Er erwartete mich, als ich von der Arbeit nach Hause kam, in der Diele, in der unsere Jacken hingen, mit zwei gefüllten Gläsern in der Hand. Alle Innentüren, die aus dem kleinen Raum führten, waren geschlossen, was gleich eine beklemmende Atmosphäre schuf. Ein scharfer Geruch erfüllte die Diele. Das Katzenklo konnte es nicht sein, das hatte ich gerade erst sauber gemacht. Es war eher Schweiß, getrockneter Schweiß, und der saure Geruch leerer Mägen, den man auch in überfüllten Straßenbahnen während des morgendlichen Berufsverkehrs oder an Nachmittagen während des Ramadans riechen konnte.

»Los, komm rein«, drängte er. Ich blieb auf dem Treppenflur stehen, zögerte, einzutreten und neben ihm in dem kleinen Raum zu stehen. Die weiße Birne der Deckenlampe warf Schatten unter seine Augen und hob die Tränensäcke hervor. In den letzten Tagen hatte er sich zwar ins Bett gelegt, war aber viel zu aufgedreht gewesen, um ein Auge zuzutun. Mitten in der Nacht fing er an, auf mich einzureden. Die Kälte in seinen Händen und Füßen hatte zugenommen, seine Glieder schienen langsam abzusterben, wie es auch bei Pflanzen geschieht, von den Enden her.

»Verändertes Verhalten nach Tätowierung«, »Tattooschock«, »großes Selbstvertrauen nach Tattoo«, »Tod nach Tattoo«, »gehirnfressendes Bakterium nach Tattoo auf Schädel«, »Blutzufuhr Gliedmaßen gekappt nach Hautinfektion Tattoo«, »Adrenalin nach Tattoo, das nicht wieder absinkt«: Fast alle Optionen hatte ich gegoogelt, am Computer im Geschäft, damit Simon es zu Hause nicht in meinen Suchergebnissen entdeckte, doch ich fand nichts, was sein merkwürdiges Verhalten erklären konnte. Es erschien mir unlogisch, dass seine Hände und Füße als Erstes absterben sollten, ohne dass etwas an seiner Ohrmuschel zu sehen war.

»Paul & Friends« hatte ich ebenfalls gegoogelt. Es war ein tatsächlich existierendes Tattoostudio am Kolenmarkt, ich wusste nicht, ob das jetzt eine gute oder eine schlechte Nachricht war. Auf dem Weg zur Arbeit war ich da vorbeigeradelt, um Simons »Helden«, seinen »Entdecker« leibhaftig sehen zu können. Der Salon war geschlossen gewesen, auf der Fensterbank lagen Elfenbeinschädel neben einer kleinen Sumoringerfigur und einem Manneken Pis aus Zinn unter einem großen Holzschild: YOU MUST BE 18 TO GET A TATTOO. Und selbst wenn der Salon geöffnet gewesen wäre, wäre ich nicht einfach so hineinspaziert – was sollte ich diesem Paul sagen oder ihn fragen, was konnte ich ihm anlasten?

»Wir müssen einen Toast ausbringen.« Simon hielt mir ein Glas mit etwas Perlendem entgegen.

Auf dem Katzenklo stand der entkorkte Champagner. Den hatte er in dem winzig kleinen Express-GB im Südbahnhof gekauft, das konnte ich aus der Rechnung ersehen, die an der eiskalten, feuchten Flasche klebte. Ein Euro pro Schluck, darauf lief es hinaus.

Obwohl meine Flöte zu drei Vierteln voll war, füllte er sie bis zum Rand nach, einen Tick zu rabiat.

»Krieg ich keinen Kuss?«

»Doch.« Ich drückte meine Lippen auf seine.

Währenddessen stieg der Schaum über den Rand, tropfte auf meine Schuhe, die fleckenlos weißen Adidas, die ich immer bei der Arbeit im Bulk & Boek anzog, der Boutique in der Dansaertstraat, in der ich zusammen mit meiner Kollegin (und inzwischen auch besten Freundin) Lotte Umstandskleidung, Still-BHs und Kinderbücher verkaufte.

Buik & Boek, Bauch & Buch, versuchte, sich von anderen Schwangerschaftsgeschäften dadurch zu unterscheiden, dass es dort Markenkleidung gab, die runde Bäuche eigens betonte, anstatt sie zu verbergen. Marken wie Fragile, Yumi, Queen Mum, Ensainte, Citizens of Humanity, Pietro Brunelli – Hauptsache, es waren eng anliegende Kleider oder Tops aus ganz dünnem Stoff, mit den phantasievollsten Mustern und Schnitten.

Meine Füße taten weh, sie waren quälend gefühllos nach einem ganzen Tag Hin- und Hergelaufe in dem kleinen Laden. Montags, mittwochs, donnerstags und samstags war das nun mal meine Aufgabe: nie in Gegenwart von Kundinnen und Kunden sitzen, nie meine Müdigkeit zeigen, lächelnd die milchgefüllten Brüste hochschwangerer Frauen möglichst gut mit aufklappbarer Unterstützung versehen, ihre runden Bäuche mit tiefsitzenden Hosen und Gürteln betonen. Die drei, sechs oder neun Monate simulierenden Kissen bei frisch befruchteten Frauen unter die Kleidung schieben, im Spiegel einen Blick mit den Männern wechseln, die ihre geliebte Missionarsstellung sich in Luft auflösen sahen. Dafür sorgen, dass die werdenden Väter, die ohne die geringste Ahnung von den Maßen ihrer Frau etwas kaufen wollten, nichts drei Größen zu Großes mitnahmen, um auf Nummer Sicher zu gehen. Diesen Männern meine Cup-Größe anvertrauen, damit sie anhand dessen, was sie sahen, schätzen konnten, wie viel Fleisch ihre Frau in einem Still-BH unterzubringen hatte. Die bereits zur Welt gebrachten Sprösslinge mit einer Handvoll Buchstabenkekse oder einem Film ablenken, damit sie sich nicht plärrend an Mutters noch unbezahlten Rock klammerten. »Aua Kopf« – die Kleinen trösten, die voller Begeisterung gegen ihr eigenes Abbild in dem spiegelverkleideten Durchgang zwischen den beiden Ladenräumen gelaufen waren. »Alle meine Entchen« oder »Alouette, gentille alouette, alouette, je te plumerai« singen. Leuten ein Glas Wasser oder einen Kaffee anbieten, die kurz davor waren, viel Geld auszugeben. Die Schaufensterpuppen bekleiden, die Falten aus der Kleidung mit einem Bügeleisen bügeln, das aus unerklärlichen Gründen im ganzen Geschäft den Geruch von Sex verströmte, die Knisterbücher swiffern, das Schaufenster umdekorieren, in dem manche Bücher schon seit Jahren standen, das Papier vom Sonnenlicht verblichen. Die unordentlich zurückgelassenen Kleidungsstücke nach jeder Anprobe ordentlich zusammenlegen, die Größen in den Regalen auffüllen, fettige Patschhändchen und Schnodder auf den Spiegeln mit einem Spray entfernen, der einen zum Niesen brachte, das Geld in der Kasse zählen, Excel-Tabellen ausfüllen, Puff und Fußboden staubsaugen, Kaffeetassen abwaschen und für den nächsten Tag auf das Abtropfgestell stellen.

Der Zufall hatte mich in diese Boutique geführt. Das stattliche Geschäftshaus lag neben der Filmakademie, das Stellenangebot wurde von einem sehr dünnen Mädchen gerade in dem Moment am Schaufenster angebracht, als ich vorbeiging. Sie sollte sich später als Lotte vorstellen. Ich war auf dem Weg ins Sekretariat, um mein Diplom abzuholen, damit ich mich um eine richtige Stelle bewerben konnte, mein Job im Kinepolis war zu Ende, weil ich keinen Studentenstatus mehr hatte. Der Name des Geschäfts ließ vermuten, dass man sich hier nicht nur mit Bäuchen beschäftigte, sondern auch mit Büchern, da hatte ich Glück. Ich bewarb mich, ohne zu zögern. Ich wollte keinen Job, der zu viel von meiner Kreativität in Beschlag nähme, denn an meinen freien Tagen wollte ich einen Blog führen und mein Meisterwerk überarbeiten, das Filmszenario über eine junge Frau, die ihre Mutter bei einem dummen Fahrradunfall verliert und danach Filmemacherin wird, ein Skript, in dem ein Produzent, der an der

Schule als Prüfungsausschussmitglied fungierte, durchaus Potenzial sah, vorausgesetzt, ich brachte etwas mehr Spannung hinein, indem ich aus der jungen Frau eine rachsüchtige Polizistin oder Fahrlehrerin machte – er hatte mir eine Visitenkarte mit seinen Kontaktdaten überreicht.

Jetzt, nach acht Jahren, war die Idee zerbröselt, ich hatte eine Datei mit losen Szenen und klischeehaften Beobachtungen, mit denen ich nicht weiterkam, weil ich keine Lust hatte, etwas Autobiografisches zu schreiben, mir aber auch nichts ausdenken konnte, was ich selbst glaubwürdig fand, und weil ich dienstags, freitags und sonntags nie das Gefühl abschütteln konnte, dass ich eine schreibende Verkäuferin war anstatt eine im Verkauf tätige Schreiberin.

Ohne Lotte hätte ich es in dem Geschäft niemals acht Jahre ausgehalten. Wir bildeten ein eingespieltes Team, übernahmen jederzeit gern die Schichten der anderen, wenn diese krank war, ohne erst Rücksprache mit Godelieve zu halten, der nie anwesenden Inhaberin, die auch noch ein Handtaschengeschäft in Antwerpen betrieb. Lotte hatte blondes Haar, das dick und glatt war, außer an den Spitzen, die sich nach außen bogen wie bei einer Perücke, die eine Weile verkehrt herum in einer Schachtel gelegen hat. Sie hatte deutlich ausgeprägte Wangenknochen, war groß von Gestalt und sprach eher wenig, wodurch das, was sie sagte, automatisch mehr Gewicht bekam. Zu der Zeit, als ich sie kennenlernte, war genug Platz für eine neue Freundschaft in meinem Leben, da Indra und ich uns kaum noch sprachen, nachdem wir unsere gemeinsame Bude gekündigt hatten. Indra war nach erfolgreich abgeschlossenem Jurastudium ins Dorf zurückgekehrt, um dort in einem Versicherungsbüro zu arbeiten, und sie wollte eine Villa auf dem Grundstück neben dem Haus ihrer Eltern bauen. Von Zeit zu Zeit meldete sie sich, wenn sie ein Seminar in Brüssel hatte oder eine Wohnmesse in der Expo besuchte und eine Eintrittskarte übrig hatte, aber ich wusste nie genau, ob sie mich aus Pflichtbewusstsein oder aus Mitleid einlud. Ich schwankte, ob ich mir wirklich die Mühe machen wollte, mit dem Rad zur Expo zu fahren und mir inmitten von Hunderten Küchen ihre Geschichten anzuhören. Sie würde garantiert von alten Bekannten aus dem Dorf reden wollen, würde allerhand Neuigkeiten über meinen Vater und seine neue Freundin mitbringen, die zufällig eine Tante von ihr war. Ich reagierte immer einen Tick zu spät, lud sie zu einem (Pulver-)Kaffee im Buik & Boek ein, was sie als Entschuldigung nahm, sich doch nicht mit mir verabreden zu müssen – ein langer Tag, sie saß schon fast wieder im Zug zurück, käme ich demnächst nicht mal ins Dorf? Es waren keine einseitigen harschen Ablehnungen, eher ein Mangel an Beharrlichkeit auf beiden Seiten.

Auch Lotte hatte Platz für eine neue Freundschaft. Sie hatte gerade eine lange Beziehung hinter sich, die schmerzhaft zu Ende gegangen war, eine Jugendliebe, mit der sie kurz vor der Hochzeit gestanden hatte, bis der Typ ihr unbedingt seinen ein Jahr zurückliegenden Seitensprung beichten musste. Meine Beziehung zu Lotte war von Anfang an eng, als habe sie ihr gebrochenes Herz gekittet und dabei für mich Platz darin gelassen. Sie war zugewandter als alle Mädchen, die ich in meinem Leben gekannt hatte, und genau wie ich hatte sie kreative Ambitionen, die einstweilen brachlagen. Sie wollte Schauspielerin werden, war es aber leid, wegen ihrer Magersucht lediglich für unbezahlte kleine Rollen in Studentenfilmen gecastet zu werden, in denen sie eine kranke Nutte oder einen an Krebs sterbenden Teenager spielen sollte. Dass sie trotz ihres Schauspieltraums schon länger Umstandskleidung verkaufte als ich, beruhigte mich. Eine Schicksalsgenossin! Wir witzelten darüber, dass sie in einem Szenario spielen würde, das ich schreiben würde, und dass ich, solange ich nicht schrieb, auch *ihr* die Karriere vermasselte. Daraus erwuchs kein Druck, sondern eher Trost.

Das Einzige, was ich mit meinen auf der Schule erworbenen Schreibfähigkeiten seit meinem Start bei Buik & Boek getan hatte – dort wurden weniger Bücher verkauft, als die Alliteration auf der Hauswand glauben machte –, war, beim Flämischen Audiovisions Fonds einen Stipendienantrag zu stellen, der von der vierköpfigen Jury abschlägig beschieden wurde, und einen Blog zu führen, den ich Buchund-Bauch Bloggt genannt hatte und für den ich letzten Endes keinen besseren Namen mehr ersann, weil ich keine hohen Erwartungen daran knüpfte. Es waren kurze Dehnübungen meines Schreibmuskels, aus dem Leben gegriffene Situationen, Dialoge, die ich im Geschäft zwischen Eltern und ihren Kindern aufgefangen hatte (»Papa, warum sagen wir Beha?« »Das ist die Abkürzung für Büstenhalter.« »Und warum sagen wir dann nicht Büha?«). Die ersten sechs Jahre hatte ich mich selbst dazu verpflichtet, mindestens einmal pro Woche etwas zu posten, danach verfiel ich in Wiederholungen und veröffentlichte in einer wesentlich geringeren Frequenz. Die Besucherzahl sank, sowohl im Laden als auch auf meiner Website (höchstens zehn einzelne Visits pro Monat), und wie die da überhaupt landeten, war mir nicht klar. Nicht einmal Lotte hielt ich in Bezug auf gelegentliche neue Posts auf dem Laufenden. Womöglich würde sie, sobald sie sah, dass ich mich doch noch kreativ betätigte, auch ihren Schauspielmuskel wieder dehnen und würde innerhalb kürzester Zeit von einem inzwischen erfolgreichen Absolventen der Filmakademie aus dem Laden gepickt werden, und ich würde allein zurückbleiben und bis in alle Ewigkeit elastische Bauchbinden mit verspielten Mustern zu Stoffpfannkuchen aufrollen.

»Wie findest du es?!« Simon hatte, nachdem wir angestoßen hatten, sein Glas in zwei Schlucken geleert und kämpfte jetzt mit Bäuerchen.

»Wie finde ich was?«

»Ach ja, erst noch eine kurze Führung«, sagte er. »Und dann die Premiere.«

Unsere Wohnung hatte die Form eines Schmetterlings. Man betrat sie durch die Eingangstür im Kopf, die kleine quadratische Diele, an der die drei Innentüren lagen, die nie geschlossen waren, heute merkwürdigerweise aber doch. Die Tür genau gegenüber der Eingangstür führte in ein schlauchförmiges, schmales Arbeitszimmer, das war der Unterleib. Daneben die beiden Flügel: auf jeder Seite jeweils zwei ineinander übergehende Räume. Links: ein Wohnzimmer und dahinter das Schlafzimmer, beide etwa zwanzig Quadratmeter groß und durch eine riesige antike Tür voller Ornamente getrennt. Rechts: die kleinere Zimmerflucht mit Bad und Küche, getrennt durch eine moderne Mattglastür.

»Tadaa!« Die Wohnzimmertür flog etwas zu ungestüm auf und knallte mit der Klinke gegen die Wand.

Ich musste erst mal genau hinschauen, um den Raum wiederzuerkennen. Er bot einen merkwürdigen Anblick, die Couch war verschoben, der Wäscheständer stand jetzt im Wohnzimmer, und aus dem dahinter gelegenen Schlafzimmer war das Bett verschwunden. Mittendrin, an der Stelle des Betts, befand sich jetzt der Schreibtisch, der früher in dem kleinen Zimmer gestanden hatte. Der Parkettboden wies noch die Spuren auf, die die Möbel beim Umstellen hinterlassen hatten. Ich rieb mit einem mit Speichel angefeuchteten Finger darüber, sie verschwanden nicht. Daan hatte sich in eine Zimmerecke verkrochen und miaute kläglich, als sie mich sah. Ich schaute hinter der Tür nach, die Klinke hatte eine kleine Delle im Putz gemacht. Dafür brauchte es eine

Tube Spachtelmasse, und damit war man schnell bei zehn Euro.

»Und hier, bitte sehr!« Simon führte mich durch die muffige Diele zur geschlossenen Tür des ehemaligen Arbeitszimmers. Ich wusste in etwa, was ich dahinter vorfinden würde, das war leicht auszurechnen, und tatsächlich: In das viel zu enge Arbeitszimmer war jetzt unser Bett gequetscht. Auf beiden Seiten hatte Simon Kartons mit Sachen gestapelt, man konnte nur noch über das Fußende auf die Matratze krabbeln. Er sprang vor mir aufs Bett, zeigte mir, wie wahnsinnig gemütlich wir auch hier schlafen würden.

Ich konnte den Blick nicht von dem Pflaster hinter seinem Ohr abwenden, auch nachts nicht, wenn er auf der Seite neben mir lag. Ich stellte mir vor, dass dahinter ein Loch wäre oder ein Schnitt, ein klaffender Krater, und dass man da hindurch einen schleimigen Bewohner in Simons Körper würde sehen können, einen Parasiten, der von Tattoo-Paul eingepflanzt worden war und sich in Simons Körper jetzt selbst ausbrütete, der plötzlich herauskriechen und Simon leer gefressen zurücklassen würde, einen Hautsack, schlaff und runzlig wie die Brüste einer Frau, nachdem sie vier Kinder gestillt hat.

»Behältst du das für dich? Versprichst du, es niemandem zu erzählen?«

»Was erzählen? Wen um Himmels willen könnte es interessieren, dass du unser Bett woanders hingestellt hast?«

»Nicht das Bett, ich meine die Neuigkeit, die ich dir jetzt gleich erzähle. Ich möchte nicht, dass einer von den Tollers es hört.«

»Spruit, warum sollte ich den Tollers etwas erzählen, ich spreche doch kaum mit denen?«

»Lotte erzählst du doch alles. Und Lotte erzählt Coen alles. Und Coen behält nichts für sich.«

»Aber Lotte sehe ich fast jeden Tag, sie ist meine beste Freundin!« Eigentlich wollte ich mich möglichst schnell umziehen, in eine weite Jogginghose schlüpfen. Godelieve verlangte von allen Verkäuferinnen, dass sie Stücke aus der Kollektion von Buik & Boek trugen, um zu zeigen, dass sie auch nicht schwangeren Frauen gut standen, so konnten wir unsere Zielgruppe erweitern. Und deshalb lief ich schon seit Jahren die halbe Zeit in Kleidern herum, die mir am Körper klebten wie die dünne Haut an einem hartgekochten Ei. Mein Kleiderschrank enthielt nach sechzehn Modesaisons mehr Umstandskleidung als normale Sachen, und von jeder Kollektion hatte ich ein Teil ungetragen behalten, für die Zeit, wenn ich tatsächlich schwanger wäre.

»Was willst du mir sagen? Hast du dein anderes Ohr auch tätowieren lassen?« So einen Scherz hätte ich nicht gemacht, wenn ich gewusst hätte, was er gleich tatsächlich ankündigen würde.

»Ach wo. Ich ha-habe …« Simon trommelte auf der Bettkante herum, um die Spannung zu erhöhen. »Ich habe bei Think Out Loud gekündigt.«

»Was?« Ich versuchte, nicht besorgt zu klingen, nicht zu böse.

»Ja, und zwar ab sofort oder so gut wie. Ich habe meine Festplatte und den Laptop schon vom Büro mitgebracht, den Rest hole ich morgen mit dem Taxi. Ich habe jetzt buchstäblich und im übertragenen Sinn alles im Haus, um mit *the next level* zu starten.«

»Wieso darf ich das den Tollers nicht erzählen, sie wissen es dann doch schon?«

»Dass ich gehe, ja, das wissen sie. Aber das mit dem *next level* dürfen sie nicht wissen und dass ich schon einen Plan habe.«

»Sie haben dich einfach – anstandslos – gehen lassen? Wie sieht dein Plan denn aus?«

»Sie sind schon erschrocken, sie haben gehofft, dass ich es mir noch mal überlege, tja, das ist logisch. Ich muss noch helfen, ein Projekt abzuschließen, das dauert zwei Wochen, und ich darf das zum Teil von zu Hause aus machen, das habe ich verlangt.«

Simon hatte schon mager ausgesehen, wie er so ausgestreckt auf dem Bett lag, die Hände hinter dem Kopf, aber er wurde noch magerer, jetzt, wo er keinen festen Job mehr hatte.

»Simon, wie sehen deine Pläne konkret aus?«

»Ich werde eine eigene Firma gründen, die Tattoos entwirft.«

Ich musste den Impuls unterdrücken, zum Telefon zu laufen, Think Out Loud anzurufen und zu sagen, dass sie auf diesen Simon nicht hören dürften, ihm dürften sie nicht glauben. Simon war immer froh gewesen und stolz auf seine Arbeit, er lebte für sie, Toller zu sein war ein Teil seiner Identität, es war noch keinen Monat her, da hatte er gesagt, von diesem netten Club würde er sich niemals trennen. Die Person vor mir war nicht Simon, damit musste jetzt Schluss sein. Dieser Simon musste verschwinden, und bevor er verschwand, durfte er das Bett auf den richtigen Platz zurückschieben, die Schrammen im Parkett wegschleifen, die Delle in der Wand mit schnell trocknender Spachtelmasse auffüllen, und die Tube würde *ich* nicht bezahlen.

»Du kannst jetzt leicht sagen, das ist eine Schnapsidee, aber du bist in den letzten Wochen nicht dabei gewesen in meinen Gedanken, kennst du dieses Bild bei Comicfiguren, dass über ihrem Kopf plötzlich ein Licht angeht, so war es auch bei mir, ich habe in der letzten Zeit gründlich drüber nachgedacht, es gibt eine Marktlücke für maßgeschneiderte Tätowierungen, und das genau ist meine Idee, Leuten zuhören, ihren Geschichten, oder dass sie mir eine Erinnerung vorlegen oder ein Foto und dass ich auf der Basis von dem, was sie beschäftigt, ein Tattoo mache, die werden ganz schlicht sein und immer aus feinen Tüpfellinien bestehen, oder zum Beispiel Entwürfe, die ich mache, ohne den Stift auch nur ein einziges Mal abzusetzen, wie ich das in Angriff nehme, muss ich mir noch überlegen, ich werde auf jeden Fall eine Website einrichten, um Kunden zu gewinnen, und ich mache ein Büro in Diegem auf, wie richtige Firmen, das ist nicht weit von hier, da geht mehrmals in der Stunde ein Zug hin.«

Es kostete Mühe, ihm weiter zuzuhören, die gleiche Mühe, die es kostet, in die tiefstehende Sonne zu schauen.

»Der Zug fährt nicht mehrmals pro Stunde – nur zweimal, alle halbe Stunde.«

»Pluis, glaub mir, das ist eine wahnsinnsgute Idee, sieh dir Don Draper aus *Mad Men* an, der hat auch erst mit sechsundzwanzig in der Werbung angefangen, und Jim Carrey, der hat doch auch einen Scheck über die zehn Millionen, die er in Zukunft verdienen würde, an sein zehn Jahre älteres Ich ausgestellt, aber ich mach's gar nicht wegen dem Geld, angenommen, ein Schauspielstar bittet mich um ein Tattoo, ich würde es gratis machen, ich hab mir auch schon einen Namen für meine Firma ausgedacht: SimonSproud. Sproud im Sinne von stolz, ne, das verstehst du doch, Spruyt – Sproud, www.simonsproud.be ist sogar noch verfügbar. Die .com-Domäne habe ich auch gleich dazugekauft.«

Ich legte mir die Hand auf die Stirn, traute mich nicht, die Augen auch nur für eine Sekunde zu schließen.

»Weißt du was, erzähl mir mal was, spiel, dass du jemand anders bist, und lass mich ein Tattoo für dich entwerfen, du kannst sein, wer du willst.« Er griff nach einem Block und einer Schachtel mit Bleistiften und malte einen Punkt auf das Blatt.

»Ähm, ich bin …« Ich wusste nicht, wer ich sein wollte außer ich selbst. Jemand musste hier bei sich bleiben, alles am richtigen Ort halten.

Simon begann bereits zu zeichnen, sogar der Bleistift machte ein anderes Geräusch auf dem Papier als sonst.

»Ich weiß schon, an wen du denkst«, sagte er. Er zeichnete weiter, obwohl ich noch nichts gesagt hatte. Beim Anblick der Linien auf dem Blatt verkrampfte sich mein Magen.

Acht Jahre lebten wir schon zusammen in dieser Wohnung, einem Ort, so klein, dass man nie außer Hör- oder Sichtweite des anderen war, dass man nicht einmal unbemerkt pupsen konnte oder seufzen. Ich kannte Simon dadurch in- und auswendig und bis in die kleinste Eigenart. Wenn er über etwas meckerte, wusste ich, dass er einfach etwas essen musste; an der Art und Weise, wie er die Treppe hinaufging, konnte ich ablesen, wie anstrengend sein Tag gewesen war; wenn er sich nachts von mir weg auf die Seite drehte, wollte er einen Arm um sich spüren. Ich konnte es seinem Atem anhören, wenn er an seine Mutter dachte, ich konnte es an seinem Schweiß schmecken, wenn er im Begriff war, krank zu werden, ich konnte es an seinem Urin riechen, wenn er zu viel Fleisch oder Eier gegessen hatte, ich wusste genau, wie viele Sommersprossen er am ganzen Körper hatte (die hatten wir mal gezählt, indem wir sie uns gegenseitig mit einem kleinen Eyeliner durchstrichen, so dass wir bei einer erneuten Zählung merken würden, wenn einer von uns Hautkrebs bekäme), ich wusste genau, was seine Geräusche beim Entwerfen bedeuteten; der Schrei, wenn ein Computerprogramm abstürzte, das Geseufze, wenn ihm keine Idee kam, das Knurren, wenn sein Grafiktablett nicht tat, was es sollte. Aber dies hier, dieses uferlose Geplapper, diesen Schweißgeruch, dieses Bleistiftgekritzel, diese Punktgenauigkeit, die kannte ich nicht. Ich nahm die Gläser, kippte die Reste des Champagners in die Spüle, seifte sie ein, spülte sie zum Schluss mit einem dünnen, heißen Wasserstrahl aus. Den Rücken an die Spüle gelehnt, blieb ich stehen und schaute zu Simon, er war noch voll am Zeichnen.

Ich überlegte, ob ich Lotte eine SMS schicken sollte mit der Bitte, ob sie Coen auf subtile Weise mitteilen könnte, dass Simon gerade ein bisschen durcheinander sei, dass sie seinen Platz im Büro auf keinen Fall mit einem anderen Kollegen besetzen dürften.

»Spruitje, nicht böse werden, dass ich noch mal frage: Bist du sicher, dass im Büro nichts passiert ist? Oder hast du vielleicht einen Schlag auf den Kopf abbekommen? Bist du an dem Abend, als du dir das Tattoo hast machen lassen, angefahren worden und gestürzt?«

Ich hatte sein Rad schon mal auf Beulen hin kontrolliert, hatte nachgeschaut, ob eines der Räder vielleicht leicht verbogen war, aber ich hatte nichts entdecken können.

»Nein. Sei doch nicht so negativ. Was sollte denn passiert sein?«

»Hat dieser ganze Plan zufällig etwas damit zu tun, dass Coen und Lotte sich letzten Monat verlobt haben? Hattest du auch Lust, mal eine große Neuigkeit zu verkünden?«

»Warum kommst du jetzt mit ihrer Verlobung an? Was sollte die denn damit zu tun haben?« Er drehte sich ruckartig um. »Nichts, gar nichts, *nada* hat die damit zu tun. Ich bin einfach nur glücklich, und ich bin noch nie so bei der Sache gewesen. Da, schau, das ist ein Entwurf, den ich jetzt grad gemacht habe, ein Tattoo für dich, über deine Mutter, anhand von allem, was ich über sie weiß, schau!« Er schob mir das Blatt hin. Ich hatte es bereits erkannt, er hatte eine Skizze von der kleinen zerbrochenen Porzellanfigur gemacht, die auf dem Kaminsims stand, mit Mamas Äußerem. Ich wusste auch, welches Foto ihm vor Augen gestanden hatte, an dem er sich für ihr Aussehen orientiert hatte.

»Und ich hab mir auch schon ein Logo für meine Firma ausgedacht. Wart mal, ich mal es für dich auf, einfach so aus dem Handgelenk!«

Das wilde Gekritzel der Bleistifte. *Rrrratsch* – das Blatt wurde vom Block abgerissen.

Simon präsentierte mir das Logo: ein Ohr, das aus einer gepunkteten Linie bestand, exakt das Ohr, das bei ihm eintätowiert war. Darunter: Simon Sproud.

»Ja, stark«, sagte ich. Ich bemühte mich, es nicht halbherzig klingen zu lassen, und legte ihm meine Hand auf die Schulter. Ihn zu berühren ging nicht mehr von selbst, ich dachte erst darüber nach, als ob es gefährlich sein könnte.

An diesem Morgen war kurz nach dem Öffnen eine Kundin mit einer beeindruckenden Tätowierung in den Laden gekommen, um Schwangerschaftspantys anzuprobieren. Sie hatte sich in meinem Beisein ausgezogen, auf ihrem Po prangte ein riesiger Löwe mit aufgerissenem Maul und detailliert ausgearbeiteter Mähne, sie hatte meinen Blick bemerkt und gleich erzählt, dass sie sich das Tier mit dreißig in einer Alkoholnacht hatte stechen lassen, weil sie in den Tätowierer verliebt war.

»War das Paul, zufällig?«, hatte ich sie unterbrochen.

»Was für ein Paul?«

»Tattoo Paul & Friends am Kolenmarkt?« Erst jetzt erschrak ich selbst darüber, wie lächerlich meine Frage gewesen war. Allein schon im Zentrum von Brüssel gab es zwanzig verschiedene Tattooläden.

»Nein, einer in Grimbergen, in meinem Heimatdorf, wieso?«

Sie hatte das größte Bild aus der Mappe gewählt, erzählte sie, damit das Stechen und die Berührungen lange dauerten, aber er hatte Handschuhe angehabt, es war schmerzhaft gewesen, und letzten Endes war es doch nichts mit ihnen beiden geworden, jetzt hatte die Frau einen kleinen Sohn mit einem anderen Mann. Der kannte die Vorgeschichte des Tattoos nicht.

Ihre bizarre Story hatte mich an diesem Morgen mehr oder weniger beruhigt: Simon war nicht der einzige Mensch, der sich mitten in der Nacht impulsiv hatte tätowieren lassen. Die Wahrscheinlichkeit, dass diese Frau ein paar Tage darauf ihren festen Job auch einfach so gekündigt hatte, schien mir jedoch gering, das beruhigende Gefühl dieses Morgens hatte also keine Gültigkeit mehr.

Vielleicht hing Simons merkwürdiges Verhalten mit dem Tod seiner Mama zusammen. Das war in diesem Frühjahr genau zehn Jahre her, möglicherweise die Ursache. Bei manchen Menschen kam die Trauer erst viel später, so wie beim Passieren eines Frachtschiffs auf See die Wellen auch erst auf Land treffen, wenn das Schiff selbst schon fast am Horizont verschwunden ist.

»Simon? Jetzt mal ganz im Ernst, unter uns: Ist alles in Ordnung mit dir?« Als ob es etwas anderes gäbe als »unter uns«, als ob ich jemanden anrufen könnte und um Rat bitten, einen Vater, der mich beruhigen würde.

»Natürlich, was sollte schon sein? Gib mir mal deinen Arm.«

Bevor ich Widerspruch erheben konnte, packte er meinen Arm. Er begann, mit schwarzem Kugelschreiber das gerade entworfene Tattoo auf mein Handgelenk zu zeichnen. Meinen Arm wegzuziehen kam mir brutal vor, ich ließ es über mich ergehen, wie ich früher eine medizinische Untersuchung ertrug, indem ich mich möglichst wenig in meinem Körper befand. Ich war angespannt, wodurch die Berührung durch den Stift mehr kitzelte. Ich wagte Simon kaum anzuschauen aus Widerwillen davor, was ich sehen würde, aus Widerwillen vor dem Misstrauen, das in mir aufwallen würde.

»Ist mit *dir* alles in Ordnung? Das ist wohl die bessere Frage.«

»Warum?«

»Du atmest nicht, du quetschst diesen Schwamm in deiner Hand zu Brei. Das ist nur Kuli, Pluis. Ein bisschen Seife, und schon ist es weg.«

Mir fiel niemand ein, den ich jetzt um Rat hätte bitten können, niemand, den ich bitten könnte, Simon genau zu beobachten, ob er etwas Merkwürdiges sehe, denn es gab keinen Menschen, der Simon kannte, wie ich ihn inzwischen kannte, der ein so vollständiges Bild von ihm hatte, dass ich seinem Urteil glauben würde.

Nicht einmal Lotte oder Coen wagte ich anzurufen, und auch an Simons Vater konnten wir uns nicht wenden, der saß in Italien und hatte sich nie wirklich gekümmert, besonders nicht in den letzten Jahren. Der würde sich erst wundern, wenn Simon am Telefon plötzlich Chinesisch zu sprechen begänne, und selbst dann wäre er nicht gleich alarmiert, sondern würde sofort die finanziellen Möglichkeiten für sein Business darin sehen.

NOCH ZEHN MINUTEN, IM GESCHÄFT

Noch immer weiß ich nichts von Lottes Anruf oder der Voicemail. Die neue Store-Managerin hatte mir an diesem Morgen, zu Beginn meines Arbeitstags, die Handybenutzung im Geschäft verboten. »Es gibt nichts Unhöflicheres gegenüber Kunden. Leg dein Handy außer Reichweite, dann brauchst du dich nicht bei jedem Vibrieren zu beherrschen, um nicht nachzuschauen«, sagte sie, woraufhin sie sich in den Lagerraum zurückzog. Dort räumt sie schon den ganzen Vormittag die Kleidungsstücke weg, die ich ausgepackt und etikettiert habe, die Stücke, für die im Laden auf den Ständern kein Platz ist. Obwohl wir uns nicht im selben Raum befinden, kann sie mich im Auge behalten, es gibt genügend Wandspiegel, die ihr dabei helfen. Mein Telefon habe ich auf den Ladentisch gelegt, der einzige Winkel, in dem man unbeobachtet stehen kann. Dort sammle ich auch die zusammengefalteten Kartons, so dass ich alle zehn Minuten einen triftigen Grund habe, mich dorthin zu begeben. Bei jedem Kleiderkarton, den ich fertig habe, kann ich kurz einen Blick auf den Bildschirm werfen.

Ich warte auf Nachrichten. Auf beruhigende Worte, nicht nur von Simon, sondern auch von Lotte.

Schon seit gestern Abend hoffe ich auf eine Nachricht von ihr. Während ich mit Simon nach Hause ging, hatte ich Lotte geschrieben und mich dafür entschuldigt, was während unseres Besuchs geschehen war. Man würde meinen, dass sie daraufhin zumindest kurz von sich hören lassen würde, ein kleines verständnisvolles Wort, etwas Begütigendes. Doch ihre Antwort blieb aus. Je länger sie nicht reagierte, umso geringer wurde die Chance, dass sie die Entschuldigung annahm, dass unsere Freundschaft keinen Knacks bekommen hatte.

»Hoffentlich bist du nicht böse ... Viel Erfolg beim Verteilen der Zuckermandeln an die Tollers heute, schau auf jeden Fall kurz vorbei im Laden, wenn du reden willst, du wirst die Einrichtung nicht mehr wiedererkennen«, hatte ich noch hinzugefügt, nachdem ich morgens im Laden eingetroffen war, kurz bevor mich die Geschäftsführerin wegen meiner Handybenutzung rügte. Blöd von mir, dachte ich gleich nach dem Abschicken, dass ich nicht daran gedacht hatte, Lotte eine konkrete Frage zu stellen, auf die sie reagieren *musste*. Jetzt wusste ich immer noch nicht, was ihr Schweigen bedeutete.

Simon schickte ich vor ungefähr zwei Stunden die Frage, ob alles okay sei, ob er Doktor Khany schon gesehen oder gesprochen habe (+ sorry für gestern Abend). Auch von ihm habe ich noch nichts gehört.

Ich bin fast auf dem Boden des Kartons angelangt, komme zu den letzten drei Pullis, dreimal die Größe XS. Einen nehme ich aus der Plastikverpackung, um ihn zu etikettieren, der darf an einem Kleiderständer im Laden hängen. Bei den beiden anderen mache ich einen kleinen Riss in die Verpackung, damit ich ein Preisetikett auf die Schilder kleben kann, ohne sie aus der Schutzhülle zu nehmen, so können sie sicher aufbewahrt werden. Ich verteile alles auf zwei Stapel, links das, was im Geschäft präsentiert werden darf, rechts das, was ins Lager muss. Der Karton ist leer, ich falte ihn zusammen. Ich gehe zur Kasse, lege den Karton zu den übrigen, bereits zusammengefalteten und werfe einen Blick auf meinen Bildschirm, in der Hoffnung, nun endlich eine Nachricht von Lotte zu haben.

Drei verpasste Anrufe und eine Voicemail. Die Sprachnachricht ist noch keine Minute alt.

Ich stelle das Atmen ein. Diese Reaktion hatte ich nicht erwartet. Lotte ist ganz bestimmt böse, warum sollte sie sonst drei Mal so kurz hintereinander anrufen? Sie wollte mir sicher sagen, dass es jetzt reicht, dass wir keine Freundinnen mehr sind, dass sie mich nie mehr zusammen mit Simon sehen will, dass sie sein Benehmen satthat. Sie wird mich vor die Wahl stellen: Simon oder sie.

Eingegangen am 22.2.2019 um 14.41 Uhr, Dauer: neun Sekunden. Nachricht abhören auf 5555 (gratis in Belgien).

Neun Sekunden, das ist kurz, zu kurz für eine Predigt oder das Aufkündigen einer Freundschaft. Ich darf nicht nur Negatives erwarten, so rede ich es möglicherweise erst herbei. Es kann auch einfach eine gute Nachricht sein: Lotte hat es gestern nicht ungemütlich gefunden, sie ist in der Nähe mit dem Kinderwagen, ihr triumphaler Besuch bei Think Out Loud ist zu Ende, und jetzt ist sie hierher unterwegs, um das Geschäft zu bewundern. Oder sie ist erst jetzt wach geworden und hat mir aus dem Bett heraus eine Nachricht mit niedlichen Babylauten hinterlassen.

Ich führe das Handy ans Ohr, um die Voicemail abzuhören, die für mich hinterlassen wurde.

»Sie haben eine neue Nachricht«, spricht die Telenet-Dame mit ihrer künstlichen, vertrauten Stimme.

In den paar Sekunden, die das Menü braucht, um die Nachricht hochzuladen, wandert mein Blick über das renovierte Geschäft. Nach der Seele von Buik & Boek muss man hier lange suchen. Die neuen Inhaber haben alles herausgerissen, lebhafte Farben angebracht, an den Wänden und auf dem Boden gibt es Neon-Akzentlinien, der Ladentisch wurde um neunzig Grad gedreht, die bombastischen Satinlampenschirme und der große runde Puff sind weg, alles Textil wurde durch perforierte Holzpaneele ersetzt, sogar die Vorhänge vor den Ankleidekabinen wurden durch Klapptüren ersetzt (darüber wurde eindeutig nicht nachgedacht, es kann nicht lange dauern, bis das erste Kind durch eine kräftig zurückschwingende Tür k.o. geschlagen wird). Der Boden ist mit glänzenden Fliesen bedeckt, die so stark spiegeln, dass man Angst hat, über sich selbst zu stolpern.

In diesem Raum, an diesem ersten Arbeitstag, vermisse ich Lotte weniger als erwartet, gerade weil die Einrichtung so stark verändert wurde. Hier sehe ich sie nicht vor mir, in diesem völlig neuen Interieur, hier höre ich ihre Stimme nicht – es ist eine vollkommen neue Vorstellung mit Kulissen, in die die von ihr verkörperte Figur erst noch den ersten Schritt tun muss.

Die Sprachnachricht wird abgespielt. Ich höre eine panische Stimme, die ich erst nach ein paar Sekunden erkenne. Erst denke ich, dass es nicht Lotte selbst ist, sondern dass mich eine Fremde mit ihrem Handy angerufen hat – etwas ist ihr zugestoßen, ein Handtaschendieb, oder sie ist auf der Straße angefahren worden, ein Umstehender hat ihr Telefon genommen und die erste Person in ihrem Nachrichtenverlauf angerufen, und diese erste Person bin ich.

Bevor ich dieser Möglichkeit Glauben schenke, erkenne ich, dass es doch Lottes Stimme ist, dass ich sie einfach, in all den Jahren, die ich sie nun schon kenne, noch nie so außer sich erlebt habe. Sie keucht, als wäre sie weit gerannt. Oder nein, es ist kein Keuchen, sie weint. Ich kann nicht verstehen, was sie schreit, sie schafft es nicht, logische Sätze zu bilden.

Die paar Stichworte, die ich aus ihrem Wortbrei herauszufischen vermag, reichen nicht aus, um zu verstehen, was genau passiert ist, sind aber genug, um kombinieren zu können, dass es sich um etwas Schlimmes handelt. Als Simons Name fällt, umklammert mich etwas. Ich bin ein kleiner Antistressball in einer unsichtbaren Riesenhand. Langsam, aber sicher werde ich zerquetscht.

VOR ELF JAHREN

Simons Mama, Tinneke, war im Frühjahr 2008 zweimal gestorben. Einmal theoretisch und einmal praktisch. Ihr ganzes Leben lang war sie gegen Sterbehilfe gewesen, und als sie schließlich unter dem Druck ihres Hirntumors ihre Meinung änderte, war es bereits zu spät, das noch ordnungsgemäß zu regeln. Sie verfiel zusehends. Tinneke war immer eine starke, stolze und selbständige Frau gewesen und wollte nicht, dass ihre Liebsten sahen, wie sie verfiel, dass sie zuschauten, wie sie die Kontrolle über ihre Sprache, ihr Sehvermögen und ihren Schließmuskel verlor, das fand sie noch schrecklicher als den Tod selbst, ihr Lebenswerk würde einfach zerstört werden. Sie hatte sich in ein Zimmer auf der Palliativstation zurückgezogen, um dort allein dem Tod entgegenzugehen, allerdings erst, nachdem sie ihr Leben ordentlich aufgeräumt, ein Testament abgefasst, die Beerdigung organisiert und bezahlt, die wertvollen Dinge unter Freunden und Familienangehörigen verteilt hatte, die gekommen waren und von denen sie sich einzeln verabschiedet hatte. Alle hatten schwören müssen, sie nicht mehr zu besuchen, auch Simon.

Simons Vater Bavo (das war eines der ersten Dinge, die mir auffielen: dass Simon seine Eltern immer bei ihren Vornamen nannte) war schon viele Jahre vor der ersten Diagnose von Tinneke geschieden worden, 1999, Simon war dreizehn. Sein Vater hielt sich schon damals aus beruflichen Gründen hauptsächlich im Ausland auf, er hatte zusammen mit einem Geschäftspartner eine kleine italienische Softwarefirma aufgekauft und pendelte zwischen Mailand und Brüssel hin und her. Er war öfter nicht da als da. Deshalb hatte es nach der Scheidung keine Veranlassung gegeben, zwei getrennte Wohnungen zu suchen. Alle drei blieben im elterlichen Herrenhaus wohnen, und Simons Eltern, die immer den Frieden gewahrt hatten, richteten sich jeweils in einer eigenen Etage ein. Bavo benutzte von Zeit zu Zeit das Appartement mit Bad und Küche im Dachgeschoss, Tinneke bezog das Parterre. Simon nistete sich dazwischen ein, in der mittleren Etage, Bad und Küche teilte er sich mit seiner Mutter. Tinneke und Simon kochten mindestens zweimal die Woche gemeinsam Pasta, und in den letzten Wochen, als Tinneke keine Treppen mehr schaffte und ihr das Sitzen auf einem Stuhl zu mühsam wurde, kochte Simon für sie, und sie aßen auf ihrem Bett, über einem dunklen Laken, damit die Tomatenflecken nicht auffielen. Simon sollte die Hälfte des Hauses erben, Bavo die andere Hälfte.

Am Tag ihres theoretischen Todes war Tinneke von einem Krankenwagen abgeholt worden, mit einem kleinen Koffer für die letzten Wochen. Simon hatte versprechen müssen, dass er später nicht einmal die Sachen aus diesem Köfferchen abholen würde. Sie wollte ihm nicht nur ihren Verfall ersparen, sondern auch ihren schmutzigen Schlafanzug.

Ohne Sirene fuhr der Wagen mit ihr auf einer Trage die Straße hinunter, Simon und sein Vater hatten ihr nachgewinkt. Der Moment, in dem der Wagen außer Sicht verschwand, war auch der Moment gewesen, in dem sie aus ihrem Leben verschwand.

Irgendwann zwischen Tinnekes theoretischem und praktischem Tod hatten Simon und ich unsere Telefonnummern ausgetauscht. Ich konnte mich nicht mehr genau erinnern, wer die Initiative ergriffen hatte und unter welchem Vorwand – natürlich bedurfte es keines Vorwandes, es war mehr als deutlich, dass wir etwas füreinander bedeuten konnten.

Ich hatte den Anfang gemacht und Simon die erste Nachricht geschickt, mit der Frage, wie es ging (nicht, *ob* es ging – nichts war so schlimm wie Leute, die ihre Besorgnis in Ja-Nein-Fragen zum Ausdruck brachten), und ab dann sahen wir uns täglich. Er teilte mittags in der Schule sein Frikadellenbrötchen mit mir, und wenn das nicht klappte, schickten wir einander am Abend kurze Nachrichten mit einem Bericht über den Tag. Wir schlossen ihn immer mit einem Küsschen ab, einem mehr als der andere, bis wir eine ganze Reihe beisammenhatten, bis die xxx mehr Raum einnahmen als die Nachrichten an sich.

Seiner Ansicht nach war ich der einzige Mensch, der zu verstehen schien, warum er den Wunsch seiner Mutter respektierte, der einzige, der ihn nicht zu überzeugen versuchte, doch ins Palliativzentrum zu gehen, und tatsächlich, ich setzte ihn nicht unter Druck. Das war etwas, was mich selbst erstaunte, *ich* hätte alles dafür getan, meine Mutter ein letztes Mal zum Abschied zu küssen.

Simon hatte aus dem, was ihm widerfuhr, noch keine leicht erzählbaren Geschichten gemacht, das war an der Art und Weise zu hören, wie er nach Worten suchte. Er sprach mit einer Zerbrechlichkeit, die Respekt abnötigte.

Er hatte einen Pfleger gefunden, der ihn über den Zustand seiner Mutter informierte, ohne allzu viele Einzelheiten preiszugeben, und teilte alle neuen Entwicklungen mit mir.

Es würde ihm helfen, das wusste ich, wenn er alles laut erzählen konnte, erst dann würde die Nachricht richtig zu ihm durchdringen. Und mir half es auch, für mich war es eine Art verzögerter Verarbeitung, weil ich zum ersten Mal seit zweieinhalb Jahren mit jemandem über den Tod sprach, auch wenn ich Simon noch nicht erzählte, wie genau es bei meiner Mutter gewesen war.

Sofort war ich geborgen bei Simon, geborgen, da erkannt – er wusste Dinge über mich, ohne je danach gefragt haben zu müssen.

Wir hatten beide bereits eine gute Portion Pech abbekommen, und das hatten wir verkraftet. Wenn die Welt alles Drama ehrlich unter den Menschen verteilen würde – etwas, woran man besser weiterhin glaubte –, war sie mit uns bereits fertig, alle anderen unserer Generation mussten noch zusehen, wie sie das bewältigten.

Alles würde gut mit uns, solange wir zusammenblieben. Wir waren die beiden schiefgesackten Säulen, die, sobald man sie aneinanderlehnte, fester stehen würden, als *eine* unversehrte, für sich stehende Säule es je könnte.

Und vielleicht – das sagte ich nicht laut – hatte ich ihn deshalb nie davon überzeugt, sich doch von seiner Mutter zu verabschieden, damit wir beide gleich schief dastünden.

Letzten Endes sollte es knapp eineinhalb Monate dauern, bis Simons Mutter starb. Die Küsschen in unseren Nachrichten erreichten, vertikal aufeinandergestapelt, Kirchturmhöhe.

Simon fragte mich, ob ich zur Beisetzung mitkäme, die Tinneke bis ins kleinste Detail festgelegt hatte. Sie hatte Texte und Musik und das Lokal für den Leichenschmaus ausgewählt, es war meine letzte Chance, sie kennenzulernen. Sie wollte eingeäschert und verstreut werden, alle mussten weiß gekleidet kommen. Auf jedem Stuhl lag ein Maiglöckchensträußchen, das als letzter Gruß neben ihre Urne gelegt werden konnte.

Simon las während der Trauerfeier nichts vor, er hatte alles, was er sagen wollte, bereits vor ihrem Tod mit seiner Mutter besprochen, und es wäre merkwürdig, jetzt noch alle anderen daran teilhaben zu lassen, sagte er.

Immerhin hatte er den Text, den er seiner Mutter vor ihrem theoretischen Tod vorgelesen hatte, mir vorgetragen, mit zitternder Stimme. Ein »Simon-Tinneke-Schnellkurs«, wie er sagte.

Er schwärmte von den Gerichten, die sie so gut machte, vom Duft ihres Parfüms (es war ihr ganzes Leben lang dasselbe geblieben: eine selbst zusammengestellte Armani-Mischung, zwei Spritzer Acqua di Gioia mit einem Spritzer Sì). Er grub die allererste Erinnerung an sie aus (der Sommer, als er drei Jahre alt war, sie trug oft einen langen, weit schwingenden zimtfarbenen Rock, er saß auf seinem Kinderfahrrad und schaute ständig der Farbe hinterher, es blieb für immer seine Lieblingsfarbe). Er dankte ihr, weil sie ihn jahrelang jeden Samstag in die Zeichenschule gebracht hatte. Erzählte, dass sie geduldig war, auch als er monatelang unter Wasserwarzen litt und sie ihn jedes Mal mit einer betäubenden Salbe hatte eincremen müssen, damit die Warzen weggeätzt werden konnten. Und dass sie, als er in ihrem Beisein einen Ladendiebstahl begangen hatte, die Schuld und das Bußgeld auf sich genommen hatte, damit das Strafregister ihres Sohnes unbedingt leer blieb. Und dass sie, ohne zu zögern, die Ohrenkorrektur bezahlt hatte, obwohl der Eingriff ziemlich teuer gewesen war, so dass sie ein Jahr auf ihr Opernabonnement hatte verzichten müssen.

Natürlich waren Menschen Toten gegenüber immer milder als in der Realität, aber selbst wenn man eine ganze Schicht anlassbezogene Sentimentalität davon abkratzte, war immer noch deutlich, wie sehr Simon seine Mutter liebte, wie gut und frei von Komplexen die Beziehung zwischen ihnen gewesen war.

Während der Trauerfeier dachte ich vor allem an meine eigene Mutter. Niemals hätte ich ihr einen solchen Brief schreiben können, wie Simon es getan hatte, selbst wenn ich vor ihrem Tod die Gelegenheit dazu bekommen hätte. Ich hatte sie als Menschen nie so gut kennenlernen können, meine Eltern hatten sich trotz ihrer schlechten Ehe nicht scheiden lassen, hatten weiterhin Mutter und Vater gespielt, auch wenn sie die Versionen ihrer selbst hassten, die diese Konstellation verursachte. Nie konnte ich Zeit mit dem einen verbringen, ohne dass der andere das als Verrat betrachtete, ohne dass der andere dachte, der eine wolle mich aufhetzen. Nach wenigen Monaten hatte ich ein besseres Bild von Tinneke als nach Jahren von meiner eigenen Mutter. Ich hatte Mama nie beim Vornamen genannt, dem Namen, der schließlich auf ihren Grabstein kam, und erst jetzt wurde mir klar, wie sehr ich sie dadurch beeinträchtigt hatte. Wenn ich sie bei ihrem Vornamen genannt hätte, hätte sie sich gestärkt gefühlt, meinen Vater zu verlassen.

Den Leichenschmaus könnte man als unsere erste echte Verabredung bezeichnen, in gepflegtem Weiß und sauber gewaschen saßen Simon und ich nebeneinander an einem Tisch inmitten der restlichen Familie. Von Simon waren nur zwei Jugendfreunde gekommen, was ihn nicht wunderte. Zu den meisten Leuten, die er kenne, habe er keine besonders enge Beziehung, sagte er. Die Beisetzung erwies sich eher als eine Art Afterparty, bei der die Lebenden das Leben zur Musik von David Bowie und Prince feiern sollten. Tinneke hatte keinen Kaffee vorgesehen, sondern Bier und warme Häppchen. Wir tanzten. Simon und ich brauchten einander nicht mehr zu erobern, das war bereits geschehen: Im Sog des Todes hatten wir diese ganze Suchzeit übersprungen, jene Phase, in der man sich besser darstellt, als man ist, den Bauch einzieht, wenn man nackt herumläuft, sich im Bett rasch fünf Frisks in den Mund steckt, bevor der andere wach wird, immer Streichhölzer dabeihat und sie über der Kloschüssel anzündet, um alle komischen Gerüche zu verbrennen.

Am Abend nach der Trauerfeier war ich mit zu ihm gegangen, und wir schliefen zum ersten Mal miteinander. Wir erkundeten gegenseitig unsere Körper, wie Kinder Ferienhäuser beim ersten Mal betreten, von Zimmer zu Zimmer gehend, zu gierig, um am selben Ort zu bleiben. Neben dem Bett lagen zwei unordentliche weiße Kleiderhäufchen.

Simon hatte Nägel mit milchweißen Punkten, Arme, bei denen die Adern direkt unter der Haut lagen, in letzter Sekunde hatte man die noch dazugetan.

Wenn ich mir seine schlanken, sehnigen Hände ansah, dann sah ich ihn wieder vor dem Haus stehen und dem Wagen nachwinken, der mit seiner Mutter und ihrem Köfferchen wegfuhr, und dachte daran, dass er sein Versprechen den ganzen Monat gehalten und sie nicht besucht hatte. Das zeugte von einem Respekt, einer Selbstbeherrschung, mit denen man, wären sie verkäuflich, eine Marktlücke füllen könnte. So jemanden durfte man, einmal gefunden, nie mehr loslassen.

An seiner Pimmelspitze hatte er, wenn man die Haut zurückschob, eine kleine Ansammlung von Sommersprossen, wie der Aufsatz einer Gießkanne. Er fand es lustig, dass ich es bemerkte.

Am Hals roch er nach *américain préparé*, einen Tick säuerlich und ein klein bisschen süß.

Bevor ich mit Simon schlief, hatte ich lediglich mit einem Jungen aus dem Dorf geschlafen, einem langen Lulatsch mit einem großen Geschlecht, der mir ein paar Stellungen beigebracht hatte, allerdings hatte ich die nie richtig gemocht, der Rhythmus stimmte nie ganz, es war, wie wenn man aus dem Nichts einen schwierigen Song anstimmen sollte, ohne musikalische Begleitung. Mit Simon war es anders, mit ihm fand ich sofort den richtigen Rhythmus. Simon liebte die gleichen Stellungen, er oben, in Missionarsstellung, weil sein Körper von Form und Länge her anders war, klappte es viel besser als bei dem ersten Jungen. Wir passten ineinander, wir passten besser ineinander, als es bisher mit irgendjemandem der Fall gewesen war, und natürlich lief es auch bei uns nicht ganz rund, er war weniger unsichere, feuchtere Mädchen gewöhnt, aber das sei nicht schlimm, meinte er, wir hätten Zeit, uns aneinander zu gewöhnen. Das beruhigte mich, denn das bedeutete, dass es nicht von diesem einen Mal abhängen würde, dass es also nicht bei *einem* Mal bleiben würde, wir hatten noch den Rest unseres Lebens.

Ich durfte sofort über Nacht bleiben, er bestand darauf, dass ich nie mitten in der Nacht nach Hause musste. Und eigentlich war ich an jenem Abend schon gleich bei ihm eingezogen. Den Rest des Studienjahres hatten wir zusammen in seiner Etage gewohnt. Ich hatte meine Bude behalten, ging aber nur hin, um Hamlet zu füttern (ein großes, volles Schälchen, das für drei Tage reichte) und um ein paar Klamotten zu holen – es war der teuerste begehbare Schrank, den ich je gehabt hatte.

Das erste und einzige Mal, dass Simon in meine Bude kam, war, als ich fürchtete, dass Hamlet gestorben war. Aus dem Schälchen, das ich drei Tage zuvor gefüllt hinterlassen hatte, war nicht gefressen worden, kein Schnäuzchen mit Schnurrhaaren lugte forschend aus den Sägespänen hervor, wenn ich mit dem Finger über die Gitterstäbe fuhr oder den Napf schüttelte. Bei der Vorstellung, die dicke Schicht Sägespäne durchsuchen zu müssen, ohne sagen zu können, was genau ich vorfinden würde, wurde mir übel. Voller Panik hatte ich Simon angerufen. Während ich auf ihn wartete, hatte ich ein Küchenhandtuch über den Käfig gelegt.

Simon öffnete den Käfig, während ich von der Tür aus zuschaute. Ein scharfer Geruch verbreitete sich in meinem kleinen Zimmer – die unterste, vom Urin verklumpte Schicht Sägespäne, die durchwühlt wurde.

»Uih, Leo, ich glaub, du hast recht. Er ist tot.«

»Bist du sicher?« Ich hätte die Kerne aus Hamlets Futter nicht essen dürfen, dem Tier hatte es möglicherweise monatelang an einem wichtigen Nährstoff gemangelt.

»Er ist schon steif. Willst du ihn noch mal sehen oder in der Hand halten, um dich zu verabschieden?« Simon, in der Hocke, neben dem mit Sägespänen übersäten Boden. Ich schaute nicht zum Käfig, sondern zu ihm, auf die oben aus der tief hängenden Hose hervorquellenden Pobacken, seine Unterhose mit den blauen Sternchen, die Wirbel in seinem dicken, lockigen Haar. Egal, was er tat oder sagte, seine bloße Anwesenheit genügte schon.

»Kannst du sehen, woran er gestorben ist?«, fragte ich. Ich blieb auf Abstand. Keine Ahnung, warum ich so feige war. Normalerweise ertrug ich alles, ich konnte mir im Fernsehen Fettabsaugungen ansehen und gleichzeitig Erdbeerjoghurt schlürfen. Ich hatte den Körper meiner eigenen Mutter gesehen, in dem keine Mutter mehr steckte, hatte zugeschaut, wie ihr Sarg in den Verbrennungsofen rollte. Warum schaffte ich es nicht, auf einen leblosen, zweihundert Gramm schweren Hamster normal zu reagieren?

Ich fragte, ob Maden zu sehen seien (»Nein«), ob Hamlets Augen verschrumpelt seien (»Nein, nein«), ob seine Beine merkwürdig verrenkt seien (»Nein, sieht ganz friedlich aus«). Simon hatte mir eindringlich klargemacht, dass Zwerghamster niemals alt würden, er hatte es gegoogelt und mir gezeigt, dass Hamlet bereits weit über das Höchstalter hinaus war. Erst da konnte ich über den Käfigrand hinweg in das kleine Nest schauen, in dem er zusammengerollt lag. Ich erschrak nicht, weil ich Auge in Auge mit der kleinen Leiche stand, sondern weil ich Auge in Auge mit etwas stand, woran ich schuld war.

Simon und ich hatten das Tierchen mit Indras Zustimmung in seinem Garten begraben. Ein Eierkarton diente als Sarg, in jede der leeren Aussparungen hatten wir etwas Kleines gelegt, ein Steinchen, einen Zweig, einen Kiefernzapfen – sonst hätte es zu sehr an die Abschiedszeremonie meiner Mutter erinnert, bei der die meisten Stühle leer geblieben waren.

Erst nach Hamlets Beerdigung begann ich, Simon von meiner Kindheit und Jugend zu erzählen, der unglücklichen Ehe meiner Eltern, von meiner Mutter, die meinen Vater weiterhin vor der Kritik Außenstehender in Schutz nahm, obwohl sie selbst sein größtes Opfer war. Unser Garten, der sich langsam in einen Gebrauchtwagenpark verwandelte, ein ausgeuferter Nebenjob meines Vaters, die Spannung, die ständig im Haus herrschte, die paar Freunde, die ich gehabt hatte, oder vielmehr: die Menge der Freunde, die ich nicht gehabt hatte, weil ich Ferienlagern und fakultativen Sportausflügen häufig fernblieb, da mein Vater mich nicht anmelden wollte oder weil ich selbst daheimbleiben wollte, um meine Eltern im Auge behalten zu können. Mein Vater, der zwei Flaschen Wein auf den Tisch stellte, einen guten für sich und einen weniger guten für sie, der ihr regelmäßig den Tod wünschte, aber doch erschüttert war, als es tatsächlich geschah.

Ich erzählte von der Unmöglichkeit, als geübte Vermittlerin nach dem Unfall meiner Mutter nur noch mit meinem gebrochenen Vater zu tun zu haben, der sich in einem fort von seinem eigenen Schuldgefühl befreien wollte, indem er betonte, was gut an Mama gewesen war, dass sie so verständnisvoll gewesen sei, als ihr Gemüsegarten seinen Gebrauchtwagen weichen musste, und dass sie letztlich auch nicht schlecht gekocht hätte – Komplimente, die er in ihrer Gegenwart nie über die Lippen bekommen hatte und mit denen er ungewollt betonte, wie schrecklich er sie behandelt hatte.

Simon stellte Fragen, vermittelte den Eindruck, mein Leben lebenswert zu finden, und ich machte eine stimmige Geschichte daraus, zum ersten Mal in meinem Leben bauschte ich das Elend hier und da etwas auf, weil ich wusste, dass das Leugnen und Minimieren mir von meinen Eltern beigebracht worden war, dass es erst, wenn ich mich beim Erzählen schämte, erst, wenn ich es meinem Gefühl nach übertrieb, in die Nähe dessen kam, wie schlimm es tatsächlich gewesen war. Zum ersten Mal ließ ich alle guten Dinge, die in meiner Jugend vorgefallen waren, weg, sie waren die Mühe des Erzählens weniger wert als die schlechten, all das Gute hatte mich weniger geprägt, hatte lediglich verhindert, ein Niemand zu werden, und ich erzählte alles in der Vergangenheitsform und gab meinen Jugendjahren damit einen Ort. Es ging nicht mehr um mich, sondern um eine andere Leo, eine, die ich jetzt nicht mehr war, und so bekam die Gegenwart Raum, Raum für die neue, offenherzigere Leo, die ich lieber sein wollte.

Alles an Simon war vertraut. Das Einzige, was mich in jenem ersten Jahr wunderte, war, wie wenig gute Freunde er offenbar hatte, obwohl ich das bereits aus der Tatsache hätte ableiten können, dass er kaum Gleichaltrige zu Tinnekes Beerdigung eingeladen hatte. Er ging mit allen möglichen Leuten um, war beliebt, verlangte nicht unbedingt nach mehr. Die Namen, die in unseren Gesprächen fielen, wechselten zu häufig, als dass ich sie mir hätte merken können, er kam hauptsächlich mit Kollegen zusammen, Gleichgesinnten im Rahmen zeitlich begrenzter Projekte. Anfangs merkte ich, dass ich mir mehr davon erhofft hatte, dass ich mir gewünscht hatte, er würde mich unter Leute bringen, in eine Freundesgruppe aufnehmen, doch das geschah nicht. Nach ein paar Monaten vergaß ich, dass ich das je gehofft hatte, war es mir nur recht, Simon mit niemandem teilen zu müssen, einen ganzen Mann für mich allein zu haben, den ganzen Körper. Er brachte mir ulkige Brüsseler Ausdrücke bei wie *»van za gat geive«* (Sex haben) und *»afstappe in Schoerbeek«* (vorzeitig zurückziehen) und zeigte mir eine Stadt, in der ich mich erst jetzt, an seiner Hand, frei zu bewegen traute. Es gab so viel zu sehen, so viel zu probieren, mehr, als ich an einem Tag, in einer Woche schaffte. Manchmal vergaß ich meine eigene Existenz, so vollständig ging ich darin auf.

Es gab nichts, was ich Simon nicht fragen konnte. Er fand meine Neugier rührend. »Noch nie wollte jemand so viel von mir wissen«, sagte er.

Er ließ mich ehrlich an seinen Gedanken teilhaben, wenn ich danach fragte. Wir dachten uns Ausdrücke aus, deren Bedeutung nur wir kannten, zum Beispiel: Ich geh *Der Rote Ritter* lesen (ein großes Geschäft machen – neben der Toilette lag ein Stapel Comics), Krokodilpimmel (Essiggurken), koalaen (die Beine des anderen im Bett knuddeln, während der aufrecht sitzt und vorliest – ich koala, du koalast, wir koalaen).

Er kaufte mir ein gebrauchtes Fahrrad mit einem starken Schloss und bequeme Wanderschuhe. Wir machten lange Spaziergänge oder Radtouren durch die Stadt, damit sie sicheres Gelände für mich würde. Und nachdem ich mehrmals besorgt gefragt hatte, ob beim Fahrradfahren die männlichen Geschlechtsteile auf dem Sattel nicht gequetscht würden, hatte Simon sein Rad die Treppe hinaufgeschleppt, ins Wohnzimmer gestellt und sich nackt auf den Sattel gesetzt, damit ich mir das Ganze aus allen Winkeln anschauen und meine

Hand darunterschieben konnte und auf diese Weise sehen, dass so ein Sattel schon gut designt war.

Ich durfte die Krusten von seinen Schrammen pulen, wenn ich glaubte, sie seien verheilt, und bevor er seinen Bart rasierte, durfte ich erst mit einer Rasierklinge die seltsamsten Formen reinbringen, Hitlerbärtchen oder Pornoschnäuzer, Backenbärte, solange ich ihn hinterher auf Millimeterlänge schor. Er probierte in Geschäften jedes Kleidungsstück an, das ich ihm hinhielt, und wenn er den Stil oder das Muster hässlich fand, zog er es absichtlich verkehrt herum an oder mit der Innenseite nach außen.

Er hatte viel Bauchhaar und ständig Fussel im Nabel in der Farbe seines T-Shirts, die er den ganzen Tag für mich aufbewahrte, weil er wusste, wie gern ich sie herausfummelte. Wir spielten »Fusselgolf«, legten die Fussel auf sein Kinn und begannen gemeinsam, sie mit möglichst wenigen Blasversuchen in seinem Nabel »einzulochen«.

Ich hob alle Nabelfussel, die ich fand, in einem Glasbehälter auf, und nach Jahren konnten wir damit schließlich einen selbstgenähten Kuschelbären füllen, den wir Bavo für die Ausstattung des Kinderzimmers in seinem Mailänder Bed and Breakfast schenkten.

24. MAI 2018

An der Schlafzimmertür, nun der Eingang zum neuen Arbeitszimmer, stand Simon und brachte mit Farbstiften das Logo von Simon Sproud an. Auf seiner Nasenspitze waren weiße Farbspuren. Er trug Schuhe, die ich noch nie gesehen hatte. Knallige Sneakers mit auffälligen weißen Gummisohlen, die in Wellenbewegungen daruntergespritzt waren wie das Vanilleeis bei einer Viennetta-Weihnachtsrolle. Wenn er damit durch die Wohnung ging, federte er bei jedem Schritt etwas mehr als normal.

»Ich hab sie online gekauft. Heute geliefert worden, zusammen mit den Stiften. Das ist übrigens Farbe auf Wasserbasis«, sagte er. Er sah meinen Blick auf die Tür. »Und, weißt du, ich hatte vorher gar nicht daran gedacht, aber *sproud* bedeutet auch *spruit*, Rosenkohl, und der kommt aus der Erde, und ich stampfe auch voller Stolz eine Firma aus dem Erdboden, haha, so ein Zufall, *sproud, spruit*, Stolz, verstehst du, so was von genial, alles *eine* große stimmige Geschichte, und ich habe jetzt auch das .fr und das .de und das .it reserviert, alles zusammen war das nicht mal so teuer, ich wollte den Tollers zuvorkommen, es würde mich nicht wundern, wenn sie diese URLs aufkaufen würden, nur um meine neue Karriere zu sabotieren.« Ausdruckslos stand ich da und hörte ihm zu.

Am Tag nach seiner Kündigung hatte Simon bei Think Out Loud seinen Schreibtisch leer geräumt, obwohl man ihm vorgeschlagen hatte, sich erst mal frei zu nehmen, um in Ruhe darüber nachzudenken, und man ihm gesagt hatte, dass ihre Türen weiterhin für ihn offen blieben. Er hatte den Umzug außerhalb der Arbeitszeit erledigt, um den Tollers aus dem Weg zu gehen, sie würden neugierig nach seinen Plänen fragen, und er wollte noch immer nichts dazu sagen.

An jenem Abend war er mit einem Karton voll Bürosachen nach Hause gekommen, darunter ein Foto von seiner Mutter, das er prominent auf seinen neuen Schreibtisch gestellt und dazu vorwurfsvoll gesagt hatte: »Ich weiß genau, dass *sie* daran glaubt.« Simon hatte mehr als einmal auf mich einzureden versucht – er wollte, dass ich laut sagte, dass ich seine Pläne genauso genial fand wie er selbst, erst dann könne er mit ruhigem Herzen loslegen, sagte er, doch mir fiel es nach wie vor schwer, etwas Positives dabei zu empfinden, ich konnte es allenfalls ergeben hinnehmen und dabei verbergen, dass ich nach wie vor hoffte, dies sei ein Anflug geistiger Verwirrung, der bald vorbei wäre.

Auge in Auge mit diesem Foto von Tinneke hatte ich stillschweigend der Sache eine Frist gesetzt. Zwei Wochen würde ich Simon geben, bevor ich etwas unternähme. Wenn dies wirklich nachträgliche Trauer war, brach man es besser nicht brüsk ab, das hatte ich im Internet auf einer Seite über Trauerverarbeitung gelesen. Dass Simon nach Tinnekes Tod nie wirklich die Gelegenheit bekommen hatte, aus dem Gleichgewicht zu sein, war auch meine Schuld: Ich trat in dem Moment in sein Leben und brauchte so viel Fürsorge, dass Simon sich eine eigene Verlorenheit nicht hatte erlauben können. Er hatte monatelang Geduld aufgebracht, war bei der Leo geblieben, von der ich mich selbst lösen wollte; eine schlaflose Studentin des Fachs Drehbuchschreiben, die Hamsterfutter aß, die nur für sich sorgen konnte, indem sie für andere sorgte, deren Inneres sich anfühlte wie ein leerer Saal. Schuldete ich ihm nicht mindestens genauso viel Geduld?

Donnerstag, der 24. Mai, exakt zehn Jahre nach Tinnekes Beisetzung, bis dahin lief die Frist, hatte ich mir vorgenommen. Wenn wir an dem Tag aufwachten und es hätte sich nichts geändert, dann würde ich darüber nachzudenken beginnen, wie ich eingreifen würde, erst dann wäre etwas wirklich nicht in Ordnung.

Außer kalten Füßen hatte Simon in diesen zwei Wochen auch eine kalte Nase bekommen, über die er sich ständig unsanft mit den Fingerknöcheln rieb, als würde es ihn jucken, wodurch der Knorpel in der Nasenspitze gerade noch hörbar knackste. Diesen Tick hatte er bisher nie gehabt, ich konnte es aus jedem Zimmer unserer kleinen Wohnung hören, es war unentrinnbar. *Knacks, knacks, knacks.*

Als er schlief, hatte ich mit dem Licht meines Handys auf sein Gesicht geschienen, um die Nase aus der Nähe zu untersuchen. Am Tag hatte ich eine kleine Wunde gesehen, einen ersten Riss dort, wo die stramme Haut nachgeben würde – *plopp*, aufplatzen wie die Schale einer Lychee – und die schleimige graue Nase des von ihm ausgebrüteten Aliens oder Parasiten hervorlugen würde.

Gestern, am Tag vor Ablauf meiner selbstgestellten Frist, hatte ich Simon angefleht, sich seine Entscheidung noch einmal zu überlegen, seine Kündigung zurückzunehmen, sie würden ihn bestimmt wieder einstellen, er könne noch zurück. Ich hatte ihm einige herrschaftliche Häuser mit Gärten und entzückenden Kinderzimmern auf Immoweb gezeigt, die wir uns in einigen Jahren laut einer Kreditsimulation würden kaufen können, die auf unseren beiden festen Einkommen und dem Geld basierte, das wir bis dahin angespart hätten. Er hatte den Kopf heftig geschüttelt, hatte das Sechsfache meines Betrags in die Suchmaschine eingegeben und mir eine Jugendstilvilla mit einem tausend Quadratmeter großen Garten gezeigt. »Du gehst es nicht groß genug an, *Puschel*, hab doch ein bisschen Vertrauen in mich.«

Als ich an besagtem Morgen aufwachte, exakt zehn Jahre nach Tinnekes Beisetzung, wusste ich, noch bevor ich die Augen aufgeschlagen hatte, dass sich nichts verändert hatte. Ich konnte Simon erregt umherrennen hören, mitsamt seiner knacksenden Nasenspitze.

»Soll ich etwas später zur Arbeit gehen, und wir kaufen Maiglöckchen und legen sie auf dem Friedhof beim Streufeld hin?«, schlug ich vor.

»Nein, Tinneke würde nicht wollen, dass wir mit Blumen antanzen. Letztes Jahr haben wir auch nichts Besonderes gemacht. Warum sollte zehn Jahre tot sein spezieller sein als neun Jahre tot?«

Die Frist war abgelaufen, doch einen konkreten Plan, wie ich vorgehen sollte, hatte ich nicht. Ich wusste nicht, was ich tun konnte, außer dies auszusitzen. Etwas auszusitzen hatte ich immer einfacher gefunden, als einzugreifen.

Simon legte letzte Hand an das weiße Ohr an der Tür. Er schob die Kappe auf den Farbstift.

»Du müsstest mal dein Gesicht sehen, Pluis, wie du da stehst und mich anschaust.«

»Wie denn?«

»*So* schaust du.« Er stellte sich vor mich und zog eine verkrampfte Miene – er genoss seinen Scherz zu sehr und behielt die Grimasse zu lange bei.

Ich sehnte mich danach, bei Lotte zu sein, was Schönes mit ihr zu unternehmen, Blödsinn zu machen, für den wir zu alt waren und zu dem ich ohne sie niemals den Mut hätte. Nach Ladenschluss die Tür abschließen, die teuersten Cocktailkleider anprobieren und übertrieben viele Simulationskissen darunterschieben, mit einem zwanzig Monate schwangeren Körper in der erleuchteten Schaufensterauslage Platz nehmen, Passanten, die nahe an die Scheibe treten, um uns wie ein anstößiges Gemälde zu betrachten, feierlich zuwinken. Oder gemeinsam auf dem sonntäglichen Zuidmarkt einen fettigen türkischen Pfannkuchen essen, gefüllt mit Oliven und Feta, in dem Honig, der uns übers Kinn herunterläuft, eine zerrissene Serviette festkleben und dann mit einem weißen Stoffbart den Rest des Marktes abklappern.

In den letzten Wochen hatte ich Lotte nur während der Arbeitszeit gesehen, in Anwesenheit von Kundinnen. Sobald es ruhiger war, hatte ich mich auf Aufgaben gestürzt, die meine ganze Aufmerksamkeit erforderten (den Lagerbestand zählen,

Kundinnen anrufen, deren Bestellung eingetroffen war), um ernsthaften Gesprächen mit Lotte auszuweichen, damit sie nicht merkte, dass etwas nicht in Ordnung schien, damit ich ihr nicht eingestehen musste, wie besorgt ich in Wirklichkeit um Simon war. Wenn ich ihr meine Sorgen eingestand, wurden sie real, dann würde ich ein Eingreifen nicht länger hinausschieben können, dann würde sie mich an meine selbstgesetzten Termine erinnern.

Als Simon jetzt sah, dass mir Tränen in den Augen standen, hörte er auf, meinen Gesichtsausdruck nachzuäffen.

Wir schliefen schon seit einigen Nächten schlecht, Simon wälzte sich in einem fort herum, und ich hatte mich noch nicht an den neuen Platz des Betts gewöhnt. Ich heulte schon normalerweise schnell, aber wenn ich müde war, brauchte es noch weniger dafür – einen Busfahrer, der mich anhupte, weil ich nicht korrekt auf dem Radweg fuhr, oder traurige Hintergrundmusik im Delhaize. Heute hatte ich mich im Geschäft nach einer unfreundlichen Bemerkung einer Kundin für einen Kummer-verschwinde-Trick im Lager verstecken müssen: die Ecken eines Papiertaschentuchs zu einem Zipfel zusammenrollen, damit ganz vorsichtig die Innenseite des unteren Augenlids betupfen, so dass alle Feuchtigkeit absorbiert wurde, bevor man sie als Tränen bezeichnen konnte.

»Das bezahl ich von meinem eigenen gesparten Geld, Pluis, du brauchst dir keine Sorgen zu machen.«

»Was hast du noch gekauft außer den Domänen letzte Woche, der Farbe und diesen Schuhen?«

»Das siehst du dann schon, wenn es geliefert wird.«

Einen Tag später, am Freitag, kam tatsächlich das erste Material. Es klingelte am Morgen. Simon stürmte in Unterhosen die Treppe hinunter, er war schon seit Stunden in seinem Büro zugange gewesen. Durch die Sprechanlage versuchte ich, etwas von dem Gespräch da unten mitzubekommen. Simon war am Reden, natürlich sprudelte er wie ein Wasserfall von Simon Sproud, der Paketbote bekam kein Wort dazwischen. Ich musste mir auf die Zunge beißen, um Simon durch die Sprechanlage nicht zu unterbrechen, damit der arme Bote seine Tour fortsetzen konnte.

Bevor Simon die Treppe hochkam, warf ich rasch einen Blick in sein Büro, dessen Tür er jetzt, nachdem er sein Logo daraufgemalt hatte, geschlossen hielt. Er hatte ein Whiteboard an der Wand gegenüber dem Schreibtisch aufgehängt, dort, wo früher das Kopfende unseres Bettes war.

Mit einer Unmenge kaum noch zu tragender Pakete kam Simon herauf, pfeifend machte er sich ans Auspacken. Ich nahm Daan auf den Arm und schaute zu, wie er mit seinem halbnackten mageren Körper die Kartons öffnete und den Inhalt auf dem Boden seines Büros auf Häufchen verteilte. Visitenkarten, auf Glanzpapier gedruckt, mit Angabe seines Namens und seiner Website. Aufkleber mit seinem Logo, Poster in verschiedenen Größen. Stolz versuchte er, die große Menge an Werbeartikeln zu ordnen. Zwischen den beiden äußeren Wänden unserer Wohnung lagen lediglich ein paar Meter, und trotzdem ging er mit dem entschlossenen Schritt eines Menschen hin und her, der sich mit einem Businessticket in der Tasche durch einen Flughafen bewegt. Jeder Schritt dröhnte auf dem Holzfußboden, die Blätter der gestreiften Calatheas zitterten mit. Daans Krallen gruben sich in meine Schulter.

»Schau! Du glaubst es nicht, oder? Da wird Coen aber Augen machen. Er hat keine persönlichen Kugelschreiber! Meinst du, ich kann bei euch im Geschäft meine Visitenkarten auslegen? Kannst du Godelieve mal fragen?« Simon hielt mir einen bedruckten Kuli vor die Nase, ich musste fast schielen, um die Aufschrift lesen zu können – kleine eingravierte

Buchstaben in Gold, sein Name, sein Logo und seine Webadresse. Die Katze flüchtete aus meinen Armen.

»Ein paar Sekunden lang Kunden ins Auge springen, das reicht schon, um ihnen eine Idee einzupflanzen«, klärte er mich auf. »Nimm mal das Beispiel CocaCola: Die haben mal *einen* Frame für die Dauer einer Zwanzigstelsekunde in einem Film platziert, und jeder, der hinterher den Saal verließ, hatte Durst. Ich muss das hier also nur in der ganzen Stadt verteilen.«

Immer mehr Kulis kamen aus dem Karton. Sie passten nicht in das Glasgefäß, das er dafür vorgesehen hatte, also ließ er den Rest im Karton und stellte ihn in ein Regal im Kleiderschrank.

»Wie viele von diesen Stiften hast du eigentlich?«

»Es war ein Sonderangebot. Wer gleich fünfhundert bestellte, bekam fünfhundert gratis dazu! Gut, was? Sag doch, wie findest du das?«

In *einem* Bic steckte im Durchschnitt Tinte für eine mindestens 2700 Meter lange gerade Linie, hatte mir neulich ein Vertreter erzählt, der im Buik & Boek genau die gleichen Werbekulis anbot. Er hatte uns bessere Preise gegeben als beim Online-Kauf, stellte ich fest, nachdem ich die Rechnung im Karton bemerkt hatte.

»Siebenhundertachtzig Euro, für Kugelschreiber? Himmel noch mal, Simon. Ich dachte, wir wollten sparen, jeder dreitausend bis Ende nächsten Jahres?« Das war der Plan, den wir uns überlegt hatten: einen Puffer aufbauen und dann versuchen, schwanger zu werden.

Simon zuckte abwehrend mit den Schultern. »Das ist der Preis *mit* Mehrwertsteuer, die kann ich später abziehen. Das sind Investitionen, die etwas bringen werden, viel mehr als dreitausend Euro, verlass dich drauf. Und übrigens, was hältst du von der Farbe, und probier doch mal, wie sie schreiben, schau, die liegen wunderbar in der Hand!« Er schrieb drauflos, in der Luft, wechselte den Stift von links nach rechts.

Mich wunderte, dass er nach wie vor auf meine Zustimmung und Komplimente aus war. Er schien inzwischen so überzeugt von seinen eigenen Plänen, dass für meine Meinung kein Platz mehr war.

Er begann, mit dem Rücken zu mir einen Ballon aufzublasen. Seine leicht verformten Ohrmuscheln bewegten sich jedes Mal, wenn er gierig Luft holte und sie danach durch das Plastikmundstück presste. Der Ballon wurde größer, größer als sein Kopf, das Logo undeutlicher, und ich wollte nicht zuschauen, bis das Ding platzte, zuschauen mit dieser unklaren Mischung aus Mitleid und Angst.

Ich setzte mich mit meinem Frühstück auf die Couch, den Laptop auf dem Schoß. Es war mein allwöchentlicher freier Tag, ich hatte vor, an meinem Blog zu arbeiten, wollte weitermachen mit der Geschichte einer Frau, die eine Fehlgeburt erlitten hatte, aber weiterhin ins Geschäft kam, um Umstandskleidung zu kaufen, zusammen mit ihrem Mann, der uns mit einem fast entschuldigenden Blick ansah, der so etwas sagte wie: »Lassen Sie sie einfach«, und jedes Mal mit einem traurigen Lächeln alles bezahlte. In den letzten Tagen saß ich häufiger an meinem Laptop, abgeschirmt gegen Simon, aber nahe genug, um ihn im Auge zu behalten, und so hatte ich von ganz allein wieder angefangen zu schreiben. Ein Teil von mir wollte nicht hierbleiben, nicht den ganzen Tag zuschauen, wie sehr sich Simon über diese Stifte freute, aber ein anderer, noch größerer Teil von mir konnte ihn nicht allein lassen. Er schien mir in Gefahr zu sein, wie ein Kind, das auf der anderen Seite einer belebten Straße eine Hüpfburg sieht.

Mit Hilfe von Google Maps berechnete ich, wie weit man mit diesen tausend Stiften kommen konnte, wenn man mit ihnen eine lange, ununterbrochene Linie zeichnete: 2700 Kilometer, das war ein Strich von hier bis nach Russland. Ich erzählte es Simon nicht, aus Angst, er könne auf die Idee kommen, das auszuprobieren.

Diese siebenhundertachtzig Euro wurmten mich für den Rest des Tages. Das war der Preis einer der luxuriösesten ledernen Wickeltaschen aus unserem Geschäft, die ich wahnsinnig gern haben wollte, aber niemals zu kaufen wagen würde, nicht einmal wenn ich schwanger wäre, weil ich es mir nie verzeihen würde, so viel Geld für etwas auszugeben, was man lediglich ein paar Jahre lang verwenden konnte.

Die Verlockung, Simons Ausgaben von Zeit zu Zeit zu kontrollieren, wurde beinahe unwiderstehlich. Ich hatte eine App, mit der ich mich mittels eines einzigen Klicks auch in seine Konten einloggen konnte, und manchmal sah ich da einen kleinen oder großen Betrag, der für Käufe überwiesen worden war, die tags darauf von der Post angeliefert wurden. Das geschah während meiner Arbeitszeit, und jedes Mal überlegte ich mir etwas, was wir für exakt diesen Betrag genauso gut hätten kaufen können, etwas, was nützlicher gewesen wäre – einen Ersatz für unseren tropfenden Duschkopf, einen Hocker, um an die obersten Küchenschränke zu kommen, Silikonbackpapier, eine neue Bettdecke. Ich konnte Simon keine Ausgaben verbieten, es war sein erspartes Geld, lag nicht auf unserem gemeinsamen Konto, das Einzige, was gemeinsam war, waren die Pläne, die wir dafür hatten.

In derselben Woche bestellte Simon ein zweites Paar Sneakers in der Farbe seines Logos, einen bequemeren Bürostuhl, eine Leuchte, Farbpinsel, Stifte, Bleistifte, eine Spiegelreflexkamera mit Stativ und einen Stapel mysteriöser Kartons, die auf einer kleinen Palette geliefert und von Simon Stück für Stück in eine Ecke seines Büros getragen und dort neu aufgestapelt wurden. Daan sah sich den immer höher werdenden Turm aus sicherer Entfernung an.

Es war, wie sich herausstellte, eine aus dreitausendfünfhundert nicht für den Handel geeigneten Leo-Waffeln bestehende Partie, die auf einer Auktionsplattform für zehn Cent pro Stück angeboten worden waren. »Die konnte ich nicht liegen lassen«, sagte er, völlig verschwitzt. »Ich hab sie zufällig entdeckt, als ich auf diese Leuchte bieten wollte, und plötzlich hatte ich einen brillanten Plan, den ich eigentlich heimlich in die Tat umsetzen wollte, aber wo du es jetzt partout wissen willst, erzähl ich's dir eben: Wenn Simon Sproud voll am Laufen ist und wir Geld haben für die Hochzeit, dann benutze ich die Hüllen von diesen Leo-Waffeln bei meinem Heiratsantrag oder beim Fest. Ich habe schon verschiedene Ideen, wie ich das machen werde. Es kann Leo-Hüllen regnen bei unserem Eröffnungstanz, ich kann daraus origamiartige Vögel falten und herabtrudeln lassen, ich mache einen meterlangen Keksläufer vor dem Altar, über den wir Arm in Arm schreiten können, oder ich baue einen gigantischen Thron aus den Waffeln oder mache eine Hochzeitstorte daraus, und als Vorspeise servieren wir, passend zu meinem Namen, Rosenkohlsuppe oder so, wär das nicht was, Pluis?«

Ich konnte mich an eine Leo erinnern, die diese Ideen herzerwärmend gefunden hätte, die alles vor sich gesehen hätte, besonders die Tausende von violetten Leo-Vögelchen. Aber jetzt gelang es mir nicht, mich zu entspannen – all das Geld, das er, ohne mit mir darüber zu sprechen, ausgegeben hatte, ließ mich ständig an Dinge denken, für die wir es besser hätten verwenden können als für neun Kartons unverkäuflicher Leo-Waffeln, und ich hatte momentan auch meine Schwierigkeiten damit, wenn Simon mich bei meinem Kosenamen Pluis, Fussel, nannte. Solange sein merkwürdiges Verhalten andauerte, wollte ich unsere Liebe, unsere kleinen Rituale und unsere Kosenamen ausklammern. Ich hatte schon seit Wochen nicht mehr in Simons Nabel nach Fusseln gesucht.

VOR ZEHN JAHREN

Simons Teil von Tinnekes Erbe hatte zunächst ein paar Monate lang unangerührt auf seinem Sparkonto gelegen. Er gab es nicht aus; er schenkte ihm nicht einmal Beachtung, es war ein Deal, den er nicht gutheißen wollte, Schmiergeld, mit dem der Tod seiner Mutter zu billig erkauft worden war.

Bavo hatte den Plan gefasst, das elterliche Herrenhaus renovieren zu lassen, um es an Expats zu vermieten, Simon hatte sich von seinem Vater auskaufen lassen. Als ich hörte, welchen Gesamtbetrag Simon danach besaß, hatte ich auf Immoweb eine Suche nach einer Wohnung gestartet, höchstens hundertachtzigtausend Euro, mindestens zwei Zimmer, im Zentrum von Brüssel gelegen. Wer in Brüssel wohnen wollte, durfte sich nicht am Rand einnisten, fand ich, das war genauso unbegreiflich wie Leute, die von der Kirschtorte die Kruste am leckersten fanden.

Vielleicht wollte ich auch im Herzen der Großstadt wohnen, um meinem Vater zu beweisen, dass er unrecht hatte. Er hatte immer behauptet, wenn im Fernsehen mal was über Brüssel kam, dass es *die* Stadt für Menschen war, die sich selbst nicht liebten, die glaubten, sie verdienten ein so mieses Leben inmitten all dieser Ausländer.

Jeden Morgen zur ungefähr gleichen Zeit bekam ich eine Benachrichtigungsmail mit einer Übersicht über alle kürzlich angebotenen Immobilien, die im Rahmen meines Budgets lagen. Ich sah mir die Fotos von Häusern an, die mich ansprachen, bei keinem einzigen konnte ich mir vorstellen, dass Simon und ich darin unglücklich sein würden.

Dass Simon dieses Erbe bekommen hatte, machte meine Beziehung zu ihm noch sicherer. Er konnte für sich selbst aufkommen, konnte im Notfall die teuersten Ärzte bezahlen, würde nicht aus heiterem Himmel abstürzen oder auf der Straße landen, und solange er mich liebte, würde er auch nicht zulassen, dass ich abstürzte.

Die passendsten Suchergebnisse legte ich auch Simon vor, um ihm eine Vorstellung davon zu geben, was er mit seinem Geld anfangen könnte. »Du kannst es ebenso gut in eine Immobilie investieren, sonst verkümmert es nur auf einem Sparbuch«, sagte ich, stolz darauf, dass ich mit jemandem über solche seriösen Themen reden konnte.

Simon stimmte zu. Ob es eine Etage in einem herrschaftlichen Haus mit Holzfußböden und bronzenen Türklinken werden sollte oder ein Neubauprojekt, das durfte ich entscheiden, er vertraute meinem Geschmack und hatte auch keine Zeit, sich mit so etwas zu beschäftigen, nur bei der Lage wollte er mitreden: Die Immobilie musste sich in Fahrradnähe zum Büro von Think Out Loud befinden.

In diesem kleinen Werbebüro in Schaarbeek, von zwei Brüsseler Dreißigern gegründet, hatte Simon im letzten Jahr seines Studiums ein Praktikum gemacht, und nachdem er sich gründliche Kenntnisse in Adobe InDesign, Illustrator und Sketch angeeignet hatte, indem er abende-, nächte- und wochenendenlang Online-Tutorials verfolgt hatte, hatten sie ihn nach dem Praktikum sofort eingestellt. Er hatte einen unbefristeten Vollzeitjob als Grafikdesigner bekommen, und den kombinierte er mit sozial-kulturellen Aktivitäten, die er ehrenamtlich lancierte – zum Beispiel, indem er *bord-uurtjes*, StickStunden, ins Leben rief, ein Projekt, bei dem er zusammen mit einer Modedesignerin Jugendlichen aus prekären

Milieus das Sticken beibrachte, mit dem Ziel, so Kleidung mit spielerischen Aufschriften zu entwerfen. Für sich selbst hatte er ein T-Shirt gemacht, das in Höhe seines Nabels ein Golfloch samt Fähnchen hatte.

Ich vereinbarte Termine für Hausbesichtigungen und begab mich allein zu Vorsondierungen, um schon mal die Spreu vom Weizen zu trennen. Ich spielte die Erwachsene – dass ich, ein Mädchen aus dem Dorf, bei der Frage, wie so viel Geld angelegt werden sollte, etwas mitzureden hatte, nie zuvor hatte jemand so viel Vertrauen zu mir gehabt, und die Makler kamen nicht umhin, mich ernst zu nehmen. Zeitweise wünschte ich mir, mein Vater könnte mich sehen, könnte hören, wie ich mich auf Französisch durchschlug.

Wir gaben ein Angebot für die zweite Wohnung ab, zu der ich Simon schleppte, Schaarbeek war von dort aus gut mit dem Fahrrad zu erreichen und ebenso Buik & Boek, wo ich inzwischen angefangen hatte. Mittlerweile hatte Simon ungefähr viertausend Euro von seinen Ersparnissen in das Stickprojekt investiert, eine Großzügigkeit, für die ich ihn bewunderte, obwohl ich schweren Herzens auf Immoweb den Höchstbetrag für den Kauf unserer Wohnung entsprechend geändert hatte. Je länger es dauerte, bis wir etwas fanden, umso kleiner würde die Wohnung sein, die wir uns leisten konnten.

Unser Angebot wurde glücklicherweise noch in derselben Woche akzeptiert. Wir kauften die zweite Etage in einem dreistöckigen Haus, das am Boulevard de la Révision in Anderlecht lag, ganz in der Nähe der ehemaligen Veterinärhochschule. Die Wohnung hatte nur ein Schlafzimmer und würde renoviert werden müssen, besaß aber »enorm viel Potenzial«, mit großen Holztüren und Dielenboden, »eine perfekte Starterwohnung«.

»*Révision* bedeutet Überarbeitung«, hatte der Makler zu allem Überfluss wiederholt, »und Überarbeitung ist synonym mit ›Verbesserung‹«, ein Detail, das ich rührender fand, als ich mir anmerken ließ – hier würden Simon und ich eine Einheit bilden, eine Familie, stabiler als die beiden, aus denen wir selbst stammten.

Er war viel mehr als nur mein Fels in der Brandung, er war der aus Tausenden von Riffeln bestehende, vom Wind geformte, sich aus Pfützen zurückgebliebenen Meerwassers aufwölbende Sandstrand, über den man kilometerlange Spaziergänge machen konnte, ohne auch nur ein Mal nasse Füße zu bekommen.

So hatte er bei unserem zweiten Besuch vorab mit dem Makler geregelt, kurz bevor wir unser Angebot abgegeben hatten, dass wir bei den Nachbarn darüber und darunter klingeln konnten, um auch ihre Etagen einmal von innen zu sehen. Er wusste, mich würde das Wissen beruhigen, zwischen welchen Räumen ich eingeklemmt war, so dass ich mir bei den Geräuschen scharrender Tischbeine oder Schritte etwas vorstellen konnte, die von oben oder von unten zu hören waren.

Wir hatten ein paar Monate Zeit, die Umbauarbeiten durchzuführen, dann würden wir Simons Elternhaus räumen müssen – Bavo hatte sich entschlossen, das Anwesen doch zu verkaufen, um in Mailand ein Bed and Breakfast eröffnen zu können.

Dass sein Vater das Haus mit Gewinn veräußerte, machte Simon nichts aus. Er schaute nur nach vorn, baute mit unbändiger Energie detailversessen an unserem neuen Leben: Stundenlang konnte er zweifeln, ob in einem Werbeposter ein Komma hingehörte oder nicht, aber am Abend riss er dann mit ein paar kräftigen Hammerschlägen eine Wand ein, die zu nichts nötig war. Seine Lebhaftigkeit ängstigte mich keineswegs, sie war im Gegenteil einer der Gründe, weswegen ich mich in ihn verliebt hatte, ich durfte ihm nur vor dem Schlafengehen auf keinen Fall ein Zehntausend-Teile-Puzzle geben.

Die Abende und freien Wochenenden verbrachten wir zusammen im Staub. Wir nahmen Zwischendecken heraus, schliffen Holzböden und -türen, lackierten unbehandelte Oberflächen. Am Ende des Tages führten wir einander unsere staubigen hellbraunen Popel vor, die wir aus unseren Nasen gruben und auf einem Taschentuch nebeneinanderlegten, um zu schauen, wer auf Anhieb das längste Exemplar hervorgeangelt hatte, und dann wuschen wir uns mit demselben nassen Waschlappen.

Wir waren dort zu Hause, noch bevor wir dort wohnten.

In den ersten Monaten nach unserem Einzug redeten wir unheimlich viel über praktische Dinge. Wir wollten uns gegenseitig alles recht machen, uns die richtigen Angewohnheiten zulegen für unser kleines Reich. Es war wichtig, dass die Details stimmten, denn wir hatten keine Elternhäuser, keine Startrampen, zu denen wir zurückkehren konnten. Simons Vater ließ sich endgültig in Italien nieder, auf der Suche nach einem geeigneten Haus für sein Bed and Breakfast, das Bravissimo heißen sollte.

Unsere Wohnung sollte nicht nur ein Heim für uns beide sein, sondern auch eine Ehrerweisung an unsere Mütter. Wir legten fest, welches Gericht wir in Zukunft nach dem Rezept welcher Mutter zubereiten würden – meine Mutter gewann mit ihrem Schinken im Backofen und Simons Mutter mit ihrer Zubereitungsweise von Fleischbällchen in Tomatensoße. Wir wählten die Methoden, nach denen wir Hausarbeiten erledigen würden (beide wollten wir, dass der andere ein paar Gewohnheiten aus seinem Elternhaus beibehalten konnte, obwohl wir fanden, dass die eigene Mutter es am praktischsten gemacht hatte), abwaschen würden wir mit einer langstieligen Spülbürste und nicht mit einem Lappen, die Paprikas würden wir nach der Methode zerteilen, auf die Simons Eltern schworen (die Paprika aufrecht hinstellen und die essbaren Stücke von Kern und Stiel abtrennen, anstatt Kern und Stiel aus dem Ganzen herauszuschneiden), Avocados öffneten wir wie meine: in der Mitte durchschneiden und mit einer raschen Bewegung eines bauchigen kleinen Esslöffels den Kern herausploppen lassen, ohne zu viel Fruchtfleisch mitzunehmen. Wir hatten alle Löffel in der Schublade ausprobiert, bis wir einen zum idealen Instrument erklären konnten. Wir klebten ein Stück Tape um den Griff, dieser Avocadolöffel durfte für nichts anderes mehr benutzt werden.

Es entstanden stillschweigende Übereinkünfte. Ich zahlte Simon jeden Monat Miete, er bezahlte die Einkäufe, weil er bei TOL mehr verdiente und weil er wusste, dass ich nicht geneigt war, viel Geld in Supermärkten auszugeben, dass ich problemlos eine Woche lang mit drei Packungen Milch und ein paar Schachteln Frosties überleben könnte. Er wollte ausgewogene Mahlzeiten kochen, war von daheim gewöhnt, Mozzarella aus echter Büffelmilch zu essen und nicht den nach Pappe schmeckenden von der billigsten Hausmarke, er verwendete beim Kochen möglichst frische Kräuter und Biohühner und wollte, dass ich das auch lernte. Wir kochten jeden Abend zusammen, und weil es jetzt jemanden gab, für den ich sorgen konnte, sorgte ich auch besser für mich selbst. Er gewöhnte es mir ab, mich schuldig zu fühlen, wenn ich mir etwas gönnte, weil es keine Instanz gebe, die den Überblick behalte und am Ende des Jahrhunderts postum Medaillen an die Menschen verteile, die sich selbst am meisten versagt hatten.

Wir führten die Art von Leben, die ich aus Küchenkatalogen kannte, auf der Arbeitsplatte in der Küche standen frische Basilikumpflanzen, wir hatten ein Vileda-Putzsystem und einen eigenen Staubsauger von Miele, wir hatten eine neue, gepflegte Wohnung, in der man nicht über herumliegende Zahnseide stolperte oder jederzeit ein vollwertiges Spaghettigericht aus dem zubereiten konnte, was man alles auf dem Fußboden und im Abflusssieb der Spülmaschine fand.

Die Katze hatten wir schließlich über Lotte gefunden. Sie hatte mir von dem Wurf bei ihren Eltern erzählt, genau in einer Zeit, als Simon viel Arbeit hatte und ich abends oft allein zu Hause saß. Simon fand, es sei eine gute Idee, dass ich Gesellschaft von einem Haustier bekäme, und gönnte es mir, dass ich alles Notwendige bezahlte wie zum Beispiel das Katzenklo, damit ich auch etwas beisteuern konnte – er war so lieb, so zu tun, als ob der Kauf einer Wohnung und der eines Haustiers gleichwertige Ausgaben wären und wir jetzt quitt waren.

»Sieh uns an, Spruitje«, wiederholte ich bestimmt zehn Mal, als wir mit dem Kätzchen die Straße entlanggingen. Ich ließ Simon den Karton tragen. Es war fast nicht zu glauben, dass Lottes Eltern uns einfach hatten gehen lassen. Ich beeilte mich, aus Angst, sie könnten uns doch nachlaufen, weil sie es sich anders überlegt hatten – so ein Tier bei zwei Menschen mit verstorbenen Müttern, das konnte nicht gutgehen, die würden es viel zu sehr verhätscheln. Doch es geschah nichts, niemand verbot uns diesen impulsiven Entschluss, wir kamen zu Hause an, hoben die Katze aus dem Karton, und ich begriff, was passiert war: Simon und ich waren erwachsen geworden. Jetzt, wo wir zusammenlebten und eine Wohnung besaßen, gab es niemanden, der rangmäßig über uns stand, niemanden, der etwas über unsere Entscheidungen zu sagen hatte, der das Tier in der Toilette hinunterspülen konnte, wie mein Vater es einmal mit dem Goldfisch getan hatte, den ich unangekündigt vom Jahrmarkt mit nach Hause gebracht hatte.

Jetzt hatten wir selbst ein Wesen in unsere Obhut genommen, ein Tier, das auf den Namen hören würde, den wir ihm geben würden. Stunden blätterten wir durch Namenswörterbücher, bis jeder von uns schließlich zwei Scrabble-Buchstaben zog und schaute, welcher Name sich damit bilden ließ. Zum Glück zog Simon einen Joker.

Wir ließen Daan in der ersten Nacht im Badezimmer zu sich kommen, dem kleinsten und geborgensten Raum der Wohnung, so dass sie von dort aus ihr neues Terrain um jeweils ein Zimmer erweitern konnte. Diesen Tipp hatten wir in einem Katzenratgeber gefunden. Sie war schon bald auf Erkundung losgezogen.

Daans Anwesenheit sorgte immer für ein Gesprächsthema, sie schlief zwischen uns, setzte sich mit an den Tisch und bettelte, und wenn man mit ihr allein zu Hause war, folgte sie einem in jedes Zimmer, so dass man nie einsam war. Wenn man in der Badewanne saß, setzte sie sich auf den Rand und trank einem schlückchenweise Wasser aus der Hand. Sie liebte Badewasser, besonders wenn man lange darin gelegen hatte. Manchmal füllte Simon, bevor er sich die Haare wusch, ein Fläschchen mit Badewasser und stellte es in den Kühlschrank, damit wir es später der Katze geben konnten. Er schrieb darauf: »Simon-Bouillon«.

Ziemlich schnell, nachdem Daan bei uns eingezogen war, nahm die Wohnung den Geruch an, den sie noch jahrelang haben sollte, eine Mischung aus unseren Körpergerüchen, angereichert mit Soupline-Weichspüler »Himmlische Frische« und der Holzstreu von Daans Katzenklo. Ein Geruch, den ich nie ohne weiteres heraufbeschwören konnte, den ich auch nicht beschreiben konnte, den ich nicht mehr roch, sobald ich eine Viertelstunde zu Hause war, der mir aber jedes Mal sofort in die Nase stieg, sobald ich ein paar Stunden weg gewesen war und unsere Tür aufschloss – der Geruch eines Zuhauses.

NOCH NEUN MINUTEN UND DREISSIG SEKUNDEN, IM GESCHÄFT

Ich rufe Lotte zurück, lande sofort auf ihrem Anrufbeantworter. Auch beim zweiten Mal. Weil ich nicht weiß, was ich sonst tun kann, versuche ich es immer wieder. Ich kann schwerlich einfach mit meiner Arbeit weitermachen, der Laden ist mir vorläufig egal. Ich rufe ein drittes Mal an, hinterlasse aber keine Nachricht, das hilft mir nicht weiter, wäre nur Zeitverlust.

In groben Zügen kann ich mir aus ihren Stichworten zusammenreimen, was passiert ist, aber ich will es erst direkt von ihr hören, die Bestätigung erhalten, dass ich sie tatsächlich richtig verstanden habe, bevor ich irgendetwas unternehmen kann.

Atmen, Leo. Irgendjemand muss hier weiteratmen.

Ich rufe ein viertes Mal an und noch einmal und noch einmal, ich bombardiere sie mit Anrufen. Normalerweise würde ich das nicht tun, um nicht zu aufdringlich zu wirken, jetzt juckt mich das nicht. Daran erkennt man Notsituationen: dass Dinge, auf die man sonst peinlich achtet, einem plötzlich gestohlen bleiben können.

Plötzlich – es hat nur *ein* Mal geklingelt – geht Lotte dran. »Leo?«

Ich habe es jetzt so oft versucht, dass ich eigentlich nicht mehr erwartet habe, ihre Stimme zu hören.

Sie wartet meine Reaktion nicht ab, sondern feuert sofort Worte auf mich ab. Ihre Stimme klingt genauso panisch und durcheinander wie vorhin, als wäre ich in einer Fortsetzung ihrer Sprachnachricht gelandet, als hätte sie die ganze Zeit ohne Punkt und Komma weitergeredet.

»Ist Leontine bei dir? Oder Simon? Oder wo ist er dann? Simons Adresse, ich meine eure Adresse ... ich brauch sie! Die Hausnummer ... 20 oder 22, oder was war es noch? Oder weißt du, wo er ist, hast du in den letzten Minuten was von ihm gehört, hat er dich angerufen, eine Plastiktüte, das gibt's doch nicht, was macht er bloß, Leo, ich hab gestern schon zu Coen gesagt, mir ist nicht wohl dabei, und jetzt ... Warum hast du ihn nicht aufgehalten, wo ist er jetzt?«

Ich sehe mich um, im Laden, obwohl es unwahrscheinlich ist, dass Simon in der Zwischenzeit hereingekommen ist und dass mir das infolge der Panik entgangen ist.

»Hier ist er wirklich nicht«, sage ich. »Lotte, was ist passiert?«

Lotte hört nicht auf meine Frage, rattert einfach weiter, wiederholt alles, was sie sagt, mehrmals. Sie habe sich auf der Straße nicht schnell genug aufrappeln können, er sei bereits außer Sicht gewesen, wie laute unsere Adresse gleich noch mal, sie habe unsere Adresse vergessen, De Inrichtingsstraat oder die Voorzieningslaan oder irgend so was, sie wisse genau, wo ich wohnte, könne direkt dorthin laufen, aber ihr falle die Adresse nicht mehr ein, sie könne nicht mehr nachdenken, sie hätte sie irgendwo aufschreiben müssen, wo könne Simon bloß sein? Sie habe die Polizei angerufen. Nach jedem Satz schiebt sie ein »shit« oder »fuck« ein, Worte, die ich noch nie von ihr gehört habe. Das passt nicht zu Lotte, es ist die Panik aus amerikanischen Filmen, die sie mangels eigener Erfahrung imitiert.

»Lotte, ich versteh dich nicht richtig«, sage ich mit zitternder Stimme, »atme erst mal tief ein und aus, beruhige dich und erzähl mir dann langsamer, was genau los ist.« Ich versuche, ruhig zu sprechen, in der Hoffnung, dass sich dadurch auch ihre Stimme beruhigt, obwohl es mich Mühe kostet, selbst weiterzuatmen, diese Riesenfaust schraubt sich immer fester um mich, quetscht mich immer brutaler zusammen. Noch ein bisschen mehr Kraft, und sie presst mein Frühstück aus mir heraus. Ein halbverdautes Butterbrot mit Schoko und einen Kaffee, den ich an diesem Morgen, im Stehen, in der Küche, zu schnell hinuntergeschüttet habe.

»O Coen, Coen ist da, Coen!!«, sagt Lotte. Sie klingt erleichtert. »Er kommt gerade raus, aus dem Büro. Coen, Coen!« Jetzt, da Lotte Coens ansichtig wird, klingt sie etwas weniger hysterisch, sie spricht nicht länger mit mir, schirmt ihr Handy aber auch nicht ab, so dass ich ihr ganzes Gespräch mit Coen hören kann.

Er versucht, sie zu beruhigen.

»Ruhig? Wie kann ich da ruhig bleiben? Ich schwör dir, er gehört in die Psychiatrie, das wissen wir doch beide!«

»Und konntest du nicht hinterher?« Coens Stimme, fassungslos, erschrocken.

»Coen, er hat mich zu Boden gestoßen, ich kam nicht mehr hoch, versuch du das mal, kurz nach einer Entbindung.«

»Und in welche Richtung ist er dann?«

»Da lang. Ich hab schon bei der Polizei angerufen.«

»Und mit wem redest du da gerade?«

»Mit Leo. Sprich du mit ihr. Ich kann nicht, ich kann nicht mehr nachdenken, du hättest das sehen müssen, Coen.« Sie bricht in Schluchzen aus.

Das Telefon wird weitergereicht, Gepolter, Sirenen. Im Hintergrund sagt Lotte in einem fort Leontines Namen. »Ja, sie sind da! Die Bullen sind da!«

Jetzt ist es definitiv vorbei, denke ich, bei ihrer Hochzeit werde ich nicht mehr willkommen sein, dies ist das Ende der Freundschaft, das Ende von fast allem, was noch davon übrig war. Egal, wie das ausgeht, egal, in welche Richtung das noch gehen mag, das werden die letzten Worte gewesen sein, die ich mit Lotte gewechselt habe.

VOR VIER JAHREN

Nach sechs Jahren in der Herzieningslaan waren Simon und ich versierter im Zusammenleben geworden, als ich mir je hätte träumen lassen. In dieser Zeitspanne waren wir alles füreinander geworden: Freunde, Geliebte und Familie. Selten kam jemand zu Besuch, und wenn jemand kam, dann waren es Bekannte von Simon, mit denen er einen Abend lang auf dem Nintendo spielte, oder berufliche Kontakte, mit denen er einen ungestörten Besprechungsort suchte.

Auf Simons Frage, ob ich irgendwann heiraten wolle, hatte ich nein gesagt, weil die Gäste sich bei der Hochzeitsfeier fragen würden, warum ich meinen Vater nicht eingeladen hatte, weil ich fürchtete, niemand würde für uns eine PowerPoint-Präsentation mit Jugendfotos zusammenstellen, einen albernen Tanz einstudieren oder ein lustiges gereimtes Lied schreiben, dass alle sich dafür auf die engen Freunde verließen und erst an dem betreffenden Abend feststellen würden, dass es die nicht gab.

Ich hatte Lotte, mit der ich alles besprechen konnte, sie wog hundert Freundinnen auf. Wenn ich heiraten würde, meinte ich manchmal im Spaß zu Simon, dann würde ich den halben Saal mit Lottes füllen. Und *einen* Tisch mit Indras, obwohl ich Indra seit Ewigkeiten nicht mehr gesprochen hatte. Sie hatte inzwischen ein Kind bekommen, und ich hatte ihr einen Gutschein von Buik & Boek geschickt, auf den sie mit einer üblichen Dankeskarte reagiert hatte, aber sie war nie im Laden erschienen, um sich etwas auszusuchen, ich hatte das Kind nie zu sehen bekommen, was ich als Zeichen dafür betrachtete, dass unsere Freundschaft definitiv vorbei war. Auch von meinen späteren Studienkolleginnen von der Filmhochschule sah und hörte ich fast nichts mehr, sie waren entweder zu erfolgreich geworden, um mich noch wahrzunehmen, oder beschäftigten sich überhaupt nicht mehr mit Schreiben, wodurch ich mein Interesse an ihnen verloren hatte.

Gelegentlich äußerte ich Simon gegenüber, dass ich zu wenig richtige Freunde hätte, aber er fand, dass ich übertrieb: Ich hätte Lotte und bekäme zu meinem Geburtstag ungefähr dreißig Facebook-Nachrichten. Außerdem betrachtete er die Tollers auch als *meinen* Bekanntenkreis, obwohl ich Namen nicht mit Gesichtern würde verbinden können und sie nur bei offiziellen Anlässen gesehen hatte, bei Premieren und Ausstellungseröffnungen, wenn sie keine Ähnlichkeit mit den Leuten aus Simons Erzählungen hatten.

Simon sagte, ich bräuchte nicht unsicher zu sein, die Tatsache, dass ich in der Filmwelt nicht so vernetzt war wie er in der Welt der Grafikdesigner, sage nichts über meine Erfolgsaussichten als Drehbuchautorin aus. Wir hätten uns nun mal kurz nach unserem Studienabschluss gesettled, und das habe uns zurückgeworfen. Genau in der Zeit, in der jeder für eine Karriere oder um Freunde kämpfe, hätten wir mit einem Mundschutz im Gesicht alte Farbe von Holztürrahmen geschliffen, ein stabiles Heim aus dem Boden gestampft. Und wenn all die anderen sich demnächst nach einem festen Partner und einem guten Zuhause umsehen müssten, sei ich schon bereit, beruflich große Schritte zu unternehmen.

Die Tollers hatten eine WhatsApp-Gruppe und eine Hallenfußballmannschaft unter diesem Namen, und für Simon war das die Essenz von Freundschaft – gemeinsam Wettkämpfe austragen, eine einheitliche Rückennummer haben. Auf meine Frage, ob unter den Tollers jemals persönliche Dinge besprochen würden, zum Beispiel nach dem Fußball in der Cafeteria, antwortete Simon, dass er mich doch habe, dass er solche Gespräche am liebsten mit mir führe – ich traute mich nicht zu fragen, an wen er sich mit Klagen oder Kummer meinetwegen wenden würde.

Nach ein paar Jahren war Simon weniger häufig Fußball spielen gegangen, um öfter mit mir essen und länger weiterarbeiten zu können. Es war fast unmerklich geschehen, wodurch ich nicht hatte eingreifen können.

Ich vermutete, dass Simon seine Rückennummer aufgegeben hatte, weil ich auch keine hatte und er mich nicht verunsichern wollte. Selbst seinen eigenen Vater rief er sporadischer an, und wenn sie lange telefoniert hatten oder mal ohne mich essen gingen, sagte er vorher oder hinterher, dass ich Bavo auch »Papa« nennen dürfte, falls ich wollte. Je weniger soziale Kontakte Simon neben der Arbeit pflegte, umso wichtiger wurde die Arbeit für ihn, umso monomaner verhielt er sich, und ich war mir nicht sicher, was von beidem die Ursache war und was die Folge.

Think Out Loud wurde in jenen ersten Jahren von fünf Leuten in Gang gehalten, nach einer Weile von sechs – gerade genug, um mit der Hallenfußballmannschaft nicht Forfait geben zu müssen, wenn Simon in letzter Sekunde, angeblich wegen Arbeit, absprang, aber noch immer etwas zu wenig, um mit der Arbeitsbelastung fertigzuwerden. Die Deadlines waren nicht gleichmäßig genug verteilt. Im Sommer war es ruhig, zu ruhig, daher wurden dann in einer Art Panik verschiedene Angelleinen ausgeworfen, um neue Kunden zu ködern, große Unternehmen, die im Herbst massenhaft anbissen, weswegen es während des restlichen Jahres viel zu viel zu tun gab.

In dieser ruhigen Sommerphase war Simon niedergedrückter, er saß tagelang auf der Couch und spielte Computerspiele und stellte sich Fragen zu seinem Job, ob der wohl das Richtige für ihn sei, ob er nicht besser etwas im Sozialbereich tun solle. Das könne ihm noch mehr Befriedigung schenken, mehr wertvolle Kontakte liefern. Dann aber folgte gerade zur rechten Zeit ein Haufen Arbeit, es gingen Aufträge ein, die seine Expertise erforderten, und dieses Mehr-als-gefragt-Sein fand er toll. Sofort sprach er wieder von »Traumjob« und arbeitete wochentags an allen Abenden zu Hause weiter. Seine Kreativität ruhte in einem eigens dafür entworfenen Organ, einem kleinen Reservoir unter dem Herzen, das sich nur in Zeiten von Not, unter hohem Druck, anzapfen ließ.

Während der Wochen vor einer wichtigen Deadline sauste Simon durch die Wohnung wie ein Radrennfahrer bei einer lebensgefährlichen Talfahrt, nach hinten oder zur Seite zu schauen schaffte er dann nicht mehr. Sogar mit mir oder mit seinem Vater konnte er dann manchmal über nichts anderes sprechen als über seine Projekte, er ging davon aus, dass es von unserer Arbeit schlichtweg weniger zu erzählen gab.

Schließlich war Simon es selbst, der 2015 seine Chefs zusammenrief, weil sich etwas ändern müsse. Er wiederholte ihnen gegenüber, was er daheim auch schon oft seufzend zu mir gesagt hatte: In der Firma bräuchte es eine zusätzliche Person, jemanden, der die Gesamtsituation im Auge behielt, jemand, der nicht für den Inhalt, sondern für die Planung verantwortlich war, der die Qualitäten jedes Einzelnen kannte und dafür sorgte, dass alle effizient zusammenarbeiteten. So würden sie auf gesunde Weise wachsen können. Man hörte auf ihn: Nicht viel später hatten die Gründer des Büros einen Projektleiter eingestellt, Coen Vossen. Er war im Alter von Simon, frisch zurück aus London, wo er eine ähnliche Firma geleitet hatte. »Foxy« wurde schon bald sein Spitzname. Simon war der Einzige, der sich weigerte, ihn so anzusprechen, er mochte keine Spitznamen, fürchtete, selbst zum »Spruit«, zum »Rosenkohl«, zu werden.

Die Website von Think Out Loud wurde überarbeitet, ein neues Logo eingeführt, mit einem Zusatz, der mehr hermachte: *digital + strategic + creative content.* Schon bald wurden zwei weitere Designer eingestellt.

»Siehst du, siehst du, dass ich recht hatte?«, sagte Simon danach regelmäßig in so einem Ton, mit dem Leute Bestätigung einfordern, wenn ein von ihnen vorhergesagtes Drama tatsächlich eingetreten ist.

Ich lernte »Foxy« erst bei der Mitbringparty kennen, die Simon und ich organisiert hatten, um unsere ersten sechs Jahre in der Herzieningslaan zu feiern. Es wurde ein kleines, aber gemütliches Beisammensein mit vier von Simons Kollegen und Lotte. Lotte, die sich in unserer Wohnung bereits auskannte, war gekommen, um bei den Vorbereitungen zu helfen. Coen war erst eingetroffen, als die Party schon eine Stunde im Gange war, eine mit Rum gefüllte Wassermelone im Arm. Es hatte etwas Einschüchterndes, wie er da mit dem riesigen Ding ankam, er schien genau zu wissen, was wir alle brauchten, und er hatte recht, die Melone wurde restlos aufgefuttert und bewirkte, dass alle danach lauter lachten. Lotte und Coen hatten sich in einer Wohnzimmerecke lange unterhalten, so angeregt, dass ich mich nicht einzumischen wagte. Am Ende unserer Housewarming-Party waren sie zusammen zu ihr gegangen. Ich hatte mich auf die Couch gesetzt, genau auf den Platz, auf dem Coen gesessen hatte, um mich wenigstens im Nachhinein vis-à-vis der laut lachenden, lebhaft gestikulierenden Lotte zu befinden.

Etwas später erzählte Lotte mir im Geschäft, dass sie und

Coen ein Paar seien. Ich hatte ihrem romantischen Bericht mit einem Stich im Magen gelauscht. Ich ließ sie versprechen, dass sie mich nicht aus den Augen verlieren würde, sie hatte »Natürlich nicht, Dummi« geantwortet und dass jedes Herz Platz für mehrere Menschen habe, ein Herz sei ein Muskel, und der würde nur umso stärker, je intensiver man ihn in Anspruch nehme – ein Satz, den sie aus einem Aufklärungsbüchlein hatte, das wir im Laden werdenden Mamas eines zweiten Kinds verkauften.

»Ist doch schön, dass sie durch uns zusammengefunden haben, dass sie sich durch uns kennenlernen konnten!«, sagte Simon im gleichen klugscheißerischen Ton, mit dem er auch auf Coens Einstellung reagiert hatte – er wollte sich gern eine große Rolle dabei zusprechen.

Coen und Lotte machten Nägel mit Köpfen. Sie zogen ziemlich bald zusammen, das ergab sich zufällig so, bei beiden lief der Mietvertrag aus. Auf Facebook hatten sie verkündet, dass ihr Gebot auf eine Wohnung im Zentrum, in der Fabrieksstraat, angenommen worden sei. Der Post zeigte ein Foto, auf dem sie eine Flasche Champagner in die Höhe hielten.

Ich war freudig überrascht, als Simon und ich zum ersten Pärchenabend in die Fabrieksstraat eingeladen wurden. Es war die erste Viererfreundesgruppe, zu der ich gehören würde. Ich würde Lotte jetzt auch in der Rolle der Partnerin kennenlernen, unsere Freundschaft konnte sich noch weiter vertiefen, ich würde mir anschauen können, ob sie in Bezug auf Coens Qualitäten nicht übertrieben hatte.

»Ich bin der Erste von den Kollegen, der Coens neues Zuhause sehen darf«, sagte Simon mit einem Stolz, den ich rührend fand, weil ich ihn bei mir selbst gern abstreiten würde.

Als wir die Wohnung betraten, fassten Simon und ich uns bei der Hand und ließen nicht mehr los, bis wir uns setzten.

»Lass dich von Coen nicht verunsichern, er hat zu Beginn seines Erwachsenenlebens keinen großen Verlust erlitten, keine großen Rückschläge erlebt, er ist auf der Schule nie sitzengeblieben, er und Lotte scheinen vielleicht einen Vorsprung zu haben, aber wir befinden uns auf der inneren Bahn und sie auf der äußeren, sie müssen in der nächsten Zeit mehr Meter zurücklegen als wir«, hatte er gesagt, bevor wir hineingingen. »Sie müssen beide noch ihre Eltern verlieren.«

An ihrem Haushalt, ihrer Einrichtung, daran, wie Coen und Lotte sich durch den Raum bewegten und wie sie miteinander umgingen, was sie von ihrer Jugend erzählten, war zu erkennen, dass sie aus warmen, harmonischen Familien stammten, Familien, in denen es zwar Leid gegeben hatte, aber gerade im richtigen Maß, genug, um sie widerstandsfähig zu machen, ohne dass sie Schäden davontrugen. Simon hatte mit seiner Außenbahn unrecht gehabt, es gab keinen Vorsprung oder Rückstand, denn sie nahmen schlichtweg nicht an unserem Rennen teil, dafür unterschieden sie sich zu sehr von uns, spielten in einer anderen Liga.

Lotte und Coen waren Teiche, reglose Wasseroberflächen mit allenfalls ein paar Kräuselungen bei heftigem Wind, während Simon und ich zu den Meeren gehörten, die ständig den Gezeiten unterworfen waren, mit Wellen, die an Land stürzten und sich wieder zurückzogen, mit Wind, der mal ablandig und mal auflandig wehte, der ungestüm sein konnte und Schaumkronen verursachte. Manche Teiche konnte man als Meer noch abschätzig belächeln (Teiche waren zu übersichtlich, oft künstlich angelegt oder durch hohe Bäume völlig windgeschützt), doch selbst das konnte man bei Lotte und Coen nicht, von ihrer Unerschütterlichkeit ging überhaupt nichts Verkrampftes aus.

Sie hatten Filmplakate an den Wänden, die Schauspielerinnen zeigten, alte Reklameposter, Archivbilder mit Stadtansichten. Am Kamin prangte der Holzschnitt eines Londoner Künstlers, mit dem Coen befreundet war. Das Werk hing, ein wenig lässig, schief in einem Ikea-Rahmen. Auf der Toilette hatten sie einen riesigen Stapel leerer Klopapierrollen stehen, auf die sie Gesichter gezeichnet hatten, auf der Anrichte prangten wie Totempfähle teure Peugeot-Pfeffer- und Salzmühlen, doch sie benutzten lieber ein kleines Plastikwegwerfding von Carrefour, im Kühlschrank standen zwei geöffnete Milchpackungen, von denen die eine für den da war, der direkt aus der Öffnung trinken wollte, sie kauften nicht viel Kleidung, dann aber nur teure, gediegene Teile, die lange hielten. Sie waren so ohne Komplexe, dass sie keinen Rest Wein im Glas lassen mussten, um zu beweisen, dass sie sich beherrschen konnten. Sie hatten bestimmt auch die richtige Menge Sex, weshalb sie sich damit der Außenwelt gegenüber nicht zu brüsten brauchten, aber auch nicht schweigen mussten.

An ihnen war nichts auszusetzen, selbst wenn man sich Mühe gab. Sogar kleine Makel trugen sie voller Stolz, weil sie sich die leisten konnten. Sie spendeten nicht für gute Zwecke, hatten keine zusammenpassenden Teller im Schrank und auch keinen Korkenzieher. Coen öffnete die teuerste Flasche Dessertwein, die er im Keller gefunden hatte, mit dem Stiel eines Schöpflöffels.

»Jetzt, wo wir ein Glas teuren Wein in der Hand halten, um damit anzustoßen«, sagte er, »ist euch nichts aufgefallen?«

Ich ging krampfhaft das ganze Zimmer durch, wusste nicht, was ich sehen sollte. Was mir aufgefallen war: dass sie einen zehn Jahre alten Wein für uns geöffnet hatten und dass mich das rührte. Offenbar waren wir doch geschätzte Freunde, doch das wagte ich nicht laut zu sagen, aus Angst, diese Wertschätzung aufs Spiel zu setzen.

»Hier!« Coen legte seine Hand auf die von Lotte und zeigte uns die beiden dünnen, unauffälligen Verlobungsringe. »*I've put a ring on it!* Silber, von einem Freund gemacht.«

»Diesmal wird hoffentlich wirklich geheiratet«, grinste Lotte. »Wir lassen euch demnächst wissen, welchen Tag ihr euch frei halten müsst. Aber erst mal versuchen wir, einen Saal zu reservieren.«

»Natürlich wird geheiratet – ich bin nicht so ein Arsch wie dein Ex.«

Lottes Ex war einer der wenigen, die kleine Wellen auf Coens regloser Oberfläche entstehen lassen konnten. Unbegreiflich fand er es, dass dieser Sack sich erst nach der Verlobung getraut hatte, seinen Seitensprung mit einer guten Freundin von Lotte zu beichten, weil er fürchtete, es werde bei der Hochzeitsfeier herauskommen. Lotte hatte sie gebeten, ihre Trauzeugin zu sein. Dass alle anderen ihrer Jugendfreundinnen vom Fremdgehen des Mannes wussten, aber keine ihr etwas davon gesagt hatte, war noch das Grausamste. Nein, so war Coen nicht, er würde niemals eine Frau betrügen und würde auch »niemals, *never*« den Betrug eines anderen decken. Wenn er jemals etwas Ähnliches von einem der Tollers mitbekäme, würde er stante pede die betreffende Freundin oder Frau anrufen, ohne Pardon, so schwor er.

Simon und ich nickten beide zustimmend. Er suchte sofort meinen Blick, ich sofort seinen, für ein beruhigendes Lächeln: Wir hatten beide nichts voreinander zu verbergen.

Auf dem Weg nach Hause gingen Simon und ich immer noch Hand in Hand, mit unberingten Fingern. Wir waren still, es war ein gemütlicher Abend gewesen, aber irgendwo nagte etwas. Den ganzen Abend über hatte Simon einen nervösen

Eindruck gemacht. Erst in unserer Straße ließ er meine Hand los und begann zu reden. Es war frisch, April, wenige Wochen bevor er mitten in der Nacht mit diesem Tattoo nach Hause kommen würde.

»Leo, darf ich dich was fragen, und du musst ehrlich antworten?«

»Natürlich, klar doch!« Ich blieb stehen und sah ihn beunruhigt an.

»Hat Lotte dir je den Eindruck vermittelt, dass Coen findet, ich bin nicht gut genug für dich?«

»Du nicht gut genug für mich? Wie kommst du darauf?«

Wir standen auf dem Bürgersteig vor unserem Haus, es war ein Gespräch, das Simon auf neutralem Boden führen wollte, nicht drinnen, als würden unsere Wände dann auch erkennen, dass er eigentlich nicht gut genug für mich und Daan war und dass unser Leben nicht länger in der vertrauten Form weitergehen konnte.

Simon erzählte es mit großen Gesten: Er hatte diesen Job eines Projektleiters den beiden Gründern in der Hoffnung vorgeschlagen, sie würden *ihm* die Stelle anbieten, aber sie hatten nie bei ihm vorgefühlt, ob er selber Interesse daran hätte. Und dass sie ihm diese Chance nicht gegeben hatten, war nicht mal das Schlimmste, das Schlimmste war, dass sie den Job jemandem gegeben hatten, der genauso alt war wie er, jemandem, der nie gemobbt worden war, der nie eine Klasse hatte wiederholen müssen und der bei seiner Hochzeit mit Leichtigkeit eine Kirche vollbekommen würde.

25. MAI–10. JUNI 2018

Simon schuftete jeden Tag bis zum späten Abend an der Ausarbeitung von Entwürfen und der Konzipierung von PR-Strategien. Jedes Mal, wenn ich dachte, er wäre auf Höchstgeschwindigkeit, zeigte sich, dass es einen noch höheren Gang gab, in den er schalten konnte. Jetzt, da er nichts mehr für TOL tun, nicht mehr im Büro erscheinen oder Kunden kontaktieren musste, saß er Stunden am Stück in seinem Zimmer vor dem Bildschirm, sah sich Tutorials an, in denen ein näselnder Amerikaner seine Follower jedes Mal mit *»Hi guys«* begrüßte, um dann in allen Einzelheiten zu demonstrieren, wie man seine eigene Website erstellt. An den Tagen, die ich nicht zu Hause war, trug Simon abends noch die Kleidung, mit der er aufgestanden war, und hatte nichts außer Kaffee und dem Butterbrot zu sich genommen, das ich für ihn geschmiert hatte. Er entzog sich mir, entzog sich unserem normalen Tagesrhythmus, schaute nie mehr auf die Uhr, eine Stunde schien in seiner Welt lediglich eine Minute zu dauern.

Regelmäßig erkundigte er sich, ob ich über Lotte etwas von Coen mitgekriegt hätte, ob über Lotte jemand von Think Out Loud nach ihm gefragt hätte. Lotte hatte nur ein Mal eine Bemerkung über Simons »Karrierewende« gemacht, sonst aber keine tiefschürfenden Fragen gestellt, als wäre sein Weggang von TOL naheliegend gewesen. Man hatte seine Stelle nicht einmal ausgeschrieben, um die von ihm geschaffene Lücke zu füllen.

Ich traute mich nicht, Simon darauf hinzuweisen, denn es hatte etwas Bemitleidenswertes, dass er aus seinem Weggang eine größere Neuigkeit gemacht hatte als der Rest, dass er sich für unersetzlicher hielt, als die Tollers es taten. Ich fragte mich, ob er so hart arbeitete, um sich selbst nicht eingestehen zu müssen, dass die Kündigung dumm gewesen war.

»Alles beginnt mit einer übersichtlichen Website.« Diesen Satz hatte er auf das Whiteboard geschrieben, das er gegenüber seinem Schreibtischstuhl mit ein paar Schrauben an der Wand befestigt hatte. Ich hatte mit einem kleinen Pfeil »+ essen + schlafen + duschen + fragen, wie Leos Tag war« hinzugefügt.

Mir war immer weniger klar, womit er die ganze Nacht beschäftigt war. Einblick in seine Gedanken zu bekommen wurde schwieriger, er wollte sich nicht ausführlicher äußern aus Angst, ich könnte Lotte von seinen Plänen erzählen und sie würde es ihrerseits Coen erzählen, und Coen, sagte er, sei der Konkurrent. »Ich habe genug Out Loud gedacht, jetzt ist Think Quietly dran, *for myself*!«

Er bewegte sich durch die Wohnung wie ein Stückchen verirrter Eierschale im Eischnee, jedes Mal, wenn ich ihn zu fassen kriegen wollte, fand er eine Möglichkeit, wegzuwitschen.

Nur wenn ich darauf bestand, kam Simon mit ins Bett, wir krochen dann um Mitternacht rein, woraufhin er unruhig neben mir lag und sich drehte und wälzte. In dem kleinen Raum hatten nie Gardinen gehangen, und die schwarzen Verdunkelungsgardinen aus dem Schlafzimmer hatte Simon bei der Neueinrichtung natürlich nicht mit umgehängt. Dicht neben dem Fenster hing außen eine Straßenlaterne, die ein bläuliches Licht auf uns warf. In diesem kalten Zwielicht konnte ich sehen, wie er mit dramatisch vertieften Schatten unter den Augen, mit stumpfem Augenschwarz und glänzendem Augenweiß zur Decke hochstarrte – um den kleinen Mund das leicht nervöse, grinsende Lächeln, an dem man in den Trailern von Disney-Filmen die Bösen sofort erkennen kann.

Seine Füße blieben Eiszapfen, so viele Wärmflaschen ich auch an sie legte.

»Für Genialität braucht es viel Blut, weißt du?«, erklärte er dazu halb lachend, aber doch im Ernst, und jedes Mal erschrak ich, wenn er mich berührte oder wenn ich unter der Decke an seine Füße stieß. Ich sah vor mir, wie alles verfügbare Blut aus den Gliedmaßen zur Verstärkung in sein Gehirn gerufen wurde, wie Feuerwehrbrigaden aus umliegenden Städten bei großen Katastrophen.

Simons Pimmel war der einzige Körperteil, der vorläufig noch Priorität gegenüber seinem Gehirn hatte, entdeckte ich eines Abends. Je mehr Blut ich aus seinem Gehirn in sein Geschlecht lockte, umso tiefer wurde sein Schlaf nach dem Orgasmus.

Ein paar Abende lang blies ich ihm einen vor dem Schlafengehen, eine Handlung, die meine Entfremdung nur noch verstärkte, weil ich sie selbst nicht genoss, ich freute mich vor allem auf die Minuten der Ruhe, die ich mir damit verdiente. Ich sog, bis ich Muskeln sogar in den Ohrmuscheln zu spüren glaubte, und Simon war zufrieden. »Simon Sproud ist noch nie so schön gelutscht worden«, sagte er, bevor er endlich einschlief.

Es hatte nie einen anhaltend beruhigenden Effekt: Vor dem Morgengrauen stand Simon schon wieder auf, weil er eine Eingebung notieren wollte, ich hörte im Hintergrund meines Schlafs, wie er sich durch die Wohnung bewegte. Mehrmals störte der muntere Amerikaner meinen Schlaf mit seinem *»Hi guys!«*.

Ich schob mir Stöpsel in die Ohren und versuchte, allein im Bett, noch ein, zwei Stunden richtig zu schlafen, bevor mein Wecker mir sagte, es sei Zeit, sich auf den Weg ins Geschäft zu machen. Es war eine Art Schlaf, die sich ungut anfühlte, wie eine Lücke in meiner Verteidigung, als ob ich Simon im Stich ließe, weil ich ihn im Nebenraum weiter herumfuhrwerken hörte, ohne zu wissen, was er da trieb. Allmählich waren wir in zwei verschiedenen Zeitzonen gelandet, ich konnte nicht mehr mit ihm reisen. Um schlafen zu können, musste ich mich damit abfinden, dass ich ihn verlor, doch das gelang mir nur, wenn ich so todmüde war, dass ich auch mich selbst zu verlieren drohte.

Durch den Schlafmangel lag ein trüber Schleier über den Tagen, der es schwierig machte, gründlich nachzudenken. Ich musste mir alles notieren, wollte ich es nicht sofort wieder vergessen, schaute auf die Uhr und registrierte nicht, wie spät es war. Für die einfachsten Rechenaufgaben benutzte ich die Rechenmaschine, stellte meine paraten Kenntnisse in Frage. So hatte ich auf meinem Handy die Öffnungszeiten des Geschäfts notiert, obwohl ich in diesen acht Jahren nie zu spät gekommen war. Gerade weil ich so müde war, begann ich, auch an meinem Einschätzungsvermögen in Bezug auf Simon zu zweifeln. Vielleicht lag mein Gefühl der Entfremdung ja nicht an ihm, sondern an mir selbst, waren es unverarbeitete Kindheitsängste, die sich wegen der Müdigkeit nicht länger unterdrücken ließen. Es gab doch auch Mütter, die ihr neugeborenes Baby nicht liebten, die daran dachten, ihm etwas anzutun, einzig und allein aus Übermüdung, Sinnesstörung?

Ich hatte Simons Vater eine Nachricht geschickt mit der Frage, ob er mich mal anrufen könne, wenn es ihm passe, ohne gleich preiszugeben, worüber ich mit ihm sprechen wollte. Wenn ich ihm sagen würde, dass mit seinem Sohn etwas nicht in Ordnung sei, würde er Simon direkt anrufen und nicht erst mich.

Im Multipharma im Bahnhof suchte ich aus der Palette der Naturprodukte vier unterschiedliche Entspannungsmittel aus, doch bevor ich sie bezahlen konnte, ließ ich den Plan fallen – ich sah mich schon in der Küche stehen und einen Kuchen backen, in den ich heimlich die pulverisierten Pillen rührte. Das war schlimmer als Simons ganzes seltsames Verhalten zusammengenommen, schließlich tat er niemandem etwas Böses. Und mir blieb immer noch der Trick mit dem Blasen.

Eine schlechte Schläferin war ich von klein auf gewesen. Im Schlaf hatte ich immer den kürzesten Weg zurück zu meinem Körper im Auge behalten, für den Notfall.

Das hatte mir als Kind den Spitznamen »der Leuchtturm« eingetragen. Bei Übernachtungsbesuchen oder den obligatorischen Strand- und Waldcamps eroberte ich mir immer eine Position im Schlafsaal, von der aus ich den Ein- und Ausgang und den Rest der Matratzen gut im Blick hatte. Bei Stockbetten wählte ich das obere, so hatte ich einen Überblick über all die kleinen, aus glänzendem, übermütigem Augenweiß bestehenden Flecken, die trotz zuvor geschmiedeter wilder Pläne einer nach dem anderen verschwanden. Wer mitten in der Nacht an meiner Luftmatratze vorbeitappte, um auf die Toilette zu gehen, fand mich unweigerlich senkrecht vor. Es gab sogar eine Lehrkraft, die meine Eltern am Elternabend darauf angesprochen hatte – ob sie von diesem Schlafproblem wüssten. Sie hatten es abgestritten. Danach hatten sie mich beiseitegenommen, und anstatt zu fragen, warum ich wach lag, hatten sie mir aufgetragen, außer Haus so zu tun, als würde ich tief schlafen, damit sich die Leute keine Fragen über unsere Familie stellten.

Nach meinem Umzug nach Brüssel, in jenen ersten anderthalb Jahren mit Indra in unserer Studentenbude, schlief ich kaum. Auch wenn ich allein im Raum war, ohne jemanden, über den ich wachen musste, oder geborgen in Simons Armen, lag ich unter der Decke wie eine Ballerina in einer

Spieldose mit aufgezogener Feder, bereit, aufzuspringen und zu tanzen, sobald der Deckel gelüftet würde.

»Du hast nicht nur einen Schließmuskel«, hatte Simon dazu gescherzt, »sondern auch einen Wachmuskel.«

Ich konnte es ihm nicht erklären, dieses unheilverkündende Gefühl, mit dem ich als Kind senkrecht im Bett saß, das Ohr (unter Zuhilfenahme eines umgedrehten Plastikbechers) an die Wand gedrückt, die mein Zimmer von dem meiner Eltern trennte, die Unterhaltungen, von denen ich nicht den gesamten Inhalt, aber doch den Ton verstand, was schlimm genug war, und von der Vorstellung besessen, wenn ich mich im Bett hinlegen würde, ich mich auch mit der Tatsache abfinden würde, dass hier etwas Schreckliches passierte. Einzig und allein indem ich es mitverfolgte, indem ich die Existenz dieser Konflikte anerkannte, löste ich etwas – mein Gehörgang war ein kleiner Kanal, durch den ich ein bisschen Kummer aus dem Universum abfließen ließ. Nach dem Tod meiner Mutter war mein Verantwortungsgefühl noch größer geworden. Ich träumte ständig, dass ich sie retten müsste, kam aber nicht voran, wie eine Zeichentrickfigur, die inmitten eines Ölflecks auf der Stelle rennt, bis ich mit zappelnden Füßen ruckartig wach wurde.

Simon hatte alles getan, um mich zur Ruhe zu bringen. Er hatte eine Lavalampe zu einem Leuchtturm umgebaut, damit ich nicht mehr selbst der Leuchtturm zu sein brauchte, er hatte mir die Schläfen in der Hoffnung massiert, dass dort meine Wachmuskeln säßen, er hatte mir Tricks beigebracht, Übungen, die er früher von seiner Mutter gelernt hatte (so lange zählen, bis man von selbst einschläft, im Geiste durchgehen, welche Küchensachen gerade in der Spülmaschine sind und in welcher Reihenfolge man sie am nächsten Tag in die Schränke einräumen wird, Tierkette mit sich selbst spielen, die Straßen benennen, die man jeden Tag gehen muss, um von der Wohnung zur Arbeit zu gelangen, in Gedanken durch den Delhaize spazieren und alle Zutaten für ein Spaghettigericht in alphabetischer Reihenfolge einsammeln, ohne sich zweimal nacheinander durch denselben Gang zu bewegen, mit der Zeigefingerspitze hundertmal das Wort »supercalifragilisticexpialidocious« aufs Laken schreiben).

Diese Tipps seiner Mutter hatten mir geholfen, auch wenn es ein brüchiger Schlaf blieb, einer, der aus einem dünnen, durchsichtigen Vorhang bestand, durch den meine Umgebung weiterhin schimmerte, so dass ich jederzeit eingreifen könnte.

Simon hatte mir beigebracht zu schlafen. Dass *er* mich jetzt nächtelang wach hielt, weil er auf der anderen Seite dieses dünnen Vorhangs rumorte, hin und her schoss und herumwuselte, war noch schlimmer als das Wachliegen an sich. Jetzt überlegte ich mir im Bett keine Wege durch den Supermarkt, räumte keine imaginären Spülmaschinen aus, sondern ging in Gedanken die vergangenen Tage in der Hoffnung durch, dahinterzukommen, wie wir hier gelandet waren.

25. JUNI 2018

Schon seit mehr als zwei Wochen schliefen Simon und ich kaum vier Stunden pro Nacht. Die schwarzen Linien des Tattoos, die zuvor noch plastisch hervorgetreten waren, hatten sich jetzt in die Haut gesenkt, man konnte sie nicht mehr spüren, wenn man im Dunkeln mit dem Finger darüberstrich.

Lotte rief mich im Geschäft in einem Ton zu sich, den ich nicht an ihr kannte. Ich kannte ihre Intonation, wenn sie vorhatte, mir eine lästige Aufgabe zuzuteilen (die Lagerbestände nachzuzählen) oder eine Bemerkung zu etwas loszuwerden, was ich nachlässig erledigt hatte (jemand hat die BHs nicht nach Größe sortiert). Das tat sie normalerweise vorsichtig und leicht verlegen, am liebsten würde sie auf derselben Stufe wie ich stehen, auch wenn sie mehr verdiente. Diesmal klang sie wirklich erschrocken und vergaß, auf den Ton zu achten.

»Ich habe eine merkwürdige Nachricht erhalten«, sagte sie. Sie stand vor dem Computerbildschirm in der Nähe des Eingangs.

Reflexartig dachte ich, es ginge um eine Nachricht von Simon, der im gleichen passiv-aggressiven Ton, den er seit einigen Tagen anschlug, wenn er über Think Out Loud sprach, auch Lotte angeschrieben hatte.

Lotte hatte uns am vergangenen Wochenende eingeladen, als Unterstützer zum Halbfinale des vgc-Hallenfußballpokals mitzukommen. Die Tollers sollten gegen die frischgegründete Herrenmannschaft des FC Motivée antreten. Ich hatte Lottes Vorschlag an Simon weitergeleitet, aber er sagte, da hätte er wirklich was Besseres zu tun. Dass ich zusammen mit Lotte hinginge, hielt er für keine gute Idee, warum sollte ich eine Mannschaft unterstützen, in der er nicht mehr mitspielte? Seinetwegen durfte FC Motivée gern gewinnen. Er würde irgendwann ein eigenes Team zusammenstellen, FC Sproud, mit geschmackvollen, ganz im Hausstil entworfenen Trikots.

»Da, schau.« Lotte drehte den Schirm zu mir hin und zeigte mir den Posteingang. Die Nachricht war an die allgemeine Adresse des Geschäfts gerichtet und kam von einer anonymen Mailadresse.

Sehr geehrter Geschäftsführer von Buik & Boek,

ich nehme an, dass Sie lieber keine Mitarbeiter dafür bezahlen, dass sie schlafen. Vielleicht sollten Sie dafür sorgen, dass sie mehr zu tun haben?

Mit freundlichen Grüßen

ein täglicher Passant

Ich las die kleinen Buchstaben, sie schrumpften vor meinen Augen, ich spürte, wie ich mich ausdehnte, wenn ich zu lange auf sie schaute, und auch der Laden, den wir gerade für den bevorstehenden Ausverkauf umdekorierten, nahm außergewöhnliche Dimensionen an. Neben pochenden Schmerzen hinter den Augen hatte ich in letzter Zeit ständig das Gefühl, dass nichts mehr aus *einer* festen Form bestand. Das gleiche Gefühl hatte ich auch bei meinem ersten und einzigen Flug mit Simon gehabt, nach Barcelona: Während der Landung hatte ich aus dem Fenster geschaut, und aus einem Meer winzig kleiner bunter Punkte waren langsam ganze Bäume und Plätze und Häuser aufgetaucht, die immer größer wurden, noch größer, zu groß, gigantisch groß und so detailliert, dass ich, als wir dicht daran vorbeischossen, hinter dieser winzig kleinen Scheibe selbst zu schrumpfen begann, bis ich nur noch die Größe eines Spielzeugpüppchens hatte. Dieses befremdliche Gefühl verschwand erst, als ich im Flughafengebäude auf der Toilette saß und das gefaltete Blatt Klopapier in meiner Hand exakt die richtigen Maße hatte. Genau das tat ich in diesen Zeiten der Übermüdung auch: einen Gegenstand in die Hand nehmen, dessen präzisen Umfang ich kannte, um mich zu beruhigen.

Ich griff nach der Computermaus. Meine Finger passten

schön darum, sie fühlte sich an, wie es sein sollte. Mein Herz schlug wieder etwas langsamer.

Die Anlage enthielt ein Foto, Lotte hatte es bereits gesehen, es war unten in dem Balken mit den heruntergeladenen Dateien. Ich klickte es an, wie der Geist aus der Flasche flutschte er auf den Bildschirm: der mit versenkten Knöpfen verzierte tannengrüne Puff im hinteren Teil des Ladens, auf dem ein Mädchen in Fötushaltung lag und schlief, mit dem Rücken zur Straße. Schludrig zusammengefasstes rotbraunes Haar, lockere gestreifte Hose aus glänzendem dünnem Stoff, der hinten zwischen ihren Pobacken klebte, sie hielt die Hände gefaltet, als wäre sie beim Beten umgekippt. Ich brauchte ein paar Sekunden, bis mir bewusst wurde, dass ich das Mädchen war.

Das Foto war von jemandem aufgenommen worden, der drinnen im Laden stand. Ich wusste, wann das gewesen sein konnte: letzten Montag, abends, Lotte war früher gegangen, weil sie noch kurz bei ihrer Mutter vorbeischauen wollte. Eine unwiderstehliche Anziehungskraft war von diesem Puff ausgegangen, die Anziehungskraft eines glitzernden Schwimmbeckens an einem glutheißen, drückenden Tag, und nachdem ich stundenlang mit dem Schlaf gekämpft hatte, hatte ich schließlich nachgegeben. Es war mein bester Schlaf der ganzen Woche gewesen. Ich hatte sogar die Ladenglocke überhört und war erst aufgewacht, als mir ein Postkurier mit einer Einschreibesendung auf die Schulter getippt hatte. Ich hoffte, dass es dieser Mann war, der das Foto gemacht und geschickt hatte, dass nicht noch mehr Kunden mich gesehen hatten, dass sich womöglich herausstellen würde, dass Dinge gestohlen worden waren.

»Das war letzten Montag«, sagte ich entschuldigend und in der Hoffnung, das sei eine triftige Erklärung. Wir wussten beide, dass der Laden montagabends praktisch menschenleer war.

»Selbstverständlich leite ich das Foto nicht an Godelieve weiter. Was für ein Widerling, dass der dich fotografiert hat. Aber dir ist hoffentlich klar, dass du mich in Schwierigkeiten bringst, der Mann hätte die Kasse ausrauben können, Passanten haben dich durch die Scheiben dort liegen sehen. Jetzt muss ich die Chefin anlügen, und ich lüge nicht gern.«

Sie zeigte mir, wie sie die Mail und das Foto in den Papierkorb verschob.

»Warum bist du so müde? Wir haben in letzter Zeit kaum miteinander geredet, du lachst fast nicht mehr.«

»Simon und ich können seit Wochen nicht besonders gut schlafen.«

Allein schon der Gedanke an unser Bett zu Hause, in diesem kleinen Büroraum, eingeklemmt zwischen Kartonstapeln, die Vorstellung, da bald wieder reinkriechen zu müssen, mit Simons Unruhe als unheilverkündendem Soundtrack im Hintergrund, erregte Widerwillen in mir. Ich wechselte das Bettzeug häufig, damit der Duft des Waschmittels darin steckte, himmlisch frisch, doch der vertraute Geruch half nicht. Ich blieb Simon gegenüber ständig auf der Hut, es war, als teilte ich die Wohnung mit einem Fremden, jemandem, dessen Absichten ich nicht kannte, jemandem, dem ich in der Nähe meines schlafenden, abgekoppelten Körpers nicht mehr traute. Ich war schon ein paar Mal drauf und dran gewesen, Lotte mitten in der Nacht anzurufen und zu fragen, ob ich bei ihr schlafen dürfe, sah aber jedes Mal davon ab, denn wie hätte ich das Simon erklären sollen?

»Weiß Simon schon, was er anfangen will? Macht er sich jetzt selbständig, oder sucht er sich eine Stelle bei einer anderen Agentur?«

»Er macht sich selbständig«, sagte ich, weil ich nicht wusste, was genau ich erzählen durfte und konnte.

»Machst du dir finanziell Sorgen?«

»Ja, schon«, sagte ich.

»Das klappt bestimmt, er hat so viel Talent, demnächst stehen die Auftraggeber bei ihm Schlange.«

So gern ich auch ehrlicher gewesen wäre, es gelang mir nicht, von den Sorgen zu sprechen, die mich wirklich vom Schlaf abhielten. Auch wenn Lotte mich voll verstehen würde, alles tun würde, um mir zu helfen. Das Problem war, dass Coen über sie davon erfahren würde, und ich wollte Simon in seinen Augen nicht schwächen, ich wusste, wie wichtig es ihm war, von Coen ernst genommen zu werden.

»Think For Myself«, war Simons neuer Slogan geworden, ein Motto, das er fast täglich wiederholte. Ich wollte ihn nicht gerade in diesem Punkt treffen.

»Komm mal eben mit«, sagte Lotte. Sie führte mich ins Lager, hinter die Spiegelwand, außer Sicht der Kunden.

»Wenn du versprichst, dass du von der Ladenglocke wach wirst, kannst du dich jederzeit hierhin zurückziehen und hinlegen, wenn im Laden nichts los ist«, sagte sie. Sie trug Ohrstecker, an jedem Ohrläppchen baumelte ein perfektes Kirschenpaar. Ich hasste diese Dinger, sie waren nicht realistisch – wie oft gab es solche perfekten Paare in einem Kilo Kirschen, die man kaufte?

In einem geschützten Winkel hinter einem Rollregal baute Lotte ein weiches Nest aus aufeinandergestapelten farbenprächtigen Fake-Pelzmänteln, die wir niemals würden verkaufen können, weil niemand aussehen wollte wie ein Eisbär, der über einen Regenbogen gestolpert ist.

»Schlaf mal ein bisschen. Du siehst furchtbar müde aus.« Sie drückte mich sanft an den Schultern hinunter.

Meine Beine gaben nach, ich saß.

Ich war ein Helikopter, der schon seit Wochen in der Luft kreiste und dringend tanken musste. Die ganze Zeit war es mir nicht gelungen zu landen, denn jedes Mal, wenn ich auf den Boden hatte gehen wollen, hatte mich irgendetwas erschreckt: Simons kalte Füße, seine knacksende Nase und das Geschniefe, ein Geräusch aus dem Nebenzimmer, und dann hatte ich am Steuerknüppel gerissen und war wieder hochgeschossen.

Als ich da nun auf dem Rücken lag, den Blick auf die Lagerdecke gerichtet, auf die schlampig aneinandergefügten Gipsplatten, den leicht chemischen Geruch ungetragener Kleidung in der Nase, im Hintergrund Lottes beruhigende Stimme, die die gerade in den Laden gekommenen Kunden einlullte, konnte ich endlich landen.

NOCH NEUN MINUTEN, IM GESCHÄFT

In den Spiegeln sehe ich die Geschäftsführerin auf mich zukommen, mit dem Schritt eines Menschen, der gleich ein Verbot aussprechen wird. Nichts ist mir im Moment gleichgültiger als ihr Verbot zu telefonieren.

»Leo?« Coens Stimme. »Bist du noch dran? Ich übernehm mal eben, Lotte ist unter Schock.« Coen klingt ruhiger, nicht so böse wie gerade eben bei dem kurzen Wortwechsel mit Lotte. Ich erkenne in seiner Stimme meinen eigenen Versuch wieder, mich zu beherrschen. Man ist nicht weniger verstört als alle anderen, aber man hat sich vorgenommen, stark zu sein. Oder nein, es ist kein Vornehmen, sondern etwas, was einem auferlegt wird, was einem widerfährt, die panischen, grotesken Rollen sind immer als Erstes besetzt, und danach bleibt nur noch die Rolle des kaltblütig Handelnden übrig.

»Ja.« Meine Stimme hört sich anders an als gerade eben. Piepsiger, weil ich nicht länger beruhigend zu klingen brauche.

Ich stehe über die Ladentheke gebeugt da. Die Geschäftsführerin hat einen Meter von mir entfernt haltgemacht, als könnte sie bereits aus dieser Distanz sehen, dass das Telefongespräch schlechte Nachrichten bringt, Nachrichten, gegen die ihre begrenzte Macht nichts ausrichten kann. Sie starrt mich an, ihr Blick steigert meine Nervosität. Im Hintergrund bei Coen höre ich noch mehr näher kommende Polizeisirenen.

Das Gespräch mit Coen dauert nur wenige Sekunden, er

spricht effizient und kühl, keinen Buchstaben mehr als nötig. Sieben Sätze, mehr braucht er nicht, um mich darüber zu informieren, was vor sich geht. Kein Trost, keine Beruhigung, nur Tatsachen. Ohne dass ich auch nur eine Frage habe stellen müssen, beantwortet er sie fast alle.

Es erleichtert mich, dass ich es jetzt vor mir sehen kann, und zugleich ist es unvorstellbar, dass Simon zu so etwas imstande war, ich spüre die Neigung, es nicht zu glauben, es widerlegen zu wollen, Simon zu verteidigen. Ich drehe und wende Coens Worte in der Hoffnung, etwas in ihnen finden zu können, was nicht stimmt, etwas, aus dem ich den Schluss ziehen kann: Das ist nicht wahr, Mann, du redest dummes Zeug, Simon liegt friedlich schlafend daheim, so dass ich einfach weitermachen kann mit dem Auspacken von Kleidern und Mänteln bis halb sechs, dann den Laden staubsauge, die Rollos herunterlasse, nach Hause gehe, das Essen zubereite, das im Kühlschrank liegt. Kalbsrouladen mit Apfelkompott.

1. JULI 2018

»Was würdest du auf die Frage antworten ›Wer bin ich‹?«, fragte Simon.

»Wer ich bin oder wer du bist?«

»Ich natürlich, *the Simon himself*! Ich brauche eine kurze Bio für meine Website, es wird nämlich einen Button ›Who is Simon?‹ geben, den man anklicken kann.«

Er hatte online einen Anzug bestellt, Ärmel und Hosenbeine mussten etwas gekürzt werden, eine Aufgabe, die er hinausschob – er hoffte wohl, noch zu wachsen. Der Anzug hing am Garderobenhaken an der großen Holztür mitten im Zimmer, genau im Blickfeld, als Motivation, nicht anders als es Frauen auf Diät mit dem idealen Kleid tun, in das sie bald wieder zu passen hoffen.

»Dein Sohn hat große Pläne«, hatte ich Bavo geschrieben und ein Foto des aufgehängten Anzugs hinzugefügt. Er hatte auf meine vorherige Nachricht geantwortet, er würde mich zurückrufen, es sei ganz schön heiß in Italien und er hoffe, dass es uns auch gut gehe, aber danach hatte ich nichts mehr von ihm gehört, und ich fürchtete, er hatte es vergessen. Vielleicht würde er nach dieser Nachricht aus Neugier Simon sofort anrufen, über Facetime, und dann könnte er mit eigenen Augen sehen, wie sprunghaft und megaloman sich sein Sohn verhielt.

»Und deine Website wird englisch?« In letzter Zeit, seit den Tutorials, sprach er oft unnötigerweise englisch.

»*Yes, yes!* Jedenfalls bestimmt unter der .com-Adresse. Die .be-Adresse wird französisch *und* niederländisch.«

Simons Haut war in den letzten Jahren etwas dünner geworden. Vor allem unter den Augen: die Textur von zu stark ausgerolltem Blätterteig. Durch den enormen Schlafmangel war er blasser geworden, und die Fältchen und Äderchen hatten sich zu feinen blaugrauen Linien verfärbt, als wären unter seinen Augen noch unordentliche Bleistiftskizzen, die man nicht wegradiert hatte.

Zwei Puzzleteile in einer nagelneuen Schachtel voller einzelner Stücke, die sich auf rätselhafte Weise von allein ineinandergeklickt hatten, so hatte ich Lotte den Beginn meiner Beziehung zu Simon einmal beschrieben. Den jetzigen Simon würde ich im Dunkeln unmöglich wiederfinden, an diesem Simon würde ich mich nicht festklicken, und allein schon bei diesem Gedanken brannten meine Augen.

»Ich kann ja schwerlich Lobendes über mich selbst schreiben, so was spürt der Leser. Coen hat das getan, er hat alles Positive über sich auf seiner Website selbst geschrieben, das musst du dir mal ansehen, das merkt man sofort – *never blow your own horn*, man hört sofort, wie falsch das klingt. Aber ich muss schon einen mindestens genauso langen Text haben. Dann kannst du wieder mal was schreiben! Wer weiß, vielleicht kannst du auch eine eigene Firma gründen, dann teilen wir uns ein Büro!«

Es war nicht so, dass ich in den letzten Monaten nichts geschrieben hätte, ich hatte es nur nicht mehr in meinen Blog gestellt oder Simon gezeigt.

»Ich kann unter dem Text deinen Blog erwähnen, garantiert melden sich dann jede Menge Leute bei dir, mit Copywriting-Aufträgen.«

»Das ist nicht nötig, du«, sagte ich.

»Warum nicht? Du brauchst dich nicht vor mir zu schämen. He, ich bin nicht dein Vater, es ist nur eine Website, kein Berufetag.«

Das mit dem Berufetag war eine traurige Jugenderinnerung, die ich Simon mal anvertraut hatte. Dass er sie jetzt gegen mich verwendete, konnte ich kaum glauben.

»Simon, meiner Meinung nach musst du zum Arzt, dich untersuchen lassen.«

»Aber warum denn?«

»Du benimmst dich so merkwürdig. Normalerweise bist du keiner, der Scherze über die Beziehung zwischen mir und meinem Vater macht.«

Mit seiner Bemerkung über »Scham« verwies Simon darauf, dass ich in der dritten Klasse die Einladung zum Berufetag auf dem Nachhauseweg in den Papierkorb geworfen hatte. Pro Kind durfte ein Elternteil in der Klasse von seinem beziehungsweise ihrem Beruf erzählen, doch das Geschäft meines Vaters, der Verkauf von Gebrauchtwagen, lief nicht gut, und meine Mutter (Telefonistin bei der Christlichen Krankenkasse) wollte ich nicht nehmen. Mein Vater würde es ihr nicht gönnen, er würde es bis in alle Ewigkeit bei Diskussionen als Munition verwenden, würde die Hoffnung aussprechen, dass sie keinen einzigen Schüler und keine einzige Schülerin zu einem solch öden Sklavenberuf wie dem ihren inspiriert hätte.

Natürlich waren meine Eltern dahintergekommen – wohlgemerkt beim Schulfest. Andere Eltern hatten es sich nicht verkneifen können, zu berichten, wie inspirierend es gewesen sei, all diesen begeisterten Kindern von ihrem Beruf erzählen zu dürfen. Meine Mutter hatte verstanden, dass ich sie, indem ich sie nicht darum bat, hatte schonen wollen, doch mein Plan war nicht aufgegangen, mein Vater war zwei Jahre später immer noch beleidigt, er hatte sich sogar bei der Direktorin beschwert, ein beschämendes Schauspiel. Wir waren nie mehr auf ein Schulfest gegangen. In den beiden letzten Schuljahren probte ich in den Pausen zwar die Theaterstücke mit, die beim Fest aufgeführt werden sollten, aber ich wählte jedes Mal eine leichte Rolle ohne Text, bei der man mich noch am Tag selbst problemlos ersetzen konnte.

»Und was sagst du dann zu dem Arzt? Dass ich normalerweise keine Scherze über deinen Pa mache? ›Bitte, Herr Doktor, untersuchen Sie das Blut meines Freundes, er wagt es nämlich nach all den Jahren, die Wahrheit über meinen diktatorischen Vater zu sagen‹?«

Noch nie hatte ich Witze darüber gemacht, dass Simon gemobbt worden war, oder über Tinneke, die ihren Sohn nicht an ihrem Sterbelager dabeihaben wollte. Ich wollte, ich könnte etwas erwidern, brächte den Mut auf, Segelohren aus meinen Ohren zu machen.

Ich drehte mich um und ging weg. »Bis zum Wochenende ist die Bio fertig.«

Ich öffnete ein leeres Textdokument, tippte oben in unterstrichenen Buchstaben »Wer ist Simon?«, doch sobald ich die Hände auf die Tastatur sinken ließ, um ein paar allgemeine Informationen zu notieren – Simon Spruyt, Einzelkind, aufgewachsen in Jette, Bachelor in Animation, jahrelange Tätigkeit in einem erfolgreichen Grafikbüro, Aufträge für große Unternehmen wie Coca-Cola –, sah ich den alten Simon vor mir, den Simon, den ich vor elf Jahren kennengelernt hatte, den Simon, mit dem ich diese Wohnung umgebaut hatte, der sich, während ich mir die Zähne putzte, im Winter in meine Betthälfte legte, um die Laken für mich anzuwärmen. Ich würde so gerne in dieser Vergangenheit anrufen, um diesen Simon noch einmal hören zu können, um ihn zu fragen, wohin er verschwunden war und wie ich ihn wiederkriegen konnte. Dieser Simon würde sofort erfassen, wie ich mich fühlte, würde mit seiner Wange in meiner Hand einschlafen, und ich würde spüren, wie sein Kopf schwerer wurde.

Vor vier Monaten wäre so eine Bio ein Kinderspiel für mich gewesen, ich hätte mit großer Liebe Simons Fähigkeiten gelobt, doch jetzt, wo er meine Ermutigung nicht brauchte, um von sich selbst überzeugt zu sein, war es eine schwierige Aufgabe.

Ich hörte Simon in seinen Viennetta-Schuhen durch die Wohnung poltern, und diesem polternden Mann gönnte ich es fast nicht, Simons Talente zu besitzen, der Mann mit den Viennetta-Sneakers war Sproud und nicht Spruyt, und Spruyts Vergangenheit stand Sproud nicht zu. Mir war eigentlich danach, eine kleine, gemeine Bio zu schreiben, etwas, womit ich ihn tief verletzen würde.

Simon Sproud ist das kleine Unternehmen von Spruitje, der vor zwei Monaten mitten in der Nacht nach Hause kam und beschloss, alles, was seine Freundin an ihm mochte, zu ändern.

Schließlich gelang es mir doch, eine seriöse Bio mit genügend Zeilen zu schreiben, *ein* Wort mehr als auf Coens Seite. Ich bejubelte seine Karriere und sein Talent sehr schnell und so sachlich wie möglich, so wie ein Kind einem stinkenden Onkel vor dem Schlafengehen den obligaten Kuss gibt. Ich beschloss, ihm noch einmal vorzuschlagen, als Gegenleistung für die Bio mit mir zu einem Arzt zu gehen, um sein Blut untersuchen oder einen Hirnscan machen zu lassen. Möglicherweise fehlte ihm irgendein Vitamin, oder er hatte eine Geschwulst im Kopf in einem der Hirnlappen, die das Verhalten bestimmen. Es klang so plausibel, dass ich nicht verstand, warum ich das nicht schon früher vorgeschlagen hatte.

»O Pluis, ich liebe dich, das ist eine super Bio, ich wusste, du kannst schreiben«, sagte Simon, als ich ihm den Text zeigte. An seinen Nasenhaaren klebte ein kleiner Popel, ich wusste nicht recht, ob ich ihm das sagen sollte, die gleiche Unschlüssigkeit wie bei jemandem, bei dem man nicht bereit ist, eine eventuell daraus resultierende Unbehaglichkeit in Kauf zu nehmen, jemand, den man nicht genug mag. Er küsste mich auf den Nacken, massierte meine Brüste, wie erstarrt blieb ich stehen. Simon ließ mich los.

»Liebst du mich eigentlich noch?«, fragte er. »Oder bin ich nicht mehr gut genug für dich, jetzt, wo ich kein Toller mehr bin?«

Ich erschrak so über diese Frage, dass ich meinen Vorschlag, gemeinsam zu einem Arzt zu gehen, nicht mehr vorbrachte.

Weil ich vor lauter Unruhe nicht schlafen konnte und Simon in seinem Büro zugange war, setzte ich mich im Bett auf und machte mir Notizen auf meinem Laptop. In einem Mailentwurf ohne Adressaten notierte ich, was genau sich an Simons Verhalten verändert hatte. Es tat mir gut, alles aufzulisten, weil es jetzt schwarz auf weiß dastand, und diese Unbestreitbarkeit gab mir Halt: Das Gefühl der Übelkeit, das mich überkam, wenn ich vom Geschäft nach Hause radelte, war legitim, die Entfremdung hatte einen Grund, ich hatte sie mir nicht nur eingeredet, es war keine Hysterie.

Ich hatte herausfinden wollen, was mich innerhalb einer Zeitspanne von zwei Monaten so von ihm hatte entfremden können. Ich wollte es Simon in Rechnung stellen, es von ihm abziehen, um damit den alten, vertrauten Simon wieder hervorzuzaubern.

Ich arbeitete die ganze Nacht durch, eine Klägerin, vertieft in die Vorbereitung auf den Moment, wenn ihr Fall aufgerufen würde, an einer Liste mit Beschuldigungen arbeitend, am Schaden, der auf jeden Fall in Rechnung zu stellen war.

In knapp drei Tagen wuchs der Sproud-Mailentwurf zu einem langen, chaotischen Text voller Stichworte, Situationen, Details an. Kam ich während dieser Woche noch einmal zur gleichen Beobachtung, so setzte ich ein Ausrufezeichen dahinter. Zum Beispiel, dass er nie mehr sagte, er gehe jetzt *Der Rote Ritter* lesen, er kannte unsere Geheimsprache nicht mehr. Dass er öfter Lust auf Sex hatte, seine Erektion anders und seine Bewegungen wilder waren, dass er sich im Spiegel betrachtete und todernst verschiedene laszive Posen ausprobierte und dass ich sah, wie er aus dem Schälchen aß, das normalerweise der Futternapf der Katze war, den ich am Abend zuvor in die Spülmaschine getan hatte.

»Preiswerte Hilfe bei psychischen Problemen«, tippte ich. Ich landete auf der Website des CGG, des Zentrums für Geistige Gesundheitsfürsorge Brüssel, einer niederschwelligen Organisation. Ich verharrte lange mit dem Cursor über der CGG-Kontaktseite. Es störte mich, dass ich mich gegenüber einer unsichtbaren Präsenz im Raum verantworten musste, die über meine Schulter mitschaute, es war nichts falsch daran, Hilfe zu suchen, und trotzdem reservierte ich keinen Termin. Ich wusste nicht, für wen ich um Hilfe bitten sollte, für mich, für Simon oder für uns beide zusammen.

Unter einem fiktiven Namen legte ich ein Profil in einem Forum an, in dem Menschen einander halfen, online Diagnosen zu stellen. In das entsprechende Kästchen hatte ich die Symptome aus meinem Dokument kopiert, doch kurz bevor ich den Mut gefasst hatte, es öffentlich zu machen, kam Simon in die Küche, und ich klickte alles weg. Ich hatte ihn nicht kommen hören. Er stellte sich neben mich, legte seine kalte Hand auf meine Schulter und warf einen Blick auf meinen Laptopbildschirm.

»Schreibst du gerade eine To-do-Liste?«

»Nein, ich schicke eine Mail weg.«

»Doch wohl keine Mail an Coen oder an Think Out Loud?«

7. JULI 2018

Lotte war an diesem Vormittag schon zum zweiten Mal auf der Toilette. Das war der Vorteil, wenn wir gemeinsam arbeiteten, dann konnte eine von uns sich einfach aufs WC hinter dem Lager zurückziehen, ohne die Gefahr, dass die Ladenglocke plötzlich läutete und man die Hose mittendrin hochziehen musste, um mit zusammengekniffenen Pobacken und einem breiten, entspannten Lächeln in Erscheinung zu treten.

An diesem Morgen waren, obwohl es der erste Ausverkaufssamstag war, nur sechs Leute ins Geschäft gekommen, darunter ein Elektriker, der die Birnen in dem großen Kronleuchter über der Kasse auswechseln wollte, wonach der Laden jetzt in einem grelleren Licht badete. Auch am Bewegungssensor an der Eingangstür hatte er auf Lottes Bitte hin einen angenehmeren Klang eingestellt – keine schrille Glocke mehr, die sogar die Leute auf der anderen Straßenseite aufschreckte, sondern ein gemessenes Dingdong.

Der Elektriker war gerade weg, als – *dingdong* – Coen erschien.

Er kommt mit schlechten Nachrichten über Simon, dachte ich reflexartig, sie haben bei Think Out Loud etwas Nachteiliges über ihn entdeckt, und er will mich informieren. Es würde uns viel Geld kosten, es würde sich nie wieder einrenken lassen zwischen ihm und dem Büro, sie würden ihn verklagen.

»Hallo, Leonie.«

Ich hatte Coens Namen in den letzten Monaten so häufig aus Simons Mund gehört, dass es merkwürdig war, ihn hier stehen zu sehen, vor mir, vom Kronleuchter gleichmäßig ausgeleuchtet. Er kam mir sanftmütiger und viel weniger gerissen vor, als ich erwartet hatte – mein Bild von ihm war durch Simons Zutun vom Original abgewichen, verfremdet wie ein weitergeflüsterter Satz.

Zum Ausgleich lächelte ich übertrieben freundlich, ich spürte es an meinem Mund, ein Lächeln, das in beiden Mundwinkeln spannte.

»Lotte ist auf der Toilette«, sagte ich.

»Darf ich mich schnell mal umschauen?«, fragte Coen.

»Ja, natürlich.«

Coen kam öfter her, um Lotte nach der Arbeit abzuholen oder um ihr samstags, wenn er einen freien Tag auszufüllen hatte, mittags was zu essen vorbeizubringen, doch diesmal wirkte er ganz anders, er wollte tatsächlich etwas suchen. Zielstrebig ging er zu der Stange mit der Luxuskollektion von Nathalie Vleeschouwer, griff ein paar der Seidenteile heraus und hielt sie vor sich, um sie richtig betrachten zu können.

Diesen Blick kannte ich. Ich hatte in meinem Blog schon mal etwas darüber geschrieben, Lotte hatte es sofort wiedererkannt. Dieser typische Blick von Männern, für die Schwangerschaft ein noch abstraktes, aber doch schon gültiges Faktum war: Sie interessierten sich nicht für die Knöpfe oder das Muster oder die Tiefe des Ausschnitts, sondern weiteten den Blick, nahmen vor allem den Umfang in sich auf, betrachteten das Kleidungsstück, wie manche Menschen auf einen riesigen Berg starren, den sie zu besteigen planen.

Coen drehte das Kleid ein paarmal um, nahm eine größere Größe von der Stange, danach ein etwas anderes Modell. Er bewegte sich eilig und so unauffällig wie möglich, hielt die Kleider auf Bügeln mit gestrecktem Arm vor sich, seine Blicke schossen von links nach rechts. Jetzt war ich mir sicher. Ich spürte es im Magen.

»In dem Stoff ist Elastan drin, du brauchst also keine größere Größe zu nehmen«, sagte ich leise. »Du kannst für Lotte ganz einfach extra small kaufen.«

Er sah auf, erschrocken, ertappt.

»Hat Lotte es dir doch schon erzählt?«

Ich hätte für sie eintreten, ihm versichern müssen, dass sie es nicht ausgeplaudert hatte, ihn bei der Farbe beraten (Lotte stand Ocker am besten), aber ich konnte nur den Kopf schütteln, ich brachte kein Wort heraus.

In meinen Ohren rauschte es laut, in den Zehen hatten sich plötzlich die Schleusen geöffnet. In Sekundenschnelle füllte sich mein Körper mit tosendem Wasser, das rasend schnell stieg, Füße, Beine, Bauchhöhle, Speiseröhre, Gehörgänge, ich hörte nichts mehr außer dem Schwappen und Strudeln in mir. Es erreichte auch meine Kehle, ich konnte nicht mehr schlucken, und keine Sekunde später stand mir das Wasser bis zu den Augen. Dort rann es heraus, sie waren selten wasserdicht abgeschlossen.

»Kann ich das schnell bei dir bezahlen?«, sagte er. »Ich will sie überraschen, und es kommt nicht oft vor, dass ich die Gelegenheit dazu habe.« Er bemerkte meine feuchten Augen nicht.

Ich hatte mich von der alten Lotte nicht verabschieden können, hatte sie nicht bewusst erlebt in den letzten Tagen, bevor sie Mutter geworden war, und jetzt war sie eine andere Frau, mit anderen Gedanken und anderen Prioritäten.

Ich wollte, ich könnte nein sagen, nein, du darfst dieses Kleid nicht bezahlen, ich wollte, ich könnte diesen Tag wie eine vorläufige Drehbuchfassung an den Autor zurückschicken – klischeemäßig, lass das Baby weg, denk dir eine andere Wendung für die Szene in einem Umstandsmodengeschäft aus, alles, bloß keine Schwangerschaft.

Es durfte nicht jetzt passieren, nicht in diesem Zeitraum, es würde alles verändern – und seltsamerweise fürchtete ich, dass der alte Simon, der mir schon vor Wochen abhandengekommen war, schwerer und schwerer den Weg in diese veränderte Wirklichkeit zurückfinden würde.

»Du hättest auch flunkern dürfen, dass es für eine Tante oder Cousine ist«, sagte ich.

Coen lächelte, legte das Kleid schnell zusammen und schob es in die mit einer Schleife versehene Papptasche, die ich ihm reichte, ich räumte ihm den Rabatt ein, auf den wir Verkäuferinnen Anspruch hatten, vierzig Prozent. Es ging so schnell, dass alles erledigt war, bevor im Lager die Toilettenspülung rauschte. Rasch verstaute Coen das Geschenk in seiner Tasche, die verspiegelte Geheimtür ging auf, und da stand Lotte. Sie sah uns, machte eine überraschte Miene, dann eine besorgte, weil *sie* natürlich gleich meine feuchten Augen bemerkte.

»Ist alles in Ordnung? Ist irgendwas?« Coen sah mich an, mit einem fast flehenden Blick, danach zu Lotte.

»Tut mir leid, Liebes, ich kann nichts dafür. Leonie hat es erraten.« Coen war der Einzige, der mich manchmal mit Leonie ansprach, weil er davon ausging, dass Leo nicht mein richtiger Name war, sondern ein Kosename für Freunde. Offenbar betrachtete er unsere Freundschaft nicht als so eng, dass er diesen Namen ständig hätte benutzen dürfen. Ich hatte ihn nie darauf hingewiesen, und Lotte tat es auch nicht, sie fand, dass »Leonie« so goldig klang.

Schweigen, bei Lotte leichte Enttäuschung. »Wie denn?«

Er überreichte ihr die Papptasche. »Hier, ich hab ein Geschenk für dich. Ich bin kein so begabter Schauspieler wie du, Leonie hat es natürlich sofort gesehen.«

Lotte suchte kurz nach Worten, sie stellte sich neben Coen, legte einen Arm um ihn und sagte, förmlicher, als ich sie je hatte sprechen hören: »Also gut, wie soll ich es sagen: Wir sind seit neun Wochen schwanger. Wir wissen es seit einem Monat. Und wir hatten es noch nicht erzählt, wir wollten es erst unseren Eltern sagen. Du bist also die Erste, die es erfährt. Und ich bin froh, dass du es jetzt weißt, weil – Himmel nochmal, diese Übelkeit! Ich hab mich heute schon zwei Mal übergeben.«

Sie packte das Kleid juchzend aus, zog es an, schaute in den Spiegel. Ich stellte mich neben sie und schob ihr das Dreimonats-Simulationskissen unter.

»Oh, das kann ich zu Mamas Geburtstag anziehen, wenn wir im Comme Chez Soi essen gehen, im Oktober!«

Ich hatte selbst Ende Oktober Geburtstag, genau eine Woche nach Lottes Mutter. Meine Party würde nicht in einem Sternerestaurant stattfinden, aber vielleicht würde Lotte auch bei der Gelegenheit dieses Kleid anziehen können.

»Weißt du, was verrückt ist«, sagte Coen zu mir, »sobald du diesen zweiten Strich auf dem Schwangerschaftstest siehst, trittst du in die Fußstapfen deiner eigenen Eltern. Du *wirst* zu ihnen, du wirst selbst zu einem Vater, der Fehler machen wird, du kannst dir plötzlich vorstellen, wie sehr es sie seinerzeit berührt haben muss. Das wirst du später auch sehen, du wirst auf der Stelle deinen Eltern gegenüber milder.«

Lotte legte ihre Hand auf Coens Schulter, um ihn zum Schweigen zu bringen. Wieder schwappte Wasser in meinen Füßen hoch.

Wann hatten sie Sex gehabt? Vor neun Wochen, in der Zeit, als Simon gekündigt hatte, zufälligerweise genau in der Nacht, als Simon sich sein Tattoo hatte stechen lassen? Wie groß war die Chance? Schockartig fügten sich die Puzzleteile zusammen. Dieses Nest, das Lotte vor ein paar Wochen gebaut hatte, aus aufeinandergestapelten Pelzmänteln: Das hatte sie nicht für mich gebaut, ihre Fürsorge war lediglich ein Deckmantel gewesen, in erster Linie hatte sie es für sich und ihr Baby gebaut. Und die Distanz, die seit einigen Wochen zwischen uns bestand, das ganze oberflächliche Geplauder, das war nicht allein meine Schuld gewesen – auch Lotte hatte etwas vor mir verbergen wollen, auch sie hatte nicht gewollt, dass ich weiterfragte, wie sie sich fühle.

Einen Monat lang hatte Lotte es als ihr und Coens kleines Geheimnis betrachtet. Coen und Lotte gegen den Rest der Welt, Coen und Lotte gegen mich. Ich selbst hätte es Lotte sofort erzählt, sogar wenn ich erst einen Tag schwanger gewesen wäre. Sie wäre auch diejenige, die ich bei einer Fehlgeburt anrufen würde.

»Das ist nur die Rührung«, sagte ich und deutete auf meine nassen Augenwinkel. »Ich freue mich so für euch, wirklich.«

Lotte und Coen standen jetzt nebeneinander in dem breiten, ganz mit Spiegeln verkleideten Durchgang. Die Türpfosten reflektierten sie bis in alle Unendlichkeit, alle Lottes trugen das seidene Kleid und hatten das Oktoberbäuchlein, alle Coens denselben stolzen, gerührten Ausdruck im Gesicht, ich stand einer Menge gegenüber; allen Coens und Lottes, die sie hätten werden können, aber stets war es hierauf hinausgelaufen, auf dieses Bäuchlein, dieses Lächeln – sie waren zu denen geworden, die sie hatten sein sollen. Ich selbst stand knapp außerhalb des Spiegelbereichs. Von mir gab es nur eine Version, und niemand wusste, wie es mit ihr weitergehen sollte.

»Darf Simon es auch erfahren?«, fragte ich. Ich war mir sicher, dass er es bedauern würde, wenn er diese Neuigkeit erst viel später zu hören bekäme, er würde mit Sicherheit ein Komplott darin sehen, etwas Feindseliges. Schließlich hatte er die Party organisiert, die die beiden zusammengeführt hatte.

»Ja, du darfst es ihm erzählen, wenn du ihn siehst. Wenn er die Neuigkeit noch eine Weile für sich behält.«

»Wollt ihr es ihm nicht selbst sagen? Es ist eure Neuigkeit«, sagte ich, es klang fast flehentlich.

»Au ja, du hast recht, wart mal.« Coen zog das Kissen unter Lottes Kleid hervor, stopfte es unter seinen eigenen Pullover, stellte sich neben Lotte und machte ein Foto von ihrer beider Spiegelbild. Den Bildtext zeigte er erst Lotte, sie kicherte liebevoll und las ihn dann mir vor: »Der Storch hat sich in der Tür geirrt. Aber kein Problem: In sieben Monaten, Anfang Februar, sind die Bäuche am richtigen Platz.«

»Okay, ich schick es ab«, sagte Coen.

Bevor ich etwas einwenden konnte, war die Nachricht weg.

Binnen zwei Minuten hatte Simon geantwortet. Coen las es uns vor: »Simon schreibt: ›Glückwunsch! Ich habe selber auch eine große Neuigkeit, kommt ihr bald mal zum Essen?‹«

»Wie geht es ihm eigentlich? Was macht er?«, fragte Coen. »Wir suchen allmählich nach einem Ersatz für ihn. Große Schuhe natürlich, die es auszufüllen gilt.«

Ich schaute ihn an, versuchte herauszufinden, ob er es ernst meinte oder spöttisch. »Es läuft ganz gut«, sagte ich. »Er macht einen eigenen Laden auf.«

»Kein Grafikbüro, hoffentlich? Dürfen wir schon was darüber erfahren?«

»Nein, kein Grafikbüro, keine Bange«, sagte ich.

Dass er Tattoos entwerfen wollte, dass er seine Firma Simon Sproud getauft hatte, bekam ich nicht über die Lippen.

In meiner Hosentasche vibrierte jetzt auch mein Handy.

Simon, eine ganze Reihe von Nachrichten:

fucking foxy

kann kein Zufall sein

dass sie ausgerechnet heute mit dieser Schwangerschaft ankommen

an dem Tag, an dem meine Website fertig ist

NOCH ACHT MINUTEN UND DREISSIG SEKUNDEN, IM GESCHÄFT

»Es gibt zwei Orte, zu denen Simon meiner Meinung nach fahren kann.« Meine Kehle ist wie zugeschnürt, ich bin überrascht, dass ich noch Worte durchkriege. »Er ist nach Hause oder ins Krankenhaus, zu Doktor Khany – bei dem hätte er heute normalerweise einen Termin machen sollen. Khany ist außer mir seine einzige Vertrauensperson. Ich schau zu Hause nach, ich hab den Schlüssel, ich kann in ein paar Minuten da sein. Fahrt ihr ins Krankenhaus, zusammen mit der Polizei, in die Psychiatrie. Ruf mich an, wenn du was weißt. Und mach ihm keine Angst. Coen, noch eine letzte Frage: Hat er, als es passierte, etwas gesagt?«

»Lotte, hat er etwas Merkwürdiges gesagt?«, fragt Coen neben dem Telefon Lotte.

»Ja, er hat was von Daan gesagt, was von Puzzleteilen?«, sagt sie, etwas näher am Telefon, so dass ich es hören kann.

»Coen, der Simon, den ich kenne, würde Leontine niemals etwas antun, das *weiß* ich einfach.«

»Okay, wir bleiben in Kontakt.« Coen gibt sich keinerlei Mühe, mich zu beruhigen, mir zu versichern, dass es nicht meine Schuld ist. Das verstehe ich, und trotzdem verletzt es mich, ich stehe nicht mehr auf ihrer Seite, sondern automatisch auf Simons.

Er beendet das Gespräch, grußlos. Es ist nichts mehr zu hören, da ist kein Raum mehr am anderen Ende der Leitung, meine Stimme hört hier bei mir auf, in meinem Handy, ich habe keine Verbindung mehr. Die Store-Managerin steht noch immer in der Nähe und schaut mich an, einen leeren Bügel in der Hand, mit angehaltenem Atem, so wie Fußballfans auf einen Ball starren, der in den Strafraum fliegt, bereit zu jubeln oder zu fluchen.

Ich sehe die Situation vor mir, wie Coen sie so knapp und fast distanziert beschrieben hat, ich bringe sie wie eine Action-Szene aus verschiedenen Perspektiven ins Bild, so dass mein Vorstellungsvermögen jede Bewegung aus dem bestmöglichen Winkel heraus abspielen kann. Die Details dieser Szene ergänze ich selbst, so funktioniert die Vorstellungskraft. Die Straße, in der sich das Büro von Think Out Loud befindet, die parkenden Autos, die Drehtür, die mit dem TOL-Logo beklebt ist, das Simon einst entworfen hat, die Umstehenden, der blaue Kinderwagen im Retrolook mit den großen Rädern, mit dem Lotte angefahren kommt, sie hat noch immer Probleme mit der Wundnaht, es ist ihr erster Ausflug seit der Entbindung, sie geht langsam, über der Schulter die Babytasche mit den Zuckermandeln, Leontine liegt schlafend unter einer gestrickten rosa Decke. Obwohl ich nicht weiß, was Simon an diesem Morgen angezogen hat (er lag noch im Bett, als ich zur Arbeit fuhr), trägt er in meiner Vorstellung dasselbe wie gestern, einen braunen Pulli und eine hellblaue Levi's. Er kommt auf seiner dunkelgrünen Gazelle an, ich sehe es vor mir, die geäderten, muskulösen Arme, mit denen er Lotte unsanft wegstößt. Der Stoff von Lottes Kleid, das seidene, das Coen ihr mal geschenkt hat und das sie gestern auch anhatte, ihre Hände, die um sich greifen, aber keinen Halt finden, ihr silberner Verlobungsring, das dumpfe Geräusch, als sie zu Boden fällt, der krampfhafte Blick, als sie sich aufzurappeln versucht und es nicht schafft, ihre Bauchmuskeln schmerzen zu sehr. Und dann: die Einkaufstasche, in die Simon das Kind legt, um es an seinem Lenker transportieren zu können. Es kann keine Plastiktüte sein, Lotte hat bestimmt übertrieben, es ist keine solche mit Salatköpfen bedruckte Delhaize-Tüte. Es wird wohl die Tasche sein, die bei uns daheim an der Garderobe neben der Eingangstür hängt, die komfortabelste, die wir im Haus haben, die halbmondförmige Schulterkorbtasche mit der weich gefütterten Innenseite, die ich auch nehme, wenn ich zum Zuidmarkt fahre, um Obst zu kaufen, das keine Druckstellen bekommen soll, darin kann man ein Baby transportieren, ohne dass das Köpfchen beschädigt wird, ohne dass die Fontanelle bei jeder Kurve an die Gabel von Simons Rad stößt. Er hat das Kind vorsichtig hineingelegt, nicht mit dem Gesicht nach unten, so dass es nicht ersticken kann, und er fährt langsam und achtet darauf, dass alles gut geht.

Hoffnung ist die Luft, die man unter die Tatsachen mischt, um sie etwas leichter und erträglicher zu machen, damit man weiteratmen kann, und sie ist genau das, was sehr schnell in sich zusammenfallen kann.

14. JULI 2018

Simons Website war fertig, in drei Sprachen. Die Visitenkarten wollte er heute in möglichst vielen Cafébars in der Stadt auslegen, in Zehnerstapeln, möglichst nah an der Kasse. Das hatte er sich vorgenommen, während er zu Hause die Route festlegte. Ich hatte Simon versprochen, bei Buik & Boek ebenfalls einen kleinen Stapel auf der Theke zu deponieren. Ich hatte Lotte nicht gefragt, ob ich das dürfe, sondern hatte sie unter der Theke in der Schublade versteckt, in der Absicht, bei jedem Kunden eine in die Tüte gleiten zu lassen, nachdem ich den Kassenzettel angetackert hatte.

Von Simons Konto gingen schon den ganzen Vormittag kleine Beträge auf Konten mit Geschäftsnamen, in denen Kaffee vorkam, zwanzigmal drei bis vier Euro – wahrscheinlich bestellte er, um einen sympathischen Eindruck zu machen, jedes Mal einen Kaffee to go, den er draußen in den Rinnstein kippte oder dem erstbesten Bettler gab, jedenfalls hoffte ich, dass er sie nicht alle selbst trank.

Am Morgen hatte ich Bavo kurz angerufen, ich hatte es einmal klingeln lassen und sofort die Verbindung unterbrochen. Er hatte eine halbe Stunde später zurückgerufen. »Du wolltest mich sprechen?«

Ich hatte versucht, ihm meine Besorgnis wegen Simon zu vermitteln, aber irgendwie gelang mir das nicht, obwohl ich sogar den Mailentwurf mit seinen Verhaltensauffälligkeiten bei der Hand hatte, sollte ich vor lauter Nervosität den Faden verlieren.

»Also ehrlich gesagt freue ich mich zu hören, dass Simon sich selbständig macht«, sagte Bavo. »Ich sehe da kein Problem. Think Out Loud hat lange genug von seinem Talent profitiert.«

»Findest du diese Schlaflosigkeit überhaupt nicht alarmierend?«, fragte ich. Ich wollte Bavo nicht zu sehr beeinflussen, er würde bloß denken, dass *ich* ein Problem hatte. Und vielleicht hatte er recht und ich übertrieb, vielleicht hatte *ich* mich hier verrannt. Wie sollte ich das wissen? Wer würde es mir ehrlich sagen, falls es so war?

»Weißt du, Leo ... Als ich hier in *la bella Italia* meinen Laden aufmachte und es danach aussah, dass was aus der Sache wird, da hab ich auch zwei Wochen lang kein Auge zugetan.«

»Okay, zwei Wochen. Bei ihm ist es anders. Das geht jetzt schon seit über zwei Monaten so. So wenig Schlaf ist einfach tödlich«, sagte ich. »Und du hast dir ganz bestimmt nicht am ersten Tag ein Tattoo mit deinem Firmenlogo stechen lassen.«

Unbehelligt von jeglicher Gegenrede, schwarz auf weiß in meiner Maildatei, waren meine Argumente wirklich besorgniserregend, aber jetzt, wo ich sie laut formulierte, spürte ich sofort, wie effekthascherisch sie klangen.

Bavo lachte genüsslich. »Tödlich? Mein liebes Kind, der Mensch verträgt eine ganze Menge. Weißt du was? Gib ihm mal eine Massage. Das hat Tinneke früher bei Simon gemacht, als er ein kleiner Knirps war, sie hat seine Arme und Beine mit einer Lotion eingerieben, danach hat er wie ein Murmeltier geschlafen. Ein kleiner Knirps, der schläft wie ein Murmeltier, das hat Tinneke immer gesagt. Ach ... wäre sie bloß noch da für Simon.« Das Tattoo erwähnte er nicht weiter, als gehe er davon aus, dass es ein Scherz war.

Den ganzen Tag über war noch kein Kunde und keine Kundin im Laden erschienen. Das lag nicht an uns, hatte Lotte schon ein paarmal wiederholt. Es gab Geschäftsinhaber und Gastwirte, die Anfang der Woche eine Petition gegen die Antiverkehrspolitik hatten herumgehen lassen, die ihre Kunden abschrecke – von Porsche-Besitzern könne man doch nicht erwarten, dass sie sich zu Fuß fortbewegen, oder? Heute war es noch schlimmer, nicht nur die Parkplätze, sondern auch die Fußwege lagen verlassen da, der Oude Graanmarkt stand voll mit leeren Stühlen, als hätte eine Stadträumung stattgefunden, über die wir als Einzige nicht informiert worden waren.

Wir hatten an diesem Vormittag jeder einen Teil der Lagerbestände gezählt, die Ergebnisse gegengecheckt, waren zu vier verschiedenen Resultaten gekommen. Ich war müde, ihr war schlecht, morgen würden wir einen erneuten Versuch unternehmen.

Ich saß im Schneidersitz auf dem Puff, das war ein prima Ort, um stumpfsinnige Arbeiten zu erledigen: Preisschilder überkleben, BHs auf Bügel hängen. Von Zeit zu Zeit sah ich zu Lotte. Sie befand sich am anderen Ende des Ladens, hinter dem Computerbildschirm an der Kasse. Ich schaute auf ihren Bauch, an dem jeden Moment die Schwangerschaft sichtbar werden konnte. Ich versuchte, mich an die Idee zu gewöhnen.

Sobald ich in den Augenwinkeln die leiseste Bewegung auf der Straße sah, schaute ich, ob es zufällig Simon war, der vorbeiging. Auf meinem Handy hatte ich gesehen, dass der letzte Kaffee, den er bezahlt hatte, im Yuka in der Anspachlaan war, einer seiner nächsten Stopps war bestimmt das Chicago, dort verkehrte die Sorte junger Eltern, die er als Zielpublikum anvisierte, mit genügend Geld, mit genügend Unruhe, um mal was Verrücktes zu machen, er konnte jeden Moment vorbeikommen, seine Erscheinung würde hier, in der ausgestorbenen Dansaertstraat, sofort auffallen. Mit einer Mischung aus Angst und Sehnsucht schaute ich hinaus. In den letzten Tagen hatte ich Simon immer in unseren klaustrophobischen Zimmern gesehen, ich wollte ihn gern mal in einer weiträumigeren, unabhängigeren Umgebung sehen, wer weiß, vielleicht sahen seine Bewegungen dann normal aus.

Die Vorstellung, ihn nachher berühren zu müssen, auf Bavos Rat hin Simons Hände und Beine mit Lotion zu massieren, rief ein Gefühl des Widerwillens in mir hervor, die Erinnerung an frühere Massagen, bei denen ich ihm einen runterholte, während er auf dem Rücken lag, und mich danach auf ihn legte, minutenlang, still und fest an ihn gedrückt, bis alles getrocknet war und ich mich losreißen konnte. Daran durfte ich jetzt nicht denken, das heimelige Geräusch unserer sich voneinander lösenden Hautflächen.

»Ja, wir haben eine Wortpost …!«, rief Lotte so fröhlich wie möglich. »Okay, hier kommt sie … Was bedeutet … ähm, uih, das ist aber schwierig, halt dich fest. Was bedeutet … *Tohu Wabohu?*«

Auf dem grünen Satinpuff wurden normalerweise die Kinder geparkt, während ihre Mütter Klamotten anprobierten. Samstags fand man da ein ganzes Knäuel von Minimenschen – Klettverschlussschuhe, Rotznasen –, die Gesichter alle in dieselbe Richtung gewandt: zum Bildschirm, der in den Marmorkamin eingelassen war und auf dem ununterbrochen derselbe Film lief. Es musste eine DVD sein, die die Geschäftsführerin irgendwo gratis bekommen und selbst nie angeschaut hatte, sonst wüsste sie, wie ungeeignet die Geschichte von *Findet Nemo* in diesem Zusammenhang war: die Clownfischmama, die gerade abgelaicht hat, wird zusammen mit all ihren Eiern – bis auf eines – von einem Barrakuda geschluckt. Wir hatten den Film schon Hunderte von Malen gespielt, von den ersten fünfzig Minuten hatte ich so ungefähr alle Szenen mal gesehen, in beliebiger Reihenfolge, aber noch nie das Ende – Mütter blieben hier nie neunzig Minuten lang.

Lotte und ich hatten vorgehabt, den Film einmal nach Hause mitzunehmen und einen Filmabend zu veranstalten, doch daraus würde jetzt wohl nichts mehr, sie würde ihn bestimmt mit ihrem Kind anschauen wollen.

»Ähm … Ist das *ein* Wort, zusammengeschrieben?«

»Nein, zwei. *Tohu …*« Ihre Augen suchten den Rest des Wortes auf dem Schirm, das dauerte ein bisschen. »… *Wabohu. Tohu Wabohu.*« Sie wiederholte es ein paarmal, beim vierten Versuch kam es glatt aus ihrem Mund.

Wortpost war der kostenlose Newsletter, für den wir uns vor ungefähr drei Jahren unter der Mailadresse des Geschäfts angemeldet hatten, boekenbuik@brussel.info, nachdem ich im Spaß zu Lotte gesagt hatte, mein Wortschatz würde schrumpfen, wenn ich nur noch mit Schwangeren sprach, hauptsächlich französischsprachigen.

»Was hältst du davon? Werden Sie Abonnent und erhalten Sie zweimal pro Woche eine E-Mail, in der unser Sprachberatungsdienst ein schwieriges oder seltenes Wort aus den Nachrichten erklärt«, hatte sie mir stolz vorgelesen. »Diese Woche: *Schmieren.* Keine Ahnung, was das heißt. Soll ich es dir mal vor*schmieren*?«

Der Newsletter wurde montags- und donnerstagsvormittags versandt – Tage, an denen Lotte und ich gemeinsam im Laden waren, das konnte kein Zufall sein. Die Wortpost enthielt immer ein Wort, die Bedeutung des Worts, die phonetische Wiedergabe und – das Schönste – eine etymologische Erklärung, »Wortwissen« genannt.

Daraus war ein Ritual entstanden: Sobald Lotte die Mail von Wortpost auf dem Bildschirm im Laden aufploppen sah, *schmierte* sie es mir laut vor, inklusive der Bedeutung und des dazugehörigen »Wortwissens«. Das war der einzige Augenblick der ganzen Woche, in dem sie ihr Schauspieltalent einsetzen konnte. Am liebsten waren ihr die hochgestochenen, weit hergeholten Wörter, damit sie mit affiger Stimme einen Quizmaster spielen konnte. Meine Aufgabe war es, die Bedeutung des Begriffs zu erklären oder zu erraten, und wenn mir das gelang, musste Lotte noch am selben Tag das Wort unbemerkt in einen Dialog mit einer Kundin einschmuggeln, ohne laut loszuprusten. Entschuldigen Sie bitte, wenn ich Sie *derangiere,* nur schnell Ihre Hosenbeine abstecken. Ich werde versuchen, die Kinder zu *kalmieren.* Hoffentlich keine *Kalamitäten* und *Malaisen* bei dieser Geburt! Wir haben alles, was sich für diese *Transition* eignet.

Bisher war sie jedes Mal damit durchgekommen.

»Hat es was mit Kochen zu tun, oder ist es eine Art afrikanischer Regentanz?«

»Nein und noch mal nein, du hast noch *einen* Versuch.«

Ich schüttelte den Kopf.

Lotte las die Lösung ihres Rätsels vor, feierlich. »Tohu Wabohu. Bedeutung: Zustand von Chaos oder Wirrnis. Wortwissen: Tohu Wabohu ist hebräisch. Es sind geflügelte Worte aus Genesis, dem Ersten Buch Mose, in dem beschrieben wird, wie Gott Himmel und Erde erschafft. Am Anfang war die Erde tohu wabohu: ›wüst und leer‹, so die traditionellen Bibelübersetzungen. Die Wortkombination Tohu Wabohu hat eine eigenständige Bedeutung entwickelt und kann auf Niederländisch auf einen Zustand von Chaos oder Wirrnis hindeuten.«

Chaos und Wirrnis. Ich suchte im Spiegel ihren Blick. Lachte sie über mich? Machte sie das absichtlich, hatte sie es sich spontan ausgedacht, wollte sie mich dazu verleiten, etwas über diesen Morgen zu erzählen?

»Das steht hier wirklich.«

Plötzlich saß sie neben mir, auf dem Puff. »Leo, ist alles in Ordnung mit dir?«, fragte sie. »Schläfst du immer noch nicht?«

Ich schüttelte den Kopf. »Darf ich dir mal was zeigen?«, fragte ich. »Simon hat eine Website für seine neue Firma, und ich würde mal gern deine Meinung dazu hören.«

»'türlich«, sagte sie.

Letzten Samstag, als ich aus dem Geschäft nach Hause kam, nachdem Lotte ihre Schwangerschaft enthüllt hatte, hatte Simon die Fertigstellung seiner Website mit mir feiern wollen. Er hatte in die Türöffnung seines Büros ein rotes Band gespannt, das ich mit einer Nagelschere durchschneiden musste, woraufhin ich auf dem Stuhl Platz nehmen durfte, um mir als Allererste SimonSproud.be anzusehen. Zuvor hatte ich versprechen müssen – geschworen hatte ich es, bei Daans unschuldiger Seele –, dass ich es niemandem verraten würde, es sei noch nicht ganz fertig, sagte er, er müsse noch das Portfolio ergänzen, und danach wolle er es groß lancieren, zuerst Visitenkarten in Cafés auslegen und Newsletter versenden und danach eine Party, zu der er ehemalige Kunden und Kollegen von Think Out Loud und ein paar Nachbarn einladen würde.

»Das Band nicht zu schnell durchschneiden, du weißt, wie lange ich daran gearbeitet habe!«, hatte Simon gesagt und genau zugeschaut, wie ich mich danach hinsetzte und seine Website aufrief. Die Startseite war schlicht und bestand aus drei Elementen: »Wer ist Simon?«, »Portfolio«, »Philosophie«. Simon verfolgte aufmerksam, was ich als Erstes anklicken würde, er war mordsstolz, in ihm brandete bereits Applaus auf, Tausende von Händen, und jetzt auch meine. Schon seit dem Durchschneiden des roten Geschenkbands hatte ich Bauchschmerzen.

»Und?« *Knacks, knacks* machte er mit seiner Nase.

»Ja, schön übersichtlich«, sagte ich.

»Ist das alles?«, sagte er.

»Und clever«, sagte ich. »Clever, dass du das selbst gemacht hast.«

Früher ließ Simon mich immer an seinen Entwürfen teilhaben. Er legte mir nach einem Abgabetermin die Resultate vor, loggte sich auf dem Firmenserver ein und zeigte mir auch die Zwischenstadien, und dann sah er mich unsicher an, manchmal mit zitternden Händen. Ich war die Allererste, die Beifall klatschen musste, und es war einfacher, kritisch oder begeistert zu sein, weil es immer Teamarbeit gewesen war.

»Schau mal unten, in meinem Portfolio«, hatte Simon gesagt, »ich hab da eine Überraschung für dich.«

Tatsächlich, ganz unten auf der Seite prangte mein Name neben einem Tattoo, das er für mich entworfen hatte. Es hatte Ähnlichkeit mit der bekannten Escher-Zeichnung mit den zwei Händen, doch dies war eine kleine Figur, die sich mit einer Hand selbst zeichnete und mit der anderen ausradierte. Ich hatte lange daraufgeschaut, ohne ein Wort herausbringen zu können, weil ich darüber erschrak, wie konfrontierend die Zeichnung für mich war – die Tatsache, dass Simon mich so treffend dargestellt hatte. Meine Bewunderung für sein Beobachtungstalent übertönte für ein paar Sekunden meinen ganzen Argwohn, und das hätte mich erleichtern können, doch mir war nicht wohl bei der Sache. Jetzt wusste ich überhaupt nicht mehr, was ich von ihm denken sollte.

Ich ging mit Lotte zum Computer und öffnete einen Browser. Simons Website war sofort da, nachdem ich das S eingetippt hatte, ich hatte mir in den letzten Wochen häufig angesehen, wie weit er damit war, was er über den Tag hinweg während meiner Abwesenheit geschafft hatte.

Ich scrollte im Lesetempo durch seine Philosophie, während ich Lottes Augen genau beobachtete – wie sie über die Zeilen glitten, hin und her und hin und her –, ich suchte nach einem Urteil, sah aber nur einen neutralen Blick. Ich ließ die Maus nicht los, damit sie nicht selbst auf der Website herumklicken konnte, sonst würde sie auch auf der Seite »Wer ist Simon?« landen, wo der Text stand, den ich geschrieben hatte. Lotte könnte bemerken, dass er im Vergleich zum Rest schlecht geschrieben war, oder sie könnte auf der Portfolio-Seite zu weit nach unten scrollen und dort das Tattoo entdecken, das Simon für mich entworfen hatte.

Jetzt standen Lottes Augen still. Sie hatte alles gelesen. Sie sah mich an.

»Also, du erzählst Simon persönliche Geschichten, Traumata oder etwas, was du schon dein ganzes Leben lang vergessen willst, und dann entscheidest du dich, einen Entwurf anfertigen zu lassen, den du auf deine Haut übertragen lässt, um zu zeigen, dass es dich stärker gemacht hat?«

Ich nickte.

»Eine psychologische Beratung, die zu einem Tattoo führt? Eine Art ästhetische Narbe für die Seele«, fasste sie zusammen.

Diese ästhetische Narbe für die Seele, das war gut formuliert, darauf hätte ich selbst kommen müssen, dann hätte ich es Simon vorschlagen können. Wer von uns beiden war hier eigentlich die Schriftstellerin?

Lotte griff zur Maus und klickte selbst weiter.

»Oh. Hat er das für dich gemacht?«, sagte sie beim Anblick des zeichnenden und sich ausradierenden Männchens. Sie studierte das Tattoo, musterte mich erneut, als würde sie meine Verletzung erst jetzt verstehen, wo sie vor meiner potenziellen ästhetischen Narbe stand.

»Schön!«, sagte sie. »Du kannst stolz auf ihn sein. Ich kenne durchaus Leute, die gern so ein Tattoo hätten, gerade weil sie nie wissen, was genau sie sich tätowieren lassen sollen, und denen nur ein Name oder ein kurzer Text zu wenig ist. Die könnten so was gebrauchen. Leute, die ein Kind verlieren und solche verrückten Dinge machen, zum Beispiel einen Ring aus der Plazenta anfertigen. Ich würde ihm meine Haut schon anvertrauen.«

»Wenn du dieses Kind verlieren würdest?«

»Aber nein!« Sie erschrak beim Gedanken daran. »Falls ich je ein Tattoo wollte. Ich wäre neugierig, wie er mich zeichnen würde. Na ja, da stehen noch keine Preise dabei. Ich kann mir vorstellen, dass so was nicht billig ist.«

»Nein, das stimmt.« In letzter Zeit rechnete ich manchmal aus, wie viele Tattoos er zu den derzeitigen Preisen verkaufen müsste, um alle seine Investitionen zu kompensieren, und nach seinem heutigen Zug durch die Cafébars waren es beträchtlich mehr als die Anzahl der Bekannten, die wir zusammen hatten.

Jetzt klickte sie die »Wer ist Simon?«-Seite an.

»Oh, hast du das geschrieben? Lieb von dir, und gut gemacht, neutral, so muss es sein.«

»Lotte, jetzt mal ehrlich. Wie findest du den Ton der Website, abgesehen von der Seite ›Wer ist Simon?‹, die übrigen Seiten und die ganze Idee, ist es nicht *zu* …?«, fragte ich.

»*Zu* was?«

»Na ja, einfach *zu*. Zu selbstsicher, zu gekünstelt?«

»Aber nein«, sagte Lotte.

»Bestimmt?« Ich zog zögernd den Stapel Visitenkarten aus der Schublade. »Meinst du, ich kann die hier für Kunden und Kundinnen auslegen?«

Lotte nahm eine Karte vom Stapel, inspizierte sie, pfiff bewundernd durch die Zähne. »Boah, alle Achtung, Hochglanzpapier … Es ist ihm ernst!«

Wenn er nicht damit beschäftigt war, sich Tutorials anzuschauen, die schon lange nichts mehr mit dem Gestalten einer Website zu tun hatten – *»Hi guys, in the next fifteen minutes I will explain to you how to create your own tutorial«* –, war Simon nachts in den sozialen Medien unterwegs. Unter seinem Alter Ego hatte er ein Profil und eine Seite angelegt. Nach wenigen Tagen hatte er ungefähr tausendfünfhundert neue Freunde. Morgens waren die ersten Mitteilungen in meiner Timeline die lange Reihe seiner neu geschlossenen Freundschaften. *Simon Sproud ist jetzt befreundet mit Helmut Lotigiers. Simon Sproud folgt jetzt Elio Di Rupo.*

Auffallend oft fügte er andere Simons und Coens seiner Freundesliste hinzu.

Ich konnte eigentlich nicht glauben, dass es niemanden gab, der das auch sah, ehemalige Kollegen, die im Büro Witze darüber rissen, woraufhin einer von ihnen Simon per Mail vorsichtig darauf ansprach. Aber was wollte ich: Ich stand ihm am nächsten und hatte selbst auch noch nicht eingegriffen. Ich hatte mir bereits mehrmals eine Frist gesetzt, nach deren Verstreichen ich mit ihm zu einem Arzt gehen wollte oder einem Psychologen, notfalls zu einem Trauerspezialisten, doch jedes Mal hatte ich mich nicht getraut, einen Termin zu vereinbaren, aus Angst, dadurch würde sein merkwürdiges Verhalten nur noch schlimmer werden. Wie bei einem Frischhaltebeutel mit aufgetauter Suppe: Beim kleinsten Schnitt reißt er – *platsch!* – auf, und alles schwappt heraus.

Das Einzige, was ich tat, war, meine Sproud-Liste möglichst diskret zu ergänzen. Inzwischen konnte ich die Liste mit meinen Beobachtungen auswendig hersagen, so oft war ich sie durchgegangen, zum Trost, um mich selbst zu überzeugen, dass da wirklich etwas war, dass ich nicht selbst verrückt wurde, dass es erlaubt war, mich entfremdet zu fühlen, mir Sorgen zu machen. Ich ergänzte den Mailentwurf auch auf meinem Handy. Nachts lag es unter meinem Kopfkissen, eine Beule, die umso härter zu werden schien, je länger die Liste wurde. Ich bekam schon Nackenschmerzen davon, sobald ich mich hinlegte.

Ich fragte Lotte, ob Coen je etwas über Simons Kündigung erzählt hatte und was ihr vorausgegangen war.

Lotte zuckte nachdenklich mit den Achseln. »Nein, soweit ich weiß, nicht ... Was könnte denn passiert sein?«

»Und Coen hat von Simon in den letzten Wochen nichts gehört?«

»Nein ... Ich glaube nicht, dass sie sich seit der Kündigung gesprochen haben. Höchstens auf Facebook die Posts gegenseitig gelikt. Coen hat viel zu tun gehabt. Dieses Hallenfußballturnier und viele Aufträge, er hat sogar kaum noch Zeit, zu den Infoabenden über Geburtsvorbereitung mitzukommen. Warum fragst du?«

»Mit ihm stimmt was nicht, seit er gekündigt hat. Er ist streckenweise zu glücklich, zu präsent, zu energiegeladen.«

»Es stimmt was nicht, weil er *zu* glücklich ist? Ich würde mir nie Sorgen machen, wenn Coen zu glücklich ist, nur wenn er unglücklich ist. Vielleicht fühlst du dich bedroht, weil Simon beschlossen hat, beruflich ins kalte Wasser zu springen, während du immer noch hier hockst, im selben Umstandsmodeladen, mit diesem Drehbuch, das du schon seit acht Jahren in deinem Computer hast?«

»Was ist verkehrt an diesem Laden?«, fragte ich. »Du arbeitest hier doch auch immer noch? Du gehst doch auch nicht zu Castings?« Es war das erste Mal in meinem Leben, dass ich Lotte gegenüber lauter wurde, ich erschrak selbst, es musste von der Übermüdung kommen.

»Aber du hast doch neulich selber gesagt, dass du es leid bist, immer die gleichen Kleidungsstücke zusammenfalten zu müssen? Und du seufzt ständig rum in letzter Zeit, hast keine Geduld mit den Kunden. Vielleicht solltest du auch einfach anfangen zu schreiben? Ein neues Drehbuchprojekt bei der Filmförderung einreichen?«

Worauf hatte ich eigentlich gehofft? Dass Lotte mich in meinen Ängsten bestätigen würde oder dass sie mich beruhigte, indem sie sagte, dass Simon Sproud eine geniale Idee sei? Ich wollte jemanden, der auf meiner Seite stand, und zugleich jemanden, der mir widersprach und sagte, alle meine Sorgen seien unberechtigt.

Solange ich ihr nicht die ganze Geschichte erzählte, solange ich ihr das »Wer ist Sproud?«-Konzept in meiner Mailbox nicht zu zeigen oder zu schicken wagte, konnte ich auch nicht erwarten, dass sie es sehen *konnte*.

»Wie oft spricht Coen eigentlich zu Hause über Simon?«, fragte ich.

»In welchem Sinn?«

Ich zweifelte, jetzt, da Lottes fragende Augen auf mich gerichtet waren, ob ich mich trauen würde zu erzählen, wie oft Simon in den letzten Tagen über Coen gesprochen hatte, dass ich in dem Moment, als er mir seine Website vorführte, bestimmt zehn geöffnete Tabs gesehen hatte, alle mit der Website von Think Out Loud, oder dass ich ihn manchmal neben mir auf der Couch dabei beobachtete, wie er die Websites und Accounts seiner Ex-Kollegen durchsuchte.

Dingdong. Eine junge Frau kam in den Laden. Sie erkannte Lotte, und die beiden fielen einander fröhlich um den Hals. Sie hatten zusammen Drama studiert, die Frau hatte sich danach auf Journalismus verlegt und war zum Schluss in der Online-Redaktion von *Bruzz* gelandet. Sie war schwanger und wollte in ein paar Monaten heiraten.

Ich sah, wie Lotte sich sofort an den eigenen Bauch fasste. »Ach je, so ein Zufall, ich bin seit Anfang des Jahres auch verlobt und ich bin auch schwanger«, sagte sie. »Du bist die Erste, nach Leo und meinen Eltern, der ich es erzähle!«

Lotte half der Freundin fachkundig beim An- und Ausziehen einiger teurer Wickelkleider von Pietro Brunelli, mit einem improvisierten Brautschleier – ein Tetratuch, das nach jeder Anprobe um die Schultern geschlungen wurde, um den Look zu vervollständigen. Sie schwatzten in einer Tour: wie schnell alles gegangen war, dass sie bald selbst Kinder haben würden. Sie tauschten die Adressen von Stillcafés in Brüssel aus (»Bei Kaffabar liegen sogar Gratis-Pampers!«), sie erörterten, was für eine Art Mutter sie nicht werden wollten (und nicht, welche Mutter sie werden würden, dazu kein Wort).

Beim Bezahlen fragte die Frau Lotte, ob sie, mit ihrem Hintergrund als Schauspielerin, vielleicht junge Theaterleute kenne, die etwas für *Bruzz* schreiben könnten. Ein Gedicht über die Stadt, zum Beispiel. Oder Kolumnistinnen oder Illustratoren, das ginge auch. Sie suchten in den Sommermonaten immer nach neuen Talenten.

Simon, wollte ich vorschlagen, der konnte wirklich einen konkreten Auftrag gebrauchen, und er war ein guter Illustrator. Vor Jahren hatte er schon mal mit einer Serie von Stadtcollagen angefangen, zusammengestellt aus Schnipseln der Papierversion von *Bruzz*, aber dieses Projekt hatte er letztlich nie zu Ende gebracht.

»Leo, sag mal, könntest du das nicht machen?«, fragte Lotte. Und bevor ich reagieren konnte, sagte sie schon zu der Journalistin: »Leo wäre dafür wirklich geeignet, du musst mal ihren Blog lesen, sie kann so gut kleine Dialoge schreiben, und sie wohnt schon lange in Brüssel.«

Bevor ich etwas sagen konnte, hatte sie die Webadresse von Boekenbuik Bloggt und meinen Namen auf Simons Visitenkarte notiert.

Nach Geschäftsschluss, auf dem Weg nach Hause, fühlte ich mich erleichtert, dass das Gespräch zwischen Lotte und mir durch die Journalistin unterbrochen worden war und dass wir es danach nicht wieder aufgegriffen hatten.

Womöglich hätte ich ihr nicht nur die Liste meiner Beobachtungen gezeigt, sondern wäre auch in Versuchung geraten, ihr den Film vorzuspielen, in dem ich ohne Simons Wissen einen seiner merkwürdigen Monologe festgehalten hatte, während er wie besessen durch die Wohnung lief, frühmorgens, in einem offenen Schlafrock. Jemand, der heimlich filmte, um dem anderen dessen Obsession zu beweisen, lieferte vor allem den Beweis der eigenen Obsession, der eigenen Verrücktheit.

Dass die drei Autos hier hintereinander parkten, mit Nummernschildern, die alle drei eine Zwölf aufwiesen, konnte kein Zufall sein. Simon machte mehrere Fotos von ihnen. Zwölf sei immer seine Klassennummer gewesen, erzählte er. Und dass man, wenn man die Geburtstage von Lotte und Coen sowie meinen und seinen Geburtstag addiere und dann durch zwei teile, ebenfalls auf zwölf komme, und dass zwölf die Nummer seines Elternhauses sei und die Rückennummer, mit der Coen im letzten Jahr in seinem Hallenfußballteam gespielt habe. Und dass er an genau diesem Tag beim Aufschlagen des Weltatlasses ein Lesezeichen auf – »Du glaubst es nicht!« – Seite ZWÖLF gefunden habe. Er war am Morgen völlig überdreht am Bett erschienen und hatte mir jede einzelne Entdeckung in einem noch etwas höheren Ton präsentiert, um die Unwahrscheinlichkeit zu betonen.

»Und dann?«

»Was und dann?«

Mich erstaunte vor allem, dass Simon wusste, an welchem Tag Lotte und Coen geboren waren. Er musste diese Daten herausgesucht haben, um sie für seine Rechnerei zu verwenden. Wie viele verschiedene Additionen hatte er vornehmen müssen, bevor er bei einer Zwölf landete, über wie viele Fotos war er gescrollt auf der Suche nach dieser Zahl, wie viele Bücher hatte er aufgeschlagen, bevor er auf eines stieß mit einem Lesezeichen auf der richtigen Seite?

Natürlich, er musste sich mit irgendetwas beschäftigt haben in all den Nächten, die er in letzter Zeit hellwach unter der brennenden Birne in seinem Büroraum zugebracht hatte. Diese seine unaufhörlich arbeitenden Gehirnzellen, die ständig mit Blut vollgepumpt wurden (denn er hatte noch immer eiskalte Füße), mussten in einem fort mit neuem Material versorgt werden, damit keine einzige kleine Zelle technisch unbeschäftigt blieb. Es kam mir ziemlich logisch vor, dass sich in diesem ununterbrochenen Gedankenstrom auch Unsinn befand, Unsinn und weit hergeholte Schlussfolgerungen.

»Egal, was du sagst, ich bin eindeutig einer Sache auf der Spur«, fing Simon am Tag danach erneut an. Er zeigte mir den verpassten Anruf auf seinem Telefon, eine Nummer, die auf 1212 endete. Diese Nummer entpuppte sich nach einiger Sucherei meinerseits als die des Abonnentendienstes irgendeiner Zeitschrift, bei der Simon eine Woche zuvor ein kostenloses Probeabo abgeschlossen hatte, aber er ließ sich nicht mehr davon abbringen.

»Sie wollen mir etwas klarmachen.«

»Wer ist ›sie‹? Und was wollen sie?«

»Einfach jemand, mehr kann ich dazu noch nicht sagen.«

Ich stellte mir einen Mann vor, der jeden Tag bis zur obersten Etage des Zuidertoren pendelte, ein Mann mit einem großen Schnäuzer, der dort an einem Schreibtisch Platz nahm, als Abgesandter des Universums, und Tag und Nacht Anrufe tätigte und Mails verschickte, mit dem einzigen Ziel, solche kleinen, scheinbaren Zufälligkeiten zu organisieren und zu orchestrieren, jemand, der auch über eine Telezeitmaschine verfügte, mit deren Hilfe er in die Zeit zurückkehren konnte, um da alles stimmig zu koordinieren. Gerade war er noch in die neunziger Jahre zurückgereist, um ein Lesezeichen auf Seite zwölf des Weltatlasses eines gewissen Simon Spruyt zu legen, bevor der Band für Jahre unbenutzt in seinem Bücherschrank landen sollte. »Ich glaube, dieser Mann ist froh, dass endlich jemand seine Mühen bemerkt. Du bist sein bestes Publikum.« Scherze waren das Einzige, womit ich noch versuchen konnte, Simons Ernsthaftigkeit den Boden zu entziehen.

Ich wies ihn auf alle Zwölfen hin, die ich sah, um zu illustrieren, wie häufig diese Zahl vorkam. Zwölf Würstchen in einer Dose, zwölf Blättchen an der Basilikumpflanze im Wohnzimmer, zwölf Muttermale an meinem linken Arm, zwölf Teelöffel in der Besteckschublade, zweimal zwölf Stunden in einem Tag. »Schau, dein Jemand hat sich heute richtig angestrengt und hat eigens dafür gesorgt, dass die Nachbarn von gegenüber ein Essen für zwölf Leute organisieren!«

Es würde wieder vergehen, hoffte ich, und außerdem: Von Argwohn war auch ich nicht frei. Nachdem ich *Die Truman Show* gesehen hatte, hatte ich eine Weile damit gerechnet, dass ich der tragische Star einer Scripted-Reality-Soap war, dass der Tod meiner Mutter von einem ganzen Team inszeniert worden war, sie hatten sie nach dem Unfall mit dem Leichenwagen irgendwohin gebracht, weit genug, damit ich sie nicht mehr sehen oder hören konnte, und dort hatte der Produktionsassistent Mama ein Glas Wasser angeboten, damit sie sich von ihrem Tod erholen konnte, und danach bekam sie noch ein Glas Champagner, um auf das Ende ihrer Rolle anzustoßen – sie hatte siebzehn Jahre in der Rolle von Leos Mutter durchgehalten, unglaublich! –, und aus der wirklichen Welt, umringt von ihren echten Familienangehörigen, hatte sie sich schließlich *Die Leo Show* mit angeschaut, wie ihr Sarg in den Verbrennungsofen glitt und ich reglos neben meinem Vater stand. Noch immer, wenn ich aus dem Lagerraum heraus mit Hilfe der Kamerabilder eine nichtsahnende Kundin im Laden im Auge behielt, fürchtete ich manchmal, dass diese in der Annahme, unbeobachtet zu sein, aus ihrer Statistenrolle fallen, plötzlich ihren Text hervorholen und rasch repetieren würde, was sie gleich zu mir sagen musste, wenn sie ihren Kauf bezahlte. Der einzige Unterschied zwischen Simon und mir bestand darin, dass ich diese Art von Gedanken immer für mich behielt und dass er sie auszusprechen wagte. Irgendwie beruhigte es mich, dass ich zumindest in diesem Bereich Einblick in ihn erhielt, den dunkelsten Rand seiner Gedanken kannte.

Dass er in allem Zusammenhänge sah, hatte vielleicht mehr mit Hoffnung oder Verlangen zu tun als mit Argwohn. Simon hoffte, dass bestimmte Dinge mit anderen Dingen zusammenhingen, dass die Welt ein straff gespanntes Netz war, durch das man niemals fallen konnte.

Es dauerte nur wenige Tage, bis Simons Argwohn sich von der unschuldigen Zahl zwölf auf ungefähr alles ausdehnte – Wortwahl, Aufdrucke auf der Kleidung von Passanten, Botschaften auf Reklametafeln. Alles nahm eine Bedeutung an, jeder hatte einen Plan. Einen Nachbarn, der seine Haustür genau in den Farben seines Logos gestrichen hatte, verdächtigte er, unsere Gespräche belauscht zu haben. Da war der Barista in der Kaffabar, der Simon absichtlich die gesprungene Tasse gegeben hatte, nachdem er gehört hatte, wie Simon mir von seinen Plänen erzählte, mit diesem Sprung hatte er Simon aus dem Konzept bringen wollen. Da waren die letzten beiden Ziffern seiner ihm gerade zugeteilten Umsatzsteuernummer, die mit dem Todesdatum seiner Mutter identisch waren, was sagen wollte, dass das Finanzamt ihm hatte klarmachen wollen, dass seine berufliche Selbständigkeit ebenfalls einen langsamen Tod sterben würde. Das »schlaf wut« unter einer von Bavos Nachrichten bedeutete, dass dieser seinem Sohn nicht nur Gutes wünschte.

Ich konnte dagegen einwenden, was ich wollte. Dass Simon ein Herz im Milchschaum hatte und ich nicht und dass das auch nicht zu bedeuten hatte, dass der Barista mich nicht mochte. Ich hatte das Finanzamt per Mail gefragt, wie diese Umsatzsteuernummern zustande kamen – willkürlich, so stellte sich heraus. Ich zeigte ihm, dass die Autokorrektur auf dem Handy seines Vaters häufiger Wörter verdrehte, wie oft hatte ich nicht »Hallo, Beo« anstatt »Hallo, Leo« von ihm erhalten?

Keines meiner Argumente drang wirklich zu ihm durch, er wollte nicht beruhigt werden, sein Superhirn versetze ihn in die Lage, Dinge zu sehen, die ich nicht sehen *könne*, sagte er.

»Siehst du das zum Beispiel? Du kannst doch nicht sagen, dass du *das* nicht gesehen hast?«

»Was? Diesen Passanten, der vier Hosen übereinander anhat?« (Ein fauler Statist, der keine Lust hatte, sich jedes Mal komplett umzuziehen, bevor er unseren Weg wieder kreuzte, auf diese Weise konnte er einfach eine Schicht ablegen.)

»Nein, ich meine dieses Paar, das gerade Hand in Hand vorbeigegangen ist und sich vor unserer Nase abgeknutscht hat, er trug ein T-Shirt von University 69, sie hatte einen Hundekopf auf ihrem T-Shirt! Verstehst du wirklich nicht, was sie uns damit sagen wollen?«

Wir blieben auf dem Übergang in der Mitte der Stalingradlaan stehen, in Höhe des Zuidpaleis, zwischen den Tischen mit Kaffee schlürfenden Männergrüppchen.

»Das *soixante-neuf*, die Hunde ... Komm schon! Siehst du das nicht? Sie wollen uns klarmachen, dass wir zu wenig Sex haben.«

Simon ging weiter, aber ich konnte nicht mehr, ein paar Sekunden lang war ich nicht in der Lage, meine Beine zu bewegen.

»Und wer schickt diese Botschaft, was meinst du, wer versucht, dir mit diesen Aufschriften etwas klarzumachen? Jemand, der sie hinter der nächsten Ecke brieft? Ungefähr so: Diesem Typen mit den Locken musst du's zeigen, der hat in letzter Zeit nämlich ziemlich wenig Sex?!«

»Du willst es einfach nicht sehen, Leo, weil es diesmal auch um dich geht.«

An dem Abend googelte ich »Paranoia und Schlaflosigkeit«. Ich brauchte nicht lange herumzuklicken, zu meinem Schreck stieß ich sofort auf ein Krankheitsbild, bei dem auch alle anderen Symptome mit Simons Verhalten der letzten drei Monate übereinstimmten. Ich las es durch, mir wurde innerlich heiß, meine Hände schwitzten, mein Mund wurde trocken.

Ich klickte die Website weg, löschte den Suchverlauf, schaltete meinen Laptop aus, räumte ihn weg und nahm eine heiße Dusche. Ich betete, es möge eine Chance geben, dass alle diese Einzelsymptome selbst noch nicht wussten, welche Krankheit sie zusammen bilden sollten. Wenn sie es zu hören bekämen, wenn sie es erführen, dann könnten sie sich plötzlich ernsthafter organisieren, über uns herfallen. Sie würden nie mehr lockerlassen, Simons bizarres Verhalten würde sich nie mehr einfach so in Luft auflösen können.

NOCH ACHT MINUTEN, IM GESCHÄFT

Simon!! Schon seit unserem ersten Kontakt ist er so gespeichert, als einziger »Favorit« in meinen Kontakten. Der Anblick dieser Buchstaben, schwarz auf weiß, gefolgt von den beiden Ausrufezeichen, löst jähen Kummer aus, eine Sehnsucht nach dem Tag, an dem ich seine Nummer in meinem Handy gespeichert habe, Simon sich noch als das Allersicherste anfühlte, das ich je kennen sollte, und wir einander in jeder Nachricht tief empfundene Küsse schickten.

Ich habe nicht gelogen, als ich vorhin zu Coen sagte, dass Simon Kinder liebt, dass ich ihn kenne und er ihnen nichts antun würde, aber sogar nachdem ich es laut ausgesprochen hatte, fühlte ich mich keineswegs beruhigt. Simon hat in letzter Zeit noch mehr Dinge getan, die ich niemals erwartet hätte, und den Simon, der Lotte zu Boden stößt, ihr neugeborenes Baby brutal in eine Plastiktasche steckt und davonradelt, diesen Simon kenne ich nicht.

Ich rufe ihn an, halte das Handy an mein Ohr. Es dauert ein paar Sekunden, bis die Verbindung hergestellt ist, währenddessen sucht meine freie Hand bereits nach den Fahrradschlüsseln.

Sein Handy läutet ganz normal, das ist eine gute Nachricht, zumindest bin ich noch in Kontakt mit seiner Hosentasche, dort erzeugt mein Anruf ein Geräusch oder eine Vibration. Ich wage wieder zu atmen. Ich zähle, wie oft es klingelt, damit ich rechtzeitig abbrechen kann. Beim vierten Ton unterbreche ich die Verbindung, kurz bevor ich auf seiner Voicemail lande. Ich will seine Ansage nicht hören, dann würde ich mich noch miserabler fühlen. Ich wiederhole den Anruf. Und danach noch einmal, genauso wie ich vorhin Lotte bombardiert habe, ohne die geringste Scheu – sie hatte auch erst beim achten Mal geantwortet.

Ich versuche, vor mir zu sehen, wo Simon sich jetzt wohl befindet, auf Höhe welcher Gebäude, wobei ich davon ausgehe, dass er vor einigen Minuten vom Büro von Think Out Loud in der Vooruitgangsstraat wegfuhr und sich in Richtung unserer Wohnung bewegt: beim Nordbahnhof? Bei der Coca-Cola-Reklamewand an De Brouckère? Ich stelle mir seine Hände vor, die auf dem Lenker liegen, die Unterarme mit den deutlich hervortretenden blauen Adern, die weißen Sneakers, die in die Pedale treten, die am Lenker baumelnde Tasche – als könnte ich etwas an seinen Entscheidungen ändern, am Verlauf der Situation, sobald ich es detailliert genug vor mir sehe.

Viermal ist er nun schon nicht rangegangen. Es braucht kein schlechtes Zeichen zu sein, dass er es nicht tut, es kann bedeuten, dass er beim Fahren das Telefon nicht in der Hand hält, dass er sich auf die Strecke konzentriert, dass er sich um Leontine kümmert.

Hey, hier ist Simon. Ich erschrecke, als ich seine Stimme höre – eine Sekunde lang denke ich, dass er rangegangen ist, dass ich Simon zu fassen gekriegt habe, und ich habe mich nicht darauf vorbereitet, was ich gleich sagen werde, wie ich mit ihm sprechen werde. Meine Worte können über ein gutes oder ein schlechtes Ende entscheiden, ich werde sie sorgfältig wählen müssen. *Ich bin nicht da. Wenn es dringend ist, dann hinterlass etwas nach dem Piep!*

Der Piepton, der anzeigt, dass man etwas auf die Voicemail sprechen kann, hat etwas Brutales, ich spüre ihn bis in den Bauch.

Ich lege sofort auf, denn was kann ich sagen, ich kann mich schwerlich für meine gestrigen Worte entschuldigen, sagen, sie seien nicht wahr. Er wird meine Nachricht nicht abhören, und falls er es doch tut, wird er in meinen Worten Beweise dafür suchen, dass er mir nicht trauen kann, oder er wird beim Fahren durch das Menü scrollen, den Blick von der Straße nehmen und gegen irgendwas stoßen.

Ich sehe mich um, die Theke, die Kartons, meine Arbeitskleidung. Die Geschäftsführerin ruft »Geh! Tu, was nötig ist!« Ihr ist klar, dass sie sowieso nichts mehr zu sagen hat; ich halte die Fahrradschlüssel und meinen Mantel bereits in der Hand.

Ich rufe Simon noch einmal an, während ich hinauseile. In Klammern hinter seinem Namen, in Rot: (8). Acht ausgehende Anrufe. Acht verpasste Chancen auf ein gutes Ende.

Wieder lande ich auf der Voicemail. Ich erschrecke, als ich die vertraute, sanfte Stimme höre, das »Ich bin nicht da«. In meinen Augenwinkeln brennt es. Er klingt so nah, doch so unerreichbar wie jetzt habe ich ihn nie erlebt.

Ich rufe Simons Vater an. Und während ich Bavo zu erreichen versuche (sein Telefon klingelt, er kann unmöglich gerade mit Simon sprechen), überlege ich mir: Vielleicht hat Simon in den letzten Minuten versucht, *mich* zu erreichen, und wir machen uns den Kontakt gegenseitig unmöglich.

Ich sehe von weiteren Anrufen ab, versuche, mich zu erinnern, wo ich mein Rad an diesem Morgen abgestellt habe. Mein Mantel ist schwerer als gewöhnlich, in jeder Tasche steckt ein Gewicht, die mit Zuckermandeln gefüllten Papphäuschen, die wir gestern als Andenken an die Geburt bei unserem Babybesuch bekommen haben.

Die Wahrscheinlichkeit, dass Simon mit Leontine zu Dr. Khany fährt, ist gering, das weiß ich selbst. Der einzige

Ort, zu dem er meiner Meinung nach unterwegs sein kann, ist zu Hause, und dort muss ich hinkommen, bevor die Polizei da ist oder andere Menschen, die ihn nicht genug lieben.

31. JULI 2018

Am letzten Tag des Sommerschlussverkaufs bekam ich unerwartet eine Mail über die Adresse, die in Boekenbuik Bloggt angegeben war. Die schwangere Ex-Kommilitonin von Lotte fand meinen Stil sehr gut und fragte, ob ich sechs Beiträge über Brüssel schreiben wolle. Sie würden im Verlauf des Augusts auf der Website von *Bruzz* erscheinen. Ich könne mit hundertfünfzig Euro pro Text rechnen, sie hätten ungefähr fünfunddreißigtausend Einzelbesucher pro Tag.

Ich las die Mail mehrmals, aus Angst, ich hätte sie falsch interpretiert, schaute nach, ob sie auch wirklich an mich adressiert war, und antwortete sofort, ich fühlte mich sehr geehrt, bevor sie die Chance hatte, es sich anders zu überlegen.

Abends eilte ich mit der Neuigkeit nach Hause, zum ersten Mal seit langer Zeit fuhr ich auf den Pedalen stehend. Ich würde keinen Blog mehr haben, der von zehn Leuten gelesen wurde, sondern würde auf einer Website in Erscheinung treten, die ein Tausendfaches an Besuchern pro Tag hatte! Sie hatte meinen Stil sehr gut gefunden! Ich versuchte, es mir vorzustellen, fünfunddreißigtausend Menschen, wie viel Raum sie einnehmen würden, wenn sie sich alle gemeinsam auf einem Platz versammelten, wollte man jedem von ihnen die Hand schütteln, wäre man tagelang damit beschäftigt. Ich sah die Mail immer wieder vor mir, und jedes Mal, wenn ich an das Kompliment dachte, durchfuhr mich ein energetischer Stromstoß. Ich war sofort weniger müde, an meiner Stirn war ein drittes Auge aufgeflammt. Sogar während der acht Minuten dauernden Fahrt nach Hause sah ich plötzlich viel mehr Details, als würde sich Brüssel auch für mich viel mehr Mühe geben, oder vielleicht gab ich mir ja endlich Mühe für diese Stadt.

»Spruit, ich hab gute Nachrichten! Ich bin endlich keine schreibende Verkäuferin mehr, sondern eine im Verkauf tätige Schreiberin!«, rief ich Simon beim Eintreten zu. Daan zog Achten um meine Beine, sie wusste, dass ich mit großen Neuigkeiten kam, Neuigkeiten, die mein Leben durchaus verändern konnten, sie schien meinen Stolz besser zu erfühlen als Simon. Er hörte sich meine Erklärungen mit ängstlicher Miene an und sagte, nachdem ich fertig war: »Ich wette, sie haben dich gefragt, weil sie wissen, dass ich dabei bin, Simon Sproud aufzubauen. Sie wollen mich entmutigen.«

»Wieso?«

»Das ist doch klar, oder? Die haben sich bei *Bruzz* gedacht: Dieser Simon ist viel zu gut unterwegs, er hat ausgerechnet heute einen ersten potenziellen Kunden in seiner Mailbox, wir sorgen jetzt mal dafür, dass seine Freundin Aufmerksamkeit erhält, dann wird er wieder an sich zweifeln.«

Es war, als bekäme ich wirklich einen Schlag ins Gesicht. Ich trat einen Schritt zurück. »Was? Warum sollten sie das denken? Woher sollten sie überhaupt wissen, dass es Simon Sproud gibt?«

»Meine Visitenkarten, Mann! Und du brauchst meinen Namen nur zu googeln, dann bekommst du sofort meine Website als erstes Suchergebnis, dafür habe ich schon gesorgt!«

»Und woher hätte diese Ex-Kommilitonin wissen können, dass Lotte ihr meinen Namen geben würde, als sie sie fragte, ob sie schreibende Freunde hätte?«

»Keine Ahnung«, sagte Simon. »Das musst du sie selber fragen. Dass zuerst diese Zwölf überall auftauchte, das war ein Ablenkungsmanöver, sie wussten, dass ich mich darauf konzentrieren würde. Währenddessen haben sie Pläne geschmiedet, Pläne, um Simon Sproud zugrunde zu richten, Pläne, die jetzt plötzlich einer nach dem anderen ausgepackt werden, und wir haben uns ablenken lassen.« Wieder öffneten sich die Wasserschleusen in meinen Füßen, lautes Rauschen, Kummer, der rasend schnell bis an den Rand meiner Augen stieg. Es fühlte sich merkwürdig an, auch nur im Ansatz auf Simons Verdächtigungen einzugehen, als würde ich damit seine wahnwitzigen Bemerkungen ernst nehmen und dadurch legitimieren. Je mehr er Lotte in seine Theorien einbezog, umso größer wurde meine Scham, umso schwieriger wurde es, ihr jemals mein Herz darüber auszuschütten.

Indra.

Ihr Name fiel mir plötzlich ein, mit einem fast wohltuenden, erlösenden Gefühl. Nicht nur weil sie mittlerweile die Einzige war, die die Leo von vor zehn Jahren kannte, die wusste, wie wichtig diese Chance für mich war, sondern auch weil sie Distanz zu meinem heutigen Leben hatte und Simon niemals zu sehen bekommen würde. Ich würde ihr alles erzählen können, was mit ihm in den letzten Monaten los war, und würde sie fragen: Was würdest du an meiner Stelle tun?

Sie einfach anzurufen traute ich mich nicht. Ich schickte ihr erst eine kurze Nachricht, ob sie noch dieselbe Nummer hätte, gefolgt von der Frage, wie es ihr gehe.

»Gut«, schrieb sie, »unser Sohn ist gerade in die Schule gekommen, ich bin im vierten Monat schwanger mit einer Tochter, wir suchen also eine größere Wohnung hier in der Nähe, wie geht es dir?«

Ich brauchte vierundzwanzig Stunden, um »Wie gut, meine ist auch noch dieselbe! Glückwunsch zur zweiten Schwangerschaft! Hier alles gut, ab nächster Woche findest du Beiträge von mir auf Bruzz.be:)« zu antworten.

6. AUGUST 2018

Die Arbeiten in unserer Straße begannen an dem Tag, an dem mein erster Artikel im *Bruzz* erschien. Dreihundertfünfzig Wörter über Stadttauben, wie sie sich auf Plätzen herumtreiben, leicht vorgebeugt, watschelnd, den Eindruck erweckend, dass sie einst Vorderbeine hatten anstatt Flügel und dass sie die noch immer vermissen.

So leer hatte ich die Herzieningslaan noch nie gesehen. Mir war nicht klar, wie und wohin alle geparkten Autos so plötzlich verschwunden waren. Da stand nur noch ein weißer Kleinbus, vermutlich vom Bauunternehmen, quer auf der verlassenen Straße, auf der vorderen Bank drei Straßenarbeiter, die jeder ein Brötchen aßen, ein Weißer, ein Türke und ein Asiat, als wären sie der Anfang eines faulen, rassistischen Witzes. Sie trugen Helme, reflektierende Westen und Walkie-Talkies und schauten zu, wie ein Kran einen etwas kleineren Kran brachte. Im Dach des Kleinbusses saß ein sich drehender Ventilator.

Ich wusste sofort: Das ist nicht gut.

Inzwischen war ich daran gewöhnt, wie Simon zu schauen und zu denken, vorauszusehen, was er beargwöhnen würde, so dass ich ihn mit einem Bogen darum herumlotsen oder seine Aufmerksamkeit ablenken konnte oder damit ich seinem Argwohn zuvorkommen konnte, indem ich eine alles übersteigende Theorie vorbrachte, etwas so Übertriebenes ersann, dass er sich nicht mehr traute, selbst mit etwas anzukommen.

»Heute erscheint mein erster Beitrag im *Bruzz*. Vor unserer Haustür sind drei Paparazzi, in dem weißen Kleinbus. Stell dich bloß nicht nackt ans Fenster, sonst steht es morgen in der Zeitung, und das wäre der Todesstoß für Simon Sproud«, schrieb ich ihm auf dem Weg zu Buik & Boek.

Simon reagierte nicht auf meine Nachricht.

Ich schickte einen zwinkernden Smiley hinterher.

Gegen Ende des Tages hatten die Straßenarbeiter eine aus Brettern gezimmerte kleine Brücke zwischen unserer Haustür und der Bordsteinkante gebaut, über die frisch ausgehobene Grube hinweg, in der schwarze Abwasserrohre und orangefarbene Leitungen freilagen wie Muskeln und Knochen in einer mit Klammern aufgehaltenen Wunde.

»Abreißen geht immer schneller als Aufbauen«, rief der türkische Arbeiter mir zu, der mich in das Loch schauen sah.

Simon erwartete mich oben an der offenen Tür.

»Hat der Mann dich nach Simon Sproud gefragt? Der Typ sieht Maxim täuschend ähnlich, er könnte glatt sein älterer Bruder oder sein Cousin sein.«

»Maxim?«

»Maxim von Think Out Loud, der Typ sitzt seit heute auf meinem Platz bei TOL. Er ist ein Cousin von Coen. Das steht auf ihrer Website, auf der ›Wer sind wir?‹-Seite, dort wird er als mein Nachfolger vorgestellt – buchstäblich mein neues Ich.«

Er griff nach meinem Rucksack, den ich gerade vom Rücken genommen hatte, und tastete in den offenen Seitentaschen herum. Was er dort zu finden geglaubt hatte, wollte er nicht sagen.

An den darauffolgenden Tagen rissen die Paparazzi die gesamte Straßendecke mit einem ratternden Schlagbohrer auf, der sogar das Besteck in der Schublade klirren ließ.

Simon blieb im Haus. Dieser kleine Bus stand ganz gewiss nicht nur zu dem Zweck da, den drei Männern einen trockenen, windgeschützten Platz zu bieten, an dem sie ihre belegten Brötchen essen konnten. In einem Online-Naturladen hatte er ein semiprofessionelles Fernglas bestellt, mit dem er ständig am Fenster stand, die Arbeiten verfolgte und jede Bewegung im und um den Bus herum registrierte. Der Ventilator im Dach diente seiner Meinung nach dazu, alle Apparate im Laderaum zu kühlen. Was für Apparate, weigerte er sich mir zu erklären.

Nicht stören
Bitte!!!!!!

!!!!!!!!!!!!!!!!!!!!

Das Schild hing an der Tür seines Büros, unter seinem Logo, und war aus der Papprückseite eines Spiralblocks gebastelt. Erst hatte da nur »Nicht stören« gestanden, aber im Laufe der Woche hatte er »Bitte« und danach die Ausrufezeichen hinzugefügt und dann noch mehr Ausrufezeichen, bis sogar ein zweites Schild dafür nötig war und es fast schon rührend wurde, dass ich ihn nicht einmal stören gekommen war, als würde es mich nicht genug interessieren. Daan schaute aus sicherer Entfernung auf die geschlossene Tür, in einer Haltung, die üblicherweise für eine gerade geöffnete Packung Speck oder für fremden Besuch reserviert war. Ihre gespitzten Ohren richteten sich wie zwei Minisatelliten auf jedes fremde Geräusch, das zu hören war.

Simon schlief so wenig. Seine Tränensäcke, die Augenringe, die knochigen Schultern in seinem Pullover, ich konnte es kaum mit ansehen, wie ich mir zum Beispiel auch die Weltmeisterschaft im Hot-Dog-Essen nicht ohne Bauchschmerzen ansehen konnte oder einen Akrobaten, der hoch in der Luft ohne Sicherheitsnetz einen Salto sprang.

An den Tagen, an denen ich tagsüber nicht im Geschäft zu arbeiten brauchte, flüchtete ich in die Stadt, schließlich hatte ich auch einen Grund dafür: Ich musste Artikel über Brüssel schreiben. Ich folgte einem flämischen Paar durch den chinesischen Supermarkt, das mit dem Kochbuch *Simple* von Ottolenghi in der Hand eine Zutat suchte, von der sie beide nicht wussten, wie sie aussah, und deren Namen sie auch nicht aussprechen konnten, und berichtete darüber. Ich schrieb über Touristen und wie sie heutzutage über Stadtpläne gebeugt dasitzen, nicht länger erwartungsvoll die Route festlegend, die sie gehen wollen, sondern erleichtert die Straßen abhakend, die sie bereits geschafft haben. Ich beobachtete Polizisten, die vor der Börse Wache standen, in ihrer typischen Polizistenhaltung, die Arme übereinandergelegt, die Hände in die Armlöcher ihrer kugelsicheren Westen gehakt, bereit, in Erwartung des Moments, in dem jemand die Single von den Electronica's auflegen würde, den Ententanz hinzulegen.

Seit meine Beiträge auf der Website von *Bruzz* standen, sah ich mir fast jede Stunde schnell die Reaktionen zu dem neuesten Artikel an, die durchweg positiv waren. Selbst wenn sie überhaupt nichts mit meinem Text zu tun hatten – Leute, die sich über die Müllabfuhr und die Streichung von Parkplätzen in ihrer Wohngegend beschwerten –, empfand ich es als Ehre, dass sie diese Reaktion unter *meinen* Beitrag geschrieben hatten. Ich war erleichtert, dass kein merkwürdiger Kommentar von Simon dabei war.

Ich hatte Simon, wie abgesprochen, jeden Text lesen lassen, bevor ich ihn an die Redaktion geschickt hatte, um zu vermeiden, dass er meine Arbeit als Bedrohung betrachtete. Er las alles mehrmals, mit angespannter Miene, als koste es ihn Mühe, den Inhalt in sich aufzunehmen, doch er sah keine ominösen Bedeutungen oder weit hergeholten Zusammenhänge darin, brachte nie Einwände vor. Ob er sie wirklich gut fand, konnte ich aus seiner Reaktion nicht schließen, und das verunsicherte mich.

Nachdem ich an meinen freien Tagen Eindrücke gesammelt hatte, die ich fürs Schreiben verwenden wollte, ging ich regelmäßig in den Laden, um Lotte, der fast ununterbrochen übel war, ein bisschen unter die Arme zu greifen. Wenn es ruhig war, setzte ich mich hinten im Lager an den Tisch, um ein paar Notizen auszuarbeiten. Ich beichtete nicht, dass ich zum Schreiben dorthin ging, weil ich nicht zu Hause zu sein wagte, wo Simon zugange war, und auch nicht, dass ich schon längst genügend Artikel geschrieben hatte, mehr als doppelt so viele, wie ich brauchte. Jahrelang hatte es einen Stau gegeben, jetzt strömte es nur so aus mir heraus. Ich nahm mir vor, alles auf meinem eigenen Blog zu posten, der zu meiner Freude auch stärker besucht wurde, wie die Statistik vermeldete.

Dass ich keine schreibende Verkäuferin mehr war, sondern eine im Verkauf tätige Schreiberin, wollte ich im Buik & Boek zeigen, nicht nur Lotte und den Kundinnen, sondern auch dem Interieur.

»Du legst ja richtig los, Mensch«, bemerkte Lotte mit leicht neidischem Unterton.

Sie druckte Screenshots von den Artikeln aus und hängte sie an die Schaufensterscheibe, so dass Passanten sie ebenfalls lesen konnten, eine Geste, die mich sehr rührte, weil ich selbst es vielleicht nicht getan hätte, wenn die Rollen vertauscht gewesen wären.

Manchmal schlief ich nach dem Schreiben eine halbe Stunde im Mantelnest.

Stundenlang saß Simon mit seinem Fernglas am Fenster, davon überzeugt, dass in dem weißen Kleinbus jemand sich mit Aufnahmegeräten verschanzt hatte, jemand, der ausgesandt worden war, Informationen über ihn zu sammeln. Die ganze Straße arbeitete inzwischen daran mit, er spionierte den Nachbarn noch lange hinterher, nachdem sie bereits außer Sicht waren, um zu kontrollieren, ob sie sich am Ende der Straße nicht umdrehten, um doch beim kleinen Bus Bericht zu erstatten. In seinen grauen Tränensäcken und um die Augen herum waren rote runde Abdrücke von der Größe der beiden Okulare.

»Spruit, wenn dich jemand abhören wollte, würde der das doch heimlich tun, oder?«, sagte ich vorsichtig.

»Ja, das würde man tatsächlich meinen, dass sie uns möglichst unauffällig abhören, dass sie einen Straßenkehrer schicken oder jemanden, der den Stromzähler oder die Gasuhr abliest, man würde nicht erwarten, dass sie eine ganze Straße räumen und einen Kran hertransportieren lassen, aber das ist es ja gerade: Sie kennen mich, sie können meine Social-Media-Profile auswerten, sie wissen, wer ich bin und wie ich denke, gerade deshalb machen sie es so sichtbar, sie wissen, dass ich einen Elektriker erwarte. Warum, glaubst du, habe ich dieses Fernglas gekauft?« Er kam dicht an mein Ohr und flüsterte. »Erzähl mal einen Witz. Du wirst sehen, die da unten können dich hören, sie stehen mit uns in Verbindung.«

»Einen Witz?«

Er drückte mir das Fernglas ungeschickt ans Gesicht, seine Hände waren kalt, ich nahm das Ding, trat einen Schritt beiseite.

Ich versuchte, mich an einen Witz zu erinnern, während ich die Okulare auf die drei Männer da draußen scharfstellte. Laut Simon taten die Arbeiter nur so, als würden sie arbeiten, alles vorhandene Material diene der Tarnung, selbst die Pläne, über die sie sich jetzt aufmerksam beugten, seien Fake.

Die Pläne, die sie sich anschauten, sahen glaubwürdig aus. Einer von ihnen fuhr mit der Fingerspitze über ein paar rote Ziffern.

»Was ist schwarz-weiß-schwarz-weiß-schwarz-weiß-bumm …?« Das war der einzige Witz, der mir einfiel, ich hatte ihn von einem französischsprachigen kleinen Jungen gehört, der ihn im Geschäft seiner Mutter erzählt hatte.

Ich drehte mich zu Simon um, seine Haut, seine Augen, durch die Objektive so nah, unscharf, die Oberfläche irgendeines fremden Planeten.

»Was weiß ich, also, sag schon!«, antwortete Simon ungeduldig.

»Das ist … eine Nonne, die die Treppe hinunterfällt.«

Ich schaute hinaus, die Männer deuteten weiterhin konzentriert mit den Fingern auf die im Plan notierten Maße. Bei einem von ihnen stand der Reißverschluss seines Arbeitsanzugs offen.

»Nein, echt, keiner lacht.«

Simon nahm mir das Fernglas ab und schaute selbst, einen nach dem anderen nahm er die Straßenarbeiter ins Visier. Ich schaute auf Simons Tattoo, danach wieder nach draußen.

»Na ja, über diesen Witz hätte ich auch nicht gelacht. Das sind Arbeiter, *you know*?« Simon erhob die Stimme. Ich konnte sehen, wie die Ader in seinem Nacken, unter dem Tattoo, anschwoll. »Ich hatte dich nach einem guten Witz gefragt, nicht nach einem für Sechsjährige. Dann überlege ich mir halt selbst einen.« Er dachte ein paar Sekunden nach. Um dann mit einem Witz über Huren anzukommen, die in der Kneipe mit der Größe ihrer Vagina angaben und was da alles reinpasste, »eine Salatgurke, eine Weinflasche, ein Nudelholz« – bis die letzte Hure sich schweigend über ihren

Barhocker senkt. Simon hielt das Fernglas fest an die Augen gedrückt.

In seiner Haltung sah ich einen Anflug von Scham, etwas Entschuldigendes, er wusste selbst sehr wohl, wie lächerlich wir uns hier machten, trotzdem konnte er nicht anders, es war ihm von oben aufgetragen worden, und er hatte furchtbare Angst, diese Befehle zu ignorieren. Man würde fast hoffen, dass die Arbeiter loslachten, einfach, um Simon einen Gefallen zu tun.

»Vielleicht ist der Empfang bei ihnen etwas verzögert, sie hören den Witz da unten erst jetzt, ein paar Sekunden müssen wir berücksichtigen.«

Wir warteten länger als bei meinem Witz. Ich stellte mich näher zu Simon, wollte ihm die Hand auf die Schulter legen, wagte es aber nicht, ihn zu berühren. Er war mager geworden, knochiger. Mit seiner freien Hand fuhr er, während wir warteten, mehrmals an seiner Nase entlang – *knacks, knacks, knacks*.

»Da, schau! Also, ja, ja, ja, jetzt lachen sie! Schau! Siehst du wohl!« Es war wie ein langgezogener Freudenschrei. Unsanft drückte er mir das Fernglas wieder ans Gesicht. Die Okulare waren so feuchtwarm wie zwei gerade frei gewordene WC-Brillen.

»Ich sehe nur einen, der lacht.«

»Bestimmt nur den Belgier? Natürlich, der Türke spricht wahrscheinlich französisch, und Asiaten haben einen anderen Sinn für Humor.«

Es war schwer einzuschätzen, was Simon nun eigentlich mehr fürchtete: dass alle ihn bespitzelten oder dass es in Wirklichkeit niemanden interessierte, womit er beschäftigt war.

17. AUGUST 2018

Das Erste, was ich sah, als ich die Tür öffnete, war die Aufschrift auf Coens T-Shirt: I HAVE SEX DAILY. Ich konnte ihn schwerlich fortschicken oder ihm ein Glas Cola überkippen, damit er sich etwas anderes anziehen musste.

Ich hätte Lotte, als ich sie diese Woche fragte, ob sie und Coen Lust hätten, mal bei uns vorbeizukommen, bitten müssen, nur Kleidung ohne Aufschriften oder Zahlen zu tragen, so dass Simon sie nicht als persönliche Botschaften auffassen konnte, aber dann hätte ich ihnen erklären müssen, in welchem Zustand er sich momentan befand und welche Absicht ich mit diesem gemeinsamen Abend verfolgte, nämlich: Simon von dem Kleinbus abzulenken, ihn mit Leuten zu umgeben, die er gut kannte, ihn zu beruhigen, ihn davon zu überzeugen, dass Coen und Lotte auf seiner Seite standen.

Ich hatte den Plan nicht mit Simon besprochen, hatte ihm von dem Besuch erst am Abend zuvor erzählt. So hatte er kaum Zeit, Theorien darum herum zu entwickeln. »Was meinst du, wollen wir morgen mit Coen und Lotte auf Simon Sproud anstoßen, den offiziellen Start der Website, und feiern, dass du schon eine erste Anfrage erhalten hast, wäre das nicht schön?«

Simon fand, das sei eine gute Idee. Wir sollten es ausnutzen, dass sie jetzt noch zu zweit waren, denn sobald das Kind auf der Welt sei, würden sie lieber mit Leuten zusammenkommen, die ebenfalls Kinder hätten, oder könnten auf keinen Fall, einfach so, einen ganzen Abend von zu Hause weg, schon gar nicht im ersten Jahr, hatte er gesagt. »Und ich nehme an, dass sie auch wahnsinnig gespannt auf meine Pläne sind.«

Nach der Ankündigung ihres Besuchs war Simon den ganzen Tag über unruhig gewesen, er hatte sich in die Vorbereitungen gestürzt, die Wohnung wie besessen geputzt, den gesamten Kühlschrank umgeräumt und sauber gemacht, Verbesserungen an seiner Website vorgenommen, die paar Angebote, die er abgegeben hatte, ausgedruckt auf seinen Schreibtisch gelegt.

Ich hatte ihn im Auge behalten, war eine Weile um ihn herumgeschlichen, bevor ich den Mut gesammelt hatte, ihn zu fragen, ob er sich benehmen würde.

»Benehmen?«

»Lotte und Coen reden wirklich nicht die ganze Zeit über dich, sie warten nicht darauf, dass du scheiterst.«

Simon hatte leicht abwehrend reagiert. Erst abends, als ich im Bett einen Film schaute, war er darauf zurückgekommen. Er hatte sich auf meine Bettseite gesetzt, und zwar in einer Art und Weise, die mich zwang, ihn zu fragen, was los sei.

»Ich weiß, dass ich dir vertrauen kann«, sagte er. »Erinnerst du dich noch, dass man mich früher gemobbt hat?«

»Aber natürlich.«

»Nicht erschrecken, ich habe beschlossen, es dir endlich zu erzählen«, sagte er.

Er zögerte, als müsse er nach dem richtigen Einstieg suchen.

Die Sätze kamen stockend. »Coen kenne ich schon ewig lang. Ich hatte ihn sofort wiedererkannt, als er vor zweieinhalb Jahren bei seinem Bewerbungsgespräch ins Büro kam. Das Babyface, die Stimme. Er und ich waren zusammen auf dem Sint-Pieters-Kolleg in Jette. Er war einer von denen, die mich gemobbt haben.«

Coen sei in der Mittelstufe dazugestoßen, er war beliebt und konnte gut zeichnen, er war es, der den riesigen Rosenkohl mit den Segelohren in der Schultoilette platziert hatte, kurz bevor Simon die Korrekturoperation hatte vornehmen lassen. An dem Tag, als Coen ins Büro kam und allen vorgestellt wurde, war Simon so perplex gewesen, dass er nicht einmal darüber hatte scherzen können, dass er schon seit zehn Jahren täglich im Spiegel einen Rosenkohlkopf sah, und später hatte sich die Gelegenheit dazu nie ergeben, Coen hatte so getan, als hätte er ihn nicht erkannt; oder er hatte ihn wirklich nicht erkannt, was noch schlimmer sei.

Simon hatte das mit vielen stockenden Pausen erzählt. Wenn ich die Augen schlösse, würde er sich wie der Simon von vor dem Tattoo anhören. Ruhig, seine Worte abwägend.

»Das tut mir leid«, sagte ich.

»Warum tut dir das leid, du kannst doch nichts dafür.«

»Dass ich sie eingeladen habe ... Dass ich das nie gemerkt habe.«

Ich hätte mir vor die Stirn schlagen können. Einen Abend mit seinem früheren Mobber zu verbringen war mein konkretester Plan gewesen, in der Hoffnung, die Dinge für Simon zu lösen.

Er war wieder aufgestanden. »Also, jetzt weißt du's. Aber du darfst nichts sagen, du darfst es nicht noch schlimmer machen, als es so schon ist, es ist in Ordnung, es ist vorbei, ich habe jahrelang mit ihm zusammengearbeitet, ohne es anzuschneiden, das will ich jetzt nicht zunichtemachen. Versprich mir, dass du nichts sagst.«

»Okay. Versprochen. Coen hat dich also wirklich nicht erkannt? Er hat sich nie entschuldigt?«

»Nein.«

»Und du bist dir hundertprozentig sicher, dass er es war? Das war auch ein Coen mit C?«

»Ja. Lass uns das jetzt beenden, ich habe keine Lust, mich ewig damit zu beschäftigen.«

»War er dabei, als sie dir in dem U-Bahn-Gang auflauerten?«

»Können wir damit aufhören, Leo?«

Zum ersten Mal seit langem empfand ich keine Entfremdung mehr Simon gegenüber, endlich konnte ich rückwirkend die Nervosität verstehen, die ihn in Coens Anwesenheit überkam, die zu Bewunderung mutierte Angst. Es war mehr oder weniger seit Coens Einstellung, dass Simon diese Charakterveränderung erfahren hatte, dass er bei Meetings hinsichtlich seines Beitrags unsicherer geworden war, dass er öfter nach meiner Meinung gefragt hatte. Und die Nervosität bei unserer ersten Mitbringparty, als Coen die mit Alkohol gefüllte Wassermelone angeschleppt hatte, wer weiß, vielleicht hatte Simon auf den ersten Blick befürchtet, Coen sei mit einem selbstgebastelten Riesenrosenkohl erschienen.

»Willst du denn noch, dass sie morgen kommen?«

»Ja, jetzt erst recht, jetzt kann ich die Vergangenheit hinter mir lassen, jetzt kann ich endlich zeigen, was trotzdem aus mir geworden ist.«

Ich beobachtete genau, wie Simon Coen und Lotte begrüßte. Er hatte noch einen leichten Abdruck des Fernglases um die Augen. Ich sah, wie er auf das »I HAVE SEX DAILY« schaute, er registrierte die Aufschrift, das erkannte ich an seinem Stirnrunzeln, am Stocken seiner Bewegungen bei der Umarmung, doch er schwieg. Er nahm die Weinflasche entgegen, die Coen ihm überreichte, küsste auch Lotte. Coen schloss die Tür hinter sich, erst jetzt sah ich den Rücken seines T-Shirts mit der Aufschrift: I MEAN ... DYSLEXIA.

Die ganze Nacht über hatte ich diesen Rosenkohlkopf in der Mädchentoilette vor mir gesehen, den Permanentmarker in Coens Hand, den Moment, in dem er diese Linien gezeichnet hatte im Wissen, dass er Simon damit in den Augen sämtlicher Mädchen an der Schule fertigmachte. Ich war mit dem Finger über meine Poritze gefahren, um zu wissen, welchen Geruch ungefähr man Simon aufgeschmiert hatte und ob man ihn, wenn er erst mal hinter den Ohrmuscheln saß, noch selber roch (kaum, ich war aber auch kein schlecht gewaschener Teenager).

Simon hatte Tagliatelle gekocht, dreihundertneunundzwanzig Gramm Mehl mit drei mittelgroßen Eiern, das sei das perfekte Verhältnis, das würde die bisher beste Variante seiner Pasta arrabiata werden, eine Pasta, von der Filippo im A Casa Mia im Vlaamsesteenweg sich eine Scheibe abschneiden könne, aber er würde nicht zu viel Knoblauch reintun, das sei nicht gut für Schwangere, habe er irgendwo gelesen. Sein ruhiger Ton vom gestrigen Abend war verschwunden. Er sprach gehetzt, wie ein Anrufer, der in einer Radiosendung nach langer Wartezeit endlich die Gelegenheit bekommen hat, ebenfalls seine Meinung zu dem Thema kundzutun, und der weiß, bei der kleinsten Pause würde er abgewürgt. »Und wisst ihr was? Paul von Tattoo Paul hat heute Nacht meine Freundschaftsanfrage angenommen, und ich habe ihm eine Zusammenarbeit vorgeschlagen.«

»Wer?«, fragte Coen.

»Paul von Paul & Friends Tattoo am Kolenmarkt, gegenüber von Prive Joke, nie von gehört?«

»Nein, keine Ahnung.«

»Paul muss ich auch mal einladen, und euch dazu. Man muss sich trauen, Risiken einzugehen als Unternehmer – das hat Paul zu mir gesagt, als er mir das Tattoo hinter dem Ohr gemacht hat. Wer seine Eier in zwei Nester legt, kann keines von beiden richtig ausbrüten.«

Simon verschwand mit der Flasche in die Küche, wir drei blieben in der Diele stehen. Lotte stand ein wenig verdattert da, eine Mischung aus Verwunderung und Gerührtheit, ich wäre ebenfalls gerührt gewesen, hätte ich es nicht besser gewusst.

Coen nahm aus seinem Rucksack eine Packung Bugles und auch – unter Meckern – ein Töpfchen Ziegenkäse. »Das weiß ich von Lotte, dass das deine Lieblingschips sind.«

Während der ganzen Zeit, die wir in der Diele standen, klebte mein Blick an ihm. Ich suchte in seinen Bewegungen nach Hinweisen darauf, dass tief in dieser heiteren, freundlichen, gewinnenden Persönlichkeit schon die ganze Zeit der dunkle Kern eines Mobbers steckte.

Ich führte die beiden ins Wohnzimmer. Lotte sah sich, bevor sie sich setzte, noch einmal um. Sie machte keine Bemerkung zu dem Logo, das auf die Tür zu Simons Büro gemalt war, sie sah nicht einmal, dass die Zimmeraufteilung eine andere war. Das traf mich – ich war nicht öfter bei ihnen zu Hause, aber ich würde schon eine neue Türmatte bemerken. In der Zimmerecke stand der Olivenbaum, mit dem Simon diese Woche nach Hause gekommen war, weil er Lust auf gepimpte Martinis hatte (»Hundertneunzig Euro inklusive Topf, Peanuts, wenn man weiß, wie viel Geld wir so langfristig im Delhaize sparen«). Das Bäumchen hatte die Äste angelegt wie ein Fußballer seine Arme, der sich nach dem Tackeln eines Gegenspielers selbst freispricht.

Wir setzten uns ins kleine Wohnzimmer. Sie auf das Ecksofa, ich ihnen gegenüber im Schneidersitz auf den hochflorigen Teppich.

»Das ist doch eine schöne Wohnung«, sagte Coen.

»Danke schön«, sagte ich, obwohl seine Wortwahl suggerierte, er würde an allen anderen Tagen davon ausgehen, dass Simon und ich in einer hässlichen Wohnung wohnten.

Ich stellte mir vor, wie ich eine Zeichnung von seinem Kopf machen würde, in den Toilettenräumen seiner Jugend, welche Dinge ich vergrößern würde. Er hatte ein Gesicht, das sich leider nicht wirklich dafür eignete, ein Babyface, wenig, was hervorsprang. Hätte ich nur den Mut, mit dem Finger über Simons Poritze zu fahren und ihn dann hinter Coens Ohren abzuwischen und ihn zu zwingen, sich so zu Tisch zu setzen.

Lotte legte die Hände auf ihren leicht vorstehenden Bauch. »Wie läuft's hier so?«

Manchmal benutzte ich die Dauer von Lottes Schwangerschaft, um die Dauer von Simons Wahn berechnen zu können, beide waren ungefähr zur gleichen Zeit entstanden, und beide nahmen stetig zu. Obwohl ich noch nie eine Geburt miterlebt hatte, konnte ich mir genau vorstellen, was in sechs Monaten mit Lotte geschehen würde, das Kind würde mit viel Schleim und Blut herausflutschen, doch was mit Simon geschehen würde, was in ihm herangewachsen sein würde und wie das herausflutschen würde, davon konnte ich mir keine rechte Vorstellung machen.

»Hier läuft's gut«, sagte ich. »Ich war in der Stadt für meinen letzten *Bruzz*-Text, ich habe mich in das Wartezimmer eines Krankenhauses gesetzt, das hat einiges geliefert.«

»*Bruzz*-Text?«, fragte Coen.

Lotte hatte es also nicht der Mühe wert gefunden, ihm davon zu erzählen. Sie erklärte ihm rasch, was ich damit meinte. Dabei hob sie die Rolle der schwangeren Ex-Kommilitonin hervor, die inzwischen Journalistin geworden war, und wie sie mich mit ihr in Kontakt gebracht hatte. Er hörte geduldig zu. Er gratulierte mir zum Beginn meiner Karriere als Schriftstellerin.

In der Küche wurde heftig mit Töpfen und Deckeln geklappert, Simon wollte auf diese Weise am Gespräch teilnehmen.

Es war das erste Mal, dass Simon für eine kleine Gesellschaft kochen würde. Normalerweise, zum Beispiel wenn Bavo früher zum Essen kam, war ich diejenige, die am Herd stand, diejenige, die die Aufmerksamkeiten entgegennahm, die die Gläser füllte, diejenige, die dafür sorgte, dass alle sich wohlfühlten, doch jetzt, da Simon all dies übernahm (er kam mit einer Weinflasche ins Zimmer und goss ein, verschwand mit dem eigenen Glas in der Küche) und ich hier untätig herumsitzen musste, in genau der Haltung, in der ich ihn immer antraf, wenn ich aus der Küche kam, um allen nachzuschenken, ging mir auf, wie es sich verhielt: Man konnte erst dann dafür sorgen, dass andere sich wohlfühlten, wenn man sich selbst wohlfühlte, und um sich wohlzufühlen, musste man etwas zu tun haben.

»Und wie läuft's jetzt bei dir, Simon?«, rief Coen in Richtung Küche. »Verrätst du uns ein bisschen davon, welchen Start genau wir heute Abend feiern?«

In Sekundenschnelle stand Simon wieder im Wohnzimmer. Er zauberte zwei mit seinem Logo bedruckte Stifte aus der Hosentasche und überreichte sie so schwungvoll wie ein Notar, der einem einen Stift überreicht, wenn man im Begriff steht, einen Kaufvertrag zu unterzeichnen.

Mit viel Tamtam führte er sie danach in sein Büro, wo er den Laptop aufklappte. Die Website war bereits geöffnet, glücklicherweise als einziger Tab. Ich sah, wie Coen einen schnellen, prüfenden Blick auf das gemalte Logo, auf den überquellenden Schrank, alle im Raum gesammelten Sachen, das große Glasgefäß mit der Unmenge an personalisierten Stiften warf.

Simon stellte sich zwischen Coen und Lotte, scrollte durch die Website, erläuterte seine Pläne. Coen und Lotte nickten voller Bewunderung.

Ich stellte mich zu ihnen, legte eine Hand auf Simons Rücken. Daan schwänzelte ständig um Lottes Beine herum, trat mit den Vorderpfoten rhythmisch den Teppich. Lotte trug noch immer den Geruch des Wurfs an sich, aus dem Daan stammte.

Das Einzige, was ich Lotte im Vorgriff auf den heutigen

Abend ans Herz gelegt hatte, war, dass sie sich bei Simons Vorführung seiner Website nicht anmerken lassen durfte, dass ich sie ihr schon vorher gezeigt hatte.

Simon ließ sie still die Seite »Philosophie« lesen.

»Interessant. Man könnte es als eine Art psychologischer Beratung bezeichnen.« Sie wiederholte exakt, was sie im Geschäft gesagt hatte, aber glaubhaft verwundert, eine vorgetäuschte Spontaneität, der ich nach dem heutigen Tag nie mehr trauen würde.

Coen betonte ein paar Mal, dass es in seinen Augen eine mutige, bewundernswerte Karrierewende sei. Aus der gemessenen Art und Weise, wie er das Wort »mutig« aussprach, meinte ich ableiten zu können, dass er schon Bescheid wusste, dass Lotte ihn bereits informiert hatte. Vielleicht hatten sie zu Hause die Website schon einmal geöffnet und gemeinsam ihre Reaktionen eingeübt, ohne vor Lachen loszuplatzen.

»Und – läuft's schon ein bisschen? Wie viele hast du schon entworfen?«, fragte Coen.

»Vor drei Wochen habe ich überall Visitenkarten verteilt, und an manchen Stellen waren sie schon nach einem Tag weg. Ich habe bereits ein paar Angebote gemacht.«

»Und es gibt einen Hochzeitsplaner, der mit ihm zusammenarbeiten will, der vorgeschlagen hat, die Visitenkarten auf einer Hochzeitsmesse zu verteilen«, sagte ich.

»Ja«, ergänzte Simon. »Eine Beratung für Paare, Liebestattoos – dann mache ich einen Entwurf zum Beispiel auf der Grundlage der Geschichte ihres Kennenlernens.«

Coen hörte mit derart übertriebenem Kopfnicken zu, dass es die Glaubwürdigkeit seines Interesses untergrub.

»Wir können deine Kartenstapel auch bei Think Out Loud auslegen«, sagte er.

Simon schien zu zögern. Trotzdem gab er Coen ein Päckchen Visitenkarten, bot ihnen an, kostenlos ein Tattoo zu entwerfen, sie könnten jederzeit vorbeikommen, um einen Entwurf machen zu lassen.

»Voll nett, Mann«, sagte Coen. »Hoffentlich bleibt das Angebot eine Weile gültig, bis zu meiner Midlife-Crisis. Dann lasse ich mir die Namen aller unserer Kinder tätowieren, in einer Windrose, mit Lottes Namen obenan, ich sehe es schon vor mir.«

Das Gespräch stockte kurz. Wir gingen ins Wohnzimmer.

»Ich habe ganz schön Hunger«, sagte ich.

Wir setzten uns zu Tisch. Auf jedem Teller stand eine kleine Menükarte, im Stil der Website gehalten. Die hatte Simon noch in der Nacht entworfen. Er war sichtlich erleichtert, dass seine Idee ein positives Echo gefunden hatte, er drehte eine Pirouette, nachdem er die Pasta auf den Tisch gestellt hatte, nahm stolz die Komplimente über die Würzung entgegen, schenkte drei große Gläser Wein aus einer Flasche ein, die viel zu teuer gewesen war (er war wieder bei dem kleinen Expressladen im Bahnhof gewesen – »Besondere Abende erfordern besondere Weine«).

Lotte und ich vermieden es, uns anzusehen. Der Abend konnte nur so innig sein wie das am wenigsten innige Glied, wir mussten uns an den Grad der Freundschaft zwischen unseren Männern anpassen. Wir führten oberflächliche Gespräche, mit denen wir sie, wie wir hofften, nicht in Verlegenheit brachten, mit der Folge, dass wir nicht wir selbst waren, sondern eine reduzierte Version unserer selbst, die Liebsten von. Ich konnte Coen nur Fragen stellen, von denen Lotte wusste, dass ich die Antworten eigentlich bereits kannte. Freue er sich auf die Vaterrolle? Hatten sie es schon ihren Eltern erzählt? Simon stellte keine zusätzlichen Fragen, also übernahm ich die auch noch. Würden sie echte Pampers oder wiederverwendbare Windeln benutzen, hatten sie schon einen Krippenplatz in ihrer Nähe gefunden, wie lief es bei Think Out Loud?

Wir sprachen über das Geschäft, dass ab Ende September als Ersatz für Lotte während ihres Schwangerschaftsurlaubs eine neue Verkäuferin eingearbeitet werden sollte. Die Tochter der Chefin, das Mädchen hatte gerade ihr Studium in Hotelmanagement abgeschlossen, ihr Name war Greetje.

»Greetje ... Mein Gott, bei so einem Namen hofft man immer, dass keine sehr große oder sehr dicke Person anmarschiert.« Simon machte im Beisein von Coen öfter diese Art scharfer, verletzender Scherze über andere, und jetzt verstand ich endlich, nach all den Jahren, warum – er wollte Eindruck machen, die Sprache desjenigen sprechen, der einst Ähnliches über ihn gesagt hatte.

Dass jemand mit Coens Gedächtnis die Opfer seiner eigenen Mobberei nicht wiedererkennen sollte, war schwer zu glauben, doch als ich anfing, darauf zu achten, war es unmöglich, in ihrem Verhältnis den daraus resultierenden Schaden nicht zu sehen.

»Nun ja, Hotelmanagerin, dann wird sie da genau richtig sein – schwangere Frauen sind auch eine Art Fünfsternehotel«, schmeichelte Coen, bevor er sich vorbeugte und einen Kuss auf Lottes Bauch drückte.

Nun, da es nicht länger um Simon Sproud ging, die Aufmerksamkeit sich auf das Baby verlagerte, darauf, was für ein Typ Greetje sein würde, auf den großen Kunden, den Coen im Büro geangelt hatte, und wie gut sie sich beim Hallenfußballpokal geschlagen hatten – der FC Motivée hatte nicht die geringste Chance gehabt –, saß Simon ziemlich zurückgezogen an seiner Ecke des Tisches. Distanziert nahm er alles in sich auf, mit einer Haltung, wie man sie manchmal bei Teenagern sieht, die sich vorgenommen haben, etwas nicht zu mögen, und sich alle Mühe geben, dabei zu bleiben.

Die Teller wurden abgewischt und aufeinandergestellt, das Gespräch versiegte. Es war noch zu früh, nach Hause zu gehen, die Sonne war noch nicht einmal untergegangen, den Abend jetzt schon zu beenden wäre eine Niederlage. Daan hatte sich unter Lottes Stuhl gelegt, wo sie sich laut schmatzend sauber leckte.

»Wollen wir vielleicht ein Spiel spielen?«, fragte Coen schließlich. Er musste ebenfalls gemerkt haben, dass Simon alle paar Minuten aus dem Fenster schaute, hinaus auf die Straße.

»Ja, schön«, sagten Lotte und ich wie aus einem Mund. Wir drehten uns zu Simon um. Er stellte sein Weinglas ab.

»Spielt ihr nicht schon die ganze Zeit ein Spiel mit uns?« Er sagte es leise, aber doch so laut, dass wir es alle drei verstehen konnten.

Coen bekam schärfere Augenbrauen, eine Falte, die unbeweglich zwischen seinen Augen stand. Er sah Lotte beunruhigt an, Beistand suchend, und wandte sich dann an Simon.

»Was hast du gesagt?«

»Ihr wisst, was ich meine. Ich werde es nicht wiederholen.«

Es wurde kurz still, während Simons Worte doch zu Lotte und Coen durchzudringen schienen, jetzt, da klar war, dass Simon es tatsächlich unfreundlich gemeint hatte.

Coens Augen suchten wieder Lottes Blick, Lottes Augen suchten meine, ein Päckchen, das beim Weiterreichen immer schwerer wurde, und ich hatte niemanden, an den ich es hätte weitergeben können. Die Katze stand unter dem Stuhl auf, sie nahm die Spannung sofort wahr.

Das alles dauerte nicht lange, höchstens fünf Sekunden, aber es war genug, um Schaden anzurichten, ein Bruch in der Zeit, eine Markierung in davor und danach.

»Ein Gesellschaftsspiel, gute Idee, wir haben einen ganzen Schrank voll«, sagte ich so unbeschwert wie möglich. Schon stand ich, auf wackligen Beinen. »Rummikub, Scrabble, Dixit, Die Siedler, Camel Cup …«

Coen räusperte sich. Ich sah, wie Lotte unter dem Tisch sein Knie drückte, an der Stelle, an der bei den meisten Männern ein unsichtbarer Knopf sitzt, mit dem man eine diplomatische Antwort aktivieren kann. Coen entschied sich für Scrabble.

Etwas hektisch holte ich die Scrabble-Schachtel, verteilte die Bänkchen, klappte das Spielbrett auf. Erst beim Mischen der Buchstaben dachte ich an all die Wörter und Begriffe, die damit gebildet werden würden, all die Bedeutungen und Zusammenhänge. Scrabble hätte ich nicht nennen dürfen.

»Wir sind müde«, sagte ich, um die Spannung zu überspielen, »wir schlafen in letzter Zeit schlecht.«

»Das kann ich nachvollziehen«, sagte Lotte. »Wir müssen mindestens einmal pro Nacht aufstehen, und ich muss früh was essen, sonst muss ich kotzen.«

Sie nahm sieben Buchstaben aus dem Waschhandschuh, der als Aufbewahrungssäckchen diente.

»Müdigkeit macht mich zerstreut. Gestern habe ich eine Socke im Tiefkühlschrank gefunden«, sagte Coen. Sie sahen Simon nicht mehr an, sprachen nur noch mit mir. Ich suchte Simons Blick, um ihn miteinzubeziehen, damit er nicht weiter in seinen Gedanken versank.

»Hast du eigentlich wirklich Dyslexie?«, fragte ich Coen.

»Nein«, sagte er. »Und jetzt eindeutig auch keinen *daily sex* mehr.«

Alle lachten außer Simon.

»Das war das Spiel von Simons Mama«, sagte ich. Ich legte meine Hand auf seine und drückte seine Finger. Die Hand war so kalt, dass sie die eines Toten hätte sein können.

»Tinneke und er haben es früher jeden Sonntagabend gespielt, schaut mal.« Ich zeigte ihnen den vergilbten Block, auf dem Simons Mutter jahrelang minuziös die Ergebnisse festgehalten hatte, in einer feinen, geschwungenen Schrift, mit einer kleinen Krone um den Namen des Gewinners. Simon hatte immer gegen Tinneke gewonnen, es sei denn, andere spielten mit. Sie war präzise und notierte auch immer auf der Rückseite des Blatts, in den dafür vorgesehenen Fächern, welche Wörter sie gelegt hatten.

Meine Handschrift glich ihrer normalerweise nicht, doch wenn wir scrabbelten, versuchte ich, sie möglichst genau zu imitieren. Das Einzige, was ich nicht machte, war, die Wörter auch alle zu notieren. Simon nahm mir den Block weg, riss ein neues Blatt ab, legte den Rest in die Schachtel.

Coen und Lotte bestanden darauf, dass ich die Punkte notierte. Ich schrieb unsere Namen auf, ließ Simon anfangen, in das O von Lotte zeichnete ich einen Fötus. Lotte sah es und lächelte. Simon war mit seinem Handy beschäftigt, er sah es nicht.

Das Ziehen der Buchstaben schuf eine entspanntere Atmosphäre, das vertraute leise Klappern der Steine, die auf den Bänkchen geordnet wurden.

Simon legte das erste Wort, danach Coen, danach Lotte, dann ich und dann wieder Simon. Die Spannung wegen Simons Grobheit von eben verzog sich langsam, löste sich immer weiter auf, je mehr Steine auf dem Brett lagen. Ich gab mir alle Mühe, entspannt zu wirken, innerlich blieb ich nervös. Bei jedem Buchstaben, der von einem grünen Bänkchen auf den Tisch wanderte, bei jedem Wort, das gebildet wurde, wappnete ich mich innerlich. Meine Armmuskeln waren angespannt, meine Schenkel drückten auf die Sitzfläche des Stuhls, ich saß da wie auf dem Beifahrersitz eines Wagens, der zu schnell auf eine rote Ampel zusteuert.

Das Säckchen mit den Buchstaben war halb leer, und auf dem Brett lagen nur harmlose Wörter. Nichts, worin ich selbst mit dem argwöhnischsten Einfühlungsvermögen eine bedrohliche Bedeutung für Simon sah.

Wer weiß, vielleicht würde der Abend doch gut zu Ende gehen? Wer weiß, vielleicht sahen wir doch noch wie ein ruhiges, glückliches Paar aus? Das war einer dieser Gedanken, die man besser nicht zuließ, besser war es, niemals zu jubeln, das forderte das Gegenteil heraus, und tatsächlich, Lotte schob plötzlich mit einer einzigen heftigen Bewegung die Buchstaben SCH vor, die sie ostentativ MIEREN voranstellte, die Simon gerade gelegt hatte. Simon setzte sich aufrechter hin.

»SCHMIEREN! Ein ... vier ... sechs Punkte, plus die sechs von MIEREN. Macht zwölf, und dann noch doppelter Wortwert. Vierundzwanzig!« Sie zwinkerte mir zu. »Schmier das mal auf, Leo.« Sie war erleichtert, dass sie einen Scherz machen konnte.

Coen fand es auch lustig. Ich lachte angespannt mit.

»Was ist ein Schmieren?« Simon sprach in beleidigtem Ton.

»Es ist kein Substantiv, sondern ein Verb. Schmieren, das bedeutet, dass man zu sehr auf Effekt bedacht ist«, sagte Lotte. »Stimmt's, Leo?«

Ich nickte.

»Und woher kommt es, dass ihr das beide wisst?«, sagte Simon. Sein Blick sprang hin und her zwischen mir und Lotte – ein Schiedsrichter bei einem Tennismatch mit langem Ballwechsel.

»Wir haben das Wort manchmal im Geschäft benutzt«, sagte ich, bevor Lotte etwas hervorbringen konnte.

»Ihr habt euch das Wort also selbst ausgedacht?«

»Nein, das Wort gibt es, sie haben es von Wortpost«, schaltete sich Coen ein.

»Wovon?«, fragte Simon.

»Wortpost.«

»Und was ist Wortpost, Coen?« Simons Augen schossen hin und her, von mir zu Lotte und jetzt auch zu Coen. In meinem Magen bildete sich ein dreifacher Knoten, einer für mich selbst und einer für jeden Gast an diesem Tisch, der noch nichts von der Explosivität der Situation mitbekommen hatte.

»Das ist der Newsletter, den Lotte und Leo schon seit Jahren im Geschäft beziehen. Schmier's mal kurz für Simon auf, Liebchen«, sagte er zu Lotte.

Ich hatte Simon nie etwas von Wortpost erzählt, natürlich. Sprachscherze, das war etwas zwischen mir und Lotte.

Nachdem Lotte im Geschäft als allererste Wortpost die Bedeutung von »schmieren« vorgelesen hatte, hatten wir für den Rest des Winters das Wort »schmieren« in unseren täglichen Verkäuferinnenjargon integriert, eine Art Schlumpf-Sprache, die wir sogar im Beisein von Kundinnen und Kunden sprachen. Ich schmier mal diesen Kleiderstapel. Geh du mal die Kundinnen schmieren. Die Glocke schmiert wieder. Nach diesem Winter kam Lotte mit Coen zusammen, und wir hatten das Wort aus dem Blick verloren. Ich hatte immer den Eindruck gehabt, dass es Lottes Entschluss war, damit aufzuhören, dass sie es nicht mehr witzig fand, aber jetzt kannte ich endlich den Grund: Sie hatte mir unseren Witz genommen, um ihn bei Coen einführen zu können, als käme er erst dort richtig zu seinem Recht.

»Wart mal …« Lotte nahm ihr Telefon, durchsuchte die Mailbox. Simon hatte keine Idee, was sie suchen wollte, er kroch in sich zusammen, griff selbst nach seinem Telefon, tippte etwas ein – wahrscheinlich wollte er kontrollieren, ob es diesen Newsletter wirklich gab.

»Ja, ich hab's schon geschmiert.« In betulichem, lehrerinnenhaftem Ton las Lotte die ganze Wortpost vor, wie sie sie seinerzeit auch im Geschäft vorgelesen hatte. »*Schmieren.* Bedeutung: stark auf Effekt aus sein. Beispielsatz: Leo ist erfolgreich. Und das bei jemandem, der absolut nicht schmiert.«

»Leo ist erfolgreich? Steht das so in diesem Newsletter?«, fragte Simon.

»Nein, den Namen habe ich aus dem Stegreif ausgetauscht. Ich hätte genauso gut sagen können: Coen ist erfolgreich.«

»Oder: Simon ist erfolgreich«, fügte ich hinzu.

Simon trank aus seinem Glas, das fast leer war, deutlich leerer als unsere Gläser. Ich nahm ebenfalls ein paar große Schlucke, bis in meinem Glas exakt so viel war wie in seinem. Lotte las weiter, unter Coens Beifall fand sie immer besser in ihre Rolle. »Wortwissen: Das Verb *schmieren* stammt aus dem Deutschen. In dieser Sprache bedeutet es nicht nur ›bestreichen‹, sondern auch ›klecksen, sudeln‹ und ›auf einem Instrument unsauber spielen‹. Das Substantiv *Schmiere* verweist auf eine niveaulose Wanderbühne …«

Simon unterbrach sie. »Und warum habt ihr mir das nie gesagt?«

Er sah vor allem Coen an; der sollte seine Frage beantworten.

»Wir erzählen es dir doch jetzt?!«, sagte ich. Ich drückte Simons Knie unter dem Tisch, auf der Suche nach seinem unsichtbaren Knopf.

»Mail uns in Zukunft am Tag, bevor wir kommen, eine Liste mit allem, was an dem Abend zur Sprache kommen soll, dann können wir schauen, ob da noch was auftaucht, worüber wir dich informieren müssen«, spottete Coen.

Man sah es Simon an – seiner Haltung, seinem Blick. In seinen Gedanken bildete sich eine große Luftblase, die sich mit Verletzlichkeit, mit Argwohn füllte, immer mehr, immer mehr, gleich würde sie platzen. Das Einzige, was ich tun konnte, war, hineinzustechen, bevor sie zu groß war. Ich wollte lieber nicht hören, was herausgeschossen käme, aber ich konnte ihn auch nicht allein lassen. Gerade jetzt musste ich auf seiner Seite stehen.

»Woran denkst du, Simon?«, fragte ich.

Er platzte sofort. »Aus meiner MIERE macht ihr ein Scheitern, okay, aber aus meinem Nabel macht ihr einen Schnabel, hier, Lotte, du hast ein SCH an meinen NABEL gelegt. Ihr greift meine Mutter an, ihr wisst, dass sie in diesem Jahr zehn Jahre tot ist, und jetzt wollt ihr mich ganz von ihr losreißen, ihr glaubt, dass ihr mir so den Boden unter den Füßen wegziehen könnt, das hattet ihr todsicher vorher abgesprochen, au ja, los, wir schüchtern Simon ein, wir gegen ihn, bis er den Mut verliert, mit seinem Simon Sproud weiterzumachen.«

»Himmel nochmal, wie kommst du da bloß drauf?«, fragte Coen. »Ich hab doch bestimmt drei Mal gesagt, dass ich das für eine mutige Idee halte!«

»Leo ist immer viel besser bei diesem Spiel, jetzt hat sie gerade mal dreißig Punkte«, fuhr Simon fort. »Sie habt ihr auch gebrieft.«

»Ich habe einfach Pech mit meinen Buchstaben«, sagte ich.

»Zeig mir dein Bänkchen, zeig, dass du damit nichts legen kannst.«

Ich schaute auf meine Buchstabenreihe. M, K, R, I, U, T, S. Nichts von dem, was ich daraus hätte machen können – Murks, Mist, stur, krumm –, traute ich mich unter Simons argwöhnischen Blicken zu legen.

Die Knoten wurden straffer gezogen, gleich würde sich mein Magen in drei Teile spalten.

Coen schaltete sich ein, bevor mir eine Antwort einfiel.

»Simon, du hast doch selbst MAMMUT aus Lottes MUT gemacht. Lotte hat sich doch auch nicht getroffen gefühlt als schwangere Frau? Und schau, Lotte hat EX gelegt, ich denke jetzt doch auch nicht, dass sie mich auf der Stelle abservieren wird?«

Lotte blies ihre Wangen auf und machte groteske mammutartige Bewegungen. Entweder versuchte sie mit dem Mut der Verzweiflung, die Situation zu retten, oder sie begriff den Ernst der Lage noch nicht.

Ich lachte etwas dümmlich mit, es tat weh in meinem angespannten Gesicht.

»Okay, Coen«, sagte ich. »Du bist dran. Ich setze eine Runde aus, ich tausche meine Buchstaben.«

Simon drehte, ohne vorher zu fragen, mein Bänkchen zu sich.

»Schau, schon das ganze Spiel lang steht MIST auf deinem Bänkchen. Warum legst du das nicht raus? Ach ja, ich weiß genau, warum.«

Lotte suchte meinen Blick über das Spielbrett hinweg. Sie schob ihren Stuhl ein wenig zurück, legte den einen Arm um ihren Bauch und den anderen auf Coens Schulter. »Wie spät ist es eigentlich?« Sie fragte ausdrücklich nur ihn.

»Zehn.« Er schaute auf sein Telefon, rundete zu ihren Gunsten auf. Die Uhr hinter ihm, auf dem Ofen, zeigte erst 21.47 Uhr. Er machte noch kurz was am Telefon.

»Nimmst du unser Gespräch jetzt auf?«, fragte Simon.

Coen blickte auf und legte das Handy weg. »Warum sollte ich?«

»Das weißt du ganz genau. Kommst, um mich hier zu provozieren, alles aufzunehmen und später zu verbreiten, um mein neues Geschäft zu sabotieren. Warum willst du hier noch filmen, wenn unten schon jemand von Think Out Loud in dem Kleinbus sitzt, der alles verfolgt, was ich hier mache?«

Die Müdigkeit der letzten Tage ballte sich plötzlich zusammen, hinter meinen Augen setzte ein wummernder, stoßender Schmerz ein.

Simon redete und redete. Ich bekam kein Wort dazwischen, und schon bald war es dafür auch zu spät, wie ein Regenguss, der einen überrascht. Wer nicht gleich ein schützendes Dach findet, für den lohnt sich das Unterstellen sehr schnell nicht mehr.

»Du brauchst nicht zu denken, ich wüsste das nicht. Lotte hat Leos Namen in deinem Auftrag an *Bruzz* weitergegeben, Coen. Du hattest wahrscheinlich erfahren, dass ich diese Anfrage von dem Hochzeitsplaner erhalten habe. Und du hast dir gedacht: Wenn wir Simon nicht mehr bremsen können, dann versuchen wir eben, die Scheinwerfer auf Leo zu richten, auf die Weise können wir Simon ins Dunkel schieben, ihn entmutigen. Dazu kann ich dir schon mal sagen: Das ist euch nicht gelungen. Und den Informanten in diesem Bus, den trickse ich auch noch aus.«

Coen sah blass aus. »Simon, Freund, ich glaube, du brauchst professionelle Hilfe.«

»Wir brauchen vor allem professionellen Schlaf«, sagte ich. Der Wein lag mir sofort im Magen.

»Professionell, zwei Schuhe und *ein* Frack«, sagte Simon.

»Wie bitte?«, sagte Coen.

»Ja, ›professionell‹ schreibt man mit zwei s und einem f, das ist die Eselsbrücke, die man uns in der Schule nannte, damit wir uns das merken. Man trägt zwei Schuhe, aber nur einen Frack, eine Jacke. Jedes Mal, wenn jemand das Wort ausspricht, habe ich automatisch diesen Satz im Ohr.«

Es tat mir leid, dass ich mich Simon gegenüber zu entfremdet fühlte, dass ich es nicht schaffte, für ihn in die Bresche zu springen. Mein ganzer Körper blockierte. Ich saß stumm am Tisch, festgeklebt an meinem Stuhl.

Coen kippte den Rest seines Weins hinunter, vier Schlucke, und stellte sein Glas laut ab, eine Geste, aus der die Ankündigung ihres Aufbruchs abzulesen war. »Liebchen, ich denke, es ist Zeit zu gehen.« Er warf mit großem Nachdruck seine Buchstaben in das Säckchen, tat das Gleiche mit Lottes Buchstaben, legte die Bänkchen in das dafür vorgesehene Fach in der Schachtel. Er stand auf, zog seine Jacke an.

Ich suchte Lottes Blick, wollte ihm aber genauso gern ausweichen.

Simon hielt die Lippen fest aufeinandergepresst wie ein Kind, das seinen Mund, *krick, krack*, zugeschlossen und den Schlüssel hinuntergeschluckt hat. Seine Augen bewegten sich verschreckt. Er nahm sein Telefon und vergrub sich tastenklimpernd hinter dem Display.

»Jetzt noch unseren *Frack*«, sagte Coen, nicht in spöttelndem Ton, sondern so freundlich wie möglich, er versuchte, wieder zu einem Minimum an Einvernehmen mit Simon zu gelangen, bevor er ging. Daan trabte zur Tür, in der Hoffnung, mit hinauszudürfen.

Lotte drückte mich in der offenen Tür, länger und fester als sonst.

Nachdem ich die Tür hinter ihnen geschlossen hatte, räumte ich in wenigen Minuten mit raschen Handgriffen die Küche auf. Es war kein Aufräumen, sondern ein Spurenverwischen. Coen hatte den Stapel Visitenkarten dagelassen, ich versteckte ihn in einer leeren Chipstüte und warf sie in den Mülleimer.

Simon verbarg sich in seinem Büro, ich konnte ihn atmen hören, hörte das Klicken seiner Maus. Ich hatte keine Lust, mit ihm zu sprechen, nachzuschauen, was er da tat. Im Rest der Wohnung war es totenstill, eine Stille, die wie eine Erkenntnis im Raum hängt, selbst die Wände schämen sich stellvertretend.

Dass Simon sich in seinem Zimmer versteckte, hielt ich für ein gutes Zeichen. Ich hoffte, dass er selbst einsah, wie furchtbar er sich danebenbenommen hatte, wenngleich ich auch hoffte, dass diese Einsicht ihm nicht zu viel Kummer bereitete. Dies war die beste Chance, anzuklopfen und für das Planen eines Arztbesuchs Gehör zu finden, aber das brauchte nicht jetzt zu sein, unsere Niederlage war so groß, dass er sich wohl auch morgen noch daran erinnern würde.

Erst als in der Küche nichts mehr von dem zu finden war, was an die Existenz dieses Abends erinnern konnte, kroch ich ins Bett. Ich vermisste Simon, war aber gleichzeitig froh, dass er wegblieb, weil ich nicht wusste, was ich ihm hätte sagen sollen, dafür bedurfte es erst des Trostes einer Nacht. Mein Handy hatte den ganzen Abend neben meinem Kopfkissen am Ladekabel gehangen. Jetzt erst sah ich die ganzen SMS, die Simon mir während des Abends geschickt hatte: Er wollte wissen, was ich Lotte über unser Sexleben erzählt hätte, er fragte, ob ich mit in die Küche käme, eine halbe Stunde später hatte er gefragt, ob ich auf seiner Seite stünde oder auf ihrer. Die letzte Nachricht bestand aus einer Reihe Fragezeichen.

Ich sah vor mir, wie Lotte und Coen nach Hause spazierten, fassungslos, Hand in Hand, zwischen den großen Bäumen auf dem Mittelstreifen des Kleinen Rings, und sich erregt über den Abend unterhielten. Sie sprachen schlecht über Simon, hatten Mitleid mit mir, ich befand mich vielleicht auf der guten Seite ihrer Gedanken, Simon ganz allein auf der schlechten.

Ich öffnete meinen Chat mit Lotte auf WhatsApp, ich musste ihr schreiben, was ich über die Vergangenheit unserer Männer erfahren hatte, es würde ihr helfen, Simons Verhalten Coen gegenüber zu verstehen.

»Sorry, Lotte«, tippte ich, während ich noch darüber nachdachte, was ich danach schreiben sollte.

»Lotte schreibt …«, erschien über unserem Chat.

Ich wartete, bis etwas käme, spähte im Dämmerlicht auf den leuchtenden Bildschirm, bis meine Augen schmerzten.

»Lotte schreibt …« Die Worte verschwanden. Erschienen wieder. Verschwanden erneut. Ich sah vor mir, wie sie neben Coen nach Hause ging und zusammen mit ihm überlegte, was sie schreiben sollte.

Gäbe es doch nur eine App, mit der man live mitverfolgen konnte, was der andere gerade tippte. Dann könnte ich sehen, wie Lotte nach Worten suchte, welche Euphemismen sie wählte, um sich über Simon zu äußern, und dann doch wieder löschte. Ich könnte mitverfolgen, wie sie mit jeder neuen Formulierung vor allem sich selbst beruhigte, wie ihre Bestürzung, ihre Kraft, mir zu Hilfe zu kommen, sich immer weiter abschwächten.

Und ich könnte tippen: »Gib acht, dass euer Kind demnächst kein Mobber wird wie sein Vater«, und diese Worte löschen, bevor ich sie tatsächlich losschickte. So würde Lotte die Wahrheit kennen, ohne mir die Nachricht übelnehmen zu können.

NOCH SIEBEN MINUTEN UND DREISSIG SEKUNDEN, OUDE GRAANMARKT

Dies muss Adrenalin sein. In einem verborgenen Kontrollraum irgendwo in meinem Hinterkopf leuchten die Lichter auf, jemand nimmt Platz an den Schalttafeln mit den Knöpfen, um das Ruder zu übernehmen. Auf diese Weise sind Menschen zu Heldentaten imstande, zum Abbruch von Beziehungen, zur Teilnahme an Playback-Shows, zu Verzweiflungstaten.

Mein Rad steht reglos da, angekettet an einen Fahrradständer auf dem Oude Graanmarkt, um die Ecke vom Geschäft, wo ich es an diesem Morgen um neun zurückgelassen habe, als mein Arbeitstag begann. Fast wundert es mich, dass mein Rad nicht kooperiert, indem es zum Beispiel seine Stütze schon mal einklappt oder sich bereits vom Ständer losmacht, so dass ich nur aufzuspringen brauche und lossausen kann.

Ich führe alle Handgriffe genau so aus, wie ich es an einem ganz normalen Tag täte, ich kann nicht anders, als dieselbe Reihenfolge einzuhalten, denn wenn ich diese feste Routine durchbreche, muss ich bei jedem Handgriff kurz innehalten, und Innehalten ist Zeitverlust. Ich beuge mich über den Sattel, schlinge mir den Schal ein weiteres Mal um den Hals, damit er meine Sicht nicht behindert, schiebe den Schlüssel in das verrostete Bügelschloss und ruckle vorsichtig daran, bis es kooperiert, ich schließe das Schloss erneut, hänge es über den Lenker, ziehe das Fahrrad aus dem Ständer, klappe die

Stütze ein, ich ziehe ein paarmal an der Handbremse, damit die Bremsklötze sich vom Rad lösen.

Bevor ich mich auf die Pedale stelle, werfe ich noch schnell einen Blick auf mein Telefon. Es besteht eine klitzekleine Chance, dass Simon mir in den letzten paar Sekunden eine Nachricht mit einer erlösenden Botschaft geschickt hat.

Die Uhr: 13.32 Uhr, im Hintergrund ein Foto am Meer, mein letzter Urlaub mit Simon, er ist der kleine Punkt unten, der Buchstaben in den Sand schreibt.

Jetzt in die Pedale treten, die Straße entlang, so schnell wie möglich. Der Oude Graanmarkt liegt nach drei Pedalumdrehungen bereits hinter mir. Im Schaufenster von Filippa K ist ein Dekorateur zugange, mit einer gewissen Lässigkeit drapiert er einen Schal über eine Ankleidepuppe, blitzartig sehe ich mich dort selbst stehen. Allein schon die Vorstellung, dass ich jetzt noch im Geschäft hätte sitzen können, unwissend über diesen Karton mit den Mänteln gebeugt, das Telefon voll von verpassten Anrufen, bis Lotte schließlich die Festnetznummer des Geschäfts gewählt hätte – mir dreht sich der Magen um, ich muss mich beruhigen: Wie auch immer dies endet, es hätte schlechter anfangen können, ich habe schnell reagiert. Allenfalls wenige Minuten habe ich zwischen Lottes erstem Anruf und dem Moment verloren, als ich mit Coen sprach, und diese Minuten kann ich noch wettmachen, ich darf einfach nicht vor roten Ampeln bremsen, wenn ich jetzt mit voller Kraft in die Pedale trete, bin ich in sechs bis acht Minuten zu Hause.

18. AUGUST 2018

Zwei Schuhe, ein *Frack*. Während ich mir Schuhe und Jacke anzog, hörte ich es Simon wieder sagen. Der ganze Abend lief in Dauerschleife in meinen Gedanken ab. Ich fühlte mich verkatert und zerknautscht, die Haut über meinen Wangen spannte.

Im Studium hatten wir im zweiten Jahr einen MultiCam-Workshop gehabt. Jeder Studierende musste eine Podiumsdiskussion zwischen drei Leuten mit vier aufgestellten Kameras aufzeichnen. Man stand vor einem Schirm, auf dem die vier Bilder zu sehen waren, dort musste man die Einstellung wechseln, sich entscheiden, welche Kamera man einsetzte, um es zu einem Ganzen zu montieren, das das Gespräch am besten wiedergab.

Das war die Art und Weise, in der ich ständig über den gestrigen Abend nachdachte. Simon, Coen, Lotte und ich hatten alle vier den Abend unterschiedlich erlebt, und ich erstellte jetzt Bildmontagen, wobei ich die Perspektive wechselte, so dass ich Simons merkwürdiges Verhalten auf alle möglichen Weisen vor mir sah. Zum ersten Mal sah ich mich selbst, eine todmüde Leo neben einem Simon, der ihr entglitt.

Es war das erste Mal, dass ich Simons merkwürdiges Verhalten mit anderen hatte teilen können, dass ich es nicht allein hatte ertragen müssen, aber auch das hatte mir überhaupt keine Erleichterung verschafft, im Gegenteil, die Scham, die Entfremdung und die Verwirrung waren nur größer geworden.

Ich beschloss, das Versprechen, das ich Simon gegeben hatte, zu halten und Simons und Coens Vergangenheit niemals mit Lotte zu teilen, es würde es nur schlimmer machen, ähnlich wie wenn herrschsüchtige Mütter in die Schule kommen, um sich in Auseinandersetzungen zwischen Teenagern einzumischen. Ich konnte Coen nicht verzeihen, musste es aber begraben, wegstecken und nicht mehr davon sprechen, und das Schlimmste war, dass ich genau wusste, wie man das macht, ich hatte das daheim von klein auf gelernt.

»Leo, noch mal zu gestern … Falls notwendig: Ich kann dir die Kontaktdaten eines sehr erfahrenen Psychiaters besorgen, meine Tante ist Psychologin, sie hat Verbindungen. Denk in Ruhe darüber nach, ich will dich zu nichts zwingen, aber ich denke, dass es notwendig ist«, hatte Lotte am frühen Morgen geschrieben, die Nachricht stand auf meinem Bildschirm, als ich aufwachte, ich hatte ungefähr zwei Stunden geschlafen. Ich wusste nicht, was ich antworten sollte, ich ließ es stehen, weil ich hoffte, dass das Angebot verschwinden würde, obwohl ich wusste, das würde nicht geschehen.

Ich wollte weg aus dieser Wohnung, aus diesem Zimmer, ich hatte nicht die Energie, dazubleiben, Simon zu sehen, seine Geräusche zu hören. Genauso sehr widerstrebte mir der Gedanke, ins Geschäft zu gehen, Lotte dort stehen zu sehen, ihrem Blick ausgesetzt zu sein. Ich hatte weder die Kraft, über den gestrigen Abend zu sprechen, noch, ihn zu verschweigen.

Und ihr Bauch, mit diesem Kind darin, das immer größer wurde, das sich auf Ultraschallaufnahmen bereits deutlich abzeichnete. Sie brauchte nichts zu sagen, brauchte nur dazustehen, die Hände in die Seiten gestemmt. Diese Haltung nahm sie in letzter Zeit oft ein, mit durchgedrücktem Rücken, mit geraden Schultern, ein wandelndes Ausrufezeichen, während ich immer gebeugter ging, eine einzige Frage.

Je weiter ich mich von zu Hause entfernte und je näher ich dem Geschäft kam, umso langsamer fuhr ich.

Ich kann nicht mehr, dachte ich, während ich zögerlicher in die Pedale trat. Mir schwindelte. Ich konnte nicht mehr, und obwohl ich diesen kleinen Satz stumm gesagt hatte, war es unmöglich, zu dem Moment zurückzukehren, in dem ich ihn noch nicht gedacht hatte. Ich hatte ein Zeichen, einen Startschuss gegeben und wollte zwar noch dagegen angehen (so hatte ich es nicht gemeint, es war alles gar nicht so schlimm, es gab Menschen, die es viel schwerer hatten als ich, für Simon selbst musste es viel befremdlicher sein als für mich), doch es war schon zu spät, eine tiefe Müdigkeit überkam mich, ich war der Brotkrümel, der in der Teetasse landete. Ich konnte meine Beine auf den Pedalen nicht mehr bewegen, die Tränen flossen, die Räder kamen zum Stillstand.

An der Ecke Kartuizerstraat/Sint-Kristoffelsstraat, kurz vor dem Handtaschengeschäft, stieg ich vom Rad und blieb mit zitternden Knien zwischen den Kartons stehen, die zum Abholen an die Straße gestellt worden waren – ein paar Sekunden lang, während ich auf den Gehweg schaute, die Plattenreihen, die sich, von der Morgensonne leicht erwärmt, vor mir erstreckten. Es ging eine solche Anziehungskraft von ihnen aus.

Im ersten Jahr, das ich in Brüssel verbracht hatte, bevor ich Simon kennenlernte, hatte ich auch gelegentlich dieses Verlangen verspürt, mich einfach mitten auf die Straße zu legen, aufzugeben, damit ich gefunden, versorgt werden konnte, nicht von Menschen, die ich kannte, sondern von Fremden, die sofort Hilfe einschalteten, Profis, die man für ihre Dienste bezahlen konnte und bei denen man nie in der Kreide stehen würde. In manchen Momenten schien das die einzige Möglichkeit zu sein, mich meiner Mutter nahe zu fühlen, ohne dafür selbst sterben zu müssen. Immer hatte ich Gründe gefunden, es doch nicht zu tun, aber heute fiel mir nichts ein, und ich sah nur Gründe, es tatsächlich zu tun: Die Straße war verlassen, es hatte nicht geregnet, ich hatte keinen kostbaren Besitz bei mir außer meinem Fahrrad, das Altpapier und die

Kartons würden bald abgeholt werden, Daan hatte Futter für zwei Tage in ihrem Napf und frisches Wasser.

Jetzt oder nie. Ohne weiter nachzudenken, legte ich mich hin, rücklings auf den Gehweg, Hände und Beine in asymmetrischer Position, Augen geschlossen, dicht neben einen großen Turm ineinandergestapelter Kartons, reglos, leblos. Jetzt musste nur noch ein Passant oder eine Passantin vorbeikommen oder ein Müllmann, der mich dort finden und sich um mich kümmern würde.

Er oder sie würde nicht zögern und einen Hilfsdienst anrufen. Die Sirene würde näher kommen – endlich eine Sirene, die für mich unterwegs wäre –, und die Hilfeleistenden würden neben mir knien, mit besorgten Stimmen. Hatte jemand das Mädchen fallen sehen? Wusste jemand, wer ich war? Das Stethoskop auf meiner Brust, hochgehoben und auf eine Trage gelegt werden, in den Rettungswagen gerollt und durch die Stadt gefahren werden, durch ein Spalier von Autos, die uns die Durchfahrt gewährten, im Krankenhaus aufgenommen werden, an eine Infusion angeschlossen, versorgt und berührt werden, von Krankenschwestern, die Fragen stellten, die sich mit ihren schweren Brüsten über mich beugten, um meinen Blutdruck zu messen, die mir die Funktionsweise des Betts erklärten, das mit einer Fernbedienung höher und tiefer gestellt werden konnte, ein Einzelbett, in einem Zimmer mit einer anderen Kranken, deren Zustand mich nicht interessierte, tagelang schlafen dürfen, ein Tablett mit Essen bekommen, Butterbrote mit Schmierkäse, Schnittbohnen in salziger Soße oder was immer sie in dieser Großküche zustande brachten, und wenn sie mich fragten, ob sie jemanden benachrichtigen könnten, würde ich Lottes Namen angeben. Lotte würde ganz außer sich hereinstürzen, sie würde nicht von meiner Seite weichen.

Niemand kam. Wenn ich so auf dem Boden lag, schien die

Zeit träger zu verstreichen, alles klang lauter und näher. Ich war noch nie so allein mit meinem Körper gewesen, so nah bei mir selbst.

Ein Fahrzeug näherte sich, möglicherweise das Müllauto, es hatte einen schweren, röhrenden Motor. Ich wartete, hielt mich bereit, entdeckt zu werden, mein Herz klopfte schneller. Es geschah nichts. Ein Personenwagen fuhr vorbei, er fuhr zu schnell und bemerkte mich nicht einmal, ich sah aus den Winkeln meiner zu Schlitzen zusammengekniffenen Augen, wie er um die Ecke bog und verschwand. Das Brummen erstarb, es wurde still. Ich wagte nicht zu kontrollieren, ob von fern jemand näher kam. Auf der gegenüberliegenden Straßenseite stand das in Bronze gegossene Hündchen, das ich nicht zu sehen brauchte, um zu wissen, wie es da stand, mit erhobenem Bein, in Erwartung des Bächleins, das nicht kommen wollte. Mein Fahrrad, dachte ich plötzlich, das hatte ich in dem ganzen Trara vergessen, das stand neben mir, in Höhe meiner Füße, auf der Stütze. Wie sollte jemand glauben, dass ich wirklich gestürzt war? Ich stieß mit dem Fuß an das Rad, und noch einmal, bis es kippte, es fiel über meine Unterschenkel, die Klingel traf die Bordsteinkante und schrillte durchdringend, vergnügt, es klang wie das Lachen einer Frau, die beleidigt worden ist, aber trotzdem zeigen will, dass sie Sinn für Humor hat.

Ich blieb liegen, bis das Schrillen erstorben war. Ich wollte weinen, zweifelte, ob bewusstlose Menschen Tränen produzieren können.

Wenn es wirklich so aussehen sollte, als wäre ich vom Rad gestürzt, dann brauchte ich eine Beule.

Ich hob den Kopf ein wenig an und ließ ihn auf den Asphalt fallen. Beim ersten Mal machte ich es zu vorsichtig, hielt mit den Nackenmuskeln den Schlag auf, und weil ich über meine eigene Schwäche so enttäuscht war, strafte ich mich beim zweiten Versuch und machte es viel zu heftig, der Schlag summte nach. Mir wuchs eine Beule in Größe einer halben Pampelmuse, so schätzte ich, ich konnte es mit der Hand nicht kontrollieren.

»Pfui Teufel«, sagte Lotte, als ich ins Geschäft kam. »Jemand hat dir einen Kaugummi auf die Jacke geklebt. Er ist noch frisch, warte mal.« Sie stellte sich hinter mich und zupfte den Kaugummi mit einem Taschentuch so gut es ging von meinem Jackenkragen. Ich war froh, dass sie hinter mir stand, dass ich sie nicht anzusehen brauchte.

Sie vergaß einzukalkulieren, dass ihr Bauch inzwischen etwas umfangreicher war, so dass sie mit ihrem vorstehenden Nabel über meinen Rücken strich, es war ein tröstliches Gefühl, einen Moment lang gehörte ich dazu, eine kleine Dreiergruppe.

Da war eine Restspannung von gestern, doch Simons Benehmen hatte ihr Bild von mir nicht angekratzt, das konnte ich merken, ich war in ihren Augen noch dieselbe Leo, wir waren noch wir selbst.

Ich löste mich von Lotte. Sie sah meine roten, geschwollenen Lider, sagte aber nichts dazu. Ich öffnete auf dem Computer die Website, die ich vor Wochen zu Hause für preiswerte psychologische Hilfe gegoogelt hatte, jetzt nicht mehr für Simon, sondern für mich selbst. Ich konnte Simon nicht zwingen, mit jemandem zu sprechen, wenn ich selber es nicht tat.

CGG, Kontakt, ich klickte »Wähle deine Gemeinde« an, es erschien kein Formular zum Ausfüllen, lediglich eine Mailadresse und eine Telefonnummer, die man anrufen konnte. Wenn ich einfach so am Telefon aussprechen konnte, worum es ging, dann brauchte ich die Sitzung doch gar nicht, oder? Ich schaffte es nicht, ich konnte nicht mehr nachdenken, das Einzige, was ich schrieb, war »Darf ich mal zum Reden kommen?«, gefolgt von meiner Telefonnummer, die ich nur stockend zustande brachte.

Mein Kopf dröhnte, im grellen Ladenlicht kostete es mich Mühe, die Augen offen zu halten.

Keine fünf Minuten hatte ich letzten Endes auf dem Asphalt gelegen, doch die Scham würde bestimmt fünf Jahre lang bleiben.

Ich spürte Lottes Blick, ohne dass sie etwas sagte oder tat, ich fragte mich, ob sie von ihrem Standort aus die kleinen Buchstaben in meiner Mail hatte lesen können.

Sie wollte etwas sagen, ich kam ihr zuvor. »Lotte, ja, ich hätte gern die Kontaktdaten von diesem Arzt. Simon geht es nicht gut, wie du sehen konntest. Ein Gehirntumor kann es nicht sein, er hat keine Kopfschmerzen oder Gleichgewichtsstörungen, keine Sprachstörung, kein nachlassendes Erinnerungsvermögen.«

Ich stieß es hervor, fast blies ich die Worte aus Angst, sie kämen sonst nicht weit genug und würden nichts bewirken. Dann würde ich wieder eine Weile warten müssen, bevor ich ausreichend Mut gesammelt hätte. »Ich habe eine Liste mit allem zusammengestellt, was nicht in Ordnung ist, und das sind inzwischen vierzehn Seiten.«

»Vierzehn Seiten! Was hast du da alles aufgeschrieben?«

»Versprich mir, dass ihr ihn nicht für verrückt haltet«, sagte ich. »Simon kann nichts dafür. Das ist nicht der Simon, den ich kenne.«

»Natürlich«, sagte sie. »Das war auch nicht der Simon, den wir kannten. Es bleibt unter uns.«

Lotte ging zur Tür. Einen Moment lang dachte ich, sie würde gehen, nach Hause, um es Coen sofort zu erzählen. »Haha, Coen, weißt du was, Leo führt eine Liste über Simon, was für eine Verräterin, so jemand lassen wir nicht in die

Nähe von unserem Kind!« Aber sie drehte an der gläsernen Eingangstür das Schild um: »Gleich wieder da.«

»Erzähl's mir, alles, von Anfang an.«

Ich zählte so viel wie möglich von dem auf, was ich in den letzten Monaten notiert hatte. Das Einzige, was ich herunterspielte, war, inwieweit Coen zum Epizentrum von Simons Argwohn geworden war – eine Glanzrolle, die ich ihm nicht gönnte.

Ich fühlte mich sofort ein ganzes Stück leichter, nachdem ich alles erzählt hatte, nachdem ich die Sorgen, die ich fühlte, geäußert hatte, ohne sie aus Angst, dass ich Simon bloßstellte, abzuschwächen.

»Ach, Leo«, sagte Lotte sanft. Sie trat vor mich, packte mich an den Schultern und schob mich in Richtung Puff, auf den wir uns setzten. »Warum hast du nicht schon früher was gesagt?« Sie hatte die Hand auf meinen Unterschenkel gelegt und streichelte mich sanft, und jedes Mal, wenn ihr Finger meine Haut zwischen Socke und Hosenbein berührte, erschrak ich von ihrer Wärme und musste mich zusammennehmen, um nicht loszuschluchzen, doch es war schon zu spät, die Tränen waren vorhin bereits reichlich geströmt, sie wollten nicht mehr bezwungen werden, sondern kullerten über meine Wangen, hinterließen kleine Flecken auf meinem T-Shirt, in Brusthöhe. Lotte tupfte mit ihrem Ärmel die Flecken trocken, achtete nicht einmal darauf, ob sie dabei meine Brüste berührte, was mich zusätzlich tröstete, das Eingeständnis, dass diese Situation so ernst war, dass sie jenseits aller Prüderie lag.

Ja, wie kam so etwas? Geduld ist dehnbar. Zuerst dachte ich, es sei die Trauer, und hatte abwarten wollen, danach wollte ich ihm die Chance geben, erst einmal richtig zu schlafen, und danach kamen die Arbeiten und alle Geräusche auf der Straße – wer würde da nicht allmählich verrückt werden? Ich hatte es nicht übers Herz gebracht, einzugreifen, wegzugehen.

Eine ähnlich dehnbare Geduld erlebte man manchmal bei Müttern im Laden, die versuchten, streng zu ihren Kindern zu sein, sie zählten drohend bis zehn, unterteilten den letzten Teil aber in Dezimalstellen – »neun Komma fünf«, »neun Komma fünfundsiebzig«, »neun Komma neunundneunzig« – die Zehn fiel erst, wenn das Kind brav war und es nichts mehr zu bestrafen gab.

Das Festnetztelefon im Laden klingelte.

Das ist Simon, dachte ich, er hat dieses ganze Gespräch hören können, er hat anhand eines Tutorials irgendeine Software gebaut, mit der er über mein Handy mithören konnte, und bei ihm war ein Alarm losgegangen, als er in meinem Gespräch mit Lotte zur Sprache gekommen war. Ich war schon genauso paranoid wie er, seine Krankheit hatte auch mein Gehirn infiziert.

Jetzt, da ich meine Sorgen endlich mit Lotte geteilt hatte, verstand ich nicht mehr, warum ich sie so lange außen vor gelassen hatte.

»Was du schon mal gar nicht darfst, ist, mit Hilfe von Google selbst Diagnosen zu stellen«, sagte Lotte. Sie ließ das Telefon klingeln. Das war bestimmt ihre Mutter, sie rief Lotte jetzt jeden Tag während der Arbeitszeit an, mit guten Ratschlägen aus Artikeln, die sie gelesen hatte, zum Beispiel über die Luftqualität in der Stadt und deren Auswirkungen auf Embryos. »Ja-ha«, hörte ich Lotte jedes Mal sagen, so ein Ja, das Augenrollen ersetzt, ein Ja, das nur Menschen von sich geben, die ihre Mutter nie haben entbehren müssen. Dass sie jetzt nicht ans Telefon ging, dass sie ganz bei mir blieb, so für mich da war wie schon lange nicht mehr, das machte es noch schwieriger, nicht zu heulen.

Das laute Aussprechen des psychischen Krankheitsbildes,

das ich nach einiger Sucherei im Internet ermittelt hatte, das war ein Schritt zu weit. Inzwischen hatte ich noch mehr dazu zusammengesucht und gelesen, es ängstigte mich weniger, es schwarz auf weiß geschrieben zu sehen – im Gegenteil, es tröstete mich, dass es wohl einen Namen für dieses Irresein gab, einen Nenner, unter den Simons Verhalten fiel, es gab sogar eine ins Niederländische übersetzte Wikipedia-Seite dazu. Simons Verhalten deckte sich so schlüssig mit den Symptomen, die darin aufgeführt waren, dass ich es der Krankheit fast übelnahm, dass sie sich bei ihm nicht origineller manifestiert hatte.

Auf dem Weg nach Hause fragte ich mich, wie ich Simon erklären konnte, dass ich die Privatnummer eines Arztes über Verwandte von Lotte bekommen hatte, ohne dass er dachte, ich würde sein seltsames Verhalten auch schon mit ihr besprechen, alles sei Coens Plan.

Ich hatte kurz, auf Lottes Telefon, mit ihrer Tante gesprochen. Sie hatte mir die Nummer des Psychiaters diktiert. Eigentlich nehme er keine neuen Patienten mehr an, es gebe lange Wartezeiten, sagte sie. Wenn ich einen Termin bei ihm wolle, sollte ich am besten fragen, ob ich zu ihm in die Koningsstraat kommen könne, da fänden seine Privatkonsultationen statt. »Grüß ihn von Lisette, das wird helfen, er schuldet mir was.«

Mangels eines Namens hatte ich die Nummer in meinem Adressbuch unter »Koning« gespeichert.

»Ich sitze am Küchentisch, rufe jetzt einen Arzt für dich an, wenn du das okay findest, du musst schlafen. Wenn nicht, dann suche ich mir für eine Weile woanders eine Bleibe. Ich liebe dich, aber ich bin todmüde«, schrieb ich auf meinem Handy an seins, aus der Küche.

Zwei Minuten später hörte ich, wie das Schloss seiner Bürotür aufschnappte. Sofort stand er neben mir, in der Küche. Er sah betreten aus wie jemand, der enttarnt worden ist und es nicht erwarten kann, endlich seine Schuld gestehen zu dürfen.

»Das war hoffentlich keine Idee von Lotte oder Coen?«, sagte er.

»Nein«, sagte ich. »Ich habe erst im Krankenhaus angerufen, da gab es Wartelisten, aber da war eine Ärztin, Lisette, die bereit war, mir zu helfen.«

Simon bestand darauf, dass ich mit dem Arzt sprechen sollte. Ich rief an, mit eingeschaltetem Lautsprecher, so dass er mithören konnte, um nicht den Eindruck zu erwecken, dass ich ihn ohne sein Wissen an jemanden (sprich: Coen) auslieferte.

»Koning«, der »König« – Doktor Letiège, wie sich herausstellte –, sprach ein Niederländisch, wie man es auch bei Hofe spricht, die Vokale steckten in seinem Mund wie eine Postkarte in einem etwas zu knappen Umschlag. Ich richtete ihm Lisettes Grüße aus. Er gab mir einen »Terrminn« innerhalb einer Woche, trotz der offiziellen Warteliste von einem Monat.

»Grüße von Lisette.« Wer weiß, vielleicht war Lisette gar nicht der Name von Lottes Tante, vielleicht waren es allgemeine Codeworte, mit denen Angehörige von Paranoikern professionellen Helfern unbemerkt klarmachen konnten, dass Hilfe dringend erforderlich war.

In den Tagen nach dem Anruf öffnete ich regelmäßig meinen digitalen Terminkalender und starrte auf den blauen Punkt am Freitag, dem 24. August, um 10.30 Uhr: Koningsstraat. Noch nie war von so einer einfachen kleinen Form so viel Beruhigung ausgegangen. Wenn jemand mich fragen würde, welches meine Lieblingsfarbe sei, hätte ich sofort »Blau« gesagt. Ich zählte die Stunden, die wir noch überbrücken mussten, versuchte, mir das Sprechzimmer vorzustellen, sah uns hineingehen, suchte mir schon mal den Stuhl aus, auf dem ich Platz nehmen würde (rechts), und was genau ich sagen würde, welche Beispiele ich anführen würde, um in kurzer Zeit ein richtiges Bild von der Situation zu skizzieren, ohne meine Liste hervorholen zu müssen. Ich nahm mir vor, nicht in der dritten Person von Simon zu einem Arzt zu sprechen, während Simon selbst anwesend war, nie und nimmer würde ich das tun, so hatten sich meine Eltern mir gegenüber immer übereinander beklagt.

Simons Theorien über den weißen Kleinbus, der auf der Straße parkte, entwickelten sich immer weiter. Jetzt, wo er es nicht mehr zu verbergen brauchte, durfte alles ausgesprochen werden, bald würde es ja behandelt werden und verschwinden. Der Bus gehörte keinem Geschäftsinhaber oder einer Energiegesellschaft, Coen saß darin vor einer Wand aus Monitoren und Abhörgeräten, er war darauf aus, Simons Website zu stehlen, und nicht nur die Website, an manchen Tagen wollte er Simons sämtliche Gedanken downloaden, so dass er ihn reproduzieren konnte, er würde eine ganze Reihe von Simon-Klonen machen, die bei Think Out Loud an die Arbeit gehen konnten, eine ganze Belegschaft. Er versuchte, kleine Kameras bei uns einzuschmuggeln, also kontrollierte Simon meinen Rucksack und meine Schuhsohlen, und ich ließ ihn gewähren. Einmal schlug ich ihm vor, gemeinsam beim Bus anzuklopfen und zu fragen, ob wir mal reinschauen dürften, unter dem Vorwand, dass wir vorhätten, selber so einen Bus zu kaufen, und neugierig wären, wie viel Material hineinpasste, so könnte Simon mit eigenen Augen den Inhalt des Laderaums untersuchen. Die Arbeiter hatten einigermaßen widerstrebend eingewilligt. Simon hatte den Bus gründlich inspiziert und keine doppelten Wände gefunden, aber auch das hatte ihn letztlich nicht beruhigt.

Ich versuchte, alles loszulassen und mir zu sagen, es sei in Ordnung, in Kürze würde der Arzt mit einem Blick sehen, wie schlecht es Simon ging. Die Einsamkeit war keine Einsamkeit mehr, sondern eine Investition in die Hilfe, die wir am Freitag bekommen würden. Je schlechter es ihm ging, umso besser würde man ihn behandeln können.

23. AUGUST 2018

Ich bekam einen Anruf von einer unbekannten Brüsseler Nummer.

Der »König« will den morgigen Termin absagen, war mein erster Gedanke. Mir stiegen sofort Tränen in die Augen. Ich stand allein da, ich hatte die letzten Tage allein dagestanden, plötzlich drückte ein Gewicht auf meine Schultern.

»Cynthia hier, von *Bruzz Radio.*«

Simon hatte etwas sehr Dummes angestellt und war in die Nachrichten gekommen.

Oder jemand hatte mich auf der Straße liegen sehen. Gesehen, wie ich mir selbst die Beule beibrachte. Darüber würde ein vernichtender Artikel veröffentlicht werden, und jetzt rief der Sender an wegen einer Reaktion von mir.

Mir zitterten die Beine. Ich spürte, wie mein Darminhalt sich verflüssigte, und musste die Pobacken zusammenkneifen, um stehen bleiben zu können.

»Bist du noch dran, Leo? Hörst du mich?«

»Bin ich live in eurer Sendung?«

Sie musste lachen. »Nein, nein, keine Sorge. Warum ich anrufe: Wir haben hier in der Redaktion deine Artikel in *Bruzz* gesehen. Wir haben uns gefragt, ob du in zwei Wochen ein paar von ihnen in unserer Sendung lesen würdest, in unserer Rubrik ›Kleine Fakten‹. Wir könnten sie natürlich auch selbst einlesen lassen, aber unsere Zuhörerinnen und Zuhörer hören nun mal am liebsten die Stimme der Autorin selbst. Hättest du Lust?«

Leider gebe es dafür kein Honorar, aber sie hätten in und sogar außerhalb von Brüssel eine große Resonanz. Sie hätten meist etwas größere Namen, bekannte Autorinnen und Autoren, neulich sei sogar Wouter Deprez bei ihnen gewesen, und auch der Brüsseler Joost Vandecasteele sei ein gern gesehener Gast. Fünf Texte, jeweils sechs bis sieben Minuten, ich könne sie bei ihnen einlesen, Mittwochnachmittag könnten sie ein Aufnahmestudio bekommen, sie würden sie die Woche darauf verstreut ins Programm aufnehmen. Falls das nicht klappe, müsse es für später geplant werden, Cynthia würde nämlich Anfang September für zweieinhalb Wochen in Urlaub gehen. Die Aufnahmen könnten auch nach ihrem Urlaub über die Bühne gehen.

Ich wollte keine drei Wochen warten. Sie könnten es sich anders überlegen, könnten ihren eigenen Vorschlag vergessen.

»Mittwoch passt. Darf ich auch unveröffentlichte Texte lesen?«, fragte ich.

Durfte ich, solange sie so ungefähr im Stil meiner Beiträge im *Bruzz* seien, die fänden sie ja gerade so geeignet.

Cynthia redete weiter, erleichtert über meine Zusage, und mein Darminhalt gerann wieder, ich brauchte nichts mehr zuzukneifen.

Drei Minuten nach unserem Gespräch kam Cynthias Mail bereits rein. Sie musste sie schon fertig gehabt haben, bevor sie anrief.

»Betr.: Gastautorin Kleine Fakten«. Ich machte einen Screenshot von der Nachricht auf dem Display meines gesperrten Telefons, so konnte ich mir immer wieder ansehen, wie diese Nachricht auf meinem Bildschirm gestanden hatte, wie meine Karriere begonnen hatte, so konnte ich es später auch dem Simon zeigen, der wusste, wie wichtig dieser Moment für mich war, dem Simon, der meine früheren Texte im *Bruzz* mit mehr Aufmerksamkeit gelesen hätte, der einen Abend organisiert hätte, an dem ich sie einem kleinen Publikum hätte vorlesen können.

Ich schickte den Screenshot an Lotte weiter. »Schau mal, jetzt auch *Bruzz Radio*!!!! Meinst du, du schaffst es Mittwochnachmittag allein, damit ich ins Flagey kann?«

»Wow!! Einen dicken Kuss von mir und Coen!«, schrieb sie sofort zurück, mit zwei Herzen.

Ich konnte sehen, dass sie noch tippte, und wartete darauf, was noch käme. Seit dem Scrabble-Abend war sie freigebiger mit Küsschen und Herzen in ihren Nachrichten geworden.

»Aber wir planen einen Babymoon Mitte nächster Woche, und ich war davon ausgegangen, dass du für mich einspringst. Was jetzt? Geht das beim Radio vielleicht auch zu einem anderen Zeitpunkt?«

Ich weiß nicht, was mich mehr enttäuschte, dass sie nicht spürte, wie wichtig das für mich war, oder dass sie die Neuigkeit sofort mit Coen geteilt hatte.

»Klar, die Aufnahmen gehen auch später.« Nein zu Lotte zu sagen, jetzt, wo sie schwanger war, war noch schwieriger. Über eine Nabelschnur wurde alles weitergeleitet, möglicherweise auch Gefühle. Das Kind würde schon vor der Geburt Gefühle der Enttäuschung in Bezug auf mich entwickeln.

24. AUGUST 2018

»Gut«, sagte Simon, »dann gehen wir diesen *weirdo* jetzt mal anzeigen, oder?« Das war eine Stunde vor unserem Termin. Er war plötzlich ruhig, in sich gekehrt. Als wir auf die Straße traten, ging er an dem Kleinbus vorbei, ohne hineinzuschauen.

Wir radelten zusammen hin, ich vorneweg. Die Gummigriffe in meinen schwitzenden Händen ließen mich an meine Mutter denken, ich drückte den Gedanken weg, dafür war jetzt kein Platz.

Alle hundert Meter sah ich mich um, weil ich mich vergewissern wollte, dass Simon noch folgte, dass er nicht abgebogen war und ich schließlich allein vor der Praxis stünde.

Der Arzt arbeitete im Sint-Jans-Krankenhaus, hielt aber auch in diesem Gebäude hier Sprechstunden ab, in der obersten Etage eines großen weißen Herrenhauses, nicht weit vom Botanischen Garten. »Dr. P. Letiège« stand an der Klingel. Ich hoffte inbrünstig, dass der Mann nicht Paul hieß.

»Sag nie mehr, ich würde dich nicht lieben«, sagte Simon, kurz bevor er klingelte.

Es gab nicht gleich eine Reaktion. Simon bewegte seine Hand sofort wieder zur Klingel.

»Wart doch mal eben, der kommt schon.«

»Wer sagt, dass es ein Er ist?«

»Wir haben mit ihm telefoniert.«

»Ach ja.«

Ich hätte mich zwei Stufen höher stellen und meine Lippen an seine Stirn drücken können, das hätte ich normalerweise getan, aber ich wollte mich nicht größer machen als er.

Erst jetzt war Gepolter hinter der imposanten Tür zu hören. Simon rückte seinen Kragen zurecht, so dass die Zipfel seiner dünnen gelben Regenjacke auf gleicher Höhe hingen. Von seinem Verhalten der letzten Wochen war plötzlich nur noch wenig zu merken, er musste irgendwo in sich ein Kämmerchen gefunden haben, in dem er es weggesteckt, eingeschlossen hatte. Ich erwog den Versuch, seine Beherrschung dadurch zu stören, dass ich ihn auf den in der Nähe parkenden Kleinbus hinwies – »Schau mal, wer uns gefolgt ist!« –, aber es war bereits zu spät, die Tür öffnete sich.

Es war ein Mann, der da erschien, um die sechzig, mit einer unecht wirkenden Glatze, angebracht von einem Visagisten ohne ordentliche Ausbildung, hier und da ragten noch Haarbüschel unter der hautfarbenen Bademütze hervor.

Weil er nicht wusste, wer von uns beiden der Patient war, verteilte er seine Aufmerksamkeit bei der Begrüßung gerecht und schüttelte uns beiden gleich lange die Hand.

»Erzählt *ma*«, sprach der Arzt, als wir in seinem Sprechzimmer Platz genommen hatten. Er war noch weniger gut zu verstehen als am Telefon, eine zerknautschte Sprache mit umgeknickten Rändern. »Was brinkt eusch 'er?« Wir waren in einem unbehaglich kleinen Lift ins Dachgeschoss gestottert und in diesen kleinen Raum geführt worden, der zum größten Teil mit gigantischen Bücherregalen gefüllt war.

In den Regalen auf der einen Seite eine Sammlung alter Bücher, auf der anderen Seite alte Modellautos, die alle mit der Schnauze in dieselbe Richtung zeigten, eine Miniaturschlange aus den fünfziger Jahren. Mit ein bisschen Phantasie konnte das leise Gehupe der Autos auf der Kreuzung in der Ferne aus diesen kleinen Hupen kommen. Ferner gab es einen Tisch, vollgehäuft mit Papieren, ein paar Poster mit geheimnisvollen abstrakten Zeichnungen und einen Schreibtisch mit drei Stühlen. Ich setzte mich auf den rechten Stuhl, wie ich mir vorgenommen hatte, dicht neben ein Glasgefäß voll Wasser, mit Muscheln und einem Plastikhäuschen, aber ohne Goldfisch.

Er hätte zu uns nach Hause kommen müssen, dachte ich

sofort, oder wir hätten uns im Krankenhaus verabreden müssen, in einem völlig weißen Raum – hier stand zu viel Kram herum, hier war zu viel im Aufbau oder Abbau, dieses Zimmer war selbst manisch, Simons Verhalten würde sich hiervon viel zu wenig abheben. Vor allem jetzt, wo er diesen plötzlich beherrschten Eindruck machte und die Regenjacke so perfekt gerade gerückt über seinen Schultern lag.

Ich sah Simon aufmunternd an. Er suchte nach Worten, blickte auf das leere Fischglas.

»Meine Freundin denkt, dass ich Hilfe brauche.« Beim Wort »Hilfe« malte er zwei Anführungsstriche in die Luft.

Der Arzt nickte freundlich. Obenauf, ich sah es erst jetzt, wuchs mitten auf der glänzenden Kopfhaut ein dickes, tapferes fühlerartiges Haar, ungefähr sieben Zentimeter lang, steif wie ein Schnurrhaar, das als Einziges von der Situation profitiert zu haben schien. Ab und an, wenn ein Windhauch durch das gekippte Dachfenster hereinkam, stand dieses Haar einige Sekunden lang senkrecht auf dem Kopf. Eine abgeschnittene Marionette, ein Einhorn.

»Und du bist diese Freundin, *je suppose*.«

Ich nickte.

»*Go for it*, Leo, *go for it*. Erzähl ihm, was alles nicht stimmt mit mir.«

Wie Simons Krankheitsbild auf Wikipedia beschrieben wurde, wusste ich auswendig, ich hatte es mittlerweile oft genug gelesen. Ich formulierte Simons Symptome absichtlich anders, in einer anderen Reihenfolge, um nicht den Eindruck zu erwecken, dass ich die Diagnose bereits selbst gestellt hatte und nur kam, um sie mir bestätigen zu lassen, denn das mochten Ärzte gar nicht. Dann waren sie geneigt, alles kleinzureden, einem notfalls eine andere Krankheit anzudrehen, Hauptsache, sie selbst konnten die Schlussfolgerung ziehen, wofür hatten sie sonst so lange studiert?

Ich hatte so auf diese Stunde hingelebt, dass ich meine Darstellung parat hatte wie ein Referat, sie kam flüssig heraus, knapp und gut aufgebaut, vom Tattoo über die Käufe bis zu den vielen Freundschaftsanfragen, von Simons Pep-Talks vor dem Spiegel bis zu dem Kleinbus, in dem angeblich Coen sich versteckte.

Um das Ganze abzurunden, hatte ich mir die folgende Metapher überlegt: Simon kam mir wie eine Geisel vor, ich wollte den alten Simon so gerne zurück, an wen konnte ich das Lösegeld bezahlen?

Der Arzt hatte nickend zugehört, aber er schrieb nichts von dem auf, was ich sagte, nicht einmal die Metapher.

»Was meinst du, Spruitje?«, sagte ich.

Simon zuckte erstaunt mit den Achseln. Und noch mal und noch mal. Er hatte keine Entgegnung parat. So eine fundierte Argumentation hatte er anscheinend nicht erwartet. Er hatte mir vertraut, oder er hatte meine Aufmerksamkeit unterschätzt. Langsam zog er den Reißverschluss an seiner Jacke hoch, bis ganz nach oben. Seine Augen waren ein bisschen feucht geworden. Erst jetzt wurde mir bewusst, dass ich in der dritten Person von ihm gesprochen hatte.

»Sorry, Simon«, sagte ich. Ich konnte ihn nicht ansehen. Könnte ich nur auf der Stelle alles zurücknehmen, die Worte aus Doktor Einhorns Gehirn zurückholen, sie durch seinen Gehörgang herausziehen und wieder in meinen eigenen Mund stopfen und dann schlucken, schlucken, hinunterschlucken, bis ich sie alle ungeschehen gemacht hatte.

»Erkennst du dich in dem wieder, was Leo hier erzählt?«, fragte Einhorn.

Simon richtete sich etwas auf, schnaubte. Er sah mich an, von Kopf bis Fuß, von links nach rechts, ein Schlachter, der entscheiden musste, wo und wie er das Messer ansetzt. Ich blickte auf Letièges gefaltete Hände. Über uns, hinter dem

Dachfenster, hubbelige Wolken, die Textur von dickem, handgeschöpftem Papier.

»Jemand muss es tun. Irgendjemand muss schildern, wie verrückt Leo sich manchmal benimmt«, sagte Simon plötzlich. Seine Augen waren noch feucht, aber seine Stimme klang hart und gezielt. »Als Kind wollte sie so gern einen Gips, auf den jeder aus der Klasse seinen Namen schreiben konnte, dass sie ihren Fuß in eine zuschlagende Tür streckte, aber ihr Vater wollte sie nicht in die Ambulanz bringen, weil er der Meinung war, dass sie sich anstellte. Sie hat wochenlang mit einem gebrochenen Zeh Sport getrieben, der steht heute noch schief. Und als ich sie kennenlernte, musste sie sich jeden Abend einen Film mit einem Mann anschauen, der mit einem Baseballschläger auf eine Kokosnuss eindrischt, sonst erlaubte sie sich selbst nicht, den nächsten Tag zu beginnen – ich musste ihr das erst abgewöhnen. In den ersten beiden Jahren, die ich Leo kannte, hatte sie keine Wimpern mehr, weil sie sich die selber ausriss. Sie war in Therapie, weil sie sich im Stich gelassen fühlte, wenn ich nachts vor ihr einschlief. Sie fotografiert von allen Medikamenten, die sie nimmt, den Zettel mit den Nebenwirkungen, und wenn wir ein Glas Duo-Schoko kaufen, dann wird sie böse, wenn das Weiße und das Schwarze sich vermischen, also haben wir jetzt jeder ein eigenes Glas, und ich verstehe nicht, warum sie Duo-Schoko möchte, wenn sie die beiden Geschmäcker nicht zusammen essen will. Und noch etwas: Sie masturbiert *nie.* Sie hat keinen Kontakt mehr zu ihrem Vater, nach dem Tod ihrer Mutter hat sie mit ihm gebrochen. Sie will im Sommer nie nur unter einem Laken schlafen, denn dann muss sie an den Unfall ihrer Mutter denken, es muss immer eine Daunendecke sein. Und sie bekreuzigt sich auch nie mehr, nicht mal in der Kirche bei einer Hochzeit oder bei Beerdigungen, sie berührt dann willkürliche Stellen an ihrem Körper, das hat auch was mit ihrer Mutter zu tun, sagt sie. Ich notiere mir das doch auch nicht in einem Büchlein? Sie möchte Schriftstellerin sein, die machen alles gern schlimmer, als es ist, damit sie etwas fühlen können, damit sie leichter darüber schreiben können.«

Plötzlich sah ich einen Fisch in dem Glas schwimmen. Wo kam das Tier her? Ich blinzelte, es war immer noch da. Ich schaute etwas genauer hin, versuchte herauszubekommen, wo im Glas sich der Fisch die ganze Zeit versteckt haben könnte, fand aber nichts. Doktor Einhorns Hände hatten in den letzten Minuten flach und gespreizt auf der Tischplatte gelegen, er hatte sie nicht bewegt. Und auch Simon hatte keine Chance gehabt, während seiner Ausführungen ungesehen einen Goldfisch aus der Brusttasche zu ziehen und in das Glas fallen zu lassen.

Ich nahm ein Taschentuch aus der Schachtel, die zwischen uns stand, und schnäuzte mich. In meiner Nase war nichts, was rausmusste, aber ich wollte eine Handlung, die sich vertraut anfühlte, eine Handlung, in der ich mich selbst erkannte.

Simon ratterte weiter.

»Beim geringsten Anlass, wenn ich abwesend bin, gerät Leo in Panik. Abwesenheit, darunter fällt bei ihr alles, auch Inspiriertsein. Ich bin manchmal abwesend, weil ich damit beschäftigt bin, Dinge zu gestalten, etwas aufzubauen, eine Zukunft, wer kann dagegen denn was haben? Simon SPROUD.«

Es wäre gut, wenn ich ein kleines Kabel hätte, mit dem ich meinen Kopf direkt an Doktor Einhorns Kopf anschließen könnte. Eine externe Festplatte und darauf meine ganze Geschichte, Tausende von Ordnern voller Gedanken, Erinnerungen und Beobachtungen. Ich würde ihm raten, nach dem Ordner »Simon« zu suchen, angelegt im Frühjahr 2008, alle zuerst gespeicherten Bilder anzuklicken und sie mit den zuletzt hinzugefügten zu vergleichen, er würde mich verstehen, er würde es vor sich sehen.

Simon versuchte, noch überzeugender zu sein. »Ich bin nicht abwesend, ich bin da, ich bin Simon, ich bin mehr denn je ich selbst, und das erträgt Leo nicht, sie ist gewöhnt, ein Blindenhund zu sein, das ist es, was sie will, sie will nicht, dass ich alles selbst sehe, denn dann ist sie überflüssig.«

Er holte Luft. »Es ist wie bei einem Furz, derjenige, der sagt, es stinkt, spricht sich selbst damit sofort frei, und der Letzte, der es bemerkt, hat ihn angeblich gelassen, genau das versucht Leo hier, ich durchschau es genau, und ich versichere Ihnen: Wenn ich Hilfe brauche, dann braucht sie sie auch, wir haben beide unsere Mütter verloren, aber sie hat es weniger verarbeitet als ich.«

Dieser Furz, der war zum Glück völlig daneben. Fast tat mir Simon leid, dass er mit diesem schlechten Vergleich sein ganzes Plädoyer zunichtemachte. Einigermaßen erleichtert fasste ich mich wieder. Ich tauchte meinen Zeigefinger ins Wasser des Fischglases, der Fisch kam sofort darauf zugeschwommen.

»Der hat Hunger«, sagte ich. Ich sah den Arzt mit dem Blick eines Menschen an, der noch alles auf der Reihe hat, der genau weiß, was wann zu geschehen hat.

»Erklär mir das mal, Simon. Warum möchte deine Freundin gern ein Blindenhund sein?« Das Einhorn fragte es verständnisvoll, beide Hände mit gespreizten Fingern auf der Tischplatte, zwei Antennen, die Simons Signale möglichst gut auffangen sollten. Auf die Sache mit dem Furz ging er leider nicht ein. Vielleicht hatte er es kaum verstanden, wusste gar nicht, was ein Furz ist oder was das Wort »Blindenhund« bedeutet, und hoffte, das jetzt herauszubekommen. An der linken Hand trug er einen silbernen Ehering. Die dazugehörige Frau war irgendwo im Haus am Kochen, von Zeit zu Zeit erreichte uns der Geruch von geschmorten Zwiebeln, die mit etwas Weinartigem abgelöscht wurden, ein Dunst, von dem mir leicht übel wurde.

Simon dachte lange nach. Erst jetzt sah ich, dass er unter dem Tisch mit dem Finger auf seinen Oberschenkel klopfte, ein Metronom, mit dem er seine Stimme und seine Gedanken im Takt hielt.

»Ich will wirklich kein Blindenhund sein«, sagte ich.

»Simon, ich bin neugierig, gibt es einen konkreten Grund, warum du das gesagt hast?« Der Arzt wandte sich jedes Mal an ihn, mich sah er nie länger als ein paar Sekunden an.

»Ich meinte damit: Sie braucht jemanden, für den sie sorgen kann, jemanden, der sie täglich in Anspruch nimmt. Auf diese Weise braucht sie sich nicht mit sich selbst zu beschäftigen und ihren Ambitionen nachzujagen.« Ihm entfuhr versehentlich ein nervöses Schniefen.

»Genau, so fängt es an!«, sagte ich. »Dieses typische kleine Schniefgeräusch! Alle dreißig Sekunden, die ganze Nacht geht das so durch. Es fing gleichzeitig mit diesem Tattoo an.«

Ich beugte mich vor, legte meine Hand auf Simons klopfenden Finger, in der Hoffnung, ich könnte ihn so aus der Spur bringen, ihn meine Behauptung illustrieren lassen. Er entwand sich meinem Griff.

Der Arzt zog seine Tastatur zu sich heran und notierte etwas auf dem Computer. Hatte er jetzt einen Ordner über *mich* angelegt?

»Ich bin nicht die Einzige, die der Meinung ist, dass etwas geschehen muss. Alle vermissen den alten Simon«, sagte ich.

»Alle?«, fragte Simon. »Wer noch?«

Durch das Fenster wehte es herein. Aus den Augenwinkeln sah ich, wie sich das eine Haar von Einhorn aufstellte.

»Wie würdest du den alten Simon beschreiben?«, fragte er.

Ich sah Simon an, studierte seinen Körper einige Sekunden lang, seine Locken, seine schlanken, sehnigen Hände, versuchte, den Jungen vor mir zu sehen, in den ich mich einst verliebt hatte, den Jungen aus unseren allerersten Gesprächen.

»Und nimmst du manchmal Drogen, Simon?« Der Arzt unterbrach sogar meine Gedanken. »Trinkst du Alkohol?«

»Alkohol, den trinke ich regelmäßig, ja, wie jeder in meinem Alter, aber nur zu besonderen Anlässen, jetzt arbeite ich intensiv und habe keine Zeit dafür. Drogen nehme ich nicht, habe ich nie getan.«

An Simons Stimme konnte ich hören, dass er sich mir zugewandt hatte, ich wagte nicht, ihm ins Gesicht zu sehen.

»Alle sind der Meinung, dass was geschehen muss, wer denn noch? Coen und Lotte auch?«

»Ja, Simon, es war ihnen auch aufgefallen, was glaubst du wohl? *Sie* hat mir die Privatnummer von Doktor Letiège gegeben.« Beinahe hätte ich »Doktor Einhorn« gesagt. »Sie haben dich doch auch beim Scrabbeln erlebt.«

»Du hast das mit Lotte besprochen? Und Coen weiß auch, dass wir hier bei einem Psychiater sind?«, fragte Simon sofort. Er sank in sich zusammen, eine Badeschaumflocke, auf die ein Wasserstrahl gerichtet wird. »Leo, das gehört alles zu seinem Plan, du glaubst mir vielleicht nicht, aber ich schwöre dir, genau das will er. Dass du das nicht kapierst!«

»Was ist das, Skrebbelen?«, fragte das Einhorn.

»Ein Gesellschaftsspiel, Scrabble. Er glaubte, wir würden mit den Wörtern verletzende Botschaften bilden.«

»Kennen Sie Coen auch?«, fragte Simon Letiège. »Haben Sie mit ihm Kontakt gehabt?«

Der Arzt schüttelte den Kopf.

»Simon, hast du auch deutlich schlappere Zeiten, dass du keine Energie hast, aufzustehen, oder dass du mit negativen Gedanken kämpfst?«, fragte das Einhorn weiter. Er ignorierte mein Nicken.

»Nein, nicht dass ich wüsste. Solange Leo mich nicht stigmatiert.«

»Es heißt ›stigmatisiert‹, nicht ›stigmatiert‹«, sagte ich.

»Und was fürchtest du dann, welche Botschaften siehst du?«, fragte das Einhorn.

»Er ist von seinem Ex-Kollegen gemobbt worden. Jetzt glaubt er, dass sich alle gegen ihn verschwören, um zu beweisen, dass er ein Versager ist«, antwortete ich an Simons statt. »Darum sah er sogar in der Frage ›Wollen wir ein Spiel spielen?‹ eine Bedrohung.«

»Hört zu, alle beide«, sprach Simon in beschließendem Ton, mit dem er hier alles beenden zu können glaubte. »Ich habe mich noch nie so glücklich gefühlt. Seit ich mit Simon Sproud angefangen habe, bin ich in der Lage, die Dinge ganz klar zu sehen. In Kürze laufen hier Leute rum mit meinen Zeichnungen, die auf ihrem Körper festgelegt, verewigt sind, stellt euch das vor!«

Das Einhorn nickte mit leisem Lächeln, fast gerührt.

Es bestand das Risiko, dass er uns gleich nach Hause schicken würde. Wir würden unsere Fahrräder wieder aufschließen, uns nach Hause bewegen, dort würde alles so weitergehen wie in den letzten Tagen, diesmal jedoch ohne den blauen Punkt in meinem Terminkalender, und Simon würde sich durch das Einhorn bestärkt fühlen, noch mehr darauf beharren, dass er recht habe.

Ich begann zu schwitzen, meine Beine begannen zu kribbeln, alles Blut zog sich zurück. Ich tastete nach meinem Telefon, das in meiner Jackentasche steckte.

Ich könnte mich am Ende der Konsultation weigern, aufzustehen. Einfach sitzen bleiben, beharrlich vor mich hin starren oder die Augen schließen und keinen Mucks mehr von mir geben. Simon und das Einhorn könnten mich unmöglich zu zweit hochkriegen, sie würden um Hilfe telefonieren müssen, die Feuerwehr würde mit einem Kranwagen eingreifen müssen, oder die Polizei, irgendjemand, dem ich meine Geschichte erzählen könnte und der, im Gegensatz zum Einhorn, meinen Hilfeschrei ernst nehmen würde.

Simon ratterte weiter: »Und das Schlafen, ja, das klappt nicht so gut, aber ich liege nicht wach, weil ich grüble, ich liege wach vor Glück, vor Positivismus. Meneer Letiège, geben Sie mir einfach was zum Schlafen, einverstanden, das ist eine Option. Sie können nicht sagen, dass ich nicht klar im Kopf bin. Stellen Sie mir eine Frage, egal welche, etwas über den Zweiten Weltkrieg zum Beispiel, oder lassen Sie mich eine schwierige Divisionsaufgabe oder ein Tutorial machen, damit habe ich kein Problem.«

Ich zog mein Handy aus der Jackentasche und legte es entschlossen auf den Tisch. Simon sah mich erschrocken an, als ich das Ding zum Einhorn hindrehte, es schaffte, den Bildschirm auf dem Kopf beim ersten Versuch zu entsperren, die Fotos öffnete, eines der Videos anklickte. Ich wusste sofort, welches ich wollte, das Startbild war rosig, meine Handfläche, ich hatte es keine drei Tage zuvor aufgenommen.

Ich drückte auf »Start«, ohne zu fragen, ob er damit einverstanden sei.

Unsere Stimmen waren deutlich zu hören, auf dem Bild war kaum etwas zu erkennen, wenn man nicht wusste, wo es aufgenommen worden war, ich hatte während des Filmens das Handy kaum irgendwohin gerichtet, weil ich versucht hatte, es möglichst unauffällig zu machen. Wer wusste, wo wir uns befanden, würde höchstens das Treppenhaus erkennen, durch das ich filmend nach unten ging, Simon vor mir, das Geräusch unserer Schritte auf der Treppe, der Kunststoffbelag mit dem Holzmuster auf den Stufen, meine Stimme: »Wir fragen die Leute einfach, wer in dem Bus sitzt, und wenn es stimmt, kannst du Coen auf frischer Tat ertappen.« Simons

Stimme: »Okay, wenn du willst.« Seine Hand auf der Klinke, die Haustür geht auf, Wolken, meine grüne Hose, Simons Schuhe, unsere Köpfe von unten, Nasenlöcher, Asphalt, Reifen, meine Stimme: »Schau, durch die Frontscheibe ist nichts Besonderes zu sehen, ich frag mal, ob sie die Türen hinten für dich aufmachen.« Der weiße Lack des Kleinbusses, ein kurzer Blick auf die Vordersitze, Wolken, Asphalt, meine Hand.

Simon wagte ich nicht anzusehen. Ich sah abwechselnd von der Leiste mit der Zeitanzeige des Films, der insgesamt fünf Minuten dauerte, zu Letièges Gesichtsausdruck. Seine Miene wirkte unbehaglich und bedrückt, als müsse er dringend pinkeln.

Ich hatte mir den Film zu Hause ein paarmal angeschaut, um zu entscheiden, ob ich ihn hier zeigen sollte oder nicht, und jedes Mal hatte er etwas so Schockierendes an sich, dass ich kurz davor gewesen war, ihn zu löschen. Nicht so sehr, *was* ich festgehalten hatte, war schockierend, sondern *dass* ich uns festgehalten hatte, der Verrat an sich, und dass ich mich offenbar so allein gefühlt hatte, dass ich es für nötig gehalten hatte.

Die beiden haarigen Nasenlöcher, von unten gefilmt.

Ich wusste, was jetzt kam, meine Stimme, in mangelhaftem Französisch, ein fast ekelhaft liebenswürdiger Ton: »S'il vous plaît, monsieur, est-ce qu'on peut jeter un coup d'œil dans la camionnette, on veut en acheter une nous-mêmes et on veut bien savoir combien d'espace il y a. Nous sommes pas des voleurs, je vous jure.« Das Geräusch von Türen, die entriegelt werden, zwei haarige Hände, die die Handgriffe umklammern, die Türen fliegen auf, Asphalt, ein halber Rücken von Simon, seine Locken, sein Hinterkopf, Simon schaut zu, wie der Laderaum geöffnet wird, der Laderaum ist leer bis auf ein paar Kartons mit Material, Simon traut sich nicht, hineinzugehen, meine besänftigende Stimme: »Geh doch, Liebling, schau nach. Siehst du, kein Coen und keine Abhörgeräte.« Meine Stimme zu dem Arbeiter: »Ah oui, c'est vraiment spacieux, merci beaucoup, monsieur.« Wieder Asphalt, Schuhe, Nasenlöcher, die Haustür, die Treppenstufen, meine Stimme: »Was hattest du gedacht?« Simons Stimme: »Was hattest *du* gedacht, du bist vielleicht gutgläubig, natürlich haben sie uns abgehört, sie haben schon letzte Woche deinen Vorschlag gehört, mal in den Bus zu schauen, natürlich haben sie mehrere davon, sie haben uns die Treppe runterkommen hören und schnell den Bus getauscht, die sind doch nicht blöd, die Typen.« Unsere Wohnungstür, Daan, die sich schnurrend an meinen Schuhen reibt, leicht verwirrt, warum wir so schnell wieder zurück sind.

Eine halbe Minute vor dem Ende der Aufnahme unterbrach mich der Arzt. »Gut, Leo, merci, steck das Ding wieder ein.« Er schwieg kurz, sah mich streng an, blickte dann auf seine Uhr.

»Menschen, die gesund sind, machen sämtliche psychischen Krankheiten durch, die es gibt, ohne sich mit einer zu lange aufzuhalten«, sagte er. »François Tosquelles hat das geschrieben – Fachliteratur. ›Wer gesund ist, kann nicht ohne weiteres erwarten, dass der andere immer mitkann oder -will.‹«

Simon griff zu seinem Handy und schrieb es auf. Ich wusste, das würde Munition für ihn sein, mit der er sich später gegen mich wehren würde. Das Einhorn wartete, bis Simon fertig getippt hatte, und fuhr dann fort.

»Im Grunde *lickt* die Entscheidung bei dir, Meneer Spruyt, du bist derjenige, um den es hier geht. Möchtest du noch mal wiederkommen? Empfindest du deinen eigenen Zustand als belastend? Beeinträchtigt er deine Lebensqualität? Würdest du mich gern mal unter vier Augen sprechen?«

Simon zuckte mit den Achseln. »Wie schon gesagt: Simon Sproud ist Simon Spruyt im Optimalzustand.«

»Okay, ich verschreibe dir jetzt erst mal etwas, damit du besser schlafen kannst.« Das Einhorn griff zu seinem Rezeptblock und einem Stift.

24. AUGUST 2018 (2)

Die Konsultation beim Einhorn sollte sich nicht nur als verpasste Chance erweisen, sondern auch als teure. Für die einhundertzehn Euro, die ich hinblätterte, hätte ich wenigstens gern das eine alberne Haar mit einer Pinzette aus seiner Glatze gezogen.

Ich fuhr hinter Simon her nach Hause, der Blindenhund, der sich ins Schlepptau nehmen ließ. Er wählte eine andere Strecke als auf dem Hinweg, einen Umweg, nicht über die Pachecolaan, sondern über die Kruidtuinlaan. Er sah sich nicht um, es schien ihm egal zu sein, ob ich mit nach Hause kam. Ich hätte nicht sagen können, ob es Triumph oder Scham war, ich wollte auch nicht neben ihm fahren, um das herauszufinden, dann würde er meine Tränen sehen. Je weiter wir uns vom Einhorn entfernten, umso schwerer konnte ich sie bezwingen.

Unten, bevor das Tempo von der steilen Abfahrt aus unseren Reifen verschwunden war, bremste Simon plötzlich, an der Ecke des Einkaufszentrums City 2. Er stellte sein Rad auf den Ständer, sagte, ich solle warten, ging in den Art Shop, einen Geschenkeladen mit Stockfotopostern, in dem man nur kleine Geschenke für Leute kaufte, die nie deine Freunde waren und es hoffentlich auch nie sein würden. Ich sah ihn durch das Schaufenster, er stand an einem großen Drehständer mit Karten, bezahlte etwas und überreichte mir, als er wieder herauskam, die Tüte.

Es war ein Kalender mit Katzenbildern à la Anne Geddes. Das hatte der Arzt ihm zum Abschied noch geraten: ein Tagebuch zu führen, in dem wir notieren konnten, wie viele Stunden Simon schlief, wie er sich fühlte, damit er selbst mit etwas Abstand seinen eigenen Zustand verfolgen konnte.

»Und können Sie ihm nicht noch etwas anderes geben?«, hatte ich gefragt, nachdem der Arzt ihm eine Schachtel mit vierzehn Schlaftabletten verschrieben hatte, doch das Einhorn hatte nicht auf gut Glück stärkere Medikamente verordnen wollen. Er hatte Simon ans Herz gelegt, gut zu essen, zu schlafen und regelmäßig Sport zu treiben. Simon könne selbst noch am besten einschätzen, wie er sich fühle, hatte das Einhorn gesagt, und wenn die Situation außer Kontrolle gerate, dürfe Simon ihn jederzeit anrufen.

Zu Hause, an der Tür, stoppte Simon mich und bat um mein Handy.

»Wozu?«

»Ich lösche diesen Film nicht, vertrau mir einfach.«

Er entsperrte das Telefon, begann zu filmen, richtete die Kamera auf uns und sagte: »Ich bin Simon und ich liebe Leo, das darf sie nie vergessen.« Ich sah, was da gefilmt wurde, zwei blasse Gesichter, Simons gelbe Regenjacke. Er hielt den Katzenkalender im Hintergrund. Ich erschrak über meinen eigenen mürrischen Blick.

»Bist du böse auf mich?«, fragte ich. Ich schaute vom Kameraauge weg zu Simon.

»Ich weiß nicht, wie das geht, Pluis, auf dich böse sein.«

Ich würde die Aufnahme nicht löschen, aber ich würde mich auch niemals trauen, sie mir wieder anzusehen.

NOCH SIEBEN MINUTEN, DANSAERTSTRAAT

Es gibt mehrere Routen, die ich nehmen kann, um nach Hause zu fahren, Routen, die alle ungefähr gleich lange dauern, je nach den Ampeln, an denen man vorbeikommt. Über die Anspachlaan, die Jamarlaan über den Baraplein in die Brogniezstraat. Oder über die Van Arteveldestraat, über die Ringstraße in die Brogniezstraat. Die Stadt ist kein Labyrinth mit Gängen ohne Ausgang, und dennoch ist es so, als hätte jede Strecke einen anderen Verlauf und führe zu einem anderen Ende.

An der ersten Kreuzung, in Höhe des Kartell-Geschäfts mit seinen Möbeln, die an groß ausgefallene Playmobil-Teile erinnern, biege ich nach rechts in die Van Arteveldestraat. Das muss die schnellste Route zum Innenring sein, dort gibt es keine Straßenarbeiten, nur wenige Fußgänger, selten Touristen, und mit etwas Glück kann man die roten Ampeln ignorieren.

Ich achte auf meine Atmung, schaue auf die Straße, weiche Unebenheiten und Glasscherben aus und halte mich von Hindernissen fern. Ich lasse die Hände an den Bremsen, denn das Dümmste, was mir jetzt passieren könnte, wäre, dass ich einen plötzlich die Straße überquerenden Fußgänger anfahre und Fahrerflucht begehen muss und Simon und ich alle beide von der Polizei gesucht werden.

Erstaunlich, wie viele Gedanken und Erinnerungen in den Kopf von jemandem passen, der nur eine Aufgabe hat: so schnell wie möglich auf ein Ziel zuzufahren. Gedanken, die kreuz und quer wie Leuchtraketen durcheinanderschießen, das ununterbrochene In-die-Pedale-Treten trotz übersäuerter Wadenmuskeln, der trockene Mund, die ratlose Wachsamkeit … Ich kenne das: Am Tag, als meine Mutter verunglückte, war ich gerade in der Schule angekommen, als ich von meinem Vater angerufen wurde. Ich nahm sofort mein Rad aus dem Fahrradständer und sauste zu der Stelle, an der nach seinen Worten das Unglück geschehen war, und die blinde Panik dieser ewig langen Fahrt steckt mir immer noch im Leib, in einer Schicht, an die ich nicht ohne weiteres drankomme, und dort wuchert und wütet sie schon seit zehn Jahren.

Monate nach dem Unglück wurde ich noch jede Nacht damit wach, die gleiche hohle, brennende Hast, der Kummer darüber, an einen Ort eilen zu müssen, an dem nichts mehr zu retten ist, wo einen nur Leere erwartet. Mal um Mal macht man einen Kopfsprung in ein Schwimmbecken ohne Wasser.

25. AUGUST–2. SEPTEMBER 2018

Die Straßenarbeiter waren verschwunden. Sie hatten alles hastig zugeschüttet, hier und da lagen Klinker verkehrt herum, mit der blassen, unbenutzten Seite nach oben, zwischen den dunklen, schmutzigen, mit Kaugummi übersäten Exemplaren – ein Gehweg mit Pigmentflecken.

Von der Vierzehnerschachtel Schlaftabletten, einem generischen Präparat, nahm Simon jeden Abend eine, eine halbe Stunde vor Schlafenszeit, mit dem gleichen Sag-nie-wieder-dass-ich-dich-nicht-liebe-Ausdruck wie dem, als er bei Doktor Letiège auf die Klingel gedrückt hatte. Danach machte er den Mund so weit wie möglich auf und bestand darauf, dass ich mit Blitzlicht ein Foto von seiner leeren Mundhöhle machte, als Beweis, falls jemand ihn danach fragen würde. Im Fotoordner meines Handys, in der Übersicht, standen bereits vier Miniaufnahmen von feuchten, tiefroten Fleischmassen zwischen Bildern von Daan in niedlichen Haltungen und Fotos von allen möglichen neuen Babysachen, die ich täglich von Lotte über WhatsApp erhielt und die automatisch auf meinem Telefon gespeichert wurden.

Eine Viertelstunde nach der Einnahme wurde Simon sichtlich ruhiger. Sein Gedankenstrom verlangsamte sich, die Augen schossen nicht mehr von links nach rechts, er wurde schläfrig und still, als müsse er seinen Körper mit nur einem Motor antreiben und könne nicht länger aufsteigen oder in der Luft bleiben. Er lag neben mir auf der Couch, wo ich mir den ganzen Abend alle möglichen aufgezeichneten Fernsehsendungen über Geburten ansah, in der Hoffnung, demnächst mit Lotte mitreden zu können. Simon hatte die Füße auf meinem Schoß und schaute nur mit halbem Auge zu, während er gleichzeitig in einem *Suske-und-Wiske*-Comic las, den er aus einem seiner Kartons mit Kindersachen ausgegraben hatte. Er bewegte sich steif durch die Wohnung, selbst die Seiten blätterte er auffallend langsam um, wie jemand mit einer Muskelzerrung oder mit Migräne sich bewegen würde, um möglichst wenig Schmerzen auszulösen.

Weil wir zum ersten Mal seit Monaten wieder zusammen auf der Couch lagen, suchte Daan Annäherung. Vorsichtig kam sie näher, um die Lage zu sondieren, Pfote um Pfote entlang der Couchlehne, während sie uns ausführlich beschnupperte. Die Situation erschien ihr noch nicht wirklich sicher, sie legte sich nicht längelang zwischen mich und Simon wie früher. Ich nahm sie auf den Schoß, sie blieb angespannt unter meinen Händen, das Fell auf ihrem Rücken bildete einen kleinen Hahnenkamm. Sobald ich sie losließ, schoss sie davon.

»Kennst du dieses Bild von alten Telefonzentralen, wo Damen vor Schalttafeln mit kleinen Löchern sitzen und Stecker von einem Loch in ein anderes stecken, um Anrufe durchzustellen? Schau, jeder Kopf ist voll von diesen kleinen Löchern, und normalerweise sitzt da *eine* Dame, aber bei mir sind es eine ganze Menge Damen gleichzeitig, ich kann sie fast spüren, und jetzt langweilen sie sich«, sagte Simon am zweiten Abend, während er von seinem Comic hochschaute.

»*Das* hättest du Letiège erzählen müssen, Spruit, er kann die Damen von dort wegnehmen.«

»Aber was, wenn ich froh bin, dass sie da sind?«

Nach dieser einen Eröffnung wollte Simon nicht mehr über seine Gedanken sprechen. Auf die Frage, was ihm im Kopf herumgehe, antwortete er: »Zwanzig Milligramm Temazepam, was denkst du denn?«, um dann schweigend in seinem Comic weiterzulesen. Diese Abende waren Teil einer Strafe, die er abzusitzen hatte.

Er tat das nicht zu seinem Vergnügen, er tat es, um das Minimum an Pflichten zu erfüllen und danach diesen Tag auf dem Katzenkalender grün markieren zu können. Denn so hatten wir es abgesprochen, so würden wir uns einen Überblick über seinen Gemütszustand verschaffen: Das Feld durfte grün markiert werden, wenn er sich einen ganzen Tag lang ruhig gefühlt und mehr als fünf Stunden am Stück geschlafen hatte. Die Tage, an denen das nicht klappte, sollten rot markiert werden. Bei mehr als drei roten Feldern würden wir sofort wieder zum Einhorn gehen. Den Katzenkalender hatten wir mit Heftzwecken an die Tür gepinnt und daneben zwei Stifte, die an Bindfäden an der Klinke hingen. Seit unserem Besuch beim Einhorn hatten wir den roten Stift kein einziges Mal gebraucht.

»Bei vierzehn grünen Feldern nehmen wir das Ding weg, und dann musst du mir wieder vertrauen«, sagte Simon, und ich hatte zugestimmt, wenngleich ich wusste, dass Vertrauen nicht auf Bestellung kam. Ein großes, graues, gerodetes Gebiet war entstanden, und es war mehr nötig als vierzehn grüne Felder, um es wieder zu füllen.

Nachts lag Simon von mir weggedreht, wodurch ich schwer kontrollieren konnte, ob er wirklich schlief. Sein Atem ging gleichmäßig, drei Sekunden ein, drei Sekunden Pause, drei Sekunden aus, drei Sekunden Pause, drei Sekunden ein. Ich versuchte, seinem Tempo zu folgen, es war anstrengend, so entspannt zu atmen. Ich musste mitzählen, wer weiß, vielleicht lag auch Simon mit geschlossenen Augen da und zählte stundenlang. Ich machte kleine Stichproben unter der Decke, drückte meine Füße an seine – sie waren nie wirklich kalt, aber warm waren sie auch nicht. Ich schickte ihm eine liebevolle SMS (wenn er wach war, könnte er es sicherlich nicht lassen, nachzuschauen, wer ihm etwas geschickt hatte). Er rührte sich nicht.

Ich selbst schlief meinen unruhigen Ballerina-im-Juwelenkästchen-Schlaf, an den ich gewöhnt war, der gerade mal ausreichte, um tagsüber funktionieren zu können.

Simons Körper neben mir blieb mir ständig bewusst, er hatte etwas Bedrohliches, ein schlafender Vulkan, der jeden Moment aktiv werden konnte. Nachmittags, wenn die Tablette vom Vortag ihre Wirkung vollständig verloren hatte und die neue noch nicht eingenommen war, sah man, wie Simon aktiver wurde, Energie baute sich auf, er schlüpfte wieder an seinen Computer.

Die Kalenderseite dieses Monats zeigte drei Katzen mit grellblauen Augen, die mit ihren Köpfchen und Vorderpfoten hinter einem Baumstamm hervorlugten. Sie schauten auf etwas, was rechts außerhalb des Bildes lag, zufällig die Stelle, wo die Klinke sich befand, an der die beiden Stifte hingen, und manchmal dachte ich mir ihre miauenden Stimmen dazu: Glaubt sie denn wirklich, dass sie den jungen Mann mit einem roten und einem grünen Stift und ein paar Schlaftabletten heilen kann?

Doktor Einhorn hatte mich nicht ernst genommen. Er hatte mich zu einem unvermeidlichen Vulkanausbruch geschickt mit vierzehn kleinen Sandsäcken.

Um mir eine Freude zu machen, hatte Simon einen gut bezahlten Auftrag von Think Out Loud übernommen, nicht als angestellter Arbeitnehmer, sondern als freier Mitarbeiter. Zu einem selbst bestimmten Tageshonorar durfte er einen Vorschlag für den Hausstil eines neuen Kaffeehauses im Genter Raum ausarbeiten. Bei Think Out Loud waren sie unterbesetzt, Coen war im Babymoon und unerreichbar, und es gab bereits drei Vorschläge, die abgelehnt worden waren. Simon bekam zehn Tage Zeit dafür. Es war gut, dass er mal Geld verdienen würde, anstatt es nur auszugeben, er würde von zu Hause aus arbeiten, und der Kontakt lief zum Glück nicht über Coen, sondern über Simons Nachfolger, Maxim.

»Siehst du, dass sie dich noch immer vermissen?«, sagte ich. »Du kannst dir überlegen, ob du wieder bei ihnen arbeitest. Wer weiß, vielleicht können sie sowohl Maxim als auch dich beschäftigen.«

Simon hatte versprochen, dass er Simon Sproud während dieser Zeit links liegen lassen würde, dass er die Mailbox info@simonsproud.com nicht öffnen würde. Der Auftrag für TOL ist mehr als genug Arbeit für *ein* Gehirn, hatte ich gesagt. Tagsüber arbeitest du am Hausstil, abends ruhen wir uns gemeinsam aus.

Es war angenehm, mir, wenn ich im Geschäft bei der Arbeit war, vorstellen zu können, womit genau er beschäftigt war.

Ich schlug Simon vor, sein Büro aufzuräumen. Wir holten

am Abend vor der Müllabholung ein paar leere Kartons von der Straße, in denen wir den herumliegenden Werbekram verstauten. Wir schoben den Schreibtisch in die Mitte des aufgeräumten Zimmers, so dass zwei Stühle daran passten, damit hatte ich endlich auch einen eigenen Arbeitsplatz zu Hause, an dem ich schreiben konnte.

Ich hatte noch einen ganzen Vorrat an unveröffentlichten Texten, aus denen ich einige fürs Radio wählen konnte, doch während ich auf Cynthias Rückkehr aus dem Urlaub und den Moment wartete, an dem die Aufnahmen über die Bühne gehen konnten, schrieb ich etliche neue. Ich würde die fünf besten im Radio vorlesen, den Rest würde ich im Laufe des Jahres auf Boekenbuik Bloggt posten. Oder ich konnte einen neuen Blog anlegen, mit einem professionellen Titel, dann würde ich während des gesamten nächsten Jahres, wenn Lotte Mutter war, ebenfalls etwas haben, das ich der Welt präsentieren konnte.

Zu Hause zu schreiben, Simon gegenübersitzend, fiel mir schwerer als im Geschäft. Ich musste die Neigung unterdrücken, ihn ständig im Auge zu behalten. Aus dem Licht, das von seinem Bildschirm auf sein Gesicht fiel, aus der Bewegung seiner Augen und dem Klickgeräusch seines Trackpads versuchte ich abzuleiten, welche Fenster er geöffnet hatte, ob er entgegen seinen Versprechungen nicht doch mit Simon Sproud beschäftigt war.

Der Hausstil und das Logo für das Kaffeeunternehmen, an denen er arbeitete, waren schwarz, das müsste eine ziemlich dunkle Glut und einen ziemlich festen, fokussierten Blick zur Folge haben, den Blick eines Menschen, der sich mit Details beschäftigt. Warum lag Simons Gesicht dann unter einem gelblich-weißen Lichtschein, warum bewegten sich seine Pupillen ständig hin und her, und warum studierte und las er so viel? War seine Mail geöffnet, scrollte er durch Facebook, suchte er wieder über Google Street View nach Hinweisen in der Umgebung, um herauszufinden, wo überall in den letzten Jahren Straßenarbeiten durchgeführt worden waren, um Muster zu erkennen?

Als Test schickte ich eine Nachricht an die Kontaktseite von simonsproud.com, unter falschem Namen und mit einer fiktiven Adresse im Absenderfeld.

> Hallo Simon, nach einer Fehlgeburt hätte ich gern ein Tattoo als Erinnerung an mein ungeborenes Kind. Könnten Sie mir noch heute einen Vorschlag machen und können Sie mir auch eine Vorstellung von den Kosten geben und wann Sie Zeit dafür hätten? Herzliche Grüße, Sylvia

Ich saß auf der anderen Seite des Schreibtischs, schaltete den Ton aus, drückte auf das kleine Flugzeug in der linken oberen Ecke, um die Nachricht zu senden. *Pling*, ertönte es sofort aus den Lautsprechern, die an Simons Laptop angeschlossen waren. Vor lauter Spannung musste ich auf einmal dringend aufs Klo.

Ich beugte mich über meine Arbeit, klimperte auf der Tastatur herum, obwohl ich nichts wirklich Sinnvolles tippte. Ich sah an der Spannung und dem Licht auf Simons Gesicht, dass er seine Mailbox sofort öffnete.

»O Pluis, hör dir das an«, sagte er, »ich hab gerade eine Mail auf Simon Sproud bekommen. Hör nur, was für eine rührende Bitte das ist, da kann man doch nicht nein sagen, oder?«

Er las mir die Mail vor, ich produzierte einen möglichst glaubwürdigen überraschten Blick.

Seit unserem Besuch beim Einhorn hatte ich alles darangesetzt, *keine* Reaktion bei Simon hervorzulocken, ich hatte Coens Namen nie unbedacht fallenlassen, ich hatte ihm nicht weitererzählt, was Lotte gesagt hatte: dass Think Out Loud über eine Expansion nachdachte, eine audiovisuelle Abteilung, so dass sie selbst Werbespots produzieren konnten, anstatt die Aufträge dafür extern zu vergeben.

»Schön, was?«, sagte Simon.

»Ja, schön«, sagte ich.

»Darf ich dir meine Antwort gleich zeigen?«

Er begann sofort, an einer Mail zu arbeiten, ich konnte hören, wie er hektisch tippte, nachdachte, Sätze löschte, wieder von vorn begann.

Simon las mir das Resultat vor. Er kondolierte Sylvia zu ihrem Verlust, er würde ihr einen Vorschlag für ein Tattoo schicken, er würde angesichts der traurigen Umstände kein Geld dafür verlangen, aber als Gegenleistung wollte er ein Foto von dem fertigen Tattoo auf seine Website stellen. Diese Woche sei er voll ausgelastet, ab der kommenden Woche könnte er es einplanen. »Ist das in Ordnung?«, fragte er.

Er wiederholte in einem fort, dass dies ein Anfang sei, dass es von jetzt an gut anlaufen würde, das wisse er genau. So funktioniere Glück, man müsse kurz mal nicht zu intensiv danach streben, und schon geschehe es, plötzlich überfalle es einen – *patsch*! Ich erschrak über seine Hand, mit der er laut auf den Schreibtisch schlug.

»Ich würde sie nicht bitten, ein Foto für die Website zu liefern«, sagte ich. Meine Stimme klang ungewollt schrill. »Dafür ist so ein Tattoo doch zu intim.«

»Okay«, sagte er. »Ich lösche das. Obwohl es schade ist, es umsonst zu machen, denn so habe ich nichts davon. Aber, tja … keine Katastrophe, ich gönne es Sylvia.«

Er schickte die Mail ab. Das Standard-»Wusch« ertönte laut aus den Boxen. Es würde nicht bei mir ankommen, auf meinem Bildschirm würde keine Meldung erscheinen, ich hatte mir die Mailadresse von Sylvia ausgedacht.

»Uih, merkwürdig, da ist eine Fehlermeldung vom Postmaster.«

Zum Glück – ich hatte nicht überprüft, ob es sylviaatje@hotmail.com in Wirklichkeit gab, es war auch nicht meine Absicht gewesen, jemandem eine erfundene Fehlgeburt aufzuhalsen.

Simon probierte es bestimmt zehn Mal neu, nach jedem Versuch wartete er ein paar Sekunden, die Hände ausgebreitet auf der Tastatur, jedes Mal kam seine Mail zurück. Je länger das so ging, umso enttäuschter saß er da.

»Was für eine Farce. Jetzt geht mir meine erste seriöse Kundin durch die Lappen.«

Es wunderte mich, dass er kein Komplott dahinter vermutete. Dass er mich nicht verdächtigte.

Ich wollte sorry sagen, zu jedem seiner Finger einzeln.

»Du bist so still«, sagte er. »Bist du böse, weil ich doch die Mailbox von Simon Sproud geöffnet habe?«

Den Rest des Tages setzte ich mich nicht mehr auf den Stuhl ihm gegenüber, um ihn nicht ansehen zu müssen.

Lotte fragte, ob ich Lust hätte, mit ihr ins Kat en Muis zu gehen, auf der Suche nach Babyschühchen aus der neuen Kollektion. Sie war darüber informiert, wie es beim Einhorn gelaufen war, und seitdem lud sie mich öfter ein, gemeinsam irgendwas Schönes zu unternehmen. Ich wollte, ich könnte zusagen, aber ich hatte hier noch eine Strafe abzusitzen.

3. SEPTEMBER–17. SEPTEMBER 2018

Der erste Streifen mit Beruhigungsmitteln war rasch aufgebraucht. Ich versuchte, mir keine großen Gedanken darüber zu machen, was wir tun sollten, wenn auch der zweite in Kürze leer sein würde.

Die letzten vier Tabletten brach ich in der Mitte durch. Ich sagte Simon, ich hätte im Beipackzettel gelesen, dass es besser sei, allmählich auszuschleichen, ich sagte nicht dazu, dass ich die Zeit in die Länge ziehen wollte, weil ich bereits ahnte, was geschehen würde, wenn wir mit dem Schlafmittel stoppten.

Schon mit der halben Dosis war ein Unterschied zu spüren, etwas in ihm erwachte, die Tage und die Nächte begannen wieder ineinanderzulaufen wie die weiße und die dunkle Creme in einem angebrochenen Glas Duo-Schoko.

Nach einer unruhigen Nacht, der erste Rückfall, erhielt ich einen Anruf von einem Mitarbeiter des Zentrums für Geistige Gesundheitsfürsorge. Ich hatte schon fast vergessen, dass ich ihnen eine Mail geschickt hatte, als ich nach einem bezahlbaren zuhörenden Ohr für mich suchte. Ein Klient sei ausgefallen, sehr kurzfristig sei ein Platz oben auf der Warteliste frei geworden.

»Sehr kurzfristig?«

»Heute.«

Das Gebäude befand sich in einer Nebenstraße der Anspachlaan, ganz in der Nähe des Delhaize. An der Tür hing ein auffälliges Plakat: ein Kopf mit einem großen Fragezeichen darin. Ich meldete mich an und durfte auf einem Stuhl in einem Warteraum Platz nehmen. Keine einzige Wand war nicht mit Postern und Regalen mit Flyern bedeckt – man könnte allein schon von dem Wissen psychisch erkranken, dass es im Leben auf so viele Arten schiefgehen kann.

Ich steckte ein Dutzend Flyer ein, Dinge, die auf unsere Situation zu passen schienen, »Hilfe bei Schlaflosigkeit«, »Stimmung runter, Stimmung rauf«, »Paranoia verständlich erklärt«, »Stimmen hören«, »Hilfe, mein Kind wird gemobbt« und auch den Flyer, von dem ich wusste, er könnte uns noch besonders gut nützen: »Das bipolare Spektrum«.

Es war merkwürdig, jetzt hier zu sitzen, ich hatte kaum Zeit gehabt, darüber nachzudenken, was ich sagen sollte, wie ich anfangen sollte, ich hatte mir nichts überlegt.

Die Psychologin, die mich aus dem Warteraum abholte, hieß Marianne, sie war mager und hatte alte, schlaffe Haut, die um ihren Hals drapiert schien wie das Leder um einen altmodischen Schaltknüppel. Als Erstes machte sie mich auf meine angespannte Haltung aufmerksam: übereinandergeschlagene Arme und Beine, vorn auf der Stuhlkante, im Schoß den Stapel Flyer.

Hätte ich schon mal auf einem Stuhl gesessen, ohne etwas zu tun, einfach nur gesessen? Stellte ich ab und an Verbindung zu meinem Körper her? Sie tat das wahrscheinlich täglich. Mitten auf der Straße sich auf den Rücken zu legen und auf Hilfe zu warten zählte bestimmt nicht dazu.

Sie wollte, dass ich erst zehnmal tief Luft holte, atmete mit mir mit. Nach drei Malen kamen mir bereits die Tränen. Marianne sprach jetzt vorsichtiger. Sie sagte, ich dürfe während der ganzen Sitzung die Kontrolle über das Gespräch behalten, wir könnten schweigen, wir könnten reden, egal, worüber.

Ich erzählte schluchzend, was in den letzten Monaten alles geschehen war, wie gern ich früher immer von der Arbeit nach Hause gekommen sei, dass ich mich im Geschäft einen ganzen Tag lang darauf hätte freuen können, die Tür zu öffnen, dass das jetzt aber nicht mehr der Fall sei, und die schlaflosen Nächte, die sich so unsicher anfühlten, alles, was sich verändert habe, das Einhorn, das mir nicht geglaubt habe, das Simons Geschichte gefolgt sei, dass ich Simon so vermisste, was komisch sei, denn er sei ja noch da.

Je mehr ich redete, umso leichter wurde es. Das Schlimmste an dieser Sitzung lag hinter mir: weinen, während eine fremde Person einen mit verständnisvollem Blick anschaut.

»Darf ich dich was fragen?«, sagte Marianne, als ich fertig war und schwieg. »Warum bist du nicht zu deinen Eltern oder zu guten Freunden gegangen oder notfalls in ein Hotel? Warum hast du nicht selbst Grenzen gesetzt? Was muss passieren, bevor du an dich selbst denkst?«

Ihre Frage weckte meinen Widerstand. So einfach sei das nicht, wenn es möglich gewesen wäre, hätte ich es bestimmt getan.

Meine Eltern seien keine Option. Ein Hotel, nein, dann läge ich dort in einem sehr teuren Bett und machte mir dieselben Sorgen. Und *gute* Freunde hinzuzuziehen (wen außer Lotte?), das fühle sich sofort an, wie ein Bündnis gegen Simon zu schmieden.

Dies waren keine Antworten auf Mariannes Frage, ich kam sofort mit einer Verteidigung, das hörte ich selbst. Wenn ich auch nur darüber nachdachte, Simon für eine Nacht zu verlassen, dann musste ich die Möglichkeit zulassen, dass er das Gleiche tat; dass er mich irgendwann verlassen würde. Wir waren schiefe Säulen, wir würden beide umfallen.

Mit einem Psychologen zu sprechen – eigentlich sei das Verrat; gegenüber Simon, vor allem aber gegenüber meiner Mutter, die sich nie Hilfe von außen gegönnt habe. Wenn ich jemandem Hilfe gönnen würde, dann meiner Mutter – rückwirkend –, so dass sie sich in ihren letzten Lebensjahren gegen meinen Vater hätte wehren können.

Mein Schuldgefühl – Marianne hatte sich natürlich sofort darauf gestürzt. Was genau ich damit meinte, warum hätte meine Mutter meine Hilfe gebraucht?

Ich fand es leichter, darüber zu sprechen als über meine derzeitige Situation. Meine Jugend war eine Geschichte, die in groben Linien fertig war, die ich Simon schon einmal ganz erzählt hatte.

Könne ich ein Beispiel nennen, fragte Marianne, wie es zugegangen sei, was ich damit meinte, dass ich über meine Eltern »wachte«, damit sie sich gegenseitig nicht kaputt machten?

Ich erzählte, dass wir zu Hause in der Diele und im Badezimmer vier Garderobenhaken hatten, mein Vater benutzte den Haken ganz rechts und meine Mutter den Haken ganz links, und ich schwankte jedes Mal minutenlang, an welchen der beiden mittleren Haken ich meinen Mantel beziehungsweise Morgenmantel aufhängen sollte. Am liebsten hängte ich ihn dicht neben meine Mutter, aber ich wusste, dass mein Vater das enttäuscht bemerken würde. Die Schlaufe über beide Haken gleichzeitig zu hängen ging nicht, das hatte ich oft genug versucht. Manchmal brachte ich mehrere Minuten damit zu, ihn richtig zu drapieren, es so aussehen zu lassen, dass er gleich nahe bei beiden hing, obgleich ich das schlimm für meine Mutter fand. Sie verdiente es mehr als mein Vater, denn er hatte unbedingt vier Haken anbringen wollen anstatt drei, obwohl meine Mutter infolge von Komplikationen nach meiner Geburt kein zweites Kind mehr bekommen konnte.

Ich erzählte davon, wie mein Vater meine Mutter einmal im Badezimmer eingesperrt hatte und ich zu den Nachbarn gegangen war, um eine Brechstange zu holen. Wie meine Mutter später mit mir zu den Nachbarn zurückgegangen war, um zu sagen, ich hätte die Geschichte erfunden und wolle mich dafür entschuldigen, und dass sie auf dem Rückweg geweint habe und ich auch.

Ich erzählte, wie mein Vater dafür sorgte, bei Konflikten das letzte Wort zu haben, wenn meine Mutter ins Bett ging, ohne dass die Sache geklärt war, und er sich trotzdem weiter streiten wollte: Er hinterließ Botschaften für sie auf dem Frühstückstisch, die sie am frühen Morgen vorfinden würde, nachdem er schon zur Arbeit gefahren war. Passende Texte aus dem Internet, in denen er mit einem Marker die Wörter umrandet hatte, die sie am härtesten treffen sollten, Diagnosen zu Krankheiten, an denen sie seiner Meinung nach litt, die hässlichsten Fotos von ihr mit Tipps, wie sie besser aussehen könnte, eine Übersicht mit Bauchmuskelübungen. Und dass ich immer früher aufstand, um diese Botschaften zu unterschlagen, für den Fall, dass sie zu verletzend waren. In der Mitte meiner Kipling-Büchertasche gab es, verborgen zwischen zwei Fächern, eine eingebaute Mappe mit Reißverschluss. Lange hatte ich geglaubt, sie sei genau dafür gedacht, für Kinder unglücklicher Eltern, die darin Beweisstücke aufbewahren konnten.

Die letzte Kriegshandlung war die kleine Harlekinfigur, die mein Vater absichtlich zerbrochen und ihr auf den Frühstückstisch gelegt hatte. Die hatte ich dort gelassen, weil ich nicht wusste, was ich damit anfangen sollte.

Morgen habe meine Mutter Geburtstag, erzählte ich. Simon und ich feierten, seit wir ein Paar waren, die Geburtstage unserer Mütter wie unsere eigenen; der andere musste als Überraschung etwas Kleines organisieren, zum Gedenken, man durfte es nicht selbst tun. Simons Mutter hatte es so gewollt: dass wir nie an ihren Todestag denken sollten, sondern nur an ihren Geburtstag. Weil Tinneke das so wollte, hatten wir begonnen, es auch für meine Mutter zu machen.

Zu Tinnekes sechzigstem Geburtstag vor zwei Jahren hatte ich ihre Lieblingstorte gebacken und sie Simon ans Bett gebracht mit drei Kuchengabeln. Wir waren auch einmal zu einem Konzert von Prince – ihrem Lieblingskünstler – gegangen, zusammen mit Bavo.

Simon und ich, so erklärte ich, hätten uns nicht einfach zusammen abgekapselt, wir hätten beide die wichtigste Person in unserem Leben verloren, und so einen Platz fülle man nicht mit zehn anderen aus, denn mit je mehr Menschen man diese Lücke zu füllen versuche, umso größer werde das Verlustgefühl, wie ein Magen, den man langsam weite, bis man immer hungrig bleibe.

Ich war froh und enttäuscht, als die Stunde zu Ende war.

Marianne hatte in einem Ton, als spräche sie zu einem Kind, gesagt, dass es vielleicht nicht leicht sei, keinen Kontakt mehr zu meinem Vater zu haben, und ich wagte nicht, ihr zu widersprechen, ich erzählte ihr nicht, wie wenig Mühe es mich kostete, nicht an ihn zu denken, zumal, seit er eine neue Partnerin hatte, eine dreißigjährige Witwe aus dem Dorf, die selbst zwei kleine Söhne hatte (als Indras Tante tauchte sie manchmal in ihren Facebook-Fotos auf). Endlich waren alle seine Garderobenhaken im Haus voll, und ich konnte mir die selbstgefällige Genugtuung vorstellen, mit der er sie jetzt im Bad betrachtete.

Marianne hatte gefragt, ob ich ein weiteres Gespräch wolle oder eine Gesprächsgruppe, sie betreue eine, hier, in diesem Zentrum. Ich sagte, ich würde lieber noch einmal anrufen, wenn ich ein zuhörendes Ohr bräuchte, gleich eine zweite Sitzung festzulegen schien mir zu viel des Guten. Simon ging es zurzeit nicht schlecht. Wenn ich jetzt alle Hilfe in Anspruch nahm, was sollte ich dann tun, wenn ich wirklich jemanden brauchte?

»Hast du jemanden, den du in der nächsten Zeit anrufen kannst, wenn es sich auf eurer kleinen Insel unsicher anfühlt?«

»Unser kleinen Insel? Ja …«, sagte ich, und ich hatte an Indra gedacht, die beruhigende Anwesenheit ihres Namens in meinem Adressbuch. Auch wenn sie ein Rettungsboot ohne Paddel war.

Das Aufnahmegespräch sei kostenlos, sagte Marianne. Trotzdem hatte ich einen Zehner in die Dose am Ausgang getan, im Tausch gegen die Flyer. Als ich nach meinem Fahrrad griff, fielen sie mir aus der Hand. Ich bückte mich nicht, um sie aufzuheben. Ich wusste, wohin ich gehen konnte, wenn ich neue holen wollte.

Ich würde Simon nie etwas von Marianne erzählen. Ich musste vergessen, wie sie ausgesehen hatte, wie sie dagesessen hatte, sonst würde ich für den Rest meines Lebens ihren freundlich nickenden Kopf in den Momenten vor mir haben wollen, in denen ich mich nach meiner Mutter sehnte.

Simon hatte es bereits nach einer Woche geschafft, den Auftrag für TOL zu erledigen. Das Kaffeehaus fand seine Entwürfe brillant. »Endlich jemand, der versteht, was wir die ganze Zeit gemeint haben«, schrieben sie. Die beiden Gründer von TOL hatten gefragt, ob Simon als freier Mitarbeiter für sie arbeiten wolle, es gebe niemanden im Büro, der solche Arbeiten so schnell erledigen könne. In den beiden Nächten nach diesem Kompliment schlief er kaum. Er warf den Kalender in die Altpapierkiste, bevor er das dritte Feld rot hätte markieren müssen, so umging er sein eigenes Versprechen.

Den Geburtstag meiner Mutter vergaß er. Sie wurde fünfundfünfzig, und das Einzige, was geschah, war, dass Daan zu mir ins Bett kam und mir die Hand leckte. Ich hatte nicht erwartet, dass Simon eine Blaskapelle anheuern würde (er wusste nicht, welchen Musikgeschmack meine Mutter hatte oder was ihr wirklich gefiel, das wusste ich auch nicht – Hobbys hatte sie nie gehabt), aber zumindest, dass er etwas sagen würde, dass er daran denken würde, fünfundfünfzig war ein Meilenstein.

Ich befolgte Mariannes Rat, setzte mich für ein paar Minuten auf den geschlossenen Toilettendeckel und atmete tief ein und aus. Daan war mir gefolgt und lag längelang auf den Fliesen und schnurrte. Ich verstand, warum man uns geraten hatte, sie sich als junges Kätzchen zuerst an dieses kleinere Zimmer gewöhnen zu lassen, bevor sie den Rest der Wohnung erkunden konnte – es war ein übersichtlicher Raum mit vielen glatten Flächen: die weiße Wanne, die Fliesen mit ihren parallelen Fugen. Auf dem Wannenrand lagen ein Schwamm in Form einer Wolke und eine kleine schwarze rechteckige Bürste, mit der wir uns in der Dusche den Schmutz unter den Nägeln herausbürsteten und die wir »den Schnäuzer« nannten, weil Simon sie früher manchmal zwischen Nase und Oberlippe geklemmt hatte, um mich mit einem stachligen Kuss zu wecken.

Ich begann zu zittern, ließ Badewasser ein und nahm eine der Badeperlen aus dem Säckchen, das ich mal von meiner Mutter bekommen hatte. Die Perle hielt ich in der Hand, bis sie sich aufgelöst hatte. Ich blieb den ganzen Morgen in der Wanne sitzen, immer wieder etwas heißes Wasser nachlaufen lassend, bis der Duft der Perle ganz verschwunden war.

Obwohl ich diesen Tag viel lieber mit jemandem gefeiert hätte, der wusste, wie es sich anfühlte, mutterlos zu sein, fragte ich Lotte trotzdem, ob sie Lust habe, im Pain Quotidien Kuchen essen zu gehen, ein Ort, von dem ich mir immer vorstellte, dass meine Mutter und ich dort mittags gegessen hätten, wenn sie die Chance bekommen hätte, mich je in Brüssel zu besuchen. Sie hätte die Einrichtung geliebt, das vorgetäuscht Hausgemachte, das »Großmutters Küche«-Gefühl. Lotte kam fröhlich an, sie sagte, das treffe sich gut, wir könnten feiern, dass sie gerade die neunzehnte Schwangerschaftswoche geschafft habe. Ich wollte die Stimmung nicht verderben und schwieg. Doch weil ich um eine zweite Gabel zu meinem Möhrenkuchen bat und abwechselnd mit ihnen aß (ein Bissen für mich, einer für Mama, meine Hände waren noch runzlig von dem langen Bad am Morgen), entkam ich ihrem fragenden Blick nicht.

Ich bemühte mich nach Kräften, nicht zu weinen. Es wären vor allem Tränen wegen Simon gewesen und nicht wegen Mama, und das kam mir wenig respektvoll ihr gegenüber vor.

Als ich wieder zu Hause war, notierte ich es mir unter der Überschrift: »Torte essen mit einer Verstorbenen«. Ich beschrieb, wie Lotte, als sie den Grund für unsere Verabredung erfuhr, ihre Torte plötzlich verhaltener gegessen hatte, mit bedächtigen Bissen, und dass sie darauf bestanden hatte, zu zahlen. Solange ich Dinge aufschrieb, fand ich mich nicht bemitleidenswert. Zu guter Letzt kam ein fertiger Beitrag für *Bruzz Radio* dabei heraus.

Als Dank schickte das Kaffeehaus Simon eine große Packung seiner selbstgerösteten Bohnen. Sie kamen an dem Morgen an, bevor ich zum Flageyplein fuhr, um im Studio endlich die fünf Texte einzulesen – Cynthia war aus dem Urlaub zurück.

Noch nie hatte ich jemanden derart triumphierend eine Tasse Kaffee kochen sehen: »*Eat this*, Coen«, sagte Simon. »Oder noch besser: *Drink this*, Coen!«

Ich nahm die Straßenbahn 81, stieg am Flagey aus und musste mich bei der Security anmelden, die meine Personalien in eine Liste eintrug. Dass ich auf einer Liste mit lauter angekündigten Gästen stand, war, so fand ich, schon eine ganze Menge, und dabei hatte ich noch nicht mal gelesen.

Cynthia, den Abdruck einer Sonnenbrille im sonst gleichmäßig gebräunten Gesicht, stellte sich als die Produktionspraktikantin vor und nahm mich mit, Treppe hoch, Treppe runter, durch Türen, Gang rein, Gang raus. Wir drangen tiefer in das Gebäude ein, und obwohl unsere Überlebenschancen im Falle eines plötzlich ausbrechenden Feuers sanken, kam ich mir zunehmend geborgen vor.

Das Aufnahmestudio bestand aus zwei kleinen Räumen von drei mal drei Metern, die durch eine Glaswand getrennt waren, auf jeder Seite zwei Mikrophone. Die Wände waren mit weichem dunkelgrauem Noppenschaum verkleidet, über, neben, unter mir. Ein starker Sturm konnte dieses Gebäude hochheben und durchschütteln, und trotzdem würde man sich nicht verletzen. Ich dachte an Daan, an den Tag, an dem Simon und ich sie bei Lottes Eltern abgeholt hatten. Wir hatten den Boden und die Wände des Kartons mit einem ähnlichen Schaum ausgekleidet.

Cynthia nahm im anderen Raum Platz. Ich konnte verstehen, was sie sagte, als ich die Kopfhörer aufsetzte, ansonsten hörte ich nichts, alles klang dumpf. Man könnte sich die Kehle wund schreien hier drinnen, und wenn das Mikrophon ausgeschaltet war, bekäme niemand es mit.

»Fertig? Falls nötig, können wir was rausschneiden.«

Ich las alle Texte zweimal, so dass Cynthia die Wahl hatte. Ich begann mit einem, der bereits im *Bruzz* gestanden hatte, über die Polizisten beim Ententanz. Ich schloss mit einem Text über das Stadtzentrum, in dem hier und da aufgespannte Segeltuchplanen hingen, auf denen die Entwürfe für die geplante Fußgängerzone präsentiert wurden, Pläne, die nun schon so lange aushingen, dass jeder demnächst den ruhigen, kultivierten, ausgewogenen Mix der darauf abgebildeten Leute vermissen würde, wenn sich herausstellte, dass sie nicht mit angelegt würden.

»Okay, alles im Kasten«, sagte Cynthia lächelnd, nachdem ich alle fünf Geschichten gelesen hatte. »Oder besser gesagt: alles auf Band.« Diesen Scherz machte sie wohl immer bei Leuten, für die das hier ungewohnt war.

In zwei Wochen sollte es ausgestrahlt werden, jeden Wochentag um die Mittagszeit. Sie würde mir noch eine Mail schicken, sagte sie. Sie würden alles auch auf die Website stellen, und dafür brauchte sie meine geschriebenen Texte und ein Porträtfoto, falls mir das recht sei.

»Würdest du vielleicht ein Foto von mir hier im Studio machen?«, fragte ich. »Für meinen Freund.«

Während sie die Kamera auf mich richtete, um das Foto zu machen, sickerte die Außenwelt wieder in mich ein, die Tage, die vorbei waren, und die Tage, die noch vor mir lagen. Lotte, die mit Coen in Amsterdam im Babymoon gewesen war, die Fotos, die sie mir von ihnen beiden in einem Boot auf der Amstel gezeigt hatte. Lotte, die Greetje bald geduldig erklären würde, wie es im Geschäft lief und wie die Kasse funktionierte, so wie sie es auch mir erklärt hatte. Die allerletzte viertel Schlaftablette in dem Durchdrückstreifen im Bad. (Die letzten beiden Tage hatte ich sogar die halben noch halbiert, um das Ende der Ruhe noch weiter hinauszuzögern.)

An Simon hatte ich hier, während des ungefähr einstündigen Vorlesens, kaum gedacht. Hier waren nicht nur die Außengeräusche ausgeklammert, sondern auch die eigene Verantwortung.

»Lass dir Zeit, hörst du?«, sagte Cynthia. Sie sah mich weinen. Ich hatte dicke Tränen, solche, wie man sie normalerweise nur bei Kindern sieht, denen plötzlich Erwachsenendinge aufgehen – darüber gab es genug Filme auf Social Media: Kinder, die begreifen, dass die Nuggets, die sie schon seit Jahren essen, aus den gleichen Tieren gemacht sind wie Elvis und Beyoncé im Garten, nur dass es die Pechhühner trifft, denen niemand einen Namen gegeben hat.

Sie fummelte an etlichen Knöpfen herum, ich drehte mich vom Mikrophon weg, damit sie mein Naseschnäuzen nicht für einen Jingle aufnehmen konnte, der jeden Tag vor und nach den Werbeblöcken laufen würde.

Ich fasste mich wieder, lächelte, sie machte das Foto. Dann stand ich auf.

»Dürfen wir dieses Foto auf unserer Website verwenden?«, fragte Cynthia.

Ich sagte, ich würde den Weg zurück selbst finden, ich hätte den Orientierungssinn einer Ameise.

Bei der Security, bei der ich mich abmeldete, bekam ich meinen Personalausweis zurück, auf dem winzig kleinen Foto sah eine achtzehnjährige Leo mich an. Warum hatte ich vor Jahren an der Filmakademie nicht Rundfunkstudien gewählt, dachte ich. Die Radio-Ausbildung wäre genauso teuer gewesen wie die Ausbildung zum Drehbuchschreiben, und ich hätte es weiter bringen können. Ich wäre keine Verkäuferin von Umstandskleidung geworden, ich hätte Lotte nicht kennengelernt und folglich auch Coen nicht in Kontakt mit Simon gebracht, ich hätte vielleicht schon eine eigene Radiosendung gehabt, ein Nachtprogramm, in dem ich Leserbriefe vorlas und melancholische Musik spielte, zu einer Zeit, in der nur die Perfektionisten und die Grübler noch wach waren, und Simon wäre noch gesund gewesen.

Sobald mein Handy wieder Kontakt mit der Außenwelt hatte, sah ich zwei verpasste Anrufe: *Simon!!* War er so neugierig, wie es gelaufen war?

»Rat mal, rat mal!«, meldete sich Simon triumphierend, als ich anrief. »Ich habe einen zweiten Auftrag bekommen! Die Open VLD Brüssel hat mich gefragt, ob ich für die Gemeinderatswahl ein Tattoo entwerfen würde, sie wollen in der letzten Phase ihres Wahlkampfs Klebetattoos verteilen! Sie hatten meine Visitenkarte irgendwo in der Stadt gefunden, und ihnen gefiel meine Website!«

»Open VLD? Verkaufst du deine Seele jetzt an die Liberalen? Das ist doch gar nicht deine Partei.«

»Nein, Pluis, sie werden ihre Seele an mich verkaufen, auch wenn sie das noch nicht wissen!«

Das war der letzte Schubs, den er gebraucht hatte, um wieder abzuheben. Durchs Telefon hörte ich das Knacksen seiner Nasenspitze, über die sein Finger strich.

»*Darum* läuft Simon Sproud nicht gut, weil ich mich nicht *mehr* einbringen kann, weil du mir die ganze Zeit auf die Finger schaust. Und jetzt zeigt sich, dass ich recht hatte, ich wusste es ja, ich werfe diesen blöden Katzenkalender weg, und schon wenige Stunden später läuft alles super! Fuck Doktor Letiège!«

Er sprach mit so viel Selbstvertrauen, der Text stand bereits in Großbuchstaben vor seinem geistigen Auge, er brauchte ihn nur noch abzulesen.

Ich hatte das Universum auf Ideen gebracht, jemand hatte Sylvia für die gefakte Mail über ihre Fehlgeburt bestrafen wollen.

»Ich spür es, Leo, wenn sogar in der Politik mein Name schon kursiert, dann wird das wirklich gut, bald hängt die Stadt voll mit meinen Aufklebern, es scheint mir nicht mal undenkbar, dass Simon Sproud nicht nur eine Fußballmannschaft werden kann, sondern irgendwann auch eine erfolgreiche politische Partei, mit mir als dem Spitzenkandidaten, das ist der Wendepunkt.«

Es war tatsächlich der Wendepunkt.

Eine halbe Stunde später rief Simon wieder an, völlig überdreht. »Jetzt wissen wir auch, dass ich die ganze Zeit auf der richtigen Spur war: Simon Sproud ist *back in business*, und Coens Leute haben sich draußen wieder an die Arbeit gemacht! Hab ich doch gesagt!«

Die Bauarbeiter hätten sich keinen besseren Moment aussuchen können, um die Straße zum zweiten Mal mit Baggern und Absperrbändern mit Beschlag zu belegen. Es waren dieselben drei, der Türke, der Asiat und der Weiße, diesmal gruben sie die andere Straßenseite auf, auf einer Länge von lediglich drei Metern, als ginge es um denselben Witz wie beim letzten Mal, nur knapper erzählt.

19. SEPTEMBER–26. SEPTEMBER 2018

Neben alles, was mal auf meiner Liste gestanden hatte, konnte ich ziemlich bald wieder einen Haken machen: die kalten Füße, das schnelle Reden, die unbändige Energie, das Knacksen seiner Nase, der gefüllte Löffel, der sekundenlang vor seinem Mund schwebte, ohne dass er ihn hineinschob.

Die ersten vierundzwanzig Stunden nach seinem neuen Auftrag war Simon vor allem freudig erregt gewesen, doch diese positive Energie wich schon bald Nervosität, Theorien bezüglich Think Out Loud, bezüglich Coen, und das Büro wurde zum verbotenen Terrain erklärt und wieder abgeschlossen.

Auch mein Magen verkrampfte sich wieder schneller, die Angst vor dem Zustand, in dem ich Simon oder die Wohnung vorfinden würde, war wieder da, das träge Einkaufen im Delhaize, weil dort wenigstens alles noch so war wie immer, der Wunsch, mich zwischen die Warenregale zu legen und Hilfe von Fremden zu erhalten, in einem der Schubfächer zu einer Kugel zusammengerollt zu liegen, zwischen den frischgebackenen Broten.

Ich hatte den Apotheker so weit gekriegt, mir von einer neuen Schachtel Schlaftabletten schon mal vier Tabletten mitzugeben, sozusagen als Vorschuss, den Rest würde ich bekommen, sobald ich eine Verordnung vorlegen konnte. Simon wollte die Tabletten auf gar keinen Fall nehmen, er wollte sich in die Arbeit stürzen können. Er benötige alle Energie für die ihm übertragene Aufgabe, sagte er. Wolle ich etwa, dass er scheitere?

Jeden Abend hinterließen die Arbeiter eine unaufgeräumte Baustelle, als hätten sie eine schlechte Nachricht erhalten und Hals über Kopf wegfahren müssen. Eine nachdrückliche Ruhe senkte sich über die Straße, man konnte Simon deutlich murmeln hören, weil er dachte, er müsse den Lärm von draußen immer noch übertönen.

»Sssssst!«, zischte er mir zu als Reaktion auf mein fröhliches »Ich bin da-ha« – genau wie ein Erwachsener ein Kind anfaucht, wenn es ein wichtiges Gespräch stört.

Er tigerte vor dem Fenster auf und ab, das Fernglas um den Hals. Schon seit Tagen trug er dieselbe abgetragene Unterhose, aus der aufgerissenen Naht hing sein schrumpeliger Hodensack und baumelte hin und her, wie die Kehllappen eines alten, kräftigen Hahns, im Takt seiner ungestümen Schritte. Auf dem Tisch lag eine vergessene aufgetaute Pizza, die Simon sich wohl mittags hatte aufbacken wollen. Daan hatte zugeschlagen, der Fliesenboden war verschmiert von Käsefäden und fettigen Pfotenabdrücken. Am Backofen war der Grill eingeschaltet, rot glühende Gitter über schwarz versengtem Backpapier.

Simon schwor, er habe tagsüber Schlaf nachgeholt, doch im Bett konnte er nicht gewesen sein, denn das Kontrollreiskorn auf seinem Kopfkissen lag noch exakt dort, wo ich es hingelegt hatte, bevor ich aus dem Haus ging.

Alle Viertelstunde hörte ich, wie der Drucker ansprang. Was Simon da alles ausdruckte, konnte ich schwer herausfinden. Wie ein Besessener war er zugange, mit Stadtplänen, mit Berechnungen auf einem Taschenrechner, mit Notizen. Er fertigte keine digitalen Skizzen mehr auf seinem Grafiktablett an, sondern zeichnete alles auf Papierblättern, die sich in seinem Büro stapelten, er sammelte alles Papier, das wir noch im Haus hatten.

Ich nahm Simon das Versprechen ab, weiterhin laut auszusprechen, woran er denke, so konnte ich dicht dranbleiben, und wenn ich dicht dranbleiben durfte, würde ich ihm auch weiter helfen können.

»Hast du das denn echt geglaubt, diese Story mit dem Babymoon? Coen war überhaupt nicht weg, er war dabei, einen neuen Plan auszuhecken! Was glaubst du, warum sie mir diesen Auftrag für das Kaffeehaus angeboten haben? Damit sie wenigstens wussten, woran ich arbeite, damit sie mich an die Leine nehmen konnten, das nennt man *jemanden manipulieren*, ich muss von jetzt an dafür sorgen, dass ich ihnen immer einen Schritt voraus bin.«

Es sah so aus, als hätten Simons paranoide Gedanken, die in den letzten Wochen ziellos umhergeschossen waren, endlich ihr definitives Ziel gefunden, wie bei Kindern, die verschiedene Schnupperstunden nehmen, bis sie endlich das Hobby gefunden haben, in dem sie dann glänzen.

»Was genau sie von mir wollen, muss ich noch entschlüsseln, aber ich bin *fast* so weit. Ich bin gerade dabei, über Google alle Orte zu bestimmen, an denen ich mal mit Coen Fußball gespielt habe und wo wir zusammen waren, und ich habe auch die Koordinaten von Paul & Friends, irgendwo in der Summe dieser ganzen Codes muss die Antwort verborgen sein, und damit kann ich dann einen ultimativen Entwurf machen!«

»Simon«, sagte ich, »meinst du nicht, wir sollten wieder zu Doktor Letiège gehen? Er müsste dich mal erleben, so wie du jetzt gerade bist.«

»Nein«, sagte er. »Wir können ihm nicht trauen. Dann bekommen wir wieder zwei Streifen Betäubungstabletten mit.«

»Und bis wann muss das Tattoo für Open VLD fertig sein? Hast du Kontakt zu ihnen?«

»Ich hab ihnen noch nicht geantwortet, ich will erst sicher sein, dass es keine Falle von Coen ist.«

Minutenlang schaute Simon mit dem Fernglas auf seine eigenen Notizen und Skizzen, er drehte es verkehrt herum, in der Hoffnung, das würde ihm neue Erkenntnisse bescheren.

Seine Sinne registrierten nur noch Impulse, die im Zusammenhang mit Simon Sproud, mit Lotte, mit Coen oder mit Paul & Friends standen – nicht nur in seinem Computer, sondern auch in seinem Kopf hatte er einen Google Alert erstellt, der ihm bei jeder Erwähnung dieser vier Begriffe einen warnenden Gedanken schickte.

Ob ich wisse, dass Lottes Vater Illustrator sei und für eine Sticker-Fabrik arbeite, die auch Klebetattoos herstelle, fragte er. Das Einzige an Simons Körper, das sich der Tatsache bewusst zu sein schien, dass er seit zweiundsiebzig Stunden nicht geschlafen hatte, war sein Gesicht, die Tränensäcke, die tiefer hingen, die Haut, die grauer wurde, das rötliche Weiß in den Augen, die winzigen geschwollenen Äderchen rund um die Iriden. Der Rest des Körpers war nicht zu ermüden, die Bewegungen hastig, die Haut nach wie vor straff gespannt.

»Nein«, sagte ich. »Das hat Lotte mir nie erzählt.«

»Frag sie mal, ob es stimmt«, sagte Simon.

»Ruf sie an und frag sie selbst«, sagte ich.

Er machte keine Anstalten dazu, als wüsste er irgendwo selbst, dass dies kein Zustand war, in dem er sich ihr zu präsentieren wagte – die Scham war gerade noch größer als die Verrücktheit.

Bei Tisch zermatschte er sein ganzes Essen, schnitt das Fleisch in Ministücke, durchsuchte es mit der Gabel. Ich fragte ihn, wonach er suche, er legte seine Hand auf meine und zwinkerte mir nachdrücklich zu, drei Mal. Es musste ein Zeichen sein, Codesprache, eine Botschaft, die nicht abgehört werden konnte, ein *Mayday, Mayday* aus dem kleinsten Keller dieses Körpers, in den sie den lieben alten Simon eingesperrt hatten. Der ruckelte mit letzter Kraft an den kleinen Fenstern, rammelte am Lüftungsgitter: »Geh nicht weg, ich bin noch da, lass mich nicht im Stich, such uns Hilfe.«

Ich rief Doktor Einhorn an, erst beim zweiten Mal ging er ran. Er könne uns frühestens in einer knappen Woche sehen. Ich sagte, ich hielte es für dringender, er riet uns, in die Notaufnahme zu gehen. Aber wie geht man in die Notaufnahme mit einem, der nicht versteht, warum das nötig ist, der sich dagegen wehrt? Ich konnte Simon schwerlich in eine Sporttasche stecken und mir über die Schulter hängen.

»Das Beste wäre, wenn du ihn davon überzeugen könntest, sich freiwillig helfen zu lassen«, sagte er. »Sorg vor allem dafür, dass er schläft, Schlaf ist eigentlich das Wesentlichste, schon ein bisschen Schlaf kann Wunder wirken.«

Ich wählte die Nummer 112, um einen Rettungswagen anzufordern, doch ich konnte es nicht, ich konnte Simons Namen und Zustand nicht einfach einer Telefondame nennen, damit sie zwei Leute zu ihm schickte, bevor ich nicht selbst alles versucht hatte, um ihm zu helfen. Wenn das einzige Mittel so etwas Realisierbares und Simples wie Schlaf war, dann musste ich versuchen, den zu forcieren. Ohnehin würde er eine große Szene machen, er würde nicht mit Fremden mitgehen wollen, noch dazu in einem Kleinbus, ich sah es vor mir, er würde aggressiv werden, man würde die Polizei dazuholen.

In den ersten Jahren unseres Zusammenlebens hatte Simon, wenn ich nächtelang schlaflos war und in Panik geriet, kein einziges Mal die Hilfsdienste in Anspruch genommen, er hatte sich immer neben mich gelegt und sich endlos Methoden ausgedacht, wie er mich ruhig kriegen konnte. Wenn ich jetzt die Ambulanz anrief, würde ich nicht nur den Simon im Nebenzimmer enttäuschen, sondern auch den Simon aus all meinen Tausenden von guten Erinnerungen.

Ich bereitete einen Pudding mit Milch zu, in dem ich Beruhigungsmittel aufgelöst hatte – nicht zu viel, ich wollte ihm ja nicht versehentlich eine Überdosis verabreichen. Das Resultat schmeckte chemisch und bitter, also gab ich zusätzlich Zucker dazu und ein bisschen Zitrone, um diesen Geschmack zu übertönen, und brachte eine kleine Portion auf einem Tablett zu ihm hinein. Er habe keinen Hunger, sagte er, als verfüge er über das gleiche telepathische Vermögen wie Katzen, denen man sich, während sie schlafen, so unauffällig wie möglich mit Flohtropfen oder einem Nagelknipser nähert. Ich nahm selbst ein paar Bissen, um zu zeigen, dass nichts damit war, aber er hatte absolut keinen Appetit.

Ich führte ihn zur Couch, massierte seinen Pimmel, begann, ihm einen runterzuholen, in der Hoffnung, dadurch das Zuviel an Blut aus seinem Gehirn in seinen Unterkörper zu locken. Er bekam zwar eine Erektion, war aber nicht konzentriert, er sah mich kaum an, es baute sich nichts auf. Draußen auf der Straße hupte es, und sofort sprang Simon auf, griff nach seinem Fernglas. Vor dem Fenster marschierte er mit seinem halbsteifen Schwanz hin und her, im Dunkeln, ein Erdmännchen mit dem Schwanz auf der falschen Seite.

Ich googelte Geschichten über erfolgreiche Künstler, die verrückt gewesen waren. Picasso, so las ich, warf nie seine alte Kleidung, seine abgeschnittenen Fingernägel oder ausgefallenen Haare weg, weil er sich selbst, seine Essenz, aufbewahren wollte; er besaß Tausende eigener Bilder und weigerte sich, sie zu verkaufen. Charles Dickens trug immer einen Kompass bei sich und ging ausschließlich nach Norden, wenn er seine Kreativität anregen wollte.

In keiner dieser Geschichten war erwähnt, ob diese Künstler einen Partner oder eine Partnerin hatten und wie die damit umgegangen waren, ob sie ebenfalls mit Bauchschmerzen zugeschaut hatten.

26. SEPTEMBER 2018

Am Mittwochmorgen fand ich Simon am Frühstückstisch, im Auge eine kleine Fliege. Er war nun schon eine Woche ohne Tabletten, über die letzten drei Tage verteilt hatte er kaum ein paar Stunden Schlaf gehabt.

Der kleine schwarze Eindringling, der sich beim Blinzeln in der Feuchtigkeit des Augapfels hin und her schob, musste schmerzhaft sein oder zumindest störend, doch Simon merkte nichts davon. Er saß nackt auf dem Küchenstuhl, neben sich eine leere Porzellanschale und zwei Häufchen Frühstücksflocken, die über die Holztischplatte verstreut waren. Er untersuchte die Cornflakes Stück für Stück gründlich, zerdrückte sie zwischen Daumen und Zeigefinger, legte sie auf das andere Häufchen und fertigte danach eine kleine Zeichnung in dem Heft neben sich auf dem Tisch an, das er zwischendurch ängstlich zuklappte. Er war so tief in Gedanken versunken, dass er nicht aufsah, als ich mich ihm gegenüber hinsetzte.

»Nicht erschrecken, Liebling.« Ich beugte mich zu ihm vor, zog mit dem Daumen sein unteres Lid herunter, versuchte, mit der zusammengerollten Spitze eines Stücks Küchenpapier den schwarzen Punkt herauszufischen. Seine Pupillen bewegten sich schreckhaft in alle Richtungen. So, aus der Nähe, sah ich die Panik in seinen Augen.

Die kleine Fliege wollte nicht raus. Die Papierspitze wurde nass, schwer, klappte um. Erst jetzt bemerkte er mein Manöver mit dem Küchenpapier.

»Was machst du da?« Er drehte sein Gesicht ruckartig weg, ich erschrak. Er stand auf, heftig blinzelnd ging er zum Spiegel im Bad, die Tür zog er hinter sich zu. »Was hast du mir ins Auge gesteckt!?«, rief er. »Haben die Männer da draußen dir was gegeben, das du in meinem Auge installieren solltest? Ja, garantiert, ich bin nämlich fast so weit, ich bin bei meiner letzten Untersuchung, und dann habe ich das Endresultat! Und sie wollen verhindern, dass ich endlich ihren ganzen Plan durchschaue!«

Es war still geworden, sein Spiegelbild war ihm bewusst geworden, das konnte man an der Art und Weise hören, wie er schwieg, an der Faszination, die in der Stille förmlich zu hören war. »Für so eine Fliege gibt es keinen besseren Ort zu sterben als in meinem Auge.«

Ich stand auf, nutzte die Gelegenheit, einen Blick in sein Büro zu werfen; die Tür stand offen. Die Katze kam sofort mit auf Erkundungszug, zur Unterstützung – scheu, sich zwischen meinen Beinen versteckend. Das Erste, was mir beim Eintreten auffiel, war die Wand, an der das Whiteboard hing. Sie war von oben bis unten vollgeschrieben. Lose, scheinbar willkürliche Gedanken, Berechnungen, Tagestemperaturen, Daten, Logos, kryptische Botschaften, Assoziationen, Ankunfts- und Wegfahrzeiten der Straßenarbeiter, Phantomzeichnungen ihres Äußeren, Nummernschilder, Stadtpläne mit markierten Routen und angekreuzten Standorten, Facebook-Fotos von Leuten, die ich nicht kannte, ein Wirrwarr von Pfeilen lief durch das alles hindurch, innere Zusammenhänge.

So etwas hatte ich schon einmal gesehen. Natürlich: in Polizeifilmen, in denen eine verbissene Hauptfigur kurz davor ist, eine mysteriöse Mordserie zu lösen, und mit einem Glas Whisky eine Zeitlang auf eine große Wand mit darauf festgepinntem Beweismaterial starrt, um plötzlich den Durchbruch zu erleben, ein enthüllendes Detail auf einem kleinen Foto in der Ecke oben, etwas, was schon immer da gewesen, aber unsichtbar geblieben war. Simon hatte mit Permanentmarker gearbeitet und sich dabei nicht auf die Fläche des Whiteboards beschränkt, sogar auf dem Fußboden hatte er weitergezeichnet und -geschrieben. Hastig hingekritzelte Buchstaben, die ich mit Spucke nicht abbekam, auch nicht, wenn ich fest rieb.

Ich stand auf, trocknete meinen Finger ab, trat ein paar Meter zurück, blickte noch einmal auf das Ganze. Erst jetzt sah ich es, die Erkenntnis kam begleitet von einem Schauder: Das war kein Wirrwarr aus Pfeilen, es war ein Spinnendiagramm, und mittendrin, im Leib, in dem kleinen Kreis, von dem alle Informationen ausgingen, stand in Druckbuchstaben COEN. Alle diese Menschen mit Aufschriften auf der Kleidung, die Leute in dem Kleinbus, das Einhorn, Paul – er betrachtete sie alle als Coens Abgesandte.

Ich ging zur Badezimmertür.

»Simon, hör zu, du *musst* dir heute Hilfe suchen. Nimm Tabletten und schlaf. Oder ruf deinen Vater an und frag ihn, ob er dir helfen kann. Tu was, hol dir Hilfe und sag mir Bescheid, was du vorhast, so geht es nicht weiter.«

Keine Reaktion.

»Ich komme nicht nach Hause, bevor du dir nicht Hilfe gesucht hast. Wenn du willst, dass ich mit dir zur Notaufnahme gehe, kannst du mich fragen, dann komme ich nach Hause.«

Ich konnte ihn in der Schachtel mit Badezimmerutensilien kramen hören – Nagelknipser, Feilen, Scheren. Unsere Kommunikation verlief wie bei einem Telefongespräch mit schlechter Verbindung, alles, was ich sagte, erreichte ihn erst viel später.

»Steh auf meiner Seite oder geh«, rief er gereizt.

Ich blieb ein paar Sekunden lang an der Tür stehen, um ihm die Chance zu geben, es sich zu überlegen, es blieb still.

Ich ging zu Fuß, das Fahrrad an der Hand, es war eine Stunde vor der normalen Öffnungszeit des Geschäfts, aber ich war lieber dort als hier. Beim Weggehen spürte ich, dass Simon mir mit seinem Fernglas nachschaute.

Ich wusste nicht, was ich mit meinen Beinen und Armen zu tun hatte, wie ich früher gegangen war, mit welchem Schritt ich Simon am besten beruhigen konnte.

Ich suchte Coens Nummer. Meine Hände zitterten, als ich auf das Anruf-Icon tippte. Ich musste ihn fragen, ob er etwas damit zu tun hatte, ob in den Wochen vor Simons Kündigung im Büro etwas vorgefallen war, etwas, was all dies ausgelöst hatte – wer weiß, vielleicht hatte er Simon im Beisein von Kollegen wieder gemobbt.

»Hallo, Coen«, antwortete er fast sofort. Er klang sachlich. Vielleicht hatte er meine Nummer nie gespeichert und dachte, ich sei ein Kunde.

»Hi, Coen, Leo hier.«

»Ah, Leonie«, unterbrach er mich sofort, »alles in Ordnung?«

Alles in Ordnung? Nein, Coen, nicht alles in Ordnung, dein Name steht hier mit Permanentmarker auf unserer Wand und unserem Fußboden.

Ich schwieg ein paar Sekunden lang. Ich wusste, was ich sagen wollte, ich wusste nur nicht, wie.

»Klar doch«, sagte ich. »Weswegen ich anrufe, ich wollte

Lotte überraschen: Habt ihr schon irgendwo eine Geburtsliste?«

Die hatten sie noch nicht, das wusste ich bereits von Lotte selbst.

»Erst mal abwarten, ob es ein Mädchen oder ein Junge wird und ob das Kind ganz gesund ist«, sagte Coen.

»Mach dir bloß keine Sorgen. Natürlich wird es gesund.«

NOCH SECHS MINUTEN UND DREISSIG SEKUNDEN, VISVERKOPERSSTRAAT

An der Ecke: Michel Hair Fashion, im Erdgeschoss eines fröhlich bunten Fünfziger-Jahre-Hauses, wo Simon sich mal die Haare hatte färben lassen, zwei blaue Strähnen, weil er eine Wette mit Kollegen verloren hatte. Lidl, *délicieuse et saine!,* wo wir mal beim Einkaufen eine geöffnete Dose Hundefutter voller Maden in einem Regal fanden. Das Kao II, wo man die frittierten Frühlingsrollen auswringen konnte, Simon hatte sich da mal eine Lebensmittelvergiftung eingefangen und für den Rest seines Lebens einen Widerwillen gegen frittierten Blätterteig behalten. Das Velodrom, von dem aus wir mal eine Probefahrt auf einem Tandem gemacht hatten. Das Magic, Do-it-yourself-Laden für Zauberer und Taschenspieler, wo wir mal ein Startpaket für Bavo kauften, das wir erst mal selbst ausprobierten und so bei einem der seltenen Familienfeste nie mehr von seinen Tricks beeindruckt sein konnten. Die Snackbar mit ihren Sitzplätzen im Zwischengeschoss, als unsere Kleider beim Nachhausekommen nach Kebab-Fleisch rochen und Simon so tat, als würde er mich auffuttern.

Genau wie damals, als ich zu meiner Mutter fuhr, werden die Erinnerungen von selbst lebendig, sie werden aktiviert, sobald ich an den Orten vorbeikomme, wo die Ereignisse stattgefunden haben, so schnell ich auch zu fahren versuche und so kräftig ich auch in die Pedale trete. Ich sehe es vor mir in einem vergilbten Ton, der Filter, den man in Filmen standardmäßig bei Szenen verwendet, in denen auf etwas in der Vergangenheit zurückgeblickt wird, das unwiderruflich vorbei ist.

Dass mein Vater und ich nach dem Unfall kaum noch miteinander reden konnten, lag unter anderem daran, wie jenes Telefongespräch verlaufen war, an der groben Art und Weise, in der er mir die schlechte Nachricht beigebracht hatte. »Leo, es ist aus mit ihr.«

Ich weiß noch, dass er es in erschüttertem, aufgebrachtem Ton sagte, doch in jeder Erinnerung an diesen Moment hatte ich ihn das Wort »aus« etwas triumphierender aussprechen lassen, bis es wie ein Sieg geklungen hatte, ein Spiel, das er endlich zu Ende gespielt hatte. »Es ist aus.«

Während der ganzen Fahrt dachte ich: Warum beeile ich mich, sie ist nicht mehr zu retten, sie wird ja doch nie erfahren, wie sehr ich mich ihretwegen beeilt habe, womöglich verunglücke ich noch selbst, und wer wird dann etwas Schönes bei ihrer Beerdigung vorlesen? Trotzdem trat ich weiterhin wie besessen in die Pedale, als bestünde eine Chance, dass ich etwas wiedergutmachen könne, oder vielleicht war das Einzige, was ich wollte, sie noch daliegen sehen in der Haltung, in der sie gestorben war, so würde sie noch meine Mutter sein. Sobald sie von der Feuerwehr oder dem Rettungsdienst oder wem auch immer woandershin gebracht würde, würde sie lediglich ein Körper sein. Ich sah überall Rad fahrende Mütter, die noch lebten und von denen ich ein paar Sekunden lang dachte, dass sie es sei, jemand musste sich geirrt haben. Sogar, als in der Ferne das weiße Laken auf der Straße auftauchte, das der Nachbar über sie gelegt hatte, genau an der Stelle, die mein Vater mir genannt hatte, sah ich unter den Umstehenden Frauen, die sie hätten sein können.

Die weiße reflektierende Fläche in der sonst farbenfrohen

Umgebung, unter einer strahlenden Sonne, als wäre eine große Hand mit einem Radiergummi vom Himmel herabgesunken, die sie mit ein paar Bewegungen ausradiert und versehentlich auch ein Stück der Straße und einen Teil eines Gullys mit weggewischt hatte.

Ich nähere mich der ersten roten Ampel, sie ist kooperativ, springt auf Grün, gerade als ich dort ankomme.

Stimmt meine Vermutung, dass Simon mit dieser Tasche am Lenker direkt nach Hause geheizt ist, dann muss er jetzt ungefähr in der Herzieningslaan eintreffen, schließt wahrscheinlich gerade sein Rad ab und geht in unser Haus, die Treppe hinauf, steckt den Schlüssel in die Tür. Erst jetzt beginnen die Minuten, die ich brauche, um zu ihm zu kommen, wirklich zu zählen, erst jetzt beginnt mein wirklicher Rückstand.

26. SEPTEMBER 2018

»Du weißt, was sie in Flugzeugen sagen, wenn es Probleme gibt: Sofort die eigene Sauerstoffmaske aufsetzen, erst danach anderen helfen«, sagte Lotte. Sie sah zu, wie ich auf Beinen wie Pudding mit zitternden Händen vor dem Spiegel meine Augenringe unter einer dicken Schicht Concealer zu verbergen versuchte. »Wie kannst du in diesem Zustand noch für Simon sorgen? Heute Nacht schläfst du bei uns.«

»Das mit den Sauerstoffmasken ist eine Richtlinie für Eltern mit kleinen Kindern«, sagte ich. Ich hatte in meiner Tasche eine Zahnbürste und einen Schlafanzug, beides am Morgen in der Hoffnung zusammengesucht, dass ich den Mut fände, Lotte zu fragen, ob ich bei ihr schlafen könne, doch jetzt, da Lotte es sofort selbst vorgeschlagen hatte, war mir diese Flucht zu leicht gemacht worden, und ich schwankte, ob ich den Vorschlag annehmen konnte.

Seit Jahren lebten Simon und ich nun schon zusammen in der kleinen Wohnung, eng miteinander verflochten, eine Verflechtung, die mich gerettet hatte – ein einmal verdrilltes Tau kann ein Schiff am Kai halten –, und wenn ich die einzelnen Stränge jetzt löste, könnte man uns beide mit ein paar kurzen Rucken zerfetzen.

Ich wollte es selbst tun, ich wollte nicht, dass ein anderer uns auseinanderriss.

»Leg dich mal eben ins Nest und ruh dich aus, wir rufen dich schon, wenn wir dich brauchen«, sagte Lotte, die sah, dass ich zu verstört war, um arbeiten zu können. So konnte ich keinen BH ordentlich über den Bügel hängen. Greetje, die heute zum ersten Mal da war, nickte entschlossen. Sie würde ihrer Mutter nichts davon sagen, ihr konnten wir vertrauen. Sie war nicht das kleine, zarte Mädchen, das ich mir unter so einem Namen vorgestellt hatte, sie war zwei Köpfe größer als ich, hatte breite Schultern und eine so große Nase, dass sie unter der Dusche problemlos rauchen könnte.

Im Lager, hinter der Spiegeltür, stellte ich meine Tasche ab. Ob ich heute Abend tatsächlich bei Lotte schlafen würde, wollte ich von Simon abhängig machen. Er hatte noch einen ganzen Tag Zeit, ein Lebenszeichen von sich zu geben, zu beweisen, dass er sich Hilfe gesucht hatte. Auch mit weniger wäre ich schon zufrieden: Wenn er anrufen würde, um zu fragen, wo ich eigentlich schlafen wolle, oder dass er merken würde, dass meine Zahnbürste *und* die Zahnpasta von der Ablage im Bad verschwunden waren, das würde reichen, ein klein bisschen Realitätssinn würde mir schon genügen.

Es war der Beginn einer neuen Modesaison. Kundschaft mit viel Geld kam ins Geschäft, wir würden das ganze Wochenende geöffnet haben. Die Ladenglocke klingelte häufig, und alle blieben lange da und probierten an. Dank des kleinen Spions in der Spiegeltür konnte ich beobachten, was sich im Laden abspielte, die Kundinnen ahnten nichts von der Existenz dieses Raums hinter ihrem Spiegelbild, nur Lotte und Greetje wussten, dass ich hier lag. Wenn Kundinnen mit sehr hässlichen Outfits in eine Ankleidekabine verschwanden, machte Lotte manchmal heimlich Gesten, um mich etwas aufzuheitern. Der Puff hinter ihr war voll mit Kindern, die sich *Findet Nemo* anschauten, ich wusste genau, wann sie losprusten würden. Nach einer Stunde ohne Schlaf stand ich auf, um Greetje und Lotte dabei zu helfen, alle Kleidungsstücke zurückzuhängen, die die Kundinnen unordentlich in den Kabinen hatten liegen lassen.

Alle zehn Minuten musste ich auf mein Handy schauen.

Je weiter der Tag voranschritt, umso dicker wurde der Kloß in meinem Hals, hinten im Kehlkopf war etwas stecken geblieben.

In der letzten halben Stunde dieses Arbeitstags war es ruhiger, Greetje verschwand nach Hause – sie hatte ein Moped, und wir sahen zu, wie sie mit viel Lärm die Straße hinunterfuhr. Lotte begann zur Belohnung, weil wir den Tag überlebt hatten, ein paar Stücke aus den Regalen anzuprobieren. Alle Outfits, die sie sich in den letzten Jahren für ihre eigene Schwangerschaft aufgehoben hatte, waren ihr inzwischen zu klein geworden, ihre Brüste waren so geschwollen, dass sie keinen BH mehr ertrug und alle Muster in Brusthöhe in die Breite gedehnt wurden. Ihr Kleid mit den aufgedruckten Bananen und Äpfeln hatte sie das »Obstbreikleid« getauft.

Ich schleppte ständig neue Kleidungsstücke an, die Lotte anprobieren sollte, um Simon noch etwas zusätzliche Zeit zu verschaffen. Ensainte, Queen Mum, Fragile. Sie probierte alles bei geöffnetem Vorhang in der Kabine an, von Zeit zu Zeit warf ich einen Blick auf ihren Körper. Ihre Nippel waren nicht wiederzuerkennen, groß, dunkler und von einer gröberen Textur, als wären sie aus Kork oder Leder gemacht.

Ich bot ihr an, ihr ein Kleid zu spendieren, falls sie heute eines fand. »Zum Geburtstag.«

»Aber ich habe doch erst im März Geburtstag?«

Um halb acht war noch immer keine Nachricht von Simon über die fehlende Zahnpasta eingetroffen. Ich sah es vor mir, wie er jetzt schon seit Stunden am Holztisch in der Küche saß, nackt, mit dieser kleinen Fliege im Auge, Cornflakes sortierend, mit ungeputzten Zähnen.

Lotte wollte nach Hause.

»Kommst du mit zu uns? Coen hat eingekauft und kocht für uns. Dann kannst du morgen ausschlafen und anschließend nach Hause gehen.«

Ich lauschte ganz besonders aufmerksam, ob ich Ermüdung in Lottes Stimme hören könnte, ein Zeichen, dass sie mit ihrer Geduld am Ende war – Schwangere brauchten ihre ganze Flexibilität bereits für etwas anderes.

Sie sah, dass ich zögerte.

»Na los, Leo, was kann schon schiefgehen? Simon ist ein erwachsener Mann, du bist telefonisch erreichbar. Wir machen uns einen gemütlichen Abend, gucken einen Film. Und du lädst dich neu auf. Oder soll ich Coen zu ihm schicken, mit was zu essen vom Chinesen und zwei Dosen Bier?«

Einen »gemütlichen Abend« konnte ich mir nicht so recht vorstellen, solange ich nicht wusste, was Simon zu Hause trieb, ob er allein zurechtkam, ob er keine Gefahr für sich selbst darstellte, zumal jetzt, wo ich nicht mehr da war, um ihn zu bremsen, um ein Auge auf ihn zu haben. »Nein, nein, Coen braucht nicht zu gehen«, sagte ich sofort.

Auf dem Weg zu Lottes Wohnung unterdrückte ich mehrmals den Reflex, Simon anzurufen. Ihn zu hören würde mich beruhigen, es würde zumindest beweisen, dass er noch lebte, aber ich traute mich nicht, Lotte gegenüber zuzugeben, dass ich mit einem derart dramatischen Gedanken spielte. Sie würde wieder scherzen, dass ich zu viele Filme sähe.

Drinnen, an der Wohnungstür, begrüßte uns eine ganze Postkartengirlande – viele englischsprachige – mit Glückwünschen zur Schwangerschaft.

Coen hatte eingekauft, wieder hatte er ordentlich übertrieben mit Bugles und Ziegenkäse. Ich sagte, es täte mir leid, aber ich hätte nicht viel Hunger.

Auf der Toilette, am Abflussrohr des Waschbeckens, baumelten ein Heft mit Kreuzworträtseln und zwei Stifte, ein blauer und ein grüner. Jedes Rätsel, mit dem sie begannen, wurde datiert. Am Rand standen Botschaften. *Guten Morgen, Ich liebe dich, Du bist meine Sonne, Hab einen schönen Tag* und so weiter. Ich blätterte zurück, versuchte, das Rätsel von dem Tag zu finden, an dem sie zum Scrabbeln bei uns waren. Das Wort »Wickeltisch« war eingekreist, daneben ein Herz.

Wir aßen und schauten *Mulholland Drive.* Coen und Lotte hatten diesen Film bei ihrer ersten Verabredung gesehen und würden ihn nie überbekommen. Ich saß auf dem Teppich, vor dem Sofa, das sie sich teilten, hinter mir konnte ich Coens Hand über Lottes Hosenbund streicheln hören – wollten sie sich den Film anschauen, oder wollten sie schauen, wie jemand anderer sich »ihren Film« ansah?

Mobber, Mobber, dachte ich jedes Mal, wenn Coen hinter mir eine analysierende Bemerkung von sich gab.

Ich konnte es nicht lassen, alle paar Minuten auf mein Telefon zu schauen, ich rechnete aus, was Simon zu Hause wohl gerade tat: Saß er noch immer in seinem verschlossenen Büro, sah er fern, oder aß er gerade? Spätestens um neun müsste er sich ernsthaft zu fragen beginnen, wo ich blieb, um zehn müsste er unruhig werden wegen meiner Abwesenheit, er würde mich sicherlich anrufen, wenn die Sonne unterging, normalerweise wäre ich dann schon seit fünf Stunden daheim. Ob er wohl schon im Geschäft angerufen hatte oder über Facebook etwas geschickt? Ich checkte alle meine Accounts, nirgendwo war eine Nachricht von Simon.

»Keine Nachricht ist eine gute Nachricht«, erklärte Lotte, die sah, wie ich in einem fort auf mein Handy schaute. »Vertrau ihm doch einfach. Mit großer Wahrscheinlichkeit schläft er, wo du ihm endlich ein bisschen Ruhe gönnst.«

Etwas krampfte in meinen Eingeweiden.

Daan war an diesem Morgen bei meinem Aufbruch in meinen Rucksack gekrochen, sie hatte sich selbst hinausschmuggeln wollen, ich hatte sie gleich dabei ertappt, sie hinausgesetzt und hörte sie miauen, bis ich unten die Tür geschlossen hatte. Hatte sie etwas gespürt, war sie der Kanarienvogel in unserem Grubenschacht?

»Keine Nachricht, gute Nachricht« war ein Klischee, das sich lediglich im Leben von Menschen mit einer tollen Jugend als wahr erwiesen hatte, Menschen, die eigens für die gemeinsame Bezahlung von Umstands-BHs ein Babykonto eröffneten.

Ich checkte seine Konten, um zu schauen, ob er etwas gekauft hatte, ob er online etwas zu essen bestellt hatte, denn im Haus gab es nichts, nicht einmal Eier. Ich ging auf seine Website, seine Facebook-Seite, simste seinem Vater: »Hast du was von Simon gehört?«

»Nein, ich bin bei einem Freund in Bergamo. Ich überlege gerade, ob ich mit ihm in den Umbau eines zweiten B & B investiere, hier. Nach dem Bravissimo jetzt auch Il Paradiso! Später mehr!«

Es wurde spät, dass es dunkel wurde, war fast unerträglich, die Stadt kam zum Stillstand, sogar die Late-Night-Shops schlossen jetzt. Es wurde unmöglich, mir vorzustellen, was Simon trieb. Warum ließ er nichts von sich hören? War er von einem tiefen, wundersamen Schlaf übermannt worden, den er an meiner Seite nicht hatte finden können?

»Hier«, sagte Lotte, als sie mich zum Gästezimmer begleitete, einem kleinen Raum mit einer karierten Überdecke auf dem Bett. Sie gab mir zwei braune Ohrstöpsel, die exakt die gleiche Form und Textur hatten wie ihre veränderten Nippel.

Sie zog die Vorhänge zu, das Zimmer wurde stockfinster, und nach einer Weile verschwand auch der Lichtstreif unter der Tür zum Flur. Draußen regnete es, so leise, dass man es nur daran hörte, wie die Autos durch die Straße fuhren, die Reifen machten das schmatzende Geräusch von Klebeband, das abgerissen wird.

Ich steckte mir die Stöpsel in die Ohren, schaute auf mein Handy. Das Ding die ganze Nacht eingeschaltet zu lassen würde meine Ruhe stören, und genau deswegen war ich hier, um endlich schlafen zu können.

Ich tippte das kleine Flugzeug an. Es war, als ließe ich Simon mit einer einzigen simplen Fingerbewegung im Stich. Er war die Geisel und ich diejenige, die sich gerade geweigert hatte, sein Lösegeld zu bezahlen.

Eine SMS von ihm zu bekommen würde helfen. Es brauchte keine lange zu sein, nichts Ausführliches, ein Küsschen würde genügen. Das würde nicht alle meine Sorgen vertreiben, nicht mal ein Viertel davon, aber ich wüsste dann, dass er noch imstande war, wenigstens dieses kleine x zu tippen.

Ich widerstand diesem Plan ein paar Minuten lang, holte

mein Telefon dann aber doch aus dem Flugmodus und schrieb: »Spruitje, ich schlafe bei Lotte, das hatte ich dir doch erzählt, oder? Es ist gemütlich hier. Ich vermisse dich, morgen früh können wir zusammen frühstücken, ich bringe Croissants mit, hoffentlich alles in Ordnung bei dir?? Schlaf gut, Spruitje, ich liebe dich, hoffentlich wecke ich dich jetzt nicht«, und schaltete mein Telefon ganz aus – keine halben Sachen.

Was folgte, war ein sofortiger pechschwarzer Schlaf, eine Überwältigung, gegen die ich mich nicht wehren konnte und aus der ich erst von einer Hand geholt wurde, die an meinem Bein rüttelte. Draußen war es bereits hell.

Ein Gesicht über meinem, Lottes Mund, ihre dicken braunen Nippel unter dem dünnen Satinschlafanzug, ihr Morgenatem, den ich noch nie in meinem Leben gerochen hatte, er hatte etwas Chemisches, einen Hauch von Lösungsmittel. Ich konnte die Besorgnis in ihren Augen lesen, bevor ich verstand, was sie sagte. Ich zog die Stöpsel aus meinen Ohren und saß sofort senkrecht.

»Leo, Simon hat heute Nacht zwischen zwei und drei mehr als dreißig Mal versucht, Coen anzurufen. Wir haben es gerade erst gesehen, als er sein Handy eingeschaltet hat.«

Mir fiel ein Stein in den Magen. Meine Beine und Hände zitterten. Sofort schaltete ich mein eigenes Telefon ein.

PIN-Code eingeben. Mist, wie lautete der gleich noch mal, die null, null, null, null hatte ich durch eine andere Kombination ersetzt, weil ich fürchtete, dass Simon mein Telefon öffnen und meinen Chat mit Lotte lesen könnte. Vor lauter Panik kam ich nicht mehr darauf. Ich würde den falschen Code eintippen, auf dem ganzen Weg nach Hause mein Handy nicht benutzen können, und dann würde ich, wenn ich zu Hause war, allein dastehen, ohne Verbindung zu Doktor Einhorn oder zur Außenwelt.

Lotte zeigte mir die Anrufliste von Coen. Tatsächlich: SIMON SPRUIT (32).

Es war unwirklich, und zugleich sah es nicht merkwürdig aus, diese Angabe, die 32 in Klammern hinter Simons Namen, es war ein Bild, das stimmig schien, ich hatte es öfter gesehen, Hunderte von Malen im letzten Monat, es hatte etwas Vertrautes. Natürlich: Es war sein gegenwärtiges Alter, so stand es auch in seiner Bio.

»Spruyt schreibt man mit Ypsilon«, sagte ich.

Sie schien es nicht zu registrieren. »Er hat auch merkwürdige Sprachnachrichten hinterlassen«, sagte Lotte.

Sie tippte auf dem Telefon herum, um Coens Voicemail zu öffnen.

»Sie haben vierzehn nicht abgehörte Nachrichten. Erste nicht abgehörte Nachricht.«

»Wir haben uns zwei angehört«, sagte Lotte, während sie durch das Menü navigierte und den Lautsprecher suchte. »Sie ähneln sich, man versteht nichts.« In Lottes Augenwinkel saß ein dickes hellbraunes Schlafkorn, als hätte sich da ein Stückchen Haut abgelöst.

Gemeinsam hörten wir uns die nächste nicht abgehörte Nachricht an, ein unzusammenhängendes großspuriges Geschwafel über Steckdosen, ein paarmal fielen die Worte »Simon Sproud«, im Hintergrund war Lärm zu hören, Klebeband wurde von etwas abgerissen, Schritte, er musste das Handy irgendwo hingelegt haben, während er herumlief. Ich sah vor mir, wie sein Glockenspiel aus der Unterhose herausbaumelte, ich konnte beinahe seinen Schweiß riechen und mir den Geruch seines Atems vergegenwärtigen, wenn er lange nichts gegessen hatte. Nachdem wir uns eine Nachricht angehört hatten, schaltete Lotte das Telefon aus.

Dass wir uns nicht die Mühe machten, alle Voicemails abzuhören, die Simon aufgesprochen hatte, traf mich genauso hart wie der Inhalt der Nachrichten an sich. Wir ignorierten ihn, wir machten aus ihm einen noch größeren Irren, jemanden, auf dessen Großsprecherei niemand hörte.

»Darf ich noch eine hören?«, fragte ich. »Nimm eine seiner ersten Nachrichten, da ist er bestimmt besser zu verstehen.«

Rasch löschte Lotte alle Nachrichten, indem sie auf die Zahl Eins tippte, bis wir zur ältesten Nachricht kamen.

Es war exakt das Gleiche zu hören.

»Und das ist noch nicht alles, Leo«, sagte Lotte. »Mein Vater hat heute früh eine Mail an mich weitergeleitet, frag mich nicht, wie und warum, aber Simon hat ihn auf seinem beruflichen Account auch die ganze Nacht lang auf Facebook gestalkt. Da, schau.« Sie zeigte mir jetzt ihr eigenes Telefon, eine Mail, die sie von ihrem Vater erhalten hatte.

Aus meinem Unterleib stieg die Übelkeit senkrecht nach oben, wie Kohlensäurebläschen in Sprudelwasser. Ich versuchte, es zu unterdrücken, aber – *plopp, plopp, plopp* – es waren zu viele, sie platzten bei jedem Wort, das ich las.

»Lottemie, die Wahrscheinlichkeit ist gering, aber kennst du diesen Weirdo? Er spricht von Coen und dir in seinen Bezichtigungen (siehe Anlage). Ich habe diesen Verrückten schon gemeldet und alles, was er gepostet hat, schon von meiner Seite entfernt. Pass auf jeden Fall auf! Ich drück dich, Papi«

Der Mail waren Screenshots von seiner Facebook-Seite beigefügt, Simon Sproud und er waren Freunde geworden, Simon hatte verschiedene Nachrichten auf der Seite hinterlassen. Über Plagiat, über Spionage. Zum Glück hatte Simon kein Foto von sich als Profilfoto, Lottes Vater konnte ihn nicht als den jungen Mann wiedererkennen, der bei ihm mal eine Katze abgeholt hatte.

»Vielleicht solltest du seinen Account deaktivieren, bevor er sich ernstlich in Schwierigkeiten bringt.«

Es gelang mir, mein Telefon zu entsperren. Natürlich, ich hatte als PIN das Geburtsjahr meiner Mutter genommen – wie hatte ich das vergessen können? Sofort vibrierte der Apparat. Keine verpassten Anrufe, dafür aber eine Nachrichtenanfrage von Paul & Friends. Ich starrte einen Moment lang voll Ehrfurcht und Angst darauf, bevor ich es glauben konnte, bevor ich die Nachricht anklickte. Dies war *der* Paul, mit dem alles angefangen hatte, wie kam der jetzt an mich? Ich akzeptierte seine Anfrage, las die Nachricht, die daraufhin erschien, während ich reglos mitten im Zimmer stehen blieb. Sie konnte einen entscheidenden Hinweis enthalten, den ich brauchte, um mich wieder bewegen zu können.

Paul war nicht sparsam mit Ausrufezeichen.

»HALLO LEO, IST SIMON DEIN PARTNER, FACEBOOK BEHAUPTET, JA!!! SAG IHM, ER SOLL MICH NICHT LÄNGER BELÄSTIGEN!! DAS GEHT JETZT SCHON SEIT WOCHEN SO, UND ICH HABE ES IHM SCHON GESAGT: ICH KENNE KEINE LOTTE UND KEINEN COEN, ICH HABE NICHTS MIT DIESEM WEISSEN KLEINBUS IN SEINER STRASSE ZU TUN, ICH HABE AUCH NIEMALS VON THINK OUT LOUD DEN AUFTRAG ERHALTEN, IHN DAMALS, IN DER NACHT IN DER KNEIPE, MIT EINEM TATTOO ZU KÖDERN, ES IST EIN SIMPLES TATTOO, DAS ICH IHM STECHEN WOLLTE, UM IHM EINEN GEFALLEN ZU TUN (WAS ICH INZWISCHEN BEREUE), DENN NEIN, ICH HABE DAMIT KEINERLEI PLAN VERFOLGT, ICH HABE BEI IHM AUCH NICHTS IMPLANTIERT. ICH HABE IHN ALS FREUND SCHON VOR EINIGER ZEIT AUF FACEBOOK GELÖSCHT. WENN ER MEIN PARTNER WÄRE, DANN WÜRDE ICH MIR ERNSTE SORGEN UM IHN MACHEN!! DAS WOLLTE ICH NUR KURZ WISSEN LASSEN. ER GLAUBT, ICH HÄTTE ABHÖRMATERIAL IN SEIN TATTOO EINGESETZT, SO WAS IST UNMÖGLICH, DAS IST RUFMORD!! DANKE FÜR DEINE

AUFMERKSAMKEIT, GRÜSSE VON PAUL VON TATTOO PAUL & FRIENDS!!«

Ich zog mich an, die Hose saß verkehrt herum, zum Glück war es eine Leggings aus elastischem Material, in der sowieso wenig Form war, sie passte trotzdem, ich hatte nicht den Mut, sie wieder auszuziehen. Die zweite Socke fand ich nicht gleich, fuhr mit dem nackten Fuß in den Schuh.

»Soll ich mitkommen?« Lotte rieb sich ostentativ über den Bauch. »Ich kann Greetje anrufen, dass sie den Laden heute zum ersten Mal allein aufschließt.«

»Was willst du ihr dann sagen? Dass Simon verrückt geworden ist?«

»Ganz einfach, dass es einen Notfall gibt«, sagte Lotte. »Demnächst, wenn ich im Mutterschaftsurlaub bin, muss sie den Laden sowieso allein aufmachen können.«

Allein schon das Wort »Mutterschaftsurlaub«, die Vorstellung, dass Lotte drei Monate lang nicht im Geschäft sein würde. Das wollte ich mir jetzt nicht vorstellen müssen.

»Nein, ich schaff es schon«, sagte ich, »denk an dein Baby. Du solltest jetzt besser Ruhe halten.«

Ich ging, ohne mir die Zähne geputzt zu haben. Coen stand pfeifend unter der Dusche. Mobber, Mobber – das Wort spukte mir seit zwölf Stunden im Kopf herum, leise, aber ermüdend, wie ein Funkalarm bei Nachbarn, der einfach nicht aufhört.

Ich war froh, dass ich ihm jetzt nicht unter die Augen treten musste. Meine Zahnpasta und Zahnbürste ließ ich bei ihm im Badezimmer.

Es musste die ganze Nacht geregnet haben, hier und da lagen große Pfützen auf der Straße. Der Stadt stand noch einiges an Niederschlag bevor, große graue Wolkenhaufen trieben mit dem Wind am Himmel entlang.

Es war eine Zeit, in der alle routinemäßig eilig unterwegs waren.

Könnte ich jetzt doch auch in ein Büro gehen, das genauso aussehen würde, wie ich es gestern hinterlassen hatte, oder einen Kantinenfußboden zum hundertsten Mal staubsaugen. Ich radelte an den Menschenmengen vorbei, und obwohl wir uns alle mehr oder weniger in dieselbe Richtung bewegten, schien ich gegen den Strom zu schwimmen.

27. SEPTEMBER 2018

An der Fassade, an beiden Enden aller schwarzen Fensterbänke, liefen Rußstreifen abwärts, das war schon so, als wir die Wohnung kauften, als hätten die Fenster, mit Mascara geschminkt, geweint. Auf dem Balkongeländer in unserem Stock saß eine Taube und spähte hinein, sie bewegte ihren Kopf aufmerksam, drinnen musste etwas zu sehen sein, was sich ungestüm bewegte.

Ich klingelte, bevor ich die Tür aufschloss, so würde Simon wissen, dass ich nach Hause gekommen war, ich wollte ihn nicht bei irgendetwas ertappen. Er öffnete nicht. Ich klingelte noch einmal, ein zweites Mal, sogar ein drittes Mal, es kam keinerlei Reaktion. Sein Fahrrad war aber an dem Pfosten vor dem Haus angekettet. Mein Herz schlug schneller.

Die Treppe hinaufzugehen war mühsam, als müsste ich mich durch ein winziges unsichtbares Loch zwängen, eine Öffnung, die zu klein war.

Unsere Wohnungstür war nicht abgeschlossen. Ich zählte bis drei. Es war nur Simon, kein Grund, dass mir schlecht wurde, ich kannte ihn schon seit Jahren, ich kannte alle seine einzelnen Teile, auch wenn die heftig durcheinandergeschüttelt worden waren und nichts mehr am richtigen Platz saß, es blieb dasselbe Ganze.

Hinter der Tür befand sich etwas, was mir das Öffnen erschwerte. Allerdings nicht so sehr, als dass es sein Körper hätte sein können. Ich drückte fester. Es musste beim letzten Fitnesstest im Gymnasium gewesen sein, dass mein Herz zuletzt so heftig geklopft hatte. Noch bevor der Türspalt groß genug war, dass ich mich hineinzwängen konnte, sah ich das Chaos schon. Diebe hätten am Werk gewesen sein können. Blätter, Kontoauszüge, Bücher, Serviettenstapel, das Whiteboard – alles, was sich ordentlich in Schubladen oder Kartons neben unserem Bett befunden hatte, lag wild durcheinander auf dem Fußboden verstreut. Ich drückte die Tür weiter auf und ging hinein. Von der Diele aus konnte ich in die angrenzenden Zimmer blicken. Der Besteckkasten war aus der Küchenschublade gezogen und auf den Tisch gekippt worden – ein Mikado-Spiel aus Messern und Gabeln. Er hatte ungefähr hundert Leo-Waffeln untersucht, die Kekse lagen zerkrümelt auf einem Haufen neben den auseinandergefalteten Hüllen, Stuhl und Tisch waren mit schmierigen dunklen Fingerabdrücken übersät. Über den Boden lief eine bräunliche Tropfenspur, zu rot für Schokolade.

Ich hatte die Tür hinter mir offen gelassen, so konnte ich leicht weg, so war ich weniger allein, die Außenwelt konnte mir immer noch zu Hilfe eilen. Daan war zu ängstlich, um wegzulaufen, sie hatte sich in den letzten neun Jahren kein Mal weiter als sechs Treppenstufen weggetraut.

Simon konnte ich in seinem Büro nebenan laut reden hören. Er lebte noch, er konnte eindeutig noch sprechen.

War Besuch da? Seine Stimme klang bei jedem Satz anders – lauter, leiser, schrill, sanfter –, als würde jemand von Talkshow zu Talkshow zappen, in der Hoffnung, auf etwas Vernünftiges zu stoßen, und bei jeder war Simon zu Gast.

Die Müdigkeit dieses Hauses, die Erinnerungen an das Wachliegen überfielen mich sofort, während ich mir durch die Sachen hindurch einen Weg zur Bürotür bahnte. Ein saurer Geruch lag in der Luft, es war mein eigener Schweiß.

Ich nahm mein Telefon und begann zu filmen, so stand ich weniger allein da und war schon mal von den Leuten umringt, denen ich das später zeigen würde – Doktor Einhorn, der endlich würde zugeben müssen, dass bereits vor langer Zeit Hilfe nötig war, der uns niemals mit lediglich einer Schachtel Schlaftabletten nach Hause hätte schicken dürfen; Simons Vater, der würde einsehen müssen, dass sein Sohn doch unter seiner Abwesenheit gelitten hatte; Paul, der würde erkennen müssen, was er mit seinem Kompliment »Du bist ein Künstler« angerichtet hatte; Coen, der Simon als Kind niemals hätte mobben dürfen; Lotte, die sich nicht einfach auf Coens Seite hätte stellen dürfen.

Daan, normalerweise das beruhigendste Empfangskomitee, kam nicht, um mir schnurrend um die Beine zu streichen. Ich klopfte an Simons Tür. Sofort wurde es mucksmäuschenstill.

»Coen?«, ertönte es hinter der Tür.

»Nein, Simon, ich bin's!«

»Paul?«

»Aber nein, nicht Paul, ich bin's«, sagte ich, wenngleich der Gedanke völlig abwegig war, dass Coen oder Paul hier stehen sollten, ohne Hausschlüssel. »Leo. Lässt du mich rein?«

Ich wartete vor der geschlossenen Holztür, ohne kontrolliert zu haben, ob sie abgesperrt war. War sie nicht, wie sich zeigte.

Ich selbst verfolgte meinen Weg durch den Handybildschirm, es vergrößerte die Distanz, ich schaute nicht auf die

Realität, sondern auf etwas, was sich bereits abgespielt hatte, ein Unboxing-Video, *unboxing Simon*.

»Simon?« Ich drückte die Doppeltür auf. Nicht nur die Kamera musste durch die plötzliche Bewegung im Hintergrund, durch die plötzliche Dunkelheit neu fokussieren, auch mein Körper musste es, bevor ich begreifen konnte, was da eigentlich vor mir stand, was genau es damit auf sich hatte. Mein Magen, der Rest meiner Eingeweide, ich konnte spüren, wie sie sich drehten und neu justierten, knisternd, summend, auch in meinem Inneren erfolgte eine Scharfstellung.

Simon stand nackt mitten im Büro. Er war in Frischhaltefolie gewickelt, von Kopf bis Fuß, Beine und Arme einzeln verpackt, auch sein Kopf war dick in Plastik eingehüllt, mit einer Aussparung im Gesicht für die Augen und den Mund, dort war das Plastik zu schmalen Strängen zusammengepresst, die sich in die Haut unter seiner Nase drückten. Er hielt sich eine Mehrfachsteckdose an die Wange, wie man den Hörer eines altmodischen Telefons halten würde. Blut, Schmierflecken auf den Wänden, auf den Möbeln, auf der Folie, zum Teil getrocknet und verfärbt. Seine Hände, die Steckdose, alles blutverschmiert.

»Was habt ihr mit Leo gemacht?«, sagte Simon. Er sprach nicht mit mir, sondern mit der Steckdose. Seine Augäpfel schossen in den Höhlen hin und her, wie kleine Bälle, die durch die Gegend geschleudert werden. »Habt ihr sie mir jetzt auch genommen? Habt ihr sie jetzt auch vereinnahmt?«

»Simon, ich *bin* Leo, *ich* bin's.«

»Nein, du bist eine Informantin mit einer Maske. Darum war Leo so lange weg, ihr musstet an dieser Maske arbeiten. Ich habe noch in den Leo-Waffeln nachgeschaut, ob die echte Leo da einen Hinweis für mich hinterlassen hat, aber ich konnte nichts finden, die Hülle mit der Information fehlte.«

Ich musste sein Vertrauen gewinnen, bevor ich jemanden

um Hilfe bitten konnte, bevor ich Lotte oder das Einhorn oder den Rettungsdienst anrufen konnte.

Ich ließ mein Handy sinken, hörte aber nicht auf, alles aufzuzeichnen.

In den sozialen Medien kursierten regelmäßig Fotos von Katzen, die auf einer durchsichtigen gläsernen Tischplatte hockten, die Fotos waren von unten aufgenommen und enthüllten, wo Katzen in dieser Haltung mit ihren Pfoten blieben. Von unten hatte ein auf diese Weise ruhender Katzenkörper etwas Plumpes, wie ein Klumpen Brotteig, der aus großer Höhe auf eine Fläche geplumpst zu sein schien, und mitten in dieser hingegossenen Masse sah man vier elegante Pfoten, erstaunlich kompakt zusammengefaltet. An diese Katzenfotos erinnerte Simons schlaffes Geschlecht, platt gedrückt unter der stramm um seine Lenden gewickelten durchsichtigen Folie, es hatte die gleiche Plumpheit und zugleich die gleiche Hilflosigkeit, sein Pimmel war schief festgeklemmt und zeigte nach rechts oben – auf zwei Uhr.

»Ich bin es, wirklich. Frag mich doch, was dein Lieblingsgericht ist oder deine Lieblingsfarbe oder deine Schuhgröße oder wie du dein Steak am liebsten gebraten hast oder welchen Namen wir uns ausgedacht haben, falls wir je eine Tochter bekommen sollten!«

Wir mussten weiter miteinander sprechen, nur so konnte ich wissen, was in ihm vorging, nur so konnte ich sein Vertrauen gewinnen. Ich achtete darauf, dass meine Stimme nicht panisch klang: »Dein Lieblingsgericht sind Hackbällchen in Tomatensoße, deine Lieblingsfarbe ist zimtbraun, deine Schuhgröße ist dreiundvierzigeinhalb, dein Steak muss noch ein bisschen rosa sein, und wenn wir ein Kind erwarten, möchtest du insgeheim am liebsten eine Tochter, das werden nämlich Vaterkinder, und der Name für unsere erste Tochter ist Emilie. Zuerst hatten wir Julie genommen, aber wir hatten uns die Scherze ersparen wollen, die ›Glückwunsch zu Julie Spruyt‹-Karten, die von denselben Leuten kämen, die mir auch jedes Mal erzählen wollen, dass Oles und Leos in derselben Fabrik hergestellt werden und nur in einer anderen Hülle verpackt sind. Das weißt du doch noch, oder? Und du hast mir den Abschiedsbrief an deine Mama vorgelesen. Dein Kosename als Kind war Schnütchen.« Vorsichtig versuchte ich, näher an ihn heranzukommen, um herauszufinden, woher das Blut kam. Vor allem Simons Hände und Hals waren damit beschmiert. Seine Arme zeigten viele kleine Schnittwunden, hier und da sickerte Blut heraus, nichts, was die Menge an Blut an seinem Hals oder auf dem Fußboden erklären konnte. Wegen der Folienschichten war schwer zu erkennen, von wo aus es sich verbreitete – irgendwo in Höhe seiner Schulter oder am Hinterkopf. Hatte er einen Schlag auf den Schädel bekommen? Er musste sich das beigebracht haben, bevor er sich in der Folie verpackte, das Plastik war über das meiste Blut gewickelt.

»Wenn du angeblich Leo bist, warum hast du dann geklingelt? Leo hat den Schlüssel.«

»Ich wollte dich nicht erschrecken. Übrigens, du hast ja nicht aufgemacht, ich bin selbst reingekommen, mit meinem Schlüssel. Schau … ich trage keine Maske.« Ich strich meine Haare zurück, demonstrierte, dass dort keine Kleberänder waren, ich zog an meinen Haaren und Ohren und Lippen und zeigte, dass sie festsaßen, ich versuchte, mein ganzes Gesicht vor ihm abzuziehen, wischte mir mit dem Ärmel über die Stirn zum Beweis, dass da keine Schminke abging.

Er sah mich schweigend an.

»Okay, spielen wir, dass du Leo bist.«

Weil ich inzwischen etwas zu nah an ihn herangekommen war, wechselte er auf die andere Seite des Zimmers, gegenüber der Wand, auf die er zuvor mit Filzstift geschrieben hatte. Dort waren verschiedene Blätter mit Scrabble-Ergebnissen festgepinnt. Wörterreihen standen da geschrieben, bestimmt sechs Reihen mit zwanzig bis dreißig Wörtern. Ich erkannte die Reihe ganz links, darin standen alle Begriffe, die bei der letzten Scrabble-Partie mit Lotte und Coen gebildet worden waren. Jetzt sah ich, was er getan hatte: Er hatte alle Wörter, die je beim Scrabble gelegt worden waren, auf die Wand geschrieben und hatte versucht, Zusammenhänge zu finden. Einige Wörter waren umkreist, Wörter aus einer Reihe durch bunte Linien mit Wörtern aus einer anderen Reihe verbunden. Dass er sämtliche Wörter aus seiner Kinderzeit hatte rekonstruieren können, war nicht schwer, da seine Mutter immer alles ordentlich notiert hatte, aber dass er die aus unserem letzten Spiel behalten hatte, war bemerkenswert, er musste sie in einem unbemerkten Moment fotografiert haben.

»Jetzt fügt sich alles plötzlich zusammen«, sagte Simon. Er fing an zu erklären, rasch. Dass das alles kein Zufall sei, vor über zwanzig Jahren habe er Coens Nachnamen mal bei einer Scrabble-Partie gelegt, noch bevor er ihn kannte. Coen Vossen. Vos, ob ich das in der Liste ganz rechts sähe? Er legte den Finger darauf.

»Und rat mal, wie viele Punkte man für VOS bekam? Sechs, und doppelten Wortwert: zwölf, Leo! Zwölf. *Die* Zwölf. Und schau, was ich noch gelegt habe.«

Sein Finger glitt über die Wand, folgte Pfeilen, auf der Farbe waren bereits leichte Blutspuren zurückgeblieben, er murmelte in sich hinein, hatte das bereits ein paarmal geübt, dennoch war dies nicht die echte Darstellung, es wirkte so, als würde er seine Kräfte aufsparen, und dies wäre nur eine heruntergehaspelte Übung für eine Präsentation, die er in Kürze *richtig* geben würde, wenn er versuchen müsste, die ganze Welt davon zu überzeugen. Er fuhr mit dem Finger immer wieder über die Wörterreihe, die er in seiner Jugend gelegt hatte, der eine Finger blieb bei LAUT hängen, der andere bei DENK.

Vielleicht sollte ich tun, was ich neulich einen Vater hatte tun sehen, der den Wutanfall seiner Tochter mäßigen wollte: Er hatte mitten im Supermarkt begonnen, noch lauter zu schluchzen und zu heulen als sie, bis alle Umstehenden sie anstarrten. Das Mädchen war vor Scham sofort verstummt und hatte ihren Vater bei der Hand genommen. Ich konnte versuchen, jetzt auch verworrenes Zeug zu reden, aber ich wusste nicht, wie ich das überzeugend tun sollte, mir fielen nur logische Sätze ein.

»Schau, hier habe ich im gleichen Spiel auch LOT gelegt. Lot wie Lotte also. Und schau: VOS und DENK und LAUT – ich hatte also schon vorhergesehen, dass die beiden was miteinander haben würden, dass Coen die Stelle bekommen hat, hat er mir zu verdanken. Wenn ich seinen Nachnamen nicht gelegt hätte, schon vor zwanzig Jahren ...«

Ich unterbrach ihn. »Woher weißt du denn so genau, dass du das Wort damals gelegt hast, das kann doch auch deine Mama gewesen sein, oder?«

»Das kann man an den Punkten sehen, mit welchen Wörtern die übereinstimmen, wenn man die Ergebnisse pro Wort auseinanderklamüsert hat.« Die ganze Zeit schaute er von mir weg, mit seinen großen hin und her schießenden Augen. »Eine ganz schöne Rechnerei.« Er traute sich nicht, mich anzusehen, aus Angst, an meinem verwirrten Blick zu erkennen, wie konfus er klang.

»Ich habe übrigens das ultimative Tattoo entworfen, an dem ich schon seit Tagen arbeite, endlich ist es fertig, für Open VLD Brussel. Sie werden glauben, sie werben damit Wähler an, aber tatsächlich werden die Leute, wenn sie dieses Tattoo sehen, an mich glauben, Simon Sproud kann eine irrsinnig große Marke werden, so was wie eine Religion.«

Ich steckte mein Handy in die Tasche. Ich konnte nicht mehr filmen. Das hier durfte nicht in meinem Album bei den anderen Videos von uns landen.

»Nein, mach weiter! Das wird eine Million Likes bringen, und dann bezahlen sie mich für die Werbung, die sie auf YouTube dranhängen, und wäre es nicht total cool, wenn ich gleichzeitig Reklame für Simon Sproud machen kann?«

Ich filmte weiter.

Simon schaute in die Kamera und begann, den Text aus der Rubrik »Philosophie« von seiner Website zu rezitieren. Dies wurde wirklich eine Aufnahme, gerichtet an die Außenwelt.

Diese Frischhaltefolie, das hatte er sich heute Nacht nicht spontan überlegt, nein, das stammte aus einer Jugenderinnerung, die er mir mal anvertraut hatte: Als Kind war er von seiner Mutter einen Monat lang allwöchentlich in Plastikfolie gewickelt worden, weil er an einer seltenen, ansteckenden Form von Wasserwarzen gelitten hatte, kleine Knötchen, die vom Arzt mit einem Metalllöffel abgetragen werden mussten. Vorher musste seine Haut mit einer betäubenden Salbe eingeschmiert werden, damit sie gut einziehen und wirken konnte.

Simon war durchgeschüttelt worden, diese Geschichte musste sich irgendwo gelöst haben, war herumgetrudelt und an der falschen Stelle wieder gelandet.

»Machst du dir dieses Plastikzeug ab?«, sagte ich.

»Nein, sie können nämlich nicht nur abhören, was wir sagen, sie können auch hören, was wir denken, Leo, es sei denn, man tut Plastik drum rum, dann können sie es nicht stehlen«, sagte er.

Er redete jetzt immer wirrer. Sagte, dass sie ihn abhören wollten, dass man durch eine kleine Öffnung in der Leiste ein Herz operieren könne, dass sie also auch von unten über Stromkabel ein kleines Mikrophon hierauf manövrieren könnten, das hätten sie in diesem Kleinbus getan, über Kabel seien sie in unsere Zimmer eingedrungen, und deshalb müssten alle Geräte aus den Steckdosen, diese Geräte seien Spione, die Steckdosen habe er mit Silberpapier abgedeckt, und Lottes Vater, der in der Sticker-Fabrik arbeite? Es gebe einen Grund, weshalb Lotte mir das nicht erzählt habe, es sei *ein* großes Komplott, die Open VLD, die ihn um diesen Entwurf gebeten habe, der Vater von Lotte und dass Lotte eine Beziehung mit Coen habe, der vor ein paar Jahren sein Arbeitskollege geworden sei, und dass sie Paul eingeschaltet hätten, um ihn auf die Idee mit diesem Tattoo zu bringen. Der Kreis habe sich geschlossen, und er habe das jetzt erkannt.

»Alle diese Leute sind schon seit Jahren damit beschäftigt, sich eine Prüfung für mich auszudenken, es ist eine Art großer Bewerbungstest, und wenn ich den gut hinkriege, wird entschieden werden, dass ich der große Leiter werde.«

»Der große Leiter?«

»Der Betriebsleiter von TOL, der große Boss, aber nicht nur von TOL, sondern von viel mehr, Coen weiß schon lange, dass Gott in direkter Verbindung mit mir steht, deshalb schickt er Leute, die dieses Tattoo stehlen sollen. Ich habe ihn gewarnt, heute Nacht, dass ich alles weiß. Du bist seine Spionin, die schaut, wie es steht, ein Eindringling, genauso wie all die anderen miesen Eindringlinge, die Lotte geschickt hat, sie hat dich von Anfang an ausgebildet. Ich habe dich an dem Tag verloren, an dem du in diesem Geschäft angefangen hast, das ist der Tag, an dem sie dich vereinnahmt haben, das weiß ich inzwischen ganz genau, weil, siehst du, jemand von der Regierung, aus dem Verteidigungsministerium, hat auch schon danach gefragt, der hat mich gerade über dieses Telefon angerufen, das ist eigens dazu da, mich zu erreichen, sie wissen jetzt, dass ich eine Gabe habe, mit der ich Dinge entschlüsseln kann, sie könnten mich jetzt ohne weiteres in Russland einsetzen oder bei anderen Kriegen.«

Am liebsten hätte ich vom anderen Zimmer aus den Rettungsdienst angerufen und die Tür abgeschlossen, so dass er hier weiter wüten konnte, ohne dass ich zuschauen musste, aber das ging nicht, etwas Flehendes war in seinem Blick. Er wehrte sich nicht, als ich auf meinem Telefon die Notrufnummer eintippte, er schwieg, während ich die Adresse angab und in meinem besten Französisch zu erklären versuchte, worum es ging.

Er durfte nicht so, nackt, in durchsichtiger Folie, das Haus verlassen. Umstehende würden Fotos machen, man sah nicht jeden Tag einen in Frischhaltefolie gewickelten Nachbarn. Ich suchte Kleidungsstücke zusammen, einen Pulli, versuchte, den um seine Arme zu legen, es ging schwer. Dann eben einen Morgenmantel. Auch der wollte nicht über das Plastik, also hängte ich ihn lose um Simons Schultern, wie einen Umhang.

Simon ließ mich gewähren. Erst jetzt, als ich den Umhang um seine Schultern drapierte und den Gürtel hinten zusammenband, damit er nicht stolperte, sah ich, wo das Blut herkam: Es sickerte aus dem Tattoo. Ein Stück Haut hing lose herunter, rundum waren Schnittwunden.

»Schau«, sagte er und deutete auf die dunkelbraune Farbe des Bademantels und auf die ähnlich aussehende Farbe des getrockneten Bluts, auch das sei ein Komplott, auch das sei schon lange im Voraus zwischen dem Blut und dem Morgenmantel abgesprochen worden.

In der Ferne war ein Rettungswagen zu hören. Es war schwer zu sagen, aus welchem Teil der Stadt er sich näherte, aus Anderlecht oder aus dem Zentrum. Die Sirene klang anders, zielgerichteter, jetzt, da sie auf dem Weg zu uns war.

Erst jetzt fiel mir auf, dass der Porzellanharlekin verschwunden war, der Glassturz auf dem Kamin im Wohnzimmer war leer. Ich sah mich um, wo die kleine Figur sein könnte. Sie lag in einer Zimmerecke, auf dem Boden, mit zerbrochenem Kopf.

Simon sah mich schauen, folgte meinem Blick.

»Da war keine Kamera drin. Komisch, denn der hat mich die ganze Zeit so angeschaut, und er ist schon mal geklebt worden.«

»Aber du hast die Figur doch selbst geklebt?«

»Gerade deswegen, die Bruchlinien waren ja schon sichtbar, dadurch war es einfach, sie an den Stellen wieder aufzumachen und da etwas reinzustecken und dann neu zu kleben, sie wussten, dass wir ohnehin nichts davon merken würden.«

Ich nahm ein Geschirrtuch, um die Stücke zusammenzufegen und aufzulesen, damit keins verloren ging und Simon mit seinen nackten Füßen nicht weiter hineintrat. Da kam bestimmt auch Blut her, er musste durch die Scherben gegangen sein.

»Darf ich dich auch noch gegen das Abgehörtwerden schützen?«, fragte er flüsternd.

»Darfst du, beeil dich«, sagte ich.

Er hantierte mit der Rolle, bewegte sich mit etwas zu durchgedrücktem Rücken, mit etwas zu vorsichtigen Handbewegungen, wie Kinder spielen, wenn die Eltern nicht auf die Zeit achten, sie selbst aber sehr wohl wissen, dass es eigentlich schon lange nach der Schlafenszeit ist. Er wiederholte, dass die Folie mich schützen würde, so könne niemand mich aufspüren, so könnten wir zusammenbleiben, wir und Daan.

Ich drehte mich um die eigene Achse, entgegengesetzt zu der Richtung, in die Simon die Plastikrolle bewegte – ein kleiner Koffer auf dem Flughafen, der sicher eingecheckt werden konnte. Erst wurde mein Oberkörper in eine dicke Schicht gewickelt, die beiden Arme wollte er zusammen einpacken, ich ließ einen draußen, damit ich gleich den Hörer der Sprechanlage abheben konnte. Er ging tiefer, zu meinen Beinen. Jedes

Mal, wenn er sich vorgebeugt an mir vorbeibewegte und sein Kopf nah bei mir war, versuchte ich, mir anzuschauen, wie die Wunde hinter seinem Ohr aussah. Sie blutete noch, von Zeit zu Zeit quoll ein neuer Tropfen heraus, hinterließ frische Blutspuren, es kam aus den Löchern im Plastik heraus. Das Tattoo war nicht vollständig weggeschnitten. Weh schien es Simon nicht zu tun.

Die Folie war rasch zu Ende. Die leere Rolle fiel zu Boden, rollte weg. Simon beugte sich vor, griff danach. Das Plastik um seinen Hintern saß zu stramm, er kam nicht mehr dran. Ein paar Sekunden lang stand er so und überlegte, was er tun könne.

Endlich klingelte es.

Ich watschelte mit meinen zur Hälfte zusammengebundenen Beinen zur Sprechanlage, um die Haustür zu öffnen, sagte, es sei im zweiten Stock, unsere Tür zum Treppenhaus war noch angelehnt. Zwei Menschen polterten die Treppe herauf, ein Mann und eine Frau, das konnte ich an ihren Stimmen hören. So schnell wie möglich begann ich, mir die Folie abzuziehen, damit sie nicht dachten, ich sei der Patient.

Sie klopften höflich an die offene Wohnungstür.

»Ja«, sagte ich. Meine Arme waren bereits frei, aber um meine Taille saß Plastikfolie, die ich nicht losreißen konnte.

Zwei Personen kamen herein. Sie grüßten. Warfen einen kurzen, befremdeten Blick auf mein Röckchen aus Frischhaltefolie.

»Mein Partner ist im hinteren Zimmer«, sagte ich, und die beiden nickten. Ohne weitere Fragen gingen sie hinein.

Ich stellte mich hinter sie, während sie sich Simon näherten, sie stellten ihr Material in der Mitte des Raums ab, eine große Tasche, eine Klapptrage.

Sie baten Simon, sich auf einen Stuhl zu setzen, was wegen des Plastiks nicht ging. Sie schnitten Stücke von der Folie ab, in Höhe der Wunde hinter dem Ohr, auch in Höhe seiner Taille, so dass er sich endlich setzen konnte – wie viele Stunden hatte er aufrecht stehend zugebracht? Sie leuchteten mit einer kleinen Taschenlampe in seine Pupillen, fragten ihn nach seinem Namen, wollten wissen, ob er Medikamente nehme oder Alkohol oder Drogen konsumiert habe. Er schüttelte den Kopf, sie überprüften seine Reflexe und maßen den Blutdruck. An seinem Hals wurde eine Kompresse angebracht, die mit einem Druckverband umwickelt wurde.

»Machen Sie nur, ja, da ist keine Kamera mehr drin«, sagte er, »das hab ich schon untersucht.«

»Worin, Meneer?«

»Hier drin natürlich, fragen Sie Paul. Oder Pauls Freunde. Paul & Friends, man möchte doch wissen, wer diese Friends sind, nicht, hören Sie zu, ich habe das endlich entschlüsselt, es sind meine Kollegen, für die ich jahrelang alles getan habe, schlimm, nicht?«

Der Sanitäter nickte beschwichtigend. Simon saß schief in sich zusammengesackt da, unbequem, und nachdem sie in seine Augen geleuchtet hatten, schloss er sie, ließ sie geschlossen.

»Meneer, wir nehmen Sie jetzt mit, damit Sie versorgt werden.«

»Zu Coen bestimmt?«

»Zu wem?«

»Das wisst ihr doch selbst.«

Ob ich für Meneer etwas zum Anziehen besorgen könne, wollten sie wissen. Vorsichtig führten sie Simon aus der Wohnung, die Treppe hinunter, um ihn unten auf der Trage festzuschnallen. Er hielt die ganze Zeit die Augen fest geschlossen, diese Niederlage wollte er nicht mit ansehen müssen.

»Bitte, schnallen Sie ihn nicht zu fest!«, sagte ich. »Er tut niemandem was. Er ist nur verwirrt.« Erst jetzt heulte ich.

Sie hatten keine Sekunde gezweifelt, wer hier Betreuung benötigte.

»Mevrouw, wir müssen ihn festschnallen, wir fahren schnell, und es geht um Kurven.«

»Sorry, Pluis«, sagte er. Schon wieder sickerte Blut durch den Verband.

Der Name kam mit einer Art Funkeln heraus, so lange hatte ich diesen Kosenamen nicht mehr gehört. Dass er sich daran erinnern konnte, an meinen Kosenamen! Ich legte meine Hände um seine eiskalten Füße und massierte sie.

Wir fuhren los, die Sanitäterin saß am Steuer, der Mann blieb bei uns hinten drin. Er legte Simon schon mal eine Infusion an, denn er zeigte Anzeichen von Dehydrierung. Den Rest der Fahrt über lag er von mir abgewandt, Augen und Kiefer zusammengepresst, Arme an den Körper gedrückt, eine merkwürdige Spannung im Gesicht, Ausdruck geballter Angst, wie man ihn auch auf den Fotos sieht, die in Vergnügungsparks am Ausgang von Achterbahnen verkauft werden.

Jetzt, als er hier so lag, festgeschnallt auf der Trage, mit einer Infusion im Arm, so verletzlich und klein und kontrollierbar, fiel mir auf, wie leicht es geworden war, ihn wieder zu lieben.

27. SEPTEMBER 2018 (2)

Wir bekamen sofort ein abgeschirmtes Zimmer. Darin stand eine Trage, über die Papier von einer breiten Rolle abgerollt wurde, so dass Simon darauf Platz nehmen konnte.

Schere, Faden und Nadel wurden bereitgelegt.

Ich sagte der Schwester, dass wir in diesem Monat bereits

einmal bei einem Arzt gewesen waren, der in diesem Krankenhaus arbeitete, Letiège.

Doktor Letiège sei an diesem Wochenende im Dienst, wurde uns gesagt, er würde gleich kommen und Simons Zustand beurteilen. Simon wurde zunächst ganz aus dem Plastik befreit, man schnitt ihn auf, eine Riesencervelatwurst, von der die Haut abgezogen wurde. Er ließ es mit geschlossenen Augen über sich ergehen, die Fäuste geballt. Seine Hände waren ebenfalls von kleinen, aber oberflächlichen Schnittwunden übersät – dass ich das nicht eher gesehen hatte. Über seinen Unterleib wurde eine Decke gelegt. Ich konnte sehen, wie sich seine Augäpfel hinter den Lidern hin und her bewegten. Wir wurden nicht allein gelassen, die Tür wurde nie geschlossen.

Eine lokale Betäubung und ein paar Stiche würden nötig sein, um die größte Wunde zu schließen. Einige der offenen Schnitte an seinen Armen würden mit einem Spezialkleber zugeklebt werden. Aber erst würden sie zur Sicherheit einen Hirnscan machen und ihm Blut abnehmen.

»Geht's?«, fragte ich jedes Mal, wenn ich sah, wie die Nadel in seine Haut stach. »Geht's?« Simon sagte nichts, und nicken konnte er auch nicht wegen der Verrichtungen an seinem Hals. Es hatte etwas Merkwürdiges, diese Stille, wie jemand, der auf einen Anwalt wartet, bevor er etwas sagen darf.

»Meneer, möchten Sie lieber, dass Mevrouw auf dem Flur wartet?«, fragte die Schwester, nachdem sie zwei von drei Stichen genäht hatte. Der größte Schnitt war mehr oder weniger zu. Die Haut krumpelte, die Wundränder schlossen nicht glatt.

Ich sah, dass er ja sagen wollte, stand auf und ging aus dem Raum.

Über eine halbe Stunde wartete ich auf dem Flur, auf Stühlen, die jeweils paarweise aneinandergeklickt waren – etwas zu schmal, um darauf zu liegen und zu schlafen, gerade breit genug, um sich allein zu fühlen. Doktor Einhorn kam eilig durch die Notaufnahme, das Haarbüschel auf seinem Kopf stand senkrecht in die Höhe wegen der Geschwindigkeit, mit der er sich bewegte. Er trug einen langen weißen Kittel, weshalb ich ihn erst nicht erkannte. Er ging an mir vorbei, durch Simons Tür und schloss sie hinter sich. Ich traute mich nicht mehr, anzuklopfen. Das Einhorn blieb bestimmt zehn Minuten drinnen. Ich konnte nicht hören, was in dem Raum geschah, ich konnte schwerlich auf dem Flur das Ohr an die Tür legen, jemand könnte mich noch für verrückt erklären.

»Bin in der Notaufnahme mit S., später mehr«, antwortete ich Lotte, die mich seit dem Morgen schon fünfmal gefragt hatte, ob alles in Ordnung sei. Ich tippte schnell, obwohl ich hier ungestört war und Zeit hatte zu kommunizieren.

»Viel Kraft, keine Sorgen, nimm Rest von Woche evtl frei«, schrieb sie zurück. Ich fand es rücksichtsvoll von ihr, dass sie mich nicht mit überflüssigen Artikeln hatte belasten wollen.

Ich hätte es keine zwei Minuten länger auf dem Doppelsitz ausgehalten, zum Glück öffnete das Einhorn die Tür. Er schaute in den Flur, suchte mich. »Sie sind Meneer Spruyts Partnerin, *n'est-ce pas*? Möchten Sie mit hereinkommen?«

Drinnen wurde ich informiert. Der Arzt sprach, Simon lag von mir weggedreht auf der Liege, unter der weißen Decke. Er hatte die Kleidungsstücke angezogen, die ich für ihn zusammengerafft hatte, die Kapuze über den Kopf gezogen. Er wollte sich nicht anhören, was gesagt wurde. Ich legte meine Hand auf sein Bein, streichelte ihn sanft.

Er würde stationär aufgenommen, darum habe er selbst gebeten. Der Hirnscan habe nichts Anormales ergeben. Simon habe eine Menge Hautkratzer, die meisten oberflächlich. Die Wunde hinter seinem Ohr sei tief, aber nicht so schlimm, wie sie aussehe, er habe sehr viel Glück gehabt, dass er keine wichtige Ader aufgeschnitten habe. Sein geistiger Zustand sei leider deutlich besorgniserregender. Aber es sei schon mal ein guter Beginn, wenn ein Patient seiner eigenen Aufnahme zustimme, die hätten die größten Aussichten, zu genesen. Simon würde in ein Zimmer gebracht werden, er würde etwas zur Beruhigung bekommen, er müsse vor allen Dingen erst einmal schlafen und zur Ruhe kommen. Sein Gehirn sei überhitzt, das könne man wohl so sagen. In den nächsten Tagen dürfe er keinerlei Reiz ausgesetzt sein, kein Bildschirm, keine Leute, keine Bücher, keine Filme. Das Einzige, was er noch brauche, seien ein paar Sachen für seine persönliche Hygiene, so dass er eine Zeitlang damit auskäme. Könne ich einen Koffer bringen mit einer Zahnbürste, einem Schlafanzug, Pantoffeln und eventuell den Medikamenten, die er zu Hause einnahm? Den Koffer dürfe ich dann auf der Station »Geschlossene Psychiatrie« abgeben, dort sei den ganzen Tag noch ein Stationskrankenpfleger im Dienst.

»Kann ich ihn einen Moment noch allein sprechen, um mich zu verabschieden?«, fragte ich.

»Er ist jetzt gerade zur Ruhe gekommen, Mevrouw, es wäre besser, ihn nicht zu erregen. Man wird Sie wissen lassen, wann Meneer Besuch empfangen darf.«

Ich schob meine Hand unter die Decke, streichelte Simons Rücken, küsste ihn auf den Hinterkopf und ging hinaus. Warum hatte ich nicht eher daran gedacht, ein paar persönliche Sachen für ihn in ein Köfferchen zu tun, als die Sirene des sich nähernden Rettungswagens durch die Stadt gegellt hatte?

Erst in der Straßenbahn auf dem Weg nach Hause dachte ich daran, in welchem Zustand sich die Wohnung befand, welches Schlachtfeld ich gleich würde betreten müssen. Simons

Blut, das Mikado verschiedener Gegenstände, Daan, die beruhigt werden musste. Mir graute schon jetzt davor, alles aufräumen, demnächst allein im Bett liegen zu müssen.

»Lotte, kann ich heute Nacht bei euch schlafen?«, schrieb ich.

»Tüüüüürlich, solange du willst«, antwortete sie sofort.

Um etwas zu tun zu haben, stellte ich schon mal eine Liste mit allem zusammen, was in das Köfferchen musste, so konnte es schnell gehen. Nur die paar Sachen holen, die schlimmsten Dinge gleich wegräumen, zurück ins Krankenhaus, alles abgeben, danach direkt zu Lotte radeln, dort erst ein paar Nächte zu Kräften kommen, dann mit der Säuberung der Wohnung beginnen, bevor Simon wieder nach Hause durfte. Vielleicht konnte ich ja tatsächlich sogar ein paar Tage Urlaub nehmen. Lotte schuldete mir noch was, nach ihrem Babymoon.

Wie viel Unterwäsche würde ich für Simon einpacken müssen? Nicht zu viel, zu lange sollte er nicht wegbleiben, aber drei Unterhosen waren sicher zu wenig. Dieses Ding, das in ihm hauste, musste erst ganz aus ihm raus, bevor ich ihn wieder bei mir haben wollte.

»Daantje, Daantje-Miez«, flüsterte ich beim Nachhausekommen, entschuldigend. Ich konnte es ihr nicht übelnehmen, dass sie mich jetzt nicht begrüßte. Gestern erst war sie laut miauend in meinen Rucksack gekrochen, sie hatte dies alles kommen sehen, hatte versucht, mich zu warnen, aber ich hatte nicht auf sie gehört.

Ich füllte sofort etwas zu fressen und zu trinken in ihren Napf, eine dreifache Portion, ein Häppchen für jetzt, ein Häppchen für heute Abend und eins für morgen früh, und morgen nach der Arbeit würde ich ihr etwas Frisches geben, ein Stück Kabeljau auftauen, um alles wiedergutzumachen.

Das laute Reden mit dem ängstlichen Häufchen, das sich unter dem Bett verkrochen hatte, hinter einem der hinteren Beine, half mir dabei, mich selbst zu beruhigen. Währenddessen schaute ich in allen Schränken und Zimmern nach, öffnete kleine und große Türen, vorsichtig, denn ich fürchtete, auf etwas zu stoßen, ohne zu wissen, was dieses *Etwas* genau sein könnte. Verrückte Konstruktionen, aufgestellte Fallen, noch mehr vollgekritzelte Flächen oder, noch schlimmer: dass ich Simon plötzlich in einem Schrank finden würde, was bedeutete, dass ich die letzten Stunden geträumt hatte – die Hilfe war gar nicht gekommen, die beiden Rettungssanitäter hatte ich mir ausgedacht.

In seinem leeren Kopfkissen steckte noch die Form seines Kopfes, ich wusste nicht, von welcher Nacht sie stammte.

Bei meiner ersten Runde räumte ich noch nichts auf, ich machte eine Bestandsaufnahme, wagte noch nicht, mich irgendwo hinzusetzen, achtete darauf, nicht in die verfärbten, getrockneten Blutspuren zu treten, die hier und da auf dem Boden zu finden waren, versuchte, nichts von dem zu lesen, was an der Wand geschrieben stand, die wahnsinnige Menge an Notizen. Daan miaute nicht, sie klagte nicht, sie hockte wie festgenagelt am Boden, erstarrt vor Schreck.

Es war lange her, seit ich die Wohnung ohne einen auf und ab tigernden Simon gesehen hatte. Erst jetzt gewann ich einen Überblick über alles, was sich verändert hatte: die schwarzen Krakeleien an den Wänden, die Sachen, die er in den letzten Monaten angehäuft hatte, die Schuhe, die Jacketts, alles Material, das er gebraucht im Internet gekauft hatte, das würde niemals in nur einen Müllsack passen, dafür wäre ein kleiner Container nötig. Hier und da waren Steckdosen mit Tape abgeklebt, sah ich jetzt, als ich zum ersten Mal alle Einzelheiten in mich aufnahm. In seinem Büro, in dem Kaffeebecher zwischen den Simon-Sproud-Stiften, fand ich den blutigen Cutter, mit dem er sein Tattoo aufgeschnitten haben musste, daneben lagen ein paar blutgetränkte Papierknäuel und der kleine bauchige Löffel, den ich sofort an dem Klebeband erkannte: Es war unser Avocadolöffel. Der Griff war verbogen.

Ich schob die Klinge in den Griff und warf den Cutter in den Mülleimer. In einem fort wirbelten Letièges Worte in meinem Kopf herum: dass es »besorgniserregend« gewesen sei. Den Avocadolöffel spülte ich ab und legte ihn in die Besteckladе der Spülmaschine.

Es war unmöglich, nicht doch schon das meiste aufzuräumen, möglichst viel ungeschehen zu machen. Ich begann, einen Gegenstand nach dem anderen aus dem Haufen wegzuräumen, ich hängte etwas an die Wand, steckte etwas in eine Mappe, rückte etwas gerade – es ging ganz gut voran. Langsam lichtete sich das Chaos, der Parkettfußboden im Büro kam wieder zum Vorschein, der blasse Fleck an der Stelle, an der früher unser Bett gestanden hatte, wo die Sonne nicht auf das Holz eingewirkt hatte. Mit einem nassen Handtuch und Seife versuchte ich, den Marker von den Wänden zu reiben, das ergab aber nur schwarze Streifen, die würde ich übermalen müssen, da blieb mir nichts anderes übrig.

Jetzt, wo ich wieder mehr Platz zum Umhergehen hatte, begann ich, zwei Stapel mit Sachen zurechtzulegen, in eine Übernachtungstasche für mich und einen Rollkoffer für Simon. Für ihn legte ich einen bequemen Jogginganzug bereit, fünf Slips, ein Handtuch und einen Schlafanzug (in dessen Brusttasche ich ein herzförmiges Post-it steckte). Sein Stapel war höher als meiner. Wir würden beide in Brüssel bleiben, doch es fühlte sich so an, als würde er viel weiter weggehen.

Von jedem Kleidungsstück, das ich aus dem Schrank nahm, sprach ich den Namen laut aus, in Richtung des reglosen

Häufchens unter dem Bett. Meine beschwichtigende Stimme klang in diesem Zimmer vertraut.

Mitten im Kofferpacken setzte ich mich an Simons Laptop. Ich kannte das Passwort zum Entsperren, es rührte mich, dass es noch immer dasselbe war: SLLEOS2007 *(Simon loves Leo since 2007)*. Sein Browser war geöffnet, Unmengen von Tabs, so viele, dass die Icons nicht mehr in die Leiste passten. Wenn man alle diese Karten aufklappen und nebeneinanderlegen würde, käme man über die Stadtgrenze hinaus.

Ich klickte das Kreuz an – *Alle Registerkarten schließen?* – nein, doch besser nicht, überlegte ich. Mit zitternden Händen klickte ich mich von Tab zu Tab. Unterseiten von seiner eigenen Website, Pornos, YouTube, die Nachrichtenseite von Think Out Loud, Ergebnisse von allen Dingen, die er gegoogelt hatte, die seltsamsten Suchanfragen zu Spionagetechniken tauchten auf. Irgendwie überraschte mich das nicht, wenn ich an die vielen Nächte und Stunden dachte, die er an seinem Computer gesessen und mit dreifacher Geschwindigkeit getippt hatte.

Facebook war auch auf Dutzenden von Seiten geöffnet, alles Gespräche, die Simon in den letzten Tagen und Stunden angefangen hatte, mit Fremden, mit ehemaligen Klassenkameraden, die er kaum mehr kannte, Gespräche, in denen er seine Vermutungen bezüglich Praktiken von Lokalpolitikern geteilt hatte, die Frage, ob einer von ihnen je von TOL angesprochen worden sei, um ihn, Simon, im Auge zu behalten. Er hatte einen Gruppenchat eröffnet, in dem er enthüllte, wie er dies alles hatte kommen sehen, in dem er seine Scrabble-Prognosen teilte. Fast niemand hatte reagiert, die meisten hatten seine Frage nicht einmal gelesen, sie hatten die Gruppe wieder verlassen oder mit einem Fragezeichen geantwortet. Einige hatten aggressiv reagiert (»He, was hast du denn geschluckt??«), einige schrieben: »Kenne ich dich?« Ein paar Leute hatten ihn inzwischen als Freund gelöscht. Unter ein Foto der siegreichen Hallenfußballmannschaft der Tollers hatte Simon »Habt ihr die Fotos, auf denen Paul drauf ist, gelöscht?« getippt, doch niemand hatte Anstoß daran genommen, es hatte sogar ein Like von Maxim bekommen.

Von verschiedenen Leuten hatte Simon die Namen auf einem Blatt notiert, das neben seinem Computer lag, verteilt auf zwei Spalten, überschrieben mit »Coen« und »Paul«. In einem anderen Heft, das aufgeschlagen neben dem Computer lag, hatte er eine ganze Reihe von Nummernschildern notiert. Phantombildartige Skizzen von den Straßenarbeitern, ich erkannte auch ein Bild von der Nachbarin. Daneben lag ein Foto von Coen. Irgendwo hatte er hingekritzelt »1. Oktober, 12.15 Uhr, Lotte Ultraschall« – ich hatte keine Ahnung, woher er diese konkrete Information hatte, vielleicht hatte er im Krankenhaus angerufen und sich als Coen ausgegeben.

Ich klickte weiter Registerkarten weg, bis ich mich mürbe fühlte, bis sich das Gefühl der Übelkeit gelegt hatte.

Ich antwortete Open VLD Brussel, die Simon inzwischen schon zum zweiten Mal gefragt hatten, ob er ihre erste Mail erhalten habe – es sei nicht möglich, auf ihre Bitte einzugehen, aber trotzdem viel Erfolg beim anstehenden Wahlkampf.

Erst zögerte ich, schließlich tat ich es doch: Mit ein paar Klicks löschte ich die gesamte Simon-Sproud-Facebook-Seite.

> Seite dauerhaft entfernen? Wenn du eine Seite löschst, kannst du sie nicht mehr zurückholen. Bist du sicher, dass du Simon Sproud löschen willst?

Ja, ich war mir sicher. Wo ich schon mal dabei war, wo mich ohnehin schon schmerzte, was ich ihm alles antat, führte ich es auch zu Ende: Ich loggte mich in alle Accounts ein, von deren Existenz ich wusste, und löschte auch diese Profile – Twitter, LinkedIn –, und auch da sah ich zahlreiche Monologe, die er Fremden gegenüber in den Chats gehalten hatte. Überall die gleichen Verdächtigungen, überall auf der Suche nach jemandem, der seine Theorien bestätigen würde.

Zusammen mit den Seiten, die er angelegt hatte, zusammen mit allem, was er je gepostet hatte, verschwand Simons Alter Ego, weg und gelöscht. Das Einzige, was ich nicht anrührte, war der Ordner in seinem Computer, in dem er alle seine Zeichnungen, Ideen und Tattoo-Entwürfe gespeichert hatte.

Ich schaute auf die Uhr, eine Stunde war vergangen. Ich fühlte mich um Kilos leichter. Seit Monaten schon wusste ich von diesen Seiten, die ganze Zeit über hatte ich mir Sorgen gemacht, was er ohne mein Wissen alles postete, ohne dass ich eingreifen konnte, als hätte während dieser ganzen Zeit irgendwo in meinem Hinterkopf eine zappelnde Schildkröte auf dem Rücken gelegen, die ich jetzt endlich umgedreht hatte, woraufhin sie weggekrochen war.

Daan hockte noch immer unter dem Bett. Würde sie hinterher froh sein, dass alles weg war? Kein Herrchen mehr, das seltsame Dinge machte, das hektisch durch die Gegend schoss, das sie erschreckte, das sich in den sozialen Medien austobte.

Bevor ich gehen konnte, musste ich nur noch Simons Toilettensachen in den gepackten Koffer tun und feuchte Haushaltstücher finden, um die Blutreste vom Boden zu wischen. Seine Zahnbürste und die Zahnpastatube mussten auf dem Badewannenrand stehen, da Simon zur Zeitersparnis angefangen hatte, sich die Zähne während des Duschens zu putzen. Mich im Slalom zwischen Simons getrockneten Blutstropfen hindurchbewegend, ging ich ins Badezimmer, den einzigen Raum, in dem ich seit dem gestrigen Morgen noch nicht wieder gewesen war. Ich spürte erneut, wie eine vage Übelkeit hochkam, als ich die Tür öffnete, spürte die Bedrohung, die von einem noch unsicheren Raum ausging.

Blutspritzer auf dem Boden und an der Wand neben dem Wannenrand – er musste sich diese Wunde im Badezimmer zugefügt haben oder hier den Versuch unternommen haben, sich zu versorgen, die Wunde auszuspülen. Überall war Blut, in allen Rottönen, zum Teil mit Wasser vermischt und nahezu durchsichtig. An der Tür lagen Knäuel von blutigem Toilettenpapier und ebenso in der Toilette selbst, so viele, dass ich fürchtete, sie nicht einfach hinunterspülen zu können.

Erst als ich mich über den Wannenrand beugte und die Hand nach der Zahnbürste ausstreckte, sah ich, was auf dem Wannenboden lag.

Bevor ich akzeptieren konnte, was ich sah, bevor das Bild ganz zu mir durchdringen konnte, bevor ich es glauben konnte, musste ich erst nachschauen, was unter dem Bett war, auf was ich in der letzten halben Stunde beruhigend eingesprochen hatte. Ich ging auf die andere Seite der Wohnung, kniete mich neben dem Bett hin, leuchtete mit der Taschenlampe meines Handys. Ein zusammengeknäultes Handtuch.

Jetzt wusste ich, warum der Avocadolöffel und der Cutter auf Simons Schreibtisch gelegen hatten. Die Wunden an Simons Armen hatte er sich nicht selbst mit dem Messer beigebracht, es waren die Kratzer einer Katze, die in grenzenloser Todesangst versucht hatte, sich zu wehren.

NOCH SECHS MINUTEN, VAN ARTEVELDESTRAAT

Jeder Spaziergänger mit einer Einkaufstasche, jeder Radfahrer mit einer Tüte am Lenker ist Simon, und jeder plattgefahrene Karton ist ein zerschmettertes Baby, so lange, bis ich genauer hinschaue. Wie viele herumfliegende Plastiktüten im Straßenbild zu sehen sind, wenn man erst mal darauf achtet. Und wie viele dunkle Farbflecke auf der Straße, wie viele zu Brei gefahrene Tauben, wie viele Straßenabfälle in Tüten, in die auch gerade so eben ein Baby passt. Ich müsste mich verdoppeln, verzehnfachen und alle diese Tüten näher untersuchen.

Im ersten Jahr an der Filmakademie wurde uns ein Kurzfilm gezeigt, den alle bewundernswert fanden, über den man sich aber – mit dem Diplom in der Tasche und im Bilde über Klischees – abfällig äußern würde. *Cashback*, ein Mann mit Liebeskummer und Schlafstörungen beginnt, in einem Supermarkt zu arbeiten, und findet eine Methode, wie er die Zeit manipulieren kann; die Welt um ihn herum kommt zum Stillstand. Er entkleidet alle hübschen Frauen in den einzelnen Abteilungen und zeichnet sie nackt.

Ich würde nicht alle Männer auf der Straße ausziehen und zeichnen, ich würde mich zwischen den wie eingefroren dastehenden Körpern durchwinden, vorbei an Autos, die halb abgebogen auf einer Kreuzung stehen, und nach Hause gehen und dort Simon vorfinden, seine Hand vor dem Türschloss schwebend, Leontine heulend in der Einkaufstasche, ich würde sie daraus befreien, sie mir mit einem Schal vor die

Brust binden, in die Fabrieksstraat radeln, sie in ihrer Wiege schlafen legen, bevor ich alle wieder zum Leben erwecke. Lotte würde den zu Hilfe gerufenen Polizisten gestehen müssen, dass sie sich alles eingebildet hat, sie hat eine postnatale Psychose, hatte Leontine versehentlich zu Hause vergessen, war mit einem leeren Buggy ins Büro gegangen und hatte, als jemand das Fehlen des Babys bemerkte, auf gut Glück Simon beschuldigt. Sie würde sich bei uns für die falsche Bezichtigung entschuldigen, wir würden sagen: Keine Ursache, sie würde für immer in unserer Schuld stehen.

27. SEPTEMBER 2018 (3)

Wenn du Angst hast im Dunkeln, musst du pfeifen, auf dem Boden, im Keller, auf dem Gang, und wenn du im Dunkeln ein Liedchen pfeifst, dann hast du weniger Angst. Lediglich meine Umrisse waren übrig, in einer kleinen Sparflamme, das Allernötigste an Gedanken, eine schwache Stimme, die mir auftrug, ins Badezimmer zurückzugehen, und die zum Trost dieses Lied von Samson und Gert zu singen begann, ein Lied, das ich so oft in meinem Kinderkopf abgespielt hatte, wenn ich nachts im dunklen Haus alleine die Treppe zur Toilette hinuntermusste.

Mir selbst Mut einsingend, ging ich ein zweites Mal auf die Badewanne zu. Diesmal wusste ich genau, was ich vorfinden würde. Ich musste es ein zweites Mal sehen, schauen, was genau passiert war, allein schon aus Achtung vor Daan, wissen, was genau sie hatte erleiden müssen, ihr dabei nachträglich beistehen, mitfühlen, auch wenn ich nicht wusste, wie es sich anfühlte, eine Katze zu sein und, lebend oder tot, von jemandem aufgeschnitten zu werden. Ich musste mir einen

Plan überlegen, entscheiden, was ich mit ihr tun würde, wie ich das alles wegräumen würde. Sollte ich jemanden anrufen und um Hilfe bitten, sollte ich es selbst tun? Ich schaute noch einmal hin, diesmal etwas länger, um zu rekonstruieren, was passiert sein könnte, und schrak wieder zurück. Daans Augäpfel waren herausgerissen, sie lagen neben ihrem kleinen Leib, zwei plattgetretene Trauben.

Das Entsetzen darüber, wozu Simon imstande gewesen war, drang nur langsam zu mir durch.

Daan hatte immer ein wenig mehr an mir gehangen als an Simon. Weil ich sie nachts nicht von mir schob, wenn sie sich oben an meinen Kopf legte, weil ich ihr beim Kochen wider besseres Wissen öfter die Fleischränder zusteckte. Hatte Simon diese Zurückweisung immer gespürt und jetzt mit dem Tier abgerechnet? Oder hatte Daan Simon angefallen, hatte sie ihn stundenlang mit Augen wie Kameras angestarrt? Lag es am Katzenkalender, dass er eine Aversion gegen Katzen entwickelt hatte?

Trotz seines Zustands war er wohl klar genug gewesen, sich an den Wettstreit zu erinnern, wie man am praktischsten Avocadokerne herauslöst, er war klar genug gewesen, zu entscheiden, dass er mit diesem Löffel am besten zu Werke gehen konnte, doch warum hatte er sich an alles andere nicht erinnern können, alles vor und nach der Löffelprämierung – die Liebe, die er für Daan empfand, wie sie immer zusammengerollt auf seinem Schoß gelegen oder ihm die Finger geleckt hatte, wie froh wir sein konnten, dass sie nachts schnurrend zwischen uns lag.

Das Aufräumen würde nicht leichter werden, wenn ich länger wartete. Das Blut würde weiter eintrocknen.

Ich nahm eine Plastiktüte, stülpte sie um und steckte meine Hände hinein. So packte ich Daan oder zumindest die Teile, die von ihr übrig waren, ihre Muskeln waren bereits steif, ich versuchte, mit einem Griff möglichst viel zusammenzukehren, festzupacken, und zog mit *einer* Bewegung die Tüte darum herum, knotete sie zu. Ich stellte die Tüte ab, nicht auf den Boden, das kam mir zu undankbar vor nach allem, was sie uns geschenkt hatte. Ich musste sie jetzt ehren, ihr das Ende nachträglich noch erleichtern. Ich nahm zwei saubere Handtücher und machte ein Bettchen daraus, in das ich die Tüte legte.

Was übrig blieb, spülte ich so gut wie möglich weg. Daan musste hier schon einige Stunden gelegen haben, das Blut auf dem Boden war an den Rändern bereits geronnen, es schien eine Kruste über dem Tier bilden zu wollen, die Blutplättchen merkten nicht, dass das vergebliche Mühe war, sie wollten Daan heilen und wiederherstellen.

Mit der Scheuerbürste, die wir normalerweise dazu benutzten, uns gegenseitig den Rücken zu schrubben, kratzte ich alles ab, ich suchte eine Packung feuchter Intimtüchlein und wischte damit die Wanne und die Wände sauber. Der fade Geruch der pH-neutralen Seife jedes Mal, wenn ich ein weiteres Tüchlein aus der Packung zog! Immer wieder sah ich einen neuen Fleck, kleine Spritzer an den Wänden, den Schränken, ich folgte der Spur durchs Haus – Fingerabdrücke auf den Lichtschaltern, den Türklinken, den Küchenschränken –, und für jeden Abdruck nahm ich ein frisches Tüchlein. Die gebrauchten Tücher ließ ich an Ort und Stelle fallen, sie trudelten neben mir zu Boden, ich zog unentwegt neue an einer Ecke heraus.

Alle übrig gebliebenen Handtücher gab ich in die Waschmaschine, zog ein Poster von der Wand, warf unseren Avocadolöffel, die Shampoos, den Wolkenschwamm, die Badeentchen und die Nagelbürste in den Müllsack, sie waren Zeugen, die ebenfalls aus dem Weg geräumt werden mussten.

Ich kippte eine Sprühflasche mit Glasreiniger aus, füllte sie mit Eau de Javel, sprühte alles damit ein: die Wände, das Waschbecken. Schwimmbad, danach roch es, und, mein Gott, wie sehnte ich mich plötzlich danach, ein Kind zu sein, Mittwochnachmittage, Schulschwimmen, und dass das Einzige, wovor man sich scheute, die eine Minute Wassertreten war. Den Rest einer großen Flasche Eau de Javel goss ich direkt in den Abfluss, für alle Bröckchen, die noch darin feststeckten, und darauf noch ein beißendes Produkt, damit es keine Verstopfung gab, weil ich nicht wollte, dass wir später, bei der Beseitigung der Verstopfung, plötzlich Pelz- und Fleischstückchen heraussaugen würden. *Wenn du Angst hast im Dunkeln, musst du pfeifen, auf dem Boden, im Keller, auf dem Gang*. Es wäre besser gewesen, wenn ich die übrigen Strophen ebenfalls auswendig gelernt hätte, dann hätte ich nicht eine Stunde lang dieselben vier Zeilen wiederholen müssen.

Das Letzte, was übrig blieb, war Daan in der Plastiktüte, auf einem Thron aus Handtüchern.

Ein totes Tier durfte man nicht in einem Müllsack auf die Straße stellen, in der Toilette runterspülen oder in einem Park begraben, man musste es zur Mülldeponie bringen, dort gab es eine spezielle Box für Kadaver, oder man brachte es zum Tierarzt, die hatten einen speziellen Container dafür – das hatte ein Kunde mir mal erzählt.

Der Leichnam musste weg, besser jetzt als morgen. Ich hoffte, dass Simon sich nicht mehr daran erinnern würde, damit er es nicht vor sich sehen musste, wieder und wieder, und zugleich hoffte ich, *dass* er sich erinnerte, so dass ich nicht die Einzige wäre, die wusste, wie das Tier dagelegen hatte.

Ich ging aus dem Haus, meine Übernachtungstasche auf dem Rücken, den Rollkoffer mit Simons Kleidern in der einen Hand, die Plastiktüte mit Daan in der anderen, ohne wirklich zu wissen, was ich mit der Tüte tun sollte, außer dass sie verschwinden musste, bevor ich im Krankenhaus ankam. Die Lösung würde sich unterwegs ergeben. Im schlimmsten Fall gab es am Ende der Straße die Glascontainer.

»Machen Sie das zu Hause auch!?«, stand auf einem großen Werbekampagnenposter neben dem Glascontainer. Unter den Buchstaben die Abbildung eines Mannes auf einem blauen Sofa, umringt von großen Müllhaufen.

Ich schaute auf die Öffnungen an der weißen Tonne und an der grünen, sie waren exakt gleich groß, oder eher: gleich klein. Wenn ich *das* tun konnte, würde es im Rest meines Lebens sehr wenig geben, was ich nicht könnte.

Es tat mir leid, dass ich Daan in diese kalte Tonne voll zerbrochener Gläser und Flaschen fallen lassen musste. Und nicht nur das, sondern dass ich danach weggehen musste und sie nie wiedersehen würde und dass in Kürze ein großer Lastwagen diese Tonnen leeren, sie aus der Höhe in einen noch größeren Container kippen würde und dass ich nicht genau wusste, was danach damit passieren würde, wohin alle diese Flaschen gebracht würden, in ein Spülbecken, in einen Schmelzofen, zu einer Zerkleinerungsmaschine. Das weiche, liebe Tier, jedenfalls das, was davon übrig war, zwischen all dem scharfen, kühlen Glas.

Ich schob die Metallklappe nach unten, legte die Tüte an die Öffnung. Sie schien genau hineinzupassen, trotzdem musste ich fest drücken, durch das Plastik hindurch spürte ich, wie es da drin glibberig wurde, ich wrang sie weiter aus – *und wenn du im Dunkeln draußen* – beim Plumpsgeräusch in der Tiefe des Containers, beim Klirren von Glas, hörten auch endlich Gert und Samson auf zu singen.

Ich hatte länger dafür gebraucht, als mir bewusst gewesen war, es war bereits dunkel. Ich beschloss, vom Glascontainer zu Fuß zum Krankenhaus zu gehen, so konnte ich alles, was geschehen war, besser hinter mir lassen, die Entfernung nachdrücklicher spüren, als wenn ich am Südbahnhof die Straßenbahn nehmen würde und im Nu am Ziel wäre. Das Rattern der Plastikrollen auf den unebenen Gehwegplatten war ein gutes, beruhigendes Geräusch.

Erst am Eingang des Krankenhauses sah ich mich um. Der Verkehr auf den beiden Doppelspuren des Kleinen Rings stand. Vom Hang an der Kruidtuinlaan aus betrachtet, trug die Stadt eine Perlenkette aus Scheinwerfern, doppelreihig. Zwanzig Meter von mir entfernt stand ein Obdachloser, der mit einem selbstgebastelten Haken Pfandflaschen oder solche mit Alkoholresten aus dem Glascontainer angelte.

»Der Lift hinter der Cafeteria, fünfter Stock, Route Y folgen«, sagte eine der Ehrenamtlichen in blauer Schürze, woraufhin sie neben einer demontierten Toilettenschüssel in der Eingangshalle Platz nahm und Flyer über Prostata-Untersuchungen an Männer verteilte, die alt genug aussahen oder wacklig genug gingen.

In der Cafeteria kaufte ich zwei Reistörtchen für den Fall, dass sie mir einen kurzen Besuch in Simons Zimmer erlauben würden. Vier Euro zwanzig das Stück, ich überreichte zehn Euro und ließ das Wechselgeld in den Becher für Trinkgelder fallen, eine kleine Opfergabe.

Route Y war ich bisher noch nie gefolgt. Es gab sechs Routen. A, B, C und X, Y, Z. Bei manchen Krankheiten begannen sie vorne zu zählen, manche waren ihrer Ansicht nach besser hinten im Alphabet aufgehoben – wer den Pfeilen der Route Z folgte, endete wahrscheinlich im Keller, im Leichenraum.

Im Fahrstuhl hatte ich das Bild wieder vor Augen: Simon,

der an der Spüle stand und mit einem Löffel mühsam versuchte, den Kern aus einer unreifen Avocado zu lösen, und Simon, der, über den Badewannenrand gebeugt, die sich wehrende Katze in den Händen, mit demselben Löffel ungefähr dieselbe Handlung vollführte. Die Erinnerung schob sich über die Vorstellung, die Augäpfel wurden zu Kernen, die Kerne zu Augäpfeln.

Anhand der Reste, die ich im Badezimmer vorgefunden hatte, versuchte ich, alles vor mir zu sehen, aus allen möglichen Perspektiven, den entsetzten, flehenden Blick der Katze, die nötige Verbissenheit, um so etwas durchzuziehen, die Muskeln in Simons Armen, den Matsch, den Balg, den Glitsch, das Ploppen, das Ruckeln mit dem Löffel. Keine Ahnung, warum, doch vielleicht hoffte ich, mich an mein eigenes Grausen zu gewöhnen, damit ich versuchen konnte, Simon seine Tat zu verzeihen.

Die geschlossene psychiatrische Abteilung befand sich auf der zweitobersten Etage, hinter einer blaugrau gestrichenen Tür, direkt gegenüber der Intensivstation, die eine dunkelrote Eingangstür hatte.

Ich klingelte, die Stationsschwester erschien. Sie setzte ihren Fuß als Türstopper ein, während wir auf dem Gang ganz kurz sprachen, und betastete das Köfferchen. »Hier sind keine Telefone, Laptops oder andere reizende, stimulierende Gegenstände drin?«

»Höchstens ein Paar hautreizende Socken.« Ich versuchte, einen möglichst ruhigen Eindruck zu machen. Trotzdem musste ich ihr den Koffer mit Simons Kleidung übergeben und durfte nicht selbst hinein.

Sie hatte kurzes Haar, eine kegelförmige Figur, mehr Gewicht in den Waden als in den Schultern – sie konnte man nicht beiseiteschubsen.

Sie hätten Simon das Handy und andere persönliche Gegenstände weggenommen, aber er werde in den nächsten Tagen die Gelegenheit bekommen, mich vom Festnetztelefon des Krankenhauses aus anzurufen.

»Mach dir keine Sorgen, falls das nicht geschieht«, sagte sie. »In erster Linie schläft er, er hält eine Art Winterschlaf, sozusagen.« Sie gab mir ein ärztliches Attest, für Simons eventuellen Arbeitgeber. »Ich habe ihn schon mal für fünf Wochen krankgeschrieben.«

»Fünf Wochen?«

Die Tür ging auf, es erschienen zwei Schwestern, deren Dienst zu Ende war, eine von ihnen summte etwas von Queen, gerade laut genug, dass es einem den restlichen Tag über im Kopf bleiben würde. Ich konnte einen kurzen Blick in den leeren Gang werfen.

»Wir reparieren keine Computer, wir heilen Menschen. Das kostet Zeit.«

»Weiß Simon noch, dass er sich freiwillig hat aufnehmen lassen, oder glaubt er, ich hätte ihn dazu gezwungen?«, fragte ich.

Sie betrachtete mich von Kopf bis Fuß, ihr Blick blieb an meiner verkehrt herum angezogenen Leggings hängen, an dem Zuviel an Stoff zwischen meinen Beinen, an meinem einen sockenlosen Knöchel.

»Das weiß ich nicht. Geh du jetzt mal schön nach Hause, ruh dich ein bisschen aus, kümmere dich um dich selbst, wir kümmern uns um ihn, ich werde persönlich darauf achten, dass ihm nichts fehlt. Wir werden auch seine Wunde gut versorgen.«

Sie machte Anstalten, wieder in den Gang zurückzutreten und nach ihren Patienten zu sehen.

Ich hätte etwas sagen können, ihr anvertrauen, was Simon mit Daan getan hatte, es ihr nicht ein-, sondern tausendmal erzählen, bis ich mich nur noch daran würde erinnern können, wie ich es erzählt hatte, und nicht daran, wie es sich in Wirklichkeit abgespielt hatte, aber selbst das tat ich nicht. Ich schwieg, denn sonst würden sie Simon plötzlich als Gefahr betrachten und ihn in eine Isolierzelle sperren. Gut möglich, dass unter dem Reinigungspersonal eine fanatische Tierfreundin war, die, sobald sie hörte, dass der junge Mann aus Zimmer soundsoviel seine eigene Katze abgeschlachtet hatte, sein Bett mit den schmutzigsten Laken beziehen würde oder seine Butterbrote bespucken.

Ich dankte der Schwester und ging. Beim Geräusch des ankommenden Fahrstuhls spürte ich die an meinem Arm baumelnde Tüte mit den beiden Reistörtchen.

27. SEPTEMBER 2018 (4)

In der Besuchertoilette beim Ausgang zog ich meine Leggings richtig herum an. Ich schrieb Lotte, dass ich das Krankenhaus verlassen hätte, dass Simon für ein paar Tage aufgenommen worden sei und dass ich ihr alles erklären würde.

»Gut, dass du zu uns kommst. Hoffentlich ist es nicht zu schlimm. Bis gleich, ich koch schon mal Tee«, schrieb sie zurück.

Ich machte einen langen Spaziergang durch die Stadt, entlang der IJzer, vorbei an den kleinen Windmühlen am Kanal. Ich spazierte eine Weile dahin und trat nur auf die weißgrauen Flecken auf dem Asphalt, was natürlich keine besondere Herausforderung darstellte, jeder Winkel von Brüssel war mühelos auf einer Route aus ausgespuckten Kaugummis zu erreichen. Ich begegnete einem jungen Mann in einem langen Ledermantel und mit Sonnenbrille, zwei Dale Coopers und einem Batman – in der Filmakademie musste ein Kostümfest im Gange sein, oder es waren alles Versuche, mich aufzuheitern, organisiert von diesem Mann in der obersten Etage des Zuidertoren, der jetzt mich im Visier hatte, weil Simon nicht mehr mitmachte.

Ich rief Simons Vater an, informierte ihn in einer Sprachnachricht über Simons Einlieferung, beruhigte ihn vor allem, er solle nicht Hals über Kopf aus Italien zurückkommen, Simon dürfe vorerst keinen Besuch haben, ich würde ihn auf dem Laufenden halten.

Ich blieb an jeder grünen Ampel stehen, bis sie wieder rot wurde, und fand einen Obdachlosen, der die beiden Reistörtchen gut gebrauchen konnte.

Der Tee würde kalt werden, Lotte würde sich Sorgen um mich machen, und trotzdem war es gut, dieses Alleinsein, im Wissen, in Kürze bei ihnen sein zu können, nicht in unserer leeren Wohnung schlafen zu müssen, eine Weile das Badezimmer nicht betreten zu müssen.

»Das wird schon wieder, sie müssen ihn jetzt einfach resetten. Ihr müsst, wenn er wieder zu Hause ist, auch mal unter der Woche für ein paar Tage nach Amsterdam fahren. Ein paar Tage Tapetenwechsel können schon Wunder wirken«, sagte Lotte. Ich saß neben ihr auf dem Sofa, sie hatten ihre schönen Retro-Togos gerade neu beziehen lassen, in einer dunkleren Farbe, so dass das Baby demnächst keine Sabberflecken hinterlassen würde.

Sie hatte frischen Tee gekocht, Vanilletee mit dem gleichen künstlichen Duft wie die gelben Pappbäumchen, die sie immer im muffigen Lager aufhängte. Der Tee machte mich müder, als ich ohnehin schon war. Lotte redete weiter aufmunternd auf mich ein, ihre Fröhlichkeit hatte wenig Tröstliches. »Das Schlimmste liegt jetzt hinter dir, und es war letztlich doch gar nicht *so* schlimm, oder? Bald ist alles wieder wie früher, und Simon und du, ihr könnt wie früher mit Daan auf der Couch sitzen und euch einen Film anschauen.«

Coen war mit dem Fußballteam unterwegs, würde aber nicht sehr spät nach Hause kommen. Ich ging in der Wohnung umher, nahm hier und da einen Gegenstand in die Hand – kleine Figuren, Krimskrams, eine Trophäe, die Coen errungen hatte, ließ den Blick über ein paar Familienfotos wandern, die im Zimmer hingen.

Auf dem Weg hierher hatte ich mir vorgenommen, Lotte nicht die Wahrheit über Daan zu erzählen, das würde Simon später die größte Chance lassen, einfach weiterzumachen, den Faden seines Lebens wieder aufzugreifen, ohne dass Lotte wusste, wozu er imstande gewesen war, und ohne dass sich ihr Bild von ihm verändern würde.

»Daan ist schon seit ein paar Tagen verschwunden«, sagte ich.

So hatte ich es mir vorgenommen: Wenn Lotte fragte, wer die Katze füttern würde, solange ich bei ihnen schlief, würde ich antworten, dass das Tier durch die offen stehende Tür entwischt und zu unserem Leidwesen nicht mehr aufgetaucht war (das fanden wir wirklich schlimm). Ich hatte mich auf alles vorbereitet, auf alle möglichen Fragen (ja, wir hätten schon daran gedacht, Zettel aufzuhängen, Simon sei völlig fertig wegen ihres Verschwindens, sie sollten ihn besser nie danach fragen, und nein, wir wollten nicht gleich ein neues Kätzchen).

Lotte sagte, das sei schade, fragte aber nicht nach. Sie glaubte mir sofort, nahm mir jedes Wort ab, es war fast enttäuschend, wie leicht es war, die Wahrheit zu verschweigen, ich hatte diese ganze Lüge umsonst bis ins Kleinste ausgearbeitet.

Ich erzählte ihr von Simons Paranoia und wie die sich nach dem Scrabble-Abend verstärkt hatte – der Kleinbus auf der

Straße, von dem er glaubte, er werde von dort aus beschattet, das Fernglas, mit dem er die Nachbarn belauerte, dass er sein Essen auf der Suche nach Minikameras durchsucht hatte und wie ich ihn zuletzt vorgefunden hatte, in knisternde Plastikfolie gewickelt, der gesamte Hausrat durchwühlt.

»Ach herrje«, sagte Lotte bei jedem Detail, das ich hinzufügte.

Von der Katze zu schweigen und von Coens Rolle in Simons Paranoia war schwieriger, als ich gedacht hatte. Um sich einsam zu fühlen, braucht es nicht viel; lediglich einen anderen, der den Ernst deiner Situation unterschätzt. Könnte ich Lotte nur alles erzählen, in allen Einzelheiten, von Coens Namen an der Wand und was ich in der Badewanne vorgefunden hatte. Es würde mich erleichtern, ich könnte etwas von dem Gewicht abgeben.

Ich hoffte, dass der Notaufnahmearzt recht hatte. Er hatte mir versichert, dass es den Simon, den ich heute gesehen hatte, bald nicht mehr geben werde, dass seine Krankheit mit der richtigen Medikation perfekt behandelbar sei.

Als ich fertig war, fragte ich Lotte, ob sie einen Film einlegen wolle, sie dürfe sich aussuchen, welchen, Hauptsache, er hatte kein trauriges Ende. Schweigend einen Film anzuschauen erleichterte mich mehr, als zu reden. Mein Schweigen war vollständiger als das, was ich erzählte.

In meinem dunklen Zimmer konnte ich Lotte und einen angeheiterten Coen im Nebenraum reden hören. Sie versuchten zu flüstern, trotzdem hörte ich am Ton ihrer Stimmen, wie bedrückt sie klangen. Ich durfte es Lotte nicht übelnehmen, dass sie ihrerseits mit Coen darüber sprechen wollte.

Dass schockierende Geschichten weitererzählt würden, war ebenso unvermeidlich wie das Entstehen von Kreisen auf der Wasseroberfläche, nachdem ein Stein hineingeworfen worden war. Ich hatte die Geschichte von Simons Paranoia Lotte in den Schoß geworfen, Lotte musste sie Coen erzählen, morgen würde Coen sie einem Kollegen erzählen. Danach weitete sich das Ganze erneut aus, dieser Kollege erzählte sie zu Hause seiner Partnerin oder später in der Kneipe, und noch ein Kreis kam hinzu und noch einer, und jeder war etwas schwächer als der vorige, jedes Mal ging ein wenig von der ursprünglichen Geschichte verloren, bis zum Schluss unsere Namen nicht einmal mehr genannt würden, Simon zu einem x-beliebigen Mann geworden war und es sich nicht mehr konkret in unserem Leben abspielte, denn alle diese Menschen kannten uns nicht und konnten sich unter unserem Leben nichts vorstellen. Vielleicht war das die einzige Art und Weise, Kummer zum Verschwinden zu bringen, indem man dafür sorgte, dass die Geschichte sooft wie möglich weitererzählt wurde, bis die Kräuselung zu schwach war, um ihrerseits eine Kräuselung zu verursachen.

Unentwegt hörte ich das klirrende Plumpsgeräusch, mit dem Daan in dem Glascontainer gelandet war. Bevor ich einschlafen konnte, suchte ich ängstlich in allen Nachrichtenüberblicken von Online-Zeitungen, aus Angst, etwas über Simon zu finden, eine Meldung in der Rubrik »Verrückt und bizarr« über einen jungen Mann, der in Frischhaltefolie gewickelt auf einer Krankentrage abtransportiert worden war.

Und plötzlich schoss mir mit einer kleinen Stichflamme in der Brust die Möglichkeit in den Sinn, dass Simon alles gefilmt hatte, dass er in seinem ganzen Wahn ein Tutorial hatte aufnehmen und danach online stellen wollen, in der Hoffnung, möglichst viele Klicks zu bekommen.

Auf YouTube suchte ich unter »Simon Sproud«, »how to kill a cat«, »spoon, camera, dead cat in bath«: Nichts, worauf ich stieß, konnte in unserer Wohnung gefilmt worden sein.

»Mann misshandelt Haustier«, lautete die Schlagzeile in *Het Laatste Nieuws* über einem ziemlich aktuellen Artikel. Ich klickte sie an. »Nicht für empfindliche Betrachter«, warnte der kurze Film, den ich mir mit flatterndem Herzen ansah. Womöglich hatte Simon seinen Film an eine Zeitungsredaktion geschickt. Es stellte sich heraus, dass es sich um einen Mann aus Russland handelte, der seinen Hund bei eisigem Frost mit Wasser übergoss und filmte, bis das Tier vor Kälte krepierte. Unter dem Artikel standen zahllose Todesdrohungen an die Adresse des Russen.

Den restlichen Abend über suchte ich nach ähnlichen Geschichten, weil ich herauszubekommen hoffte, welche Strafen in Belgien auf das Misshandeln von Haustieren standen und ob es auch bei der Misshandlung von Tieren so etwas wie Unzurechnungsfähigkeit gab.

Ich wachte von Gekreisch auf. Es dauerte einige Sekunden, bis ich merkte, dass es nicht von Daan stammte, sondern von kämpfenden Straßenkatzen.

Draußen lag ein rosiges Licht, das, vermischt mit der Straßenbeleuchtung, eine weiche Glut ins Zimmer warf. Erst jetzt sah ich mich um, nahm alles in mich auf: den vor kurzem angeschafften Wickeltisch, den Stapel Pampers.

Auf einem hohen Wandregal standen eine Reihe Sachbücher und drei Fotoalben, deren Rücken mit »Coen«, »Lotte«, »Coen + Lotte« beschriftet waren.

Ich griff nach meinem Handy, um zu schauen, ob es eine Nachricht von Simon oder vom Krankenhaus gab. Nichts. Die Straßenbeleuchtung ging plötzlich aus, es war immer seltsam, wenn man das sah, der Hauptgewinn einer Lotterie, an der man, ohne es zu wissen, teilgenommen hat.

Ich kroch auf einen Stuhl, nahm Coens Fotoalbum aus dem Regal und blätterte zurück. Es gab nicht viele Fotos aus den letzten Jahren, die meisten stammten aus seiner Kindheit. Dies konnte nicht das einzige Fotoalbum sein, dies war das Album mit den doppelten Bildern. Ein paar Fotos von Coen als Kind, in Sportcamps, auf denen er mit einem oder zwei Gleichaltrigen im gleichen Sportdress posierte, schwimmend, Fahrrad fahrend oder in einem Judoanzug.

Vorne drin, nicht ordentlich eingeklebt wie die anderen, lag ein kleiner Stapel Klassenfotos. Ich studierte sie eines nach dem anderen. 1998, 1999, Reihen von grinsenden Teenagergesichtern, die mit jedem Foto erwachsenere Züge annahmen. Auf allen konnte ich Coen ziemlich schnell orten – sein Babyface –, doch nirgends war Simons Lockenkopf zu finden, auf keinem einzigen Klassenfoto vom Gymnasium. Oben auf dem Foto von der vierten Gymnasialklasse: das Logo des Koninklijk Atheneum Antwerpen.

Ich musste an mich halten, um nicht in Coens Schlafzimmer zu gehen und eine Erklärung für die Tatsache zu verlangen, dass er nie in Brüssel zur Schule gegangen zu sein schien – wie hatte er dann Simons Kopf an jene Toilettenwand malen können?

Gegen neun Uhr klopfte es an der Tür. Die Alben lagen noch aufgeschlagen auf meinem Schoß, umgeben von den losen Fotos. Es war Coen, der anklopfte, das war mir klar, denn ich wusste, wie Lottes Faust an einer Tür klang. »Sekunde!« Ich stand rasch auf, um alles wieder an seinen Platz zu stellen.

Coen hielt ein Tablett in den Händen mit drei Tassen Tee, drei Löffeln, drei weichgekochten Eiern in Eierbechern. Lotte folgte ihm auf dem Fuß.

»Coen, darf ich dich mal was fragen?« Ich tat es sofort, bevor er das Tablett absetzte. »Es ist vielleicht eine komische Frage, aber wo bist du früher zur Schule gegangen?«

»Die höhere? In Antwerpen.«

»Nicht in Jette? Du warst nie in Jette auf dem Sint-Pieterscollege?«

»Nein.«

»Und folglich hast du Simon nicht gekannt, bevor du zu Think Out Loud kamst?«

»Nein ... Warum?«

»Ach, nur so, das fiel mir gerade ein. Du bist auch nie in den Mädchentoiletten des Kollegs in Jette gewesen? Und bist ihm auch nie in Brüssel in der Straßenbahn oder der U-Bahn begegnet?«

»Tut mir leid, Leo, ich versteh nicht, worauf du hinauswillst. Natürlich nicht.« Coen warf Lotte einen verwirrten Blick zu, damit sie ihm helfen könne. »Ich habe mit meiner Mutter in Antwerpen gewohnt, dort bin ich immer zur Schule gegangen, Grundschule und höhere Schule. Bevor ich zum Studium nach London ging, war ich höchstens fünfmal in Brüssel.«

»Sorry, vergiss es, ich hab nichts gefragt.«

Sie nahmen auf meinem Bett Platz, im Raum lag eine merkwürdige, spannungsgeladene Atmosphäre, die ich nicht einordnen konnte.

Besser, ich hätte meine Frage genau erklärt. Ich trank ein paar Schlucke von dem heißen Tee, sie beobachteten meine Bewegungen genau. Ich griff nach einem der Löffel, nahm einen Eierbecher. Beide starrten mich jetzt mit einem derart bohrenden Blick an, dass ich mir wirklich Sorgen machte. Erst als ich Anstalten machte, die Eierschale aufzuklopfen, sah ich die Sprechblase darauf, und darin, in kleinen Bleistiftbuchstaben: »Liebe Leo, willst du meine Patin werden?«

Sie hatten sich das heute Nacht im Bett überlegt oder vorhin in der Küche. Es gab wahrscheinlich andere in ihren Top drei der Taufpatinnen, aber aufgrund meiner plötzlichen Misere, aus Mitleid, war mein Name auf ihrer Liste ganz nach oben gerutscht. Unbeabsichtigt hatte Simons Zustand mir etwas eingebracht.

»Schlaf ruhig noch eine Nacht drüber, hier, in diesem Bett«, sagte Lotte. Es sei eine große Verantwortung, und ich hätte ja schon genug am Hals. Aber ich sagte sofort zu, gerührt ob dieser Auszeichnung. Ich war diejenige, die mit einem kleinen Kind in den Zoo würde gehen können, die die Neujahrsbriefe vorgelesen bekäme, die jedes Jahr Gipsabdrücke von den wachsenden Füßchen machen würde, ich durfte Teil dieses neuen Lebens sein.

»Zerbrich die Schale, damit machst du es offiziell«, sagte Lotte. »Warte, ich will das fotografieren!«

Die Welt drehte sich natürlich einfach weiter, ohne Simon, und was sollte ich tun, mich mitdrehen oder das Ei zurückgeben und sagen: *Könnt ihr es mir in fünf Wochen noch einmal geben, ich organisiere dann einen Brunch, und wir spielen diese Szene noch einmal, wenn Simon dabei sein kann?*

Ich zerbrach die Schale, drückte ein Brotstück ins Ei, während Lotte alles dokumentierte, und erst als das gelbe, schleimige Innere zum Vorschein kam, begriff ich, was ich gestern angerichtet hatte, als ich Lotte so ausführlich von Simons Psychose erzählte.

Die Kräuselung auf der Wasseroberfläche verschwand, das Steinchen blieb für alle Zeiten auf dem Grund liegen. Simon war verrückt gewesen, und das würde er in den Augen anderer bleiben.

Er würde vielleicht Haustiere hüten dürfen, doch als Taufpate würde er nicht so schnell gefragt werden. Und dass seine Geschichte nicht stimmte, dass seinem Misstrauen Coen gegenüber nichts Logisches oder Nachvollziehbares zugrunde lag, das bedauerte ich noch mehr.

28. SEPTEMBER–30. SEPTEMBER 2018

Lotte bestand darauf, dass ich das ganze Wochenende bei ihnen verbrachte, dass ich nicht zur Arbeit kam, dass ich mir kein einziges Mal den Wecker stellte.

Am Freitagmorgen machten sie und Greetje den Laden auf. Ich erwachte erst gegen Mittag aus einer Art tiefem Koma, ruckartig und in der Annahme, ich hätte einen Monat lang geschlafen und während dieser ganzen Zeit hätte niemand die Katze versorgt.

Drei Tage blieb ich bei ihr, ich fühlte mich erleichtert und sicher und zugleich heimatlos und verloren. Die Welt war größer geworden und ich kleiner, es gab plötzlich so viel Freiheit und Raum; das war logisch, Coens und Lottes Zuhause war dreimal so groß wie unseres, und es gab nichts und niemanden mehr, für den ich zu sorgen hatte, im Gegenteil, es wurde für mich gesorgt, als wäre ich ein Kind, eine Übung für die kleine Familie, die sie demnächst bilden wollten. Morgens war der Tisch für mich gedeckt mit Bio-Joghurt, Knuspermüsli und einer großen Kanne Tee. Lotte hatte bereits so viele Vanillegetränke in mich geschüttet, dass sie, wenn sie mich trocknete und in dünne Scheiben schnitt, für den Rest ihres Lebens mit Duftbäumchen versorgt wäre, die sie in den Lagerraum hängen konnte.

Meine ersten Radiotexte sollten nun doch erst am ersten Mittwoch im Oktober gesendet werden, das hatte Cynthia mir per Mail mitgeteilt. Ein anderer Autor war dazwischengekommen, der war aktueller, und daher hatten sie ihm den Vortritt eingeräumt. Ich fand das kränkend, andererseits aber auch prima, dann konnte ich es mir zusammen mit Simon anhören, im Krankenhaus.

Ich legte in meiner freien Zeit schon mal einen Account

auf Twitter an, damit ich *Bruzz Radio* verfolgen konnte, und auch auf Facebook behielt ich die Seite im Auge. Ich las alle Reaktionen auf frühere Artikel, so versuchte ich, mich mehr oder weniger auf das vorzubereiten, was mir an Kommentaren bevorstand.

Am Samstag ging ich ins Geschäft, nicht, um zu arbeiten, sondern für die Geselligkeit. Ich saß auf dem Puff und schaute zu, wie Lotte Greetje erklärte, wo wir unsere Targets checken konnten (alle Zahlen wurden seit Jahren in Tabellen erfasst, unsere Tagesumsätze verglichen wir mit denen von vor der großen Krise von 2008, Jahre, in denen wir an guten Tagen Zahlen schafften, die sich jetzt nur noch erreichen ließen, wenn man mit Autos handelte) und wie man die Passform eines BHs kontrollierte, wie man einer Kundin in ein Kleid half und mit viel Tamtam einen schmalen Gürtel um die Mitte legte und dabei – Hokuspokus – zählte, ein Trick, mit dem man – tadaaa! – ihre Taille zurückzauberte.

Ich vermisste die Lotte von früher. Dass ich diejenige war, der sie die beruflichen Kniffe erklärte, wie perfekt sie in meinen Augen war, weil ich mich noch nicht hinter den Kulissen ihres Lebens vor meinem Leben versteckte. Die schmutzige Unterwäsche in ihrem Wäschekorb, der Geruch ihres Schlafzimmers, wenn es nicht gelüftet war, die Schmatzgeräusche im Nebenzimmer, wenn sie mit Coen was weiß ich nicht machte, dass sie mir morgens aus dem Weg ging, weil sie gern in Ruhe frühstückte – ich hoffte, dass ich das alles wieder würde vergessen können.

Auf dem Weg zu Lottes Wohnung machte ich einen Umweg über das Büro von Think Out Loud, wo ich mich auf die Bank setzte, auf der ich früher auch oft gewartet hatte, wenn ich Simon in der Zeit der Umbauarbeiten in unserer Wohnung von der Arbeit abholte, bevor wir beide unsere Arbeitsklamotten anzogen und anfingen, Wände einzureißen. Ich stellte mir vor, dass Simon da drinnen hinter dem zweiten Fenster von links saß, arbeitend, tippend, den Mauszeiger sorgfältig über den Computerbildschirm ziehend. Danach würde er herauskommen, den Arm um mich legen, er würde noch kein Tattoo haben, ich würde ihm von einer Dame erzählen, die bei uns im Geschäft war und kurz vor der Geburt stand, sie hatte das erste Buch seit Wochen gekauft und eine halbe Stunde lang mit mir über unsere Umbaumaßnahmen gesprochen, für die Renovierung eines Badezimmers müsse man mit mindestens zehntausend Euro rechnen.

Am Sonntag, ich saß zufällig gerade wieder auf der Bank, bekam ich wie durch ein Wunder endlich den Anruf, auf den ich wartete, von der Nummer, die ich unter KRANKENHAUS gespeichert hatte.

Es war nicht Simon selbst, der anrief, sondern ein Pfleger, der mir mitteilte, dass ich am nächsten Tag kommen könne.

Er nannte die Besuchszeiten, fragte mich, ob ich Kleidung mitbringen könne, und sagte noch einmal, ich dürfe nichts mitbringen, was Unruhe verursache.

NOCH FÜNF MINUTEN UND DREISSIG SEKUNDEN, VAN ARTEVELDESTRAAT

Kaffee in einer Bialetti auf einer Gasflamme zubereiten, ein hartes Ei kochen, einen Kurzfilm anschauen, in einem Geschäft staubsaugen, eine Pflanze umtopfen, Scampi braten, eine Kundin einen BH anprobieren lassen, ein Sudoku lösen, einen Eimer mit Wasserballons füllen. In zehn Minuten kann man ziemlich viel machen.

Immer dieselben Bilder. Als gäbe es in meinem Kopf einen Schlitz, in den jemand eine View-Master-Scheibe aus Karton mit Stereofotos geschoben hat, die rotiert, jedes Mal, wenn ich das Bild wegklicke, schiebt sich ein neues, aber genauso schreckliches aus derselben Serie vor meine Augen. Ich sehe nur lauter Möglichkeiten, wie es mit Leontine schlecht enden kann, was logisch ist; ein neugeborenes Baby an einem Fahrradlenker kann auf tausenderlei Weise sterben, überleben kann es nur auf eine Weise: indem es nicht auf diese Tausende von Weisen stirbt.

Leontine erstickt in der Tasche an seinem Lenker – *klick* – die Henkel reißen, Leontine schlägt hart auf dem Asphalt auf – *klick* – die Henkel reißen, Leontine kommt weich auf dem Asphalt auf, aber ein Auto, das dicht hinter Simon ankommt, fährt über die Tasche – *klick* – die Tasche gerät in einer Kurve in die Fahrradspeichen – *klick* – ein anderer Radfahrer stößt bei einem Überholmanöver gegen die heftig schlenkernde Tasche – *klick* – aus der Tasche sprüht ein kleiner Strahl, der eine Blutspur auf der Straße hinterlässt – *klick*

– Simon fährt zum Kanal und wirft die Tasche mit dem Baby ins Wasser – *klick* – Simon fährt zu einem Turm und wirft die Tasche hinunter – *klick* – Simon stürzt mit dem Rad auf Leontine – *klick* – er schmeißt die Tasche in einen Müllcontainer an der Straße, der etwas später in ein Müllauto geleert wird – *klick* – Simon kommt nach Hause, lässt sie dort in der Tasche stehen, und sie erstickt nach einer Weile – *klick* – Simon unterzieht Leontine derselben Untersuchung wie Daan – *klick* – *klick* – *klick*.

Ich weiß nicht mehr genau, wie Leontine aussah, ich habe sie nur ein einziges Mal in natura gesehen, sie hatte ein typisches, fast austauschbar hübsches Gesichtchen. Ich verwende in all diesen Angstvorstellungen nicht ihr spezifisches Gesicht, sondern eine Art generisches Bild, ein Shutterstock-Baby, glänzende rosa Wangen, winzig kleine greifende Hände, Nägel, so dünn wie Parmesanscheibchen.

Klick – klick – klick, ich trete mit voller Kraft, blicke unverwandt auf die Straße, erreiche die Kreuzung in der Hoffnung, nicht mehr nachdenken zu müssen, auch wenn ich weiß, dass das nicht möglich ist, in einem fort registriere ich, denke ich, es ist, als hätte ich sieben Gehirne, die alle gleichzeitig arbeiten, simultan, und deshalb scheint die Zeit sich auch auszudehnen, alles dauert siebenmal so lang.

Ich sehe mich fahren, als Kind, an meinem Lenker eine Plastiktüte, gefüllt mit Wasserballons, auf dem Weg zu Indra, voller Erwartung auf Spielfreuden. Unterwegs platzten einige Ballons unter ihrem eigenen Gewicht oder wegen der Unebenheiten der Straße, durch ein kleines Loch in der Tüte sprühte Wasser in einem Strahl hinaus, ich zog eine nasse Spur, eine dünne Linie, die hinter mir auf dem Asphalt verdunstete.

Bis zu meinem achten Lebensjahr war ich davon überzeugt, dass jeder, der starb, das in der immer gleichen Pose tat: auf dem Rücken, die Beine ordentlich nebeneinander und die Arme ausgestreckt, ein Kreuz bildend. Das kam durch die Jesusfiguren, die überall in meiner Umgebung zur Schau hingen: in Groß über dem Marmoraltar in der örtlichen Kirche, in Klein über fast jeder Haustür im Dorf, neben dem Bett meiner Eltern, über Indras Gästebett – lange Zeit kannte ich keinen anderen Toten als Jesus, die bleichen Beine mit den nackten Füßen übereinandergenagelt, die sehnigen Arme ausgebreitet. Das war der Grund, weshalb wir in der Kirche ein Kreuz schlugen, wir berührten Jesu Leichnam noch kurz, seinen Kopf, seine Füße, seine Hände.

Was mit den Leuten geschah, die noch angeschnallt mit dem Auto verunglückten, die in einem Vergnügungspark mitsamt dem Wagen auf den Boden stürzten, die starben, ohne dass sie Zeit hatten, sich in der richtigen Position hinzulegen, mit den Menschen, die keine Arme mehr hatten – das fragte ich mich nie.

»So stirbt man aber nicht«, schimpften meine Spielkameraden, wenn ich nach einem Schuss aus ihrer Wasserpistole tot umfiel. Sie zeigten mir, wie es richtig war, sie imitierten die Cowboys aus Zeichentrickfilmen, griffen sich mit beiden Händen an die Stelle, wo das Wasser sie getroffen hatte, stürzten stöhnend auf die Knie, in Sand oder Gras, sanken vorwärts zu Boden, unordentlich, wie ein Kleiderstapel, der aus dem Schrank fällt. Maulend kam ich nach Hause.

»Du darfst hinfallen, wie du willst«, hatte meine Mutter gesagt.

Das war einer der ersten Gedanken, als ich sie vor mir liegen sah, unter dem Laken. Sie lag da wie ein Wäschestapel, der von einem hohen Regalbrett gefallen ist, ein Häufchen, das man nicht wieder ordentlich hinkriegt, ohne bei null zu beginnen, alle Stücke auseinanderzunehmen und neu zusammenzulegen.

In jener Nacht versuchte ich, im Bett die gleiche Form anzunehmen wie ihr Körper auf dem Asphalt. Danach konnte ich nicht einschlafen, ich konnte das Gewicht meines Oberlakens nicht mehr ertragen.

In der Kirche, bei ihrer Beerdigung, schlug ich kein Kreuz, sondern berührte die Stellen, an denen ihr Kopf, ihre Hände und ihre Füße, übertragen auf meinen Körper, gelegen hatten.

Die Van Arteveldestraat geht über in den Anderlechtsesteenweg, dort, wo Sozialwohnungen auf beiden Straßenseiten auftauchen, hohe dunkelbraune Fassaden, die sich leicht vornüber zu neigen scheinen – plötzlich befindet man sich in einem Schützengraben. Mir kommt ein Kombi entgegen, die Polizeibeamten werden vielleicht jetzt gerade über Funk angewiesen, nach einem Dreißigjährigen mit einer Plastiktasche am Lenker Ausschau zu halten.

In der Ferne erscheinen die Verkehrsampeln am Kleinen Ring; die Kreuzung Anderlechtsesteenweg/Poincarélaan. Die kann man nicht überqueren, ohne die Ampel zu beachten, dort fahren Straßenbahnen, Busse und Autos kreuz und quer und mit hoher Geschwindigkeit durcheinander.

Die Ampel ist jetzt noch rot, ich schlängele mich zwischen den dort bereits stehenden Wagen durch – spring auf Grün, *please*, spring auf Grün –, aber sie hört nicht auf mich. Ich muss anhalten.

1. OKTOBER 2018

Lotte sollte zum Ultraschall an demselben Montag, an dem ich Simon zum ersten Mal besuchen durfte, im selben Krankenhaus, nur wurde sie einige Stunden vor mir erwartet. Coen hatte sich den Vormittag bei Think Out Loud frei genommen, um sie zu begleiten. Lotte würde in einem Sprechzimmer liegen, Coen an ihrer Seite, um zu sehen, was in den vergangenen zweiundzwanzig Wochen gewachsen war, Simon würde ein paar Stockwerke höher in einem reizarmen Zimmer liegen, mit einer genähten Wunde an der Stelle, an der er sich vor ebenso vielen Wochen ein Tattoo hatte machen lassen.

In der Zeit, die ich im Buik & Boek zubrachte und darauf wartete, dass Greetje mich ablösen würde, kam lediglich eine Kundin, eine Frau, die von ihrem Ehemann ein Geschenk aus unserem Geschäft bekommen hatte und jetzt schauen wollte, ob sie es nicht gegen etwas Besseres tauschen konnte. Ich erinnerte mich noch an ihren Mann. Er hatte einen Geschenkgutschein kaufen wollen, hatte die ausgeschnittenen *Bruzz*-Artikel im Schaufenster gelesen und mir ein Kompliment dazu gemacht. Ich hatte ihm geraten, keinen Gutschein zu nehmen, sondern selbst ein Kleidungsstück für seine Frau auszusuchen, damit ich länger in seiner Gegenwart sein konnte – endlich ein Kunde, der mich als Schriftstellerin betrachtete.

Greetje war im Anmarsch, auf ihrem lärmenden Moped. Während ich mich zum Gehen bereit machte – ich zog ein neutrales Kleid ohne Aufschrift aus dem Geschäft an, das ich später unversehrt zurückhängen würde –, bekam ich von Lotte ein Foto von der Ultraschallaufnahme geschickt. »Wir kennen das Geschlecht – rat mal?!«

Ich suchte auf dem Bild nach einem kleinen Pimmel, konnte

aber nur einen Kopf und einen Körper erkennen. Es hätte genauso gut ein Radarbild von einem Sturm sein können.

»Ein Mädchen?«, riet ich.

»Jaaa! Sie ist supergesund, keinerlei Anomalie! Wir haben ihr den vorläufigen Arbeitstitel Spookje gegeben.«

Der Sommer war vorbei, die grauen Wolkenkratzer des WTC-Komplexes gingen nahtlos in den Himmel über.

Vor der Drehtür des Krankenhauses standen alle nikotinsüchtigen Patienten dicht gedrängt, in der Hand, mit der sie keinen Tropf auf Rädern umklammerten, die brennende Kippe. Sie nebelten alles ein in der Hoffnung, niemand käme gesünder davon als sie. Ich hielt den Atem an, bis ich an ihnen vorbei war.

Ich fühlte mich ausgeruht, konnte klarer denken. Schlaflosigkeit wirkte wie eine Nebelbank, je länger die letzten Wochen zurücklagen, umso mehr schreckliche Einzelheiten würden von den Schwaden verschluckt werden. Gleich würde ich Simon wiedersehen, ich würde neue, vertraute Eindrücke von ihm gewinnen.

Im Fahrstuhl klickte ich die Ultraschallaufnahme erneut an, betrachtete sie, bis ich etwas ruhiger wurde. Ich würde ihm erzählen, dass ich Patin eines Mädchens würde. Er würde sich für mich freuen.

Die blaugraue Metalltür war verschlossen. Ich drückte auf den Klingelknopf unter dem Lautsprecher. Es dauerte etwas, bevor eine Reaktion kam. Ich sagte, ich wolle Simon Spruyt besuchen.

Ich sei eine Viertelstunde zu früh, sagte eine Männerstimme, die Besuchszeit beginne eigentlich erst um Punkt dreizehn Uhr. »Mais bon, allez-y. Chambre 514. Au bout du couloir, à gauche.«

Ich brauchte kein Codewort zu nennen und wurde auch nicht durchsucht. Die Tür ließ sich nach einem Klickgeräusch öffnen. Sie war mit einem starken Schließer versehen, weshalb ich meine Armmuskeln richtig anspannen musste, bevor ich hineinkonnte. Je weiter sich die Tür öffnete, umso leichter gab sie sich geschlagen.

Auf der anderen Seite der Tür war niemand, der mich erwartete. Ich fand den kleinen Rollkoffer vor, den ich vor genau fünf Tagen hier abgegeben hatte, er stand mitten auf dem verlassenen Korridor, mit herausgezogenem Griff.

Hatte mich die Stationsschwester angelogen? Hatten sie herzlich über die junge Frau gelacht, die brav ein Köfferchen mit Kleidern gebracht hatte, die sie doch nicht verwenden würden, die frischen Unterhosen und den schön zusammengefalteten Schlafanzug, in der Brusttasche ein herzförmiges Post-it? Ich konnte nicht stante pede kehrtmachen, Simon musste hier irgendwo sein.

Ich schleppte den Koffer durch den pastellfarbenen Korridor mit. Auf halber Strecke stand ein Metallwagen, vollgestapelt mit Plastikbechern. Daneben eine große Thermoskanne mit Zapfhahn, auf der in Druckbuchstaben KAFFEEKUCHEN stand. Das »Kuchen« war nachträglich dazugekritzelt worden, der letzte Buchstabe verschmiert – jemand hatte nicht warten können mit Lachen, bis seine Blödelei fertig war.

Auf beiden Seiten des Korridors, an jeder Tür, hingen kleine Halter mit selbstgemachten Kärtchen darin. Namen, manchmal kaum lesbar oder in Zitterschrift, meist begleitet von einem Selbstporträt. Ein junger Mann in weißem Gewand kam aus einem Zimmer, schlurfte vorbei. Ich streifte ihn nur flüchtig mit meinem Blick, gerade lange genug, um zu sehen, dass es nicht Simon war.

In der Tür von Zimmer 512 stand ein älterer Mann, dessen Arme wie leere Ärmel neben seinem Körper baumelten. Ich erkannte seine Grimasse von der Zeichnung an seiner Tür, er lächelte merkwürdig, nur die Hälfte seines Gesichts machte mit.

Ich verlangsamte meine Schritte.

Tür 514 war die vorletzte an diesem Korridor, gegenüber dem Essraum. Sie war angelehnt. Simons Namenskärtchen fiel auf, weil es nicht handgeschrieben war. Es war ein doppelt gefaltetes DIN-A4-Blatt mit gedruckten Großbuchstaben.

Meine allerletzten Schritte wurden kürzer. Ich griff nach meinem Handy, um mit der Außenwelt verbunden zu sein, eine Hilfsleitung. Ich hatte nur einen einzigen Empfangsbalken.

Hätte Simon in diesem Zimmer bloß ein Festnetztelefon, das ich anrufen könnte, dann könnte ich seine Stimme schon mal hören und daraus etwas über den Zustand ableiten, in dem er sich befand.

Mit dem Zeigefingerknöchel klopfte ich zweimal an die Tür.

»Simon? Ich bin's, Leo.«

Es blieb still im Zimmer.

»Simon?«

Ich sah durch den Türspalt ein leeres Bett. Langsam drückte ich die Tür weiter auf, unter meiner Fußsohle gab etwas nach: ein Hackfleischbällchen. Etwas weiter lagen noch zwei verirrte Hackfleischbällchen, eines davon auf eine Gabel gespießt, die ebenfalls auf dem Boden gelandet war. Simon war nirgends zu sehen.

Das Zimmer entsprach genau meinen Erwartungen, eine Variante der Irrenanstalten, die ich in Filmen gesehen hatte: glatte Oberflächen, kein Fernseher, kaum Tageslicht, pastellfarbene Wände. Der Boden hatte einen grau gesprenkelten hellblauen Vinylbelag, an den Fenstern hingen synthetische Vorhänge. Am Kopfende des Bettes schien ein weißes Lichtbündel. Es gab eine einfache Schiebetür und dahinter eine

Toilette. Neben dem Bett standen zwei Stühle, von denen nur einer halbwegs bequem erschien, mit Kunstleder bezogen. Hier könnte man zerplatzen, in einer Viertelstunde wäre alles wieder blitzsauber.

Ich stellte das Köfferchen weg, sammelte die zu Boden gefallenen Hackfleischbällchen ein und legte sie auf den Teller mit der unangerührten geronnenen Tomatensoße auf dem Klapptisch. Am Fußende des Betts lag ein Kleiderhaufen, der wie eine Sandtorte aus dem Koffer gestürzt worden war, die rechteckige Form mit der Aussparung für die Rollen war noch erhalten. In der Schüssel des Flachspülers lag eine dunkelgelbe Pfütze. Ich spülte sie hinunter, lehnte mich an den Bettrand. Jemand wusste, dass ich hier war. Zumindest der Mann, der die Sprechanlage bediente. Gleich würde wohl ein Arzt kommen und mir Auskunft über Simons Zustand geben.

Auf dem Whiteboard gegenüber dem Bett, sah ich jetzt, war ICH BIN SIMON UND ICH BIN M geschrieben, in Simons Handschrift. Neben dem Namen stand eine Telefonnummer, nicht meine.

Die ersten Wörter bestanden aus großen, deutlichen Buchstaben, die letzten Buchstaben hingegen waren hastig hingeworfen und nicht glatt angeschlossen, der Satz war nicht beendet, der vertikale Aufstrich des nächsten Buchstabens stand bereits da, noch unbestimmt. Simon musste beim Schreiben unterbrochen worden sein, vielleicht von einer Pflegekraft, die ihn mitgenommen hatte, um ihn, kurz vor meinem Kommen, einer Gehirnwäsche zu unterziehen.

ICH BIN SIMON UND ICH BIN M. Megaerfolgreich? Meisterhaft, mächtig, männlich? Megaloman, manisch, maniakalisch, maßlos? Minderwertig, machtlos, Misshandler von Katzen? Morgen wieder gesund?

Ich tippte die Nummer auf meinem Handy ein, mit einer Ahnung, dass ich sie kannte, und tatsächlich: COEN.

Im Zimmer war es warm und stickig, vergeblich stickig, als hätte man sich unter einer dicken, muffigen Daunendecke versteckt und würde einfach nicht gefunden.

Ich zog den Stuhl neben dem kleinen Tisch zurück, so dass ich mich setzen konnte, fand das x-te verirrte Hackfleischbällchen platt gedrückt auf dem Sitz.

Leute tröpfelten in den Korridor, ich hörte Stimmen, die offizielle Besuchszeit hatte angefangen. Nach einer Viertelstunde gab ich das Warten auf und machte mich auf die Suche. Simon stand ganz hinten im Gemeinschaftsraum, festgenagelt an der Tischtennisplatte, das Gesicht zur Wand. Talg beschwerte sein Haar, ließ die Locken verschwinden. Ich erkannte ihn von hinten zunächst nicht, er war abgemagert, an seinem Hals war ein großer weißer Mullverband mit gelbbraunen Flecken von Desinfektionsmittel oder Wundflüssigkeit, hinten an der Hose saß ein Fettabdruck von der Größe eines Hackfleischbällchens. Er drehte sich um, eher zufällig, und sah mich ausdruckslos an, ohne mich zu sehen. Ein Zombie, der noch kein Blut gerochen hat.

»Hallo, Spruitje.« Ich ging ein paar Schritte auf ihn zu, drückte ihm einen sanften Kuss auf den Mund. Seine Lippen blieben schlaff. »Wie fühlst du dich?«

Unter seiner absackenden Jogginghose trug er keinen Slip, der Ansatz des Schamhaars zwischen den Hüftknochen war sichtbar. Er löste eine Hand von der Tischtennisplatte, konnte kaum das Gleichgewicht halten, kam auf mich zu, zog seine Hose weiter hinunter. Er zeigte seinen Pimmel, der über den Gummibund hing, wie ein Kleinkind einen aus der Erde geangelten Regenwurm präsentiert. Der Mann mit dem schmerzlichen Lächeln stellte sich dazu, klatschte Beifall.

»Schatz, wollen wir mal dein Zimmer suchen?« Ich erschrak über den Ton meiner eigenen Stimme, so sprach ich normalerweise mit Babys.

Simon schüttelte den Kopf, steckte seinen Pimmel weg, bewegte sich zur anderen Seite, zu der riesigen Pinnwand auf dem Korridor, an der eine Sammlung farbenfroher Zeichnungen prangte. Unter unverständlichem Gemurmel deutete er auf eine der Bleistiftzeichnungen. Jemand hatte seinen Namen daruntergeschrieben.

»Was sagst du?«

Ich zog ihm die Hose so hoch, dass kein Schamhaar mehr zu sehen war.

Wieder versuchte er zu sprechen, aber seine Zunge, seine Lippen, alles war betäubt, kein einziger Muskel in seinen Lippen war ordentlich angeschlossen, nichts in seinem Gesicht arbeitete mit. Er lehnte sich an meine Schulter.

»Ich kann dich schlecht verstehen, Schatz.«

Er seufzte und brabbelte lauter, in mein Ohr, es blieb unverständlich, also nickte ich nur. »Sehr schön, ja.«

Verärgert schüttelte er den Kopf, »schön« war nicht, was er wollte, er drehte sich um und ging weg, wobei er sich auf das Holzgeländer stützte, das über die ganze Länge des Korridors angebracht war. Seine Fersen schleiften über den Boden. Bei jedem Schritt wackelte sein Kopf, wie bei einer dieser hölzernen Schiebefiguren am Stock.

Ich sah mir die Zeichnung noch einmal aufmerksam an, es sollte ein Porträt sein, aber ich erkannte die abgebildete Person nicht. Es war jemand mit langem Haar, bestimmt nicht Coen.

Ich folgte ihm unter Wahrung von einem Meter Abstand – warum eigentlich, um ihn auffangen zu können, falls er fiel, oder um flüchten zu können, falls nötig? Wir hielten bei der Raucherecke an, einem länglichen Raum hinter einer Glastür, in dem es neblig war wie in einem aufgeheizten Hamam.

Simon rauchte schon seit Jahren nicht mehr. Er lehnte sich schweigend an die Wand, in der typischen Raucherhaltung, mit einem Arm den anderen stützend. So verbrachten wir ein paar Minuten neben einer dicken Dame in Jogginghosen, die zwar eine Zigarette in den Fingern hielt, sie aber herunterbrennen ließ, ohne daran zu ziehen.

Menschen konnten vergessen, wo sie wohnten, sie konnten ihren eigenen Namen zur Erinnerung auf ein Whiteboard schreiben, sie konnten so schlaff wie ein Putzlappen sein, aber wie man eine Zigarette zwischen welchen Fingern hält, das vergaß keiner.

Es gab drei Fenster, die lediglich gekippt werden konnten und den Blick auf einen anderen Flügel des Krankenhauses ermöglichten, lauter kleine Fenster, hinter denen Menschen in nummerierten Zimmern lagen und darauf warteten, dass sie an die Reihe kamen, ohne zu wissen, was genau sie erwartete, so ähnlich wie bei Produkten in einem Süßigkeitenautomaten.

Ich wusste nicht, ob Simon mir die Station mit einem gewissen Stolz zeigte oder ob er mir demonstrieren wollte, wie schrecklich es hier war. In beiden Fällen war ich gern bereit, ihm recht zu geben.

Den Rest der Besuchszeit brachte Simon auf seinem Bett zu, den Körper merkwürdig um den Kleiderstapel am Fußende gebogen. Sobald er die Augen schloss, nickte er ein. Vom Stuhl aus streichelte ich seinen herabbaumelnden Arm. Ich hatte Simon schon lange nicht mehr schlafen sehen. Dies hier konnte man aber nicht als schlafen bezeichnen, dies war ein zurückgelassener Körper.

Mit einem Zipfel seines Kissenbezugs wischte ich ihm den Speichel aus dem Mundwinkel. Seine Kleider waren klamm. Von Zeit zu Zeit fühlte ich in Höhe seiner Taille unter der

Decke nach, um sicher zu sein, dass es nur Schweiß war und kein Urin. Vom Korridor erklang unaufhörliches Gebrüll. Ich schloss die Tür. Kurz darauf erschien zum ersten Mal eine Schwester.

»Die Tür muss mindestens zehn Zentimeter geöffnet bleiben«, sagte sie. Sie hatte die Tür geöffnet, ohne zu klopfen, und warf einen forschenden Blick in alle Ecken des Zimmers und unter Simons Decke.

»Natürlich, Entschuldigung«, sagte ich.

Was, erwartete sie, würden wir hier zu zweit treiben, hinter einer geschlossenen Tür? Simon konnte mit Mühe einen Finger hochhalten.

»Lassen Sie Ihre Telefonnummer für Meneer da, dann kann er Sie eventuell anrufen.« Sie machte Anstalten, das Whiteboard sauber zu wischen, damit es Platz gab, ich stoppte sie. Sie reichte mir den Stift. Ich wartete, bis sie verschwunden war, wischte nur Coens Nummer weg, ergänzte ICH BIN SIMON UND ICH BIN M um IT LEO, darunter meine Telefonnummer und ein paar Herzchen.

Eine halbe Stunde später klopfte dieselbe Schwester an, dieses Mal hatte sie ein kleines Plastikbecherchen in Form eines Genever-Glases dabei, darin lagen sieben Tabletten.

»Um sieben Uhr sind Sie wieder willkommen, Mevrouw Spruyt, aber jetzt endet die Besuchszeit, damit Meneer sich ausruhen kann.« Sie weckte Simon, half ihm, sich aufzurichten, schob ihm den kleinen Becher in die Hand, den er, ohne nachzudenken, hinunterkippte, neben seinen offenen Mund. Gemeinsam sammelten wir die Pillen vom Kopfkissen ein, halfen ihm, die eigenen Lippen zu finden, die Pillen eine nach der anderen zu schlucken.

»Ich warte draußen und bin um sieben Uhr zurück, Spruitje«, sagte ich.

Er schlief schon wieder, bevor ich die Jacke anhatte.

Auf dem Rückweg durch den langen Korridor dachte ich an das, was ich mir auf dem Hinweg alles vorgenommen hatte, worauf ich mich bei unserem Wiedersehen gefreut hatte: Er würde mehr oder weniger der Alte sein, ich würde ihm erleichtert in die Arme fallen, sagen, dass ich ihn vermisst hatte, er würde eine Bemerkung zu meinem Kleid machen – dass er es vorher noch nie gesehen hatte –, ich würde ihm von meiner Patenschaft erzählen, auf eine Art, die ihn nicht verletzen würde. Wir würden die ganze Stunde reden. Er würde wegen Daan weinen, ich würde ihm verzeihen.

Jetzt fühlte ich mich ertappt, lächerlich gemacht. Er war nicht der Simon, den ich mir erhofft hatte. Aber was hatte ich gedacht? Hier zählte die Außenwelt nicht. Hier zählte ich nicht. Hier zählte die Patenschaft nicht und auch kein neues Seidenkleid. Es war fast erstaunlich, dass hier keine andere Schwerkraft am Werk war, dass ich meine Beine auf diesem Gang noch vom Boden bekam.

Zwischen zwei und sieben wollte ich möglichst nahe bei Simon bleiben, also wartete ich draußen auf dem Gang, jenseits der graublauen Tür, auf dem Boden, im Schneidersitz, den Rücken am Heizkörper. Den hatte ich auf die höchste Stufe gedreht, sofort war heißes Wasser hineingegluckert, was etwas Tröstliches hatte, hörte doch in diesem riesigen, unerbittlichen Gebäude wenigstens ein kleiner Drehknopf auf mich.

Der Fußboden hatte hier den gleichen Vinylbelag wie drinnen auf der Station, allerdings farblich genau umgekehrt, dunkle Sprenkel auf hellem Untergrund, als bilde der eine Raum das Negativ des anderen.

Was würde ich nachher Lotte erzählen, damit sie genau wusste, wie ich mich gefühlt hatte, ohne dass sie Simon in diesem Zustand vor sich sehen müsste, mit diesem plattgesessenen Hackfleischbällchen am Hintern? Und das Whiteboard mit Coens Nummer – hatten die Pflegekräfte in den letzten Tagen Coen angerufen, wenn sie eigentlich mich erreichen wollten, und hatten sie aufgelegt in der Annahme, falsch verbunden zu sein?

»Unten in der Cafeteria gibt es Stühle«, sagte ein Arzt, der gerade herauskam. Er trug einen wattierten blauen Wintermantel. Während er auf den Fahrstuhl wartete, pfiff er eine Melodie von Queen.

Hier, so nahe am Fahrstuhlschacht und am Fenster, hatte mein Handy wieder Empfang. Auf meinem Sperrbildschirm erschien eine Nachricht nach der anderen; ich erschrak, wurde sofort schlaff und zittrig, bis mir klar wurde, dass es nichts mit Simon zu tun haben konnte, der lag hier drinnen und schlief, das Handy sicher in einem Schließfach verwahrt. Es waren Twitter-Benachrichtigungen, sie gingen unentwegt ein, so viele, dass ich durch sie durchscrollen konnte, bis die Rahmen Polonaise zu tanzen begannen, etwas, was ich bisher nur bei anderen gesehen hatte, und plötzlich fiel der Groschen: Es war Montag und Mittagszeit, gerade war meine erste Kolumne im Radio gesendet worden, und man hatte mir gesagt, dass sie auch sofort in den sozialen Medien gepostet würde.

Als Aufmacherstory hatten sie die Kolumne über die Fußgängerzone gewählt. Ein Dutzend Follower hatte sie aufgegriffen, darunter ein paar Politiker von der Rechten. Der Tweet war fast zwanzigmal geteilt worden.

Ich sah meine privaten Nachrichten durch. Eine Restaurantbetreiberin teilte mir mit, dass dies den Tod für den Handel in der Innenstadt bedeuten würde, wolle ich unbedingt noch mehr Läden, in denen Mini-Atomiums verkauft würden? Ein Mann schrieb, er hätte meiner Stimme stundenlang lauschen mögen (und vor allem im Bett, nackt, oder hätte ich was dagegen?). Jemand von einer Bewegung, die sich selbst Soft Revolution nannte, die einst mit Picknick the Streets die Einrichtung dieser ganzen Zone erzwungen hatte, war erbost darüber, dass im endgültigen Entwurf kein bisschen Platz für Gras vorgesehen war, auf dem man sitzen konnte. Es gab Nachrichten von neuen Followern, es gab bereits ungefähr hundert Likes.

Auch Indra hatte den Link geteilt. Sie ließ mich wissen, dass sie die Sendung live gehört und meine Stimme sofort erkannt hätte, was mich wunderte, sowohl, dass sie einen Brüsseler Lokalsender hörte, als auch, dass sie noch wusste, wie meine Stimme klang. Als ich feststellte, dass mein Vater Indras Post gelikt hatte, schaltete ich das Handy sofort aus.

Ich blieb auf dem Boden sitzen. Ich hatte keinen Hunger, musste nicht pinkeln. Ich sah dem Moment mit Unbehagen entgegen, in dem sich die Tür erneut öffnen würde und ich Simon im selben Zustand würde sehen müssen. So ging die Zeit schneller vorbei.

Zwei Schwestern, die Wagen voller Tabletts mit Abendessen herumfuhren, reichten mir liebevoll einen Becher Tee.

Um halb fünf kam eine Dame mit einem Swiffer vorbei. Sie fasste an die warmen Heizungsrohre, schimpfte, nahm einen Schlüssel aus ihrer Innentasche und stellte zum Lüften das Fenster auf Kipp.

»Bienvenue au sauna«, sagte sie.

In der Viertelstunde vor Beginn der Abendbesuchszeit füllte sich die Halle mit Besuchern. Manche kannten einander, wechselten ein paar sparsame Worte – alles Mitgefühl, das sie aufbringen konnten, hoben sie sich für drinnen auf. Man hörte das Rascheln von Plastiktüten mit Schmuggelware: saubere Unterwäsche, Kekse, Blumen. Ein kahlköpfiger Mann hatte als Geschenk ein Grillhähnchen mitgebracht und naschte selbst schon genüsslich davon. Eine Frau las im Stehen *How to Understand Cats*.

»Putain, il fait chaud ici«, fluchte jemand.

Um Punkt sieben Uhr drängten die Leute an die geschlossene Tür. Das Schloss machte *klick*, ich sprang auf und schloss mich an. Die Meute strömte hinein, lichtete sich, jeder vor mir bog in ein anderes Zimmer ab, einer nach dem anderen verschwand. Am Ende des Gangs war nur ich noch übrig.

Simon fand ich so wieder, wie ich ihn ein paar Stunden zuvor zurückgelassen hatte, im Bett auf der Seite liegend, zwischen seinem Mund und dem Kopfkissen hatte sich ein kleines Gespinst aus Speichelfäden gebildet. Ein Tablett mit Essen stand unangerührt auf seinem Tisch; Käse, Marmelade, ein Schälchen fettarme Butter, drei Scheiben Graubrot, Suppe.

Vorne im Gang wurden die Tabletts bereits wieder eingesammelt, das Klirren der Tassen auf dem Geschirrwagen kam immer näher.

»Spruitje«, sanft schüttelte ich Simon wach. »Du musst essen, eine Grundlage für die Pillen schaffen, sonst bekommst du Magenschmerzen.«

Ohne sich zu sträuben, setzte er sich auf. Er schaute benommen auf das Whiteboard, doch die Herzchen bemerkte er nicht. Das Einzige, wovon ich ihn überzeugen konnte, war die Spargelsuppe. Er schlürfte, die Suppe tropfte ihm übers Kinn. Die verkleckerte Bouillon zog sofort in den weißen Baumwollbezug, ein paar Brocken blieben enttäuscht zurück, sie waren zu groß, um im Stoff zu verschwinden.

Ich schmierte die drei Brote und ließ den Teller auf dem Beistelltisch stehen, falls er später Hunger bekäme. Sein Kopfkissen drehte ich mit der sauberen Seite nach oben, die Kleider, die am Fußende seines Betts lagen, räumte ich weg.

Eine halbe Stunde lang saß ich still in dem am wenigsten unbequemen Lehnstuhl und betrachtete Simons Füße, die über den Bettrand ragten. Simon war nur durchschnittlich groß. Das erklärte den komischen Gang der meisten Patienten – wer hier eine Zeitlang lag, bekam krumme Schienbeine.

Ich versuchte, mich zu ihm zu legen, wir passten genau nebeneinander auf die schmale Matratze. Er lag auf dem Rücken, ich auf der Seite, an ihn geschmiegt, ich nahm seinen Arm und legte ihn um mich. Die Hand war schwer und schlaff und ohne Trost.

Um acht Uhr kündigte eine Durchsage das Ende der Besuchszeit an, doch ich blieb still liegen, zog die Decke ein Stück weiter über unsere Köpfe. Auf dem Gang wurde Abschied genommen, man hörte Lachen, Schluchzen, das Ticken von Pfennigabsätzen.

Um Viertel nach acht wurde zweimal energisch, mahnend an die offene Tür geklopft, ohne dass jemand hereinkam. Sie wussten über meine Anwesenheit Bescheid, ich war keinen Moment lang ganz allein mit Simon gewesen. Die Erleichterung, die ich dabei verspürte, würde ich niemals irgendjemandem eingestehen.

»Spruitje, ich muss nach Hause. Schlaf gut«, sagte ich. »Morgen bin ich wieder hier. Kann ich dir etwas mitbringen?«

Er drehte sich von mir weg. Nickte, ohne die Augen zu öffnen.

»Was soll ich dir mitbringen?« Ich klappte das Geländer am Bettende hoch, so dass er die Beine drinnen behalten musste.

Er nickte wieder.

Auf dem Gang blieb ich kurz vor der Pinnwand stehen, bei der Bleistiftskizze mit Simons Namen. Erst jetzt sah ich, was er gezeichnet hatte: das Porträt seiner Mutter, wie sie auf ihrem Totenbild ausgesehen hatte. Ich erkannte die Komposition, die Form ihres Gesichts, die üppigen Locken.

Draußen war es feucht, es musste geregnet haben. Mein Handy vibrierte ein paarmal. Ich hatte keine Lust auf noch mehr Reaktionen auf meine Kolumne.

Lotte schickte ein Foto von einem Auflauf, den Coen stolz vor sich hielt. Mit Tomatenscheiben hatten sie einen runden Bauch und zwei Titten gebildet. »Isst du mit uns? Wie war dein Besuch bei Simon heute?«

Mit ihnen am Tisch zu sitzen, Anteil an ihrer Freude zu nehmen, dass bei Spookje keine Anomalien festgestellt worden waren, dafür fehlte mir die Energie, besonders jetzt, da Simon und ich weiter entfernt von unserem eigenen Baby mit einem rührenden Arbeitstitel waren denn je zuvor.

Das Erste, was ich sah, als ich ins Freie kam, waren Autos und dahinter die kahl werdenden Baumkronen des tiefer gelegenen Kruidtuin-Parks. Nach einem ganzen Tag zwischen vier Krankenhauswänden war es seltsam, zu sehen, dass es diese Weite gab. Es wurde unaufhörlich von stillstehenden Autofahrern gehupt, die nicht begriffen, dass sie nicht in einem Stau standen, sondern selbst dieser Stau waren.

»Guten Appetit! Es war okay. Ich denke, ich gehe nach Hause«, antwortete ich Lotte. »Simon braucht morgen neue Sachen, es wird Zeit, dass ich ohne euch zurechtkomme.«

»Vielleicht ist die Katze inzwischen wieder aufgetaucht, jetzt, wo es bei euch ruhig ist«, schrieb sie, »und steht schon eine Weile vor der Tür und wartet auf dich.«

Ich antwortete mit zwei betenden Händen.

Lotte bot an, mir Gesellschaft zu leisten, mit einer Portion von dem Auflauf vorbeizukommen, zusammen die erste Nacht bei mir zu verbringen, damit ich mich an die Wohnung ohne Simon gewöhnen konnte, aber ich lehnte ab. Ich musste die Wand mit Coens Namen übermalen, bevor ich Besuch empfangen konnte.

Ich spazierte mit dem Fahrrad an der Hand über die Anspachlaan.

Als spätes Abendessen kaufte ich eine Luiker Waffel an einem Stand, suchte mir ein Plätzchen auf den Treppenstufen der Börse. Über den Platz liefen Leute hin und her, sich an den ganzen autofreien Raum gewöhnend. Mein Blick folgte einem Paar mit vollen Einkaufstaschen, sie kamen aus dem Delhaize an der Ecke. Noch nie hatte ich mich nach etwas so Simplem gesehnt wie danach, eine Plastiktasche zu schleppen, aus der Porreestängel ragten, und zu Hause Suppe für jemanden zu kochen, der sie dir gegenüber am Tisch mit Appetit löffelt.

Ich würgte die lauwarme süße Waffel mit wenigen Bissen hinunter.

Noch bevor ich in unsere Straße bog, bekam ich einen Anruf vom Krankenhaus.

»Spreche ich mit Mevrouw Spruyt?«

»Ja«, sagte ich.

»Doktor Letiège am Apparat, vom Saint-Jean, Psychiatrie. Entschuldige, dass ich so spät anrufe.«

Simon ist tot, dachte ich, sein Gehirn ist explodiert – das erzählt Letiège mir jetzt gleich. Sie haben ihn zusammengerollt und steif unter seinen Decken gefunden, er ist an einem der schon geschmierten Brote erstickt, er ist aus dem Bett gefallen und hat sich das Genick gebrochen, das Fenster über dem Heizkörper im Gang war nicht abgeschlossen, und Simon ist hinausgesprungen. Waffelbröckchen krochen in meiner Speiseröhre aufwärts.

»Ich habe Simon hier für dich am Telefon. Er hat gerade seine Medikamente bekommen und geht gleich schlafen.

Das kann bewirken, dass er schlecht zu verstehen ist. Aber er wollte dich unbedingt sprechen. Ich gebe ihn dir, *un petit instant*, hier kommt er, nicht auflegen.«

Stille in der Leitung, das Rascheln von Kleidungsstücken, in der Ferne hörte ich den schrillen Schrei, der den ganzen Nachmittag über auf der Station zu hören gewesen war. Dann Simons Stimme, fast unverständlich leise.

»Waom? I uh geomme?« Er sprach mit einer Socke im Mund.

»Spruitje«, sagte ich. »Es tut mir wirklich leid, aber ich versteh dich nicht.«

»Is schuhn ni gekoooomen?«

»Warum ich deine Schuhe nicht mitgenommen habe?«

»Jeeee.« Es klang böse.

»Versuch es noch mal, Spruitje, aber langsamer. Was sagst du?«

»Warum
is
Coen
nich
gekommn?«

Es kam träge und sperrig heraus. Jedes Wort war ein Ei, das ausgeblasen werden musste.

1. OKTOBER 2018 (2)

Beim Treppensteigen zitterten meine Beine, ich hielt den Rucksack schlaff vor mir, wie die Römer in *Asterix und Obelix* ihre Schilde vor sich trugen.

Der vertraute Geruch unserer Wohnung enthielt einen Hauch des Reinigungsmittels, mit dem ich den Abfluss gespült hatte. Man roch das Bleichsoda bis auf den Flur.

Da war keine Katze, die mich geduldig in der Ecke der kleinen Diele erwartete, in der Hoffnung, ein fetter Fisch oder eine riesige Maus würde die Tür öffnen.

Ich hatte alles sauberer hinterlassen, als mir in Erinnerung war. Nur auf dem Küchenfußboden konnte man Spuren der Säuberungsaktion mit den Feuchttüchern erkennen, matte Streifen auf den glänzenden Fliesen.

Es half, dass ich Simon heute in seinem Krankenhausbett hatte liegen sehen. Hier war er nicht, er war nicht da, die Gefahr war gebannt, und das machte es leichter, die Wohnung zu betreten. Dies war der Beginn eines zweiten Lebens, so hatte eine der Krankenschwestern es umschrieben, mit der richtigen Hilfe würde Simon ausgeglichener werden als je zuvor.

Ich ging durch die Wohnung, öffnete Küchenschränke, schmierte mir einen Cracker mit Erdnussbutter, aß ihn an der Spüle, wie ich schon mein ganzes Leben lang Cracker mit Erdnussbutter aß, im Stehen und mit schnellen Bissen, als ob die Kalorien dann weniger zählten.

Während ich kaute, dachte ich darüber nach, was ich mit all den Beweisen von Simons Megalomanie tun sollte – mit den Visitenkarten, den Kugelschreibern, den Zeichensachen, den Leo-Hüllen, den anderen gekauften Dingen, die im ganzen Haus verstreut waren, und was mit dem Katzenklo und der Katzenstreu und dem Fressnapf? Ich gönnte Simon eine

Rückkehr in sein altes, vertrautes Heim, zugleich wollte ich all die Spuren des letzten halben Jahres nicht löschen, das würde es ihm zu leicht machen, so würde er nie erkennen, wie sein Wahnsinn von außen betrachtet ausgesehen hatte.

Schließlich beschloss ich, nichts wegzuwerfen, sondern alles im Schrank aufzubewahren, die kleineren Sachen verwahrte ich in einer großen Curver-Box mit der Aufschrift SIMON SPROUD 2018. Wegwerfen konnten wir es später immer noch.

Ich begann zu schieben und zu schleppen, damit die Wohnung wieder so aussah wie vor dem Tag, an dem sie teilweise zu einem Büro geworden war. Ich schleppte die Matratze, den Lattenrost, schraubte den Bettrahmen auseinander, baute ihn im Schlafzimmer wieder zusammen, wo er hingehörte. Den Schreibtisch – eine Platte auf Böcken – schob ich in das kleine Zimmer. Die Katzensachen versteckte ich hinter der falschen Wand, wo auch der Staubsauger und das Bügelbrett standen.

Langsam bekam die Wohnung wieder etwas Vertrautes. Ich saugte, wischte, entstaubte sogar die Fußleisten, stand keine Sekunde still, um mir mein Werk anzusehen, ich wusste, welche Müdigkeit mich dann überkommen würde.

Im kleinsten Raum standen neben dem wiederaufgebauten Schreibtisch noch fünfzehn Kartons mit Sachen, die hauptsächlich Simon gehörten, Material von unvollendet gebliebenen Projekten und Plänen. Auf jedem klebte ein Etikett mit dem Namen und dem Entstehungsjahr des jeweiligen Projekts. Ich schleppte die Kartons einen nach dem anderen zurück zum großen Schrank im Schlafzimmer, in dem ich sie chronologisch stapelte, obenauf den Karton SIMON SPROUD 2018.

TINNEKE 2008: Tapes mit Videos, die er nach dem Tod seiner Mutter aufgenommen hatte, Interviews mit dahinsiechenden Schicksalsgenossen und Patienten, aus denen er später einen Dokumentarfilm über die Auswirkungen von Gehirntumoren machen wollte, den er aber letzten Endes nie fertig geschnitten hatte.

STICK-STUNDEN 2009: Von einer Menge Leute hatte Simon gebrauchte Stickmaschinen gesponsert bekommen, die er später, als er den Stecker aus dem Projekt zog, größtenteils einer gemeinnützigen Organisation geschenkt hatte. Einen Teil der selbstgekauften weißen T-Shirts und des Stickgarns hatte er behalten.

BXL RÜHRFESTIVAL 2011: Tausende von hölzernen Rührstäbchen, die er von einer pleitegegangenen Fußballcafeteria übernommen hatte, aus denen er einen Wagen für die Zinneke-Parade im Frühling hatte bauen wollen. Er hatte auf dem Computer Entwürfe gemacht, wie dieser Wagen aussehen sollte, hatte eine Halle gemietet, war nach wochenlangem Basteln zur Einsicht gelangt, dass er niemals rechtzeitig fertig würde.

B(R)UZZ: Berge von Collagen, die er gemacht hatte, indem er alte Ansichtskarten von Brüssel zerschnitt und zu Touristenbroschüren und *Bruzz*-Seiten verarbeitete.

Angesichts des wachsenden Kartonstapels erkannte ich, mit welcher Regelmäßigkeit Simon Projekte hatte realisieren wollen. Seit wir zusammenlebten, hatte er fast jedes Jahr etwas Neues angefangen, und nie hatte er etwas zu Ende geführt.

Jedes Mal, wenn Simon voller Mut mit Ideen nach Hause gekommen war, hatte ich mich dagegengestemmt. Sosehr ich seine unbändige Energie auch liebte, hatte ich die konkreten Pläne doch als Bedrohung empfunden. Es konnte finanziell schiefgehen, Simon konnte abgelehnt werden – je höher fliegend seine Pläne waren, umso tiefer die Grube, in der wir landen konnten.

Jedes Mal hatte ich versucht, seinen Ehrgeiz zu dämpfen,

unter anderem, indem ich ihm kritische Fragen stellte (willst du das wirklich machen, willst du dich nicht besser auf TOL fokussieren, kannst du dich hier tatsächlich von anderen unterscheiden, wie viel wird das kosten, bist du dir sicher, dass das Beste an diesem ganzen Plan nicht einfach das Wortspiel im Titel ist, ich verstehe nichts davon, Liebling, ich weiß nicht, ob das eine gute Idee ist, vielleicht solltest du das mal jemandem zeigen, der davon mehr versteht als ich?).

Grund dafür war nicht, dass ich seinem Talent nicht vertraute, sondern dass ich kein Vertrauen dazu hatte, wie die Außenwelt darauf reagieren würde. Im kreativen Sektor ging es rau zu, und Simon war schon einmal das leicht zu treffende Ziel von Mobbing gewesen – warum sollte man ihn diesmal wohlwollend behandeln? Um ihn vor einer Zurückweisung durch die Außenwelt zu bewahren, hatte ich die Zurückweisung schon mal selbst organisiert, so wusste ich wenigstens, dass es vorsichtig genug geschah und aus Liebe. Ein kontrollierter Einsturz seiner turmhohen Pläne, so dass es möglichst wenig Kollateralschäden gäbe.

Simon hatte immer auf meine Kritik gehört, hatte mir jedes Mal recht gegeben, ich war sein Pluisje, er liebte mich. Alles, was er baute, baute er auf unserem gemeinsamen Terrain, und ich hatte die Abrissgenehmigung.

Alle diese Kartons waren vor ein paar Monaten auch durch Simons Hände gegangen, einer nach dem anderen. Er musste auch selbst erkannt haben, wie oft seine Initiativen ins Leere gelaufen waren. Deshalb hatte er Simon Sproud hinter verschlossenen Türen entwickelt und es größer angepackt als je zuvor: Er hatte ein Gebäude errichten wollen, das meinem Schlaghammer widerstehen würde.

Meine Schultermuskeln waren übersäuert. Ich setzte mich und betrachtete die Kartons voller Trümmer, bevor ich die Schranktüren schloss.

Ich hätte ihn ermutigen müssen, wie Lotte es bei Coen tat, zumindest rief sie ihn während der Arbeitszeit an, teilte alles, was er in den sozialen Medien postete, sie hatte sich wirklich noch keine Sekunde lang in ihrem Leben für ihn geschämt oder ihn vor irgendetwas bewahren wollen.

Ich stand wieder auf. Es gab niemanden, der nach Hause kommen und meine roten Augen bemerken würde, der fragen konnte, ob ich geweint hätte und was los sei. Diese Tränen waren nutzlos. Ich öffnete die Farbtöpfe, die ich im Keller gefunden hatte, kleine Reste, die dort seit den Umbauarbeiten lagerten. Mit großen, heftigen Schwüngen gab ich der Wand im Schlafzimmer eine neue Farbschicht, die alle Filzstiftkritzeleien überdeckte. Nur eine einzige Schicht Grundierung war nötig, um Coens Namen verschwinden zu lassen, trotzdem nahm ich mir vor, ihn ein zweites Mal zu übermalen. Während der Wartezeit, bis die Farbe trocknete, setzte ich mich an den Küchentisch, um den Porzellanharlekin wieder zu kleben. Er war ungefähr entlang der alten Bruchlinien zerbrochen. Es fehlten nur zwei Splitter, die Nase und ein kleines Stück vom Geigenbogen. Wer es nicht wusste, sah es nicht. Ich stellte die Figur wieder unter den Glassturz auf dem Kaminsims, wo sie jahrelang gestanden hatte und wie ein Schutzheiliger über mich wachte.

Nachdem ich die Wand ein zweites Mal gestrichen hatte, beschloss ich, ein Bad zu nehmen. Menschen, die in einen Verkehrsunfall verwickelt waren, wird auch geraten, sich möglichst schnell wieder ans Steuer zu setzen und einmal um den Block zu fahren. Ich ließ das Wasser einlaufen. Bevor ich mich in die Wanne setzte, untersuchte ich die Fugen aller Wandfliesen auf Blutspuren oder Katzenhaare, nirgends war noch etwas davon zu sehen. Daran, wie sich das Wasser über meinen Körper verteilte, merkte ich, dass ich abgenommen hatte, mein Bauch war nicht das Letzte, was noch herausragte, es waren meine Brustwarzen.

Erst als ich meine Hände über den Wannenboden gleiten ließ, spürte ich oberflächliche Kratzer im Kunststoff, einige waren gut zwanzig Zentimeter lang und liefen vom Boden bis auf halbe Höhe. Es gab drei fast geglückte Fluchtversuche.

Ich blieb im Wasser liegen, bis das Ekelgefühl verschwand, bis ich mich erinnerte, wie ich hier jahrelang gelegen hatte, die Mischarmatur mit dem Fuß bedienend, von Zeit zu Zeit heißes Wasser nachlaufen lassend. Als ich den Stöpsel herauszog, war ich erleichtert, dass die Wanne schnell leer lief, dass all das, was ich vor kurzem hinuntergespült hatte, nicht blubbernd nach oben kam.

Frisch gewaschen schlüpfte ich ins Bett. Ich legte mich auf meine Seite, ließ genug Platz und Decke für Simon übrig, es kam mir grausam vor, mich jetzt in die Mitte zu legen. Ich erwartete Daan, das Plumpsgeräusch, mit dem sie nach einem Sprung auf der Matratze landete, die neugierigen Pfötchen, die über die Decke trippelten. Es war das erste Mal seit Jahren, dass ich die Nacht ganz allein in dieser Wohnung verbringen würde. Ich konnte keine gute Schlafhaltung finden, der Platz neben mir im Bett blieb leer, ob ich ihm nun das Gesicht oder den Rücken zukehrte. Das Zimmer roch nach Farbe. Jedes Geräusch fiel mir auf, das Brummen des Kühlschranks, das Rauschen der Heizungsrohre, und ließ mich überlegen, ob es vorher auch schon da gewesen war.

NOCH FÜNF MINUTEN, ANDERLECHTSESTEENWEG

Ununterbrochen spiele ich im Geist den gestrigen Babybesuch ab, das Gespräch auf dem Nachhauseweg. Ich möchte mich erinnern, was genau gesagt wurde, wie wir dastanden, welche Miene Simon machte, welche Andeutungen und Vorzeichen ich übersehen habe.

Noch eineinhalb Kilometer, ungefähr drei Minuten Weiterstrampeln, und ich kann unser Haus sehen. Ich spüre nicht nur die gleiche Eile wie vor zwölf Jahren, sondern auch den gleichen Widerstand. Die Bewegung zu einem Ort, an dem man eigentlich nicht ankommen will, den man nicht sehen will, ein Ergebnis, das man nicht wissen will.

Die Bäume am Straßenrand. Die kleine Gruppe Umstehender. Das Motiv auf dem weißen Tuch, das sie bedeckte.

Sie sei auf dem Rückweg vom Gemüsehändler gewesen, sagte mein Vater, als ich am Unglücksort ankam, ein Auto habe sie angefahren. Das war das Erste, was er gesagt hatte. Und auch: Es sei keines seiner Autos gewesen, es sei eine Marke, die er nie verkauft habe.

Der Nachbar hatte im Garten gesessen und Zeitung gelesen und plötzlich quietschende Bremsen gehört und danach einen lauten Schlag. »Als ob jemand mit einem Baseballschläger eine Kokosnuss aufschlägt.« Er war nachsehen gegangen, war ins Haus zurückgelaufen, um den Rettungsdienst zu alarmieren, und hatte das erstbeste Stück Tuch ergriffen, um sie damit zu bedecken, einen frischgewaschenen Bettbezug seines Sohns, bedruckt mit einem Astronauten ohne Kopf oder Helm, denn der war getrennt davon auf dem Kissenbezug gedruckt.

Reflexartig hatte ich, als ich dort angelangt war, die umliegenden Rasenstücke abgesucht, weil ich dachte, dass der Kopf meiner Mutter fehle. Ich fand natürlich keinen Kopf, nur eine ihrer Sandalen, ein Stück weiter weg auf einer Wiese, ein Pferd schnupperte daran. Jemand hob die Sandale für mich auf, meine Hände zitterten zu stark, und legte sie unter das Tuch. Da war ihr Fahrrad, mit einer Einkaufstasche am Lenker und mit einem verknautschten Vorderrad. Als die Polizisten kamen und den Bettbezug anhoben, bedeckte mein Vater meine Augen mit seinen Händen, allerdings mit genügend Raum zwischen den Fingern, so dass ich durchschauen konnte, falls ich das wollte, schließlich war ich sechzehn. Ich wollte, er hätte mir diese freie Wahl nicht überlassen, denn natürlich konnte ich nicht anders, als doch zu schauen.

Es erstaunte mich, dass die Hände meines Vaters zitterten, dass er so mitgenommen war, dass er sie offenbar noch genug mochte.

Meine Mutter hatte auf dem Rückweg vom Gemüsehändler einen Umweg über einen Bastelladen gemacht, wie sich später herausstellen sollte. Sie hatte ihn gleich, nachdem er geöffnet hatte, betreten, um eine Tube Kleber zu kaufen, damit sie die kleine Porzellanfigur würde reparieren können, die mein Vater am Abend zuvor absichtlich zerbrochen hatte. Sie hatte den kleinen Geige spielenden Harlekin, den sie schon von klein auf besaß, mitgenommen, damit der Verkäufer ihr den geeignetsten Kleber empfehlen konnte. Dieser Verkäufer war der Letzte, der mit ihr gesprochen hatte, so stellte sich bei der Beerdigung heraus. Die zerbrochene Figur fand ich in der Tasche an dem Fahrradwrack, das die Polizei bei uns ablieferte. Mama hatte alle Teile einzeln in Zeitungspapier gewickelt, der Aufprall hatte nichts zusätzlich zerbrochen. Da war auch eine Leinentasche mit einem Blumenkohl, den sie unterwegs beim Gemüsehändler gekauft hatte. »Siehst du«, sagte mein Vater, »sie war eindeutig nicht nur wegen dieser Figur unterwegs.«

Er hatte den Blumenkohl ein paar Tage später zubereitet. Mama hätte keine Lebensmittelverschwendung geduldet, sagte er. (Nein, es war vor allem er, der keine Verschwendung duldete, Mama hatte dem – wie bei allem – nach Möglichkeit Rechnung getragen. Regelmäßig spülte sie Essen in der Toilette hinunter, damit Vater nicht merkte, dass sie etwas hatte zerkochen lassen.) Ich wünschte mir sehr, es würde mir schmecken, aber das tat es nicht, es war so fade zubereitet, als würden wir Hirn essen. Es kam mir hoch, und ich schluckte es wieder hinunter.

Abends, im Badezimmer, hängte ich meinen Bademantel neben ihren und verknotete unsere Ärmel, und jeden Abend sah ich mir an, wie wir da Hand in Hand hingen.

Ich weinte, ohne mir die Augen zu reiben, damit sie nicht rot wurden und mein Vater mich nicht würde trösten wollen. Sein Kummer (der viel zu spät kam) durfte sich nicht mit meinem vermischen (der immer schon da gewesen war, der genau angemessen war). In jenem letzten Jahr in meinem Elternhaus hörte ich nie Radio, um zu vermeiden, dass plötzlich ein trauriges Lied käme und ich in seinem Beisein doch weinte.

Die Porzellanscherben und den frisch erworbenen Sekundenkleber verwahrte ich sorgfältig in dem Zeitungspapier, ohne die Figur zu reparieren, aus Angst, mein Vater würde sie, sobald sie wieder heil war, für sich beanspruchen.

Indra holte mich in jeder freien Minute ab, um mich abzulenken, um bei ihr zu Hause einen Film zu schauen.

Ich saß vor dem Bildschirm, sah sich bewegende Bilder,

hörte den Ton, doch nichts war synchron. Meine Eingeweide drohten zu platzen. Ich spiele mich selbst in einem Drama, dachte ich, es sind die Schauspieler auf diesem Schirm, die mich anschauen, gleich greift hier jemand ein, jemand tritt aus dem dunklen Schatten in der Zimmerecke, hebt die Hand, und alles wird angehalten, wir fangen von vorn an, wir haken dort ein, wo noch gelacht wurde, und machen alles etwas leichter. Doch es kam kein Regisseur ins Zimmer spaziert, um der Szene einen anderen Dreh zu geben, die Kamera lief weiter, und es dauerte eine ganze Weile, bis ich akzeptieren konnte, dass das wirklich geschah, dass ich keine Figur war, dass mein Leben die Art Geschichte war, die Indra niemals aussuchen würde, um mich aufzuheitern.

Nach ungefähr fünfzig Filmnachmittagen kündigte Indra an, dass sie nach Brüssel ginge, um Jura zu studieren, und dass ich mitkönnte. Es gebe dort eine Filmakademie, sagte sie, und sie traue mir zu, Regisseurin zu werden.

Ich weiß nicht, ob es etwas gebracht hätte, wenn mein Vater jemals bereit gewesen wäre, seinen Anteil an Mamas Tod zuzugeben, doch dass er so oft betont hatte, ihr Hauptziel sei der Gemüsehändler gewesen, das wollte ich nicht hören.

Ich wäre lieber mit meiner Mutter zurückgeblieben, dann hätten wir gemeinsam um meinen Vater trauern können. Ich würde sie fragen, warum diese kleine Figur ihr so viel bedeutete.

Jetzt, da sie nicht mehr da war, wollte ich nicht unbedingt die Beziehung zu meinem Vater enger gestalten. Er empfand das selbst auch so, es kostete keinerlei Mühe, die Beziehung abzubrechen, es ging von allein, wir waren nirgends, nicht mit der kleinsten Faser, miteinander verbunden gewesen.

Simon hatte sich schon bald gefragt, warum ich einen kleinen Beutel mit Scherben und Sekundenkleber in die Herzieningslaan mitnehmen wollte. Als ich ihm die ganze Geschichte erzählt hatte, hatte er den Kopf und die Geige sorgfältig am Rest des Harlekins festgeklebt und die Figur auf den Kaminsims gestellt, unter einen Glassturz, den er eigens dafür in einem Ausstattungsgeschäft gekauft hatte, damit die immer neugierige Daan die kleine Figur niemals würde umstoßen können.

1. OKTOBER–8. OKTOBER 2018

Die Tage liefen leicht dahin, mit der gleichen Energie schaffte ich plötzlich viel mehr. Lange hatte ich mich gegen den Wind fortbewegt, dieser Gegenwind war jetzt weg, und so legte ich automatisch noch einen Zahn zu.

Ich brauchte zu Hause keine Rücksicht auf Simon zu nehmen, kein Essen für ihn zuzubereiten, ihn nicht im Auge zu behalten. Ich musste nicht mehr auf meine Worte achten, auf der Hut bei Aufschriften sein, in denen er an ihn gerichtete Botschaften sehen könnte, aufpassen, dass ich nicht etwas in zwölffacher Anzahl auf seinen Teller legte, oder unruhig sein bei jedem Kleinbus, der in unserer Straße parkte. Erst jetzt wurde mir bewusst, wie viel Kraft mich das über Wochen gekostet hatte. In mir war eine ganze Task-Force ausgebildet worden, die jetzt überflüssig war.

Eine beruhigende Regelmäßigkeit schlich sich in meine Tage. Ich arbeitete täglich von Viertel vor neun bis Viertel vor eins im Laden, danach löste Lotte mich ab, damit ich rechtzeitig zur ersten Besuchszeit bei Simon sein konnte. Ich war sein einziger Besuch, brauchte mir keine Sorgen darüber zu machen, wer ihn so sehen würde und was er über ihn denken würde. Simons Vater blieb einstweilen einfach in Mailand, sein B & B war den ganzen Monat ausgebucht, ich hatte ihm versichert, dass er momentan wichtiger für seine Gäste sei als für Simon, ich würde ihm Bescheid sagen, wenn wieder etwas mehr Leben in seinen Sohn käme.

Ich folgte der immer selben Route durch die Krankenhausgänge, kaufte mir ein Brötchen in der Cafeteria, nahm denselben Fahrstuhl nach oben, wartete an der Tür, bis um eins die Besuchszeit begann, saß neben Simons schlafendem, betäubtem Körper, bis um Punkt zwei eine Stimme das Ende der ersten Besuchszeit verkündete.

Den Rest des Nachmittags verbrachte ich auf dem ruhigen Gang in der Nähe der Stationstür, den Rücken am warmen Heizkörper, der Geräusche machte wie der Magen von jemandem, der zu viel Kaffee getrunken hat. In der Geborgenheit dieses Rauschens und Blubberns aß ich das Brötchen aus der Cafeteria, schaltete den Flugmodus meines Handys aus und schaute, ob neue Mails oder andere Nachrichten als Reaktion auf die fünf Texte gekommen waren, die an den zurückliegenden Werktagen jeden Mittag gesendet worden waren und die man inzwischen auch online nachhören konnte.

Ich loggte mich in meine Social-Media-Accounts ein, schaute, ob sich dort noch jemand geäußert hatte und wie oft mein Text von anderen geteilt worden war, ich scrollte und klickte, bis es keine Reaktion mehr zu liken gab, bis nirgends ein neuer Follower anzunehmen war. Danach schaute ich mir die Timelines von anderen an, bis es auch da nichts mehr gab, was ich mit »Gefällt mir« markieren konnte. Ich sah mir die Statistiken von Boekenbuik Bloggt an, trug alle Papiere für den Antrag auf Simons Krankengeld zusammen, ich las die Wortpost, die Lotte mir aus dem Geschäft als Horoskop schickte (was bedeutet »apathisch«, was bedeutet »Nozizeption«), ich schrieb tagebuchartige Notizen in ein Heft für den Fall, dass Simon später würde wissen wollen, wie ich diese

Zeit erlebt hatte, was alles in der Welt passiert war während seiner Abwesenheit.

Zu Beginn der Abendbesuchszeit von sieben bis Viertel nach acht ging ich wieder auf die Station. Meist hatte Simon sein Abendessen bereits bekommen, aber es war kalt geworden, weil er nicht verstand, dass jetzt Essenszeit war. Ich half ihm, das Fleisch zu schneiden oder den Deckel von seinem Joghurtbecher zu entfernen.

Vor allem während dieser letzten Viertelstunde versuchte ich, Ruhe auszustrahlen, ihn keinen Reizen auszusetzen, ich schlüpfte neben ihm ins Bett, bis er schlief, und dann lagen wir reglos da, in exakt der gleichen Haltung; friedlich, ideale Modelle für Zeichner. Nie war ich entspannt genug, um selbst zu schlafen. Ich studierte Simon aus der Nähe, seine Poren, seine Nase, seinen sehnigen Hals, seinen Atem, seine trockenen Lippen mit den Krakelüren – näher war ich mein ganzes Leben lang niemandem gewesen, einem Körper, dessen Besitzer fort war.

Manchmal brabbelte Simon im Halbschlaf. Er sprach eine spröde, ungeordnete Sprache, in der alle Wörter fremd klangen. »Möchtest du auch gern ein Pfahl sein?« oder »Die Wolken brauchen Soße«. Er war der Geschäftsinhaber, der die Rückseite seiner Ladentheke unbewacht ließ, der Koch, dessen Küchentür offen stand. So etwas wollte man lieber nicht sehen, man wollte später etwas in diesem Laden kaufen können, ohne die Einkaufspreise zu kennen, man wollte noch genüsslich in diesem Restaurant essen können, und trotzdem blieb ich liegen, brachte sogar mein Ohr dicht an seinen Mund, mit ebenso viel Neugier wie Scheu vor dem, was tief drinnen verborgen war, Simon lag da mit offenem Suchverlauf.

Einmal sang er »Leo, Leo, jeder kommt, wenn er Leo sieht«, leise und falsch, ich fand es rührend, er hatte mir ein Zeichen geben wollen, dass er dort, irgendwo tief in sich, noch an mich dachte.

Ich blieb, solange ich konnte, selbst wenn Simon während der gesamten Besuchszeit schlief, ich konnte unmöglich weggehen, bevor das Ende-Signal ertönte, wollte nicht riskieren, dass er hochschrak und denken würde, ich sei überhaupt nicht gekommen.

Die Abende gehörten mir selbst, Lotte gab sich alle Mühe, sich meiner anzunehmen, sie schlug mir vor, zum Essen zu kommen oder sich gemeinsam einen Film anzuschauen, aber ich wollte lieber allein sein, das war Simon gegenüber fairer, ich bekam es nicht übers Herz, etwas Schönes zu unternehmen, während er so demontiert dalag. Ich radelte nach Hause, schmierte mir ein Brot, das ich meist aß, während ich einen kurzen Bericht tippte, mit dem ich Simons Vater auf dem Laufenden hielt und zu beruhigen versuchte. Danach sah ich mir die Online-Kommentare zu meinen Texten an. Ich scrollte nicht nur auf der Suche nach positiven Reaktionen, sondern auch nach negativen. Für jedes Kompliment, das ich als wahr annahm, musste ich erst eine negative Bemerkung akzeptieren – Kritik war die Nadel, mit der man Orden ansteckte. »Weniger Weiber im Radio bitte«, lautete die Reaktion von jemandem. Die meisten Beleidigungen stammten von Männern und richteten sich nicht gegen mich persönlich, sondern an die Chaoten, die ihrer Meinung nach in Brüssel das Sagen hatten.

Wenn ich keine Lust mehr hatte, durch die sozialen Netzwerke zu scrollen, legte ich mich auf die Couch, um fernzusehen, meistens Sendungen über andere vom Pech Verfolgte, Wiederholungen von *Fear Factor*, Leute, die unter peinlichen Erkrankungen litten, oder Rekonstruktionen missglückter schönheitschirurgischer Operationen.

Jetzt, wo alles Materielle im SIMON-SPROUD-2018-Karton verwahrt war, machte ich mich an die Behebung der virtuellen Schäden auf seinem Computer. Ich löschte Simons Reaktionen auf Zeitungsartikel, entschuldigte mich in seinem Namen bei Leuten, die ihm eine böse Mail geschickt hatten, schrieb eine Standardantwort an Facebook-Freunde, die ihn auf seine merkwürdigen Äußerungen hin angesprochen hatten (sorry, gehackter Account, ein Fremder hatte sich für Simon ausgegeben). Ich informierte mich, wie ich seine Website offline stellen und ob ich einen Teil seiner letzten Anschaffungen zurückschicken konnte.

Ich sah mir auch Fotos von neugeborenen Kätzchen an und ging auf Seiten von Tierheimen auf der Suche nach einer Katze, die für Daan durchgehen könnte. Als ich endlich ihre Doppelgängerin gefunden hatte, mit einem kleinen weißen Fleck an exakt derselben Stelle und derselben Fell- und Augenfarbe, traute ich mich nicht, das Tierchen zu kaufen. Was, wenn Simon sich doch daran erinnerte, wie Daan ums Leben gekommen war, und denken würde, das Tier sei vom Tode auferstanden?

Elf Tage nach Simons Einlieferung ging eine Mail auf meiner Blogadresse ein mit dem Betreff »Anfrage von Libelle«. Sofort bekam ich Bauchschmerzen. Es ist so weit, dachte ich, jemand war dahintergekommen, die sensationellen Geschichten hatten sich verbreitet, die Presse wollte herausfinden, ob es stimmte, ob ich eine Beziehung zu einem Mann hatte, der sein Haustier umgebracht hatte.

Die Mail war um 14.15 Uhr abgeschickt worden und bestand aus zehn Sätzen. Ich machte einen Screenshot und sah sie mir so an, das half, ich fühlte mich geschützter.

Ich las den Text drei Mal. Beim ersten Mal las ich schnell, um mich zu vergewissern, dass es keine schlechte Nachricht war. Beim zweiten Mal wusste ich, dass es sich um eine gute Nachricht handelte, um eine phantastische Nachricht, und ich saß mit einem so breiten Lächeln da, dass mein Mund fast nicht mehr in mein Gesicht passte. Beim dritten Lesen spürte ich außer dem Lächeln auch, wie sich ein Kloß in meinem Hals bildete. Weil Simon nicht da war, um dieses Glück mit mir zu teilen.

»Hallo Leo, wie geht's?«, schrieb Jolanda Wiebinga. Sie stellte sich per Mail kurz vor. Sie war schon seit vier Jahren Redakteurin bei der *Libelle,* sie war Niederländerin, der Liebe wegen nach Brüssel gekommen. Sie hatte meine Texte auf *Bruzz Radio* gehört und war kurzfristig auf der Suche nach einer Gastkolumnistin, die vorübergehend einen leeren Platz in ihrem wöchentlich erscheinenden Lifestyle-Magazin füllen könnte. Fünf Wochen lang ein Beitrag von fünfhundert Wörtern über die kleinen und großen Dinge des Lebens. Sie habe an mich gedacht, schrieb sie. »Gern leben, gern mögen« sei das Motto ihrer Zeitschrift, und mit diesem Motto versuchten sie, jede Woche gut eine halbe Million Leserinnen und Leser zu fesseln. Wir könnten mal zusammen Kaffee trinken, falls ich überzeugt werden müsse.

Gut eine halbe Million Leserinnen und Leser, wie konnte ich mir das bloß vorstellen, so viele Menschen bekam man, selbst wenn man sie fest zusammenpresste, nicht alle zusammen auf *einen* Platz.

Dass ich mich geehrt fühlte, antwortete ich Jolanda umgehend, dass es aber eine seltsame Zeit sei, denn mein Partner sei gerade in die Psychiatrie gekommen, vermutlich wegen einer Psychose. Ich sei in erster Linie damit beschäftigt, zu arbeiten und ihn zu besuchen, es würde schwierig sein, über die kleinen Dinge zu schreiben, wenn es um so etwas Großes ging. Könnten sie eventuell meine Radiobeiträge übernehmen? Die seien bisher nur online erschienen.

Erst nachdem meine Mail an Jolanda abgeschickt war, erkannte ich, wie offenherzig ich in Bezug auf Simon gewesen war – sie war die erste Person seit Wochen, die, bis auf Lotte, gefragt hatte, wie es mir ging.

Jolanda hatte innerhalb von zwei Minuten geantwortet. Am liebsten wäre ihnen noch nicht Publiziertes. Könne ich nicht darüber schreiben, wie ich meinen Partner in so einer Einrichtung besuchte? Zuneigung sei manchmal auch mit Kummer verbunden, wisse sie, das sei auch etwas, was sie für ihre Leserinnen und Leser in den Blick nehmen wollten. Wenn man sich die Zahlen im Bereich psychische Gesundheit ansehe, könne man sagen, es sei notwendig, Tabus zu brechen, nicht nur für die Patienten selbst, sondern auch für deren Angehörige. *Libelle*-Leserinnen und -Leser bekämen schon genug Feld-Wald-Wiesen-Kolumnen aufgetischt. Sie schlug vor, dass ich unter Pseudonym schrieb.

Ich suchte ein Foto von Jolanda im Internet, sie sah freundlich und vertrauenswürdig aus. Sie war bewusst kinderlos geblieben, ein Tabu, über das sie selbst mehrmals offen in der Zeitschrift geschrieben hatte.

Wir telefonierten. Jolanda hatte eine energische, überzeugende Stimme. Sie wiederholte bestimmt drei Mal, dass sie in meinen Krankenhausbesuchen eine Kolumne sehe, sie könne sich anhand früherer Artikel von mir, die sie gelesen habe, vorstellen, dass das von zusätzlichem Wert sein würde. »Im Übrigen«, sagte sie, »Psychosen kommen häufiger vor, als man denkt.« Ihre eigene Schwester sei auch anfällig für Psychosen, kurz nach ihrer ersten Entbindung sei sie stationär aufgenommen worden. Hätte ihre Familie damals bloß jemanden gehabt, der darüber schrieb, ehrlich und offen und mit dem nötigen Humor.

Ich konnte mir sofort vorstellen, was Lotte sagen würde, wenn ich ihr von diesem Plan erzählte. Seit sie ein Kind erwartete, war sie überempfindlich, sie urteilte schneller, legte sich bei der leisesten Entrüstung die Hände flach auf den Bauch, um ihr Baby gegen jede schlechte Idee zu beschützen oder um ihrer Meinung mehr Gewicht zu verleihen. Neulich hatte sie sogar von meinem Verhältnis zu meinem Vater angefangen, sie verstehe nicht, warum ich mich mit dem Bruch abgefunden hätte – »Was, wenn er stirbt, würdest du es dann nicht bereuen?«

Gegen Jolandas Vorschlag hätte sie bestimmt Einwände. »Menschen, die dir etwas bedeuten im Leben, darfst du nicht einfach gratis an Unbekannte verschenken, die dir nichts bedeuten«, hörte ich sie bereits mit ihrer Ich-mein's-ja-nur-gut-Stimme sagen. »Nicht einmal, wenn du damit Tabus brichst.«

Doch Leserinnen und Leser waren nicht bedeutungslos, sie fungierten als Mittler, stellten das Bündel von Kreisen rund um meinen Kreis auf der Wasseroberfläche dar. Jedes Mal, wenn Simon einen kleinen Stein hineinwarf, würde ich es nicht Lotte weitererzählen müssen oder einer Dame wie Marianne in einem Zentrum für geistige Gesundheitsfürsorge im Tausch gegen eine Spende, nein, ich würde es mir von der Seele schreiben, Tausende könnten es gleichzeitig lesen, ich würde mit einem Schlag eine Menge Kummer los, alles Gewicht, das in den kommenden Tagen und Wochen noch auf mir lasten würde. Außerdem: Jolanda bot mir 295 Euro pro Kolumne, fünf Kolumnen, ich rechnete es sofort auf meinem Handy aus: 1475 Euro insgesamt.

Wir konnten das Geld gut gebrauchen: Seit Simons Einlieferung hatte ich die Auszüge seines Kreditkartenkontos geöffnet, die per Post gekommen waren, und es hatte weh getan, die Auflistung der ausgegebenen Beträge zu sehen. Er hatte mehr ausgegeben, als ich gedacht hatte, und für noch unsinnigere Dinge – Teilnahmegebühren an Online-Kursen, eine ganze Reihe von E-Books über das mühelose Erzielen von Erfolg, eine großzügige Crowdfunding-Spende für eine neue Brüsseler Bierbrauerei. Ich hatte jedes Mal in meinen Online-Wunschlisten zwischen den auf einem Merkzettel gespeicherten Kleidungsstücken, zwischen Möbeln und Babysachen nachgeschaut, bis ich auf etwas stieß, was ungefähr dem Betrag entsprach, den Simon ausgegeben hatte, und es von meiner Liste gestrichen, um seine Verschwendungssucht mehr oder weniger auszugleichen. Kurzfristig betrachtet war es vielleicht Verrat, über Simon zu schreiben, doch langfristig würde ich unsere Zukunftspläne dadurch gerade wieder ermöglichen.

»Bist du noch dran?«, fragte Jolanda.

»Ja, hörst du mich?« Ich drückte mein Handy näher ans Gesicht.

»Wäre dein Partner damit einverstanden, was meinst du?«

»Ja«, sagte ich. Ich konnte ihn jetzt schwerlich fragen. Meine Antwort kam zögernd, ich konnte hören, wie Jolanda zweifelte.

»Oder wollen wir doch erst mal gemeinsam Kaffee trinken?«, fragte sie.

»Nein, ich bin mir sicher.« Es war fast zu zufällig, um wahr zu sein. Simon würde mindestens fünf Wochen in der Klinik sein, und jetzt bekam ich dieses Angebot für ebendiesen Zeitraum; ich musste zugreifen, und zwar mit beiden Händen.

Lotte würde trotz ihrer Standpunkte und Einwände an meiner Stelle das Gleiche tun, das wusste ich plötzlich ganz genau. Sie hatte mal zusammen mit Coen eine erregende Nacktszene in einer obskuren Abschlussarbeit gespielt, in der Hoffnung, damit ein größeres Projekt zu ergattern. Sollte sie im Tausch gegen das Teilen persönlicher Informationen über Coen einen Job in einer Theatergesellschaft bekommen, die eine halbe Million Zuschauer hatte, dann würde sie das, ohne nachzudenken, tun, jedenfalls wenn sie nicht schwanger wäre.

Sie und Coen bekamen dieses Baby, Simon bekam zweimal am Tag diesen Becher mit Pillen, und jetzt bekam ich auch etwas. Fünf Wochen lang fünfhundert Wörter in einer Wochenzeitschrift, mehr brauchte ich nicht.

Jolanda wiederholte noch einmal, dass ich unter Pseudonym schreiben würde, dass nichts erkennbar wäre, so könne ich offen über diese Zeit schreiben, ohne dass irgendjemand mich oder Simon wiedererkennen würde. Am Donnerstag, dem achtzehnten, solle der erste Beitrag erscheinen, was bedeute: Abgabe am Montag, vor Mitternacht.

Am selben Tag noch zog ich eine Handvoll Buchstaben aus dem Scrabble-Säckchen und bildete damit, ohne groß nachzudenken, einen Namen: Zara Six.

Ich legte unter diesem Pseudonym auch ein Twitter-Profil an. Zara existierte, ich konnte nicht mehr zurück. Und auch wenn es nur für fünf Wochen sein würde, empfand ich sie schon jetzt als Freundin, die ich für den Rest meines Lebens haben würde.

Es waren noch keine zwei Wochen vergangen, seit ich Daans Haare durch den Abfluss gespült und allen gegenüber verschwiegen hatte. Simon würde nie erfahren, dass ich über ihn schreiben würde, in der Psychiatrie war jegliche Aktualität verboten, im Ergotherapieraum lagen lediglich alte Modezeitschriften und Wohnmagazine herum, und sobald Simon aus dem Krankenhaus entlassen würde, wäre nirgends mehr eine Kolumne von Zara Six zu finden, alle Zeitschriften wären bereits im Altpapier gelandet oder würden auf dem Boden von Meerschweinchenkäfigen liegen oder zusammengeknüllt dazu dienen, nasse Schuhe zu trocknen.

Er hatte Daan umgebracht, ich würde ohne sein Wissen Kolumnen über ihn schreiben, und bald, in fünf Wochen, würden wir, gleichermaßen schuldig, einen Neubeginn machen können – dann hatten wir beide etwas Schreckliches getan.

8. OKTOBER–15. OKTOBER 2018

Nach zwei Wochen im Krankenhaus klebte Simon noch immer an seinem Bett, schlaff und bleich wie eine aus dem Topf gespülte Nudel, die eine Nacht in der Spülmaschine verbracht hat. Der Verband an seinem Nacken wurde täglich gewechselt, die Wunde war fast vollständig verheilt, über das Tattoo hinweg verlief eine von schwarzen Fäden durchwobene Kruste, die sich an den Rändern bereits löste, und darunter hellrosa Haut. Nur auf einigen Schrammen an seinen Armen saß noch Schorf.

Die Locken in seinem Nacken waren verschwunden, sein Haar wurde ständig auf dem Kissen platt gedrückt und hing ihm in glänzenden glatten Strähnen vom Kopf, wodurch es gleich um etliche Zentimeter länger war.

Diese veränderte Haarstruktur komme von den Medikamenten, erzählte mir die Frau des Patienten in Zimmer 512. Sie war eine schlanke Person mit raspelkurzem Haar, die immer eine Schicksalsgenossin suchte, mit der sie reden konnte, wenn sie draußen vor der Tür stand und auf den Beginn der Besuchszeit wartete. »Obwohl ich noch nie gehört habe, dass bei jemand die Locken verschwunden sind, nur umgekehrt, dass manche mit glattem Haar eingeliefert wurden und mit welligem wieder gingen.« Bei ihrem Mann, einem Tischler in Rente, sei es auch so gewesen. Sie fand, dass ihm die Valproinsäure-Wellen gut standen, zum Glück, denn dieses Medikament müsse er für den Rest seines Lebens nehmen.

»Ist es sein erstes Mal?«, fragte sie in Bezug auf Simon.

Ich nickte.

Ihr Mann lande alle zehn Jahre auf dieser Station, weil er eigensinnig sei und sich einbilde, er käme auch ohne diese Pillen zurecht. »Er liegt jetzt zum vierten Mal hier.« Letzteres vertraute sie mir flüsternd an, sie klang erleichtert, dass sie mal mit jemandem darüber sprechen konnte. Sie zog einen Taschenkalender hervor und begann, mit einem Stift darin zu kritzeln. Ein Schädel und darin zwei Flächen. »Gehirnhälften.« Sie zeichnete Punkte auf der einen Kopfseite, Punkte auf der anderen Seite. »Neuronen.« Sie verband die Punkte mit Linien. »Neuronen verarbeiten Reize.« Sie begann, einen unübersichtlichen Wust von Linien zu zeichnen, auf-, unter- und durcheinander. »Das geht vor sich im Gehirn unserer Männer, ohne Medikamente: Die Neuronen leiten zu viele Reize aneinander weiter. Sie wollen alles verbinden, sogar Dinge, die es gar nicht gibt.«

Sie war gewöhnt, dies Kindern zu erklären, schien es, nicht durch ihre Wortwahl, sondern durch den Tonfall, den sie dafür wählte, die Intonation, mit der Erwachsene Märchen vorlesen. Die beiden hatten bestimmt eine Menge Enkel.

»Und schau!« Sie wechselte die Farbe. »Das machen die Pillen.« Sie zeichnete einen dicken roten Strich zwischen alle Linien und schnitt damit den Schädel in zwei Hälften. »Mit diesen Valproinsäuren bauen sie eine Mauer zwischen beiden Gehirnhälften, um die Reize zu blockieren. Meinem Mann geben sie Depakine. Das darf man auf gar keinen Fall absetzen, denn alle diese kleinen Neuronen strengen sich dann ganz besonders an, trotzdem auf die andere Seite der Mauer zu kommen, sie sind wütend, sie scharen sich zusammen, und wenn die Mauer plötzlich weggenommen wird, kommt es zu einem Sturmlauf von Reizen, wodurch unsere Männer sofort durchdrehen. Und dann krabbeln sie auf einen Baukran mit einem Holzbrett unter dem Arm, weil das Holz Stimmen hat und ihnen das aufträgt. Veranker das fest im Kopf deines Mannes, dass er die Medikamente braucht, sonst stehst du schon bald wieder hier.«

Sie riss das Blatt aus ihrem Kalender, faltete es und reichte es mir.

Gegenwärtig stellte ich mir bei jeder freundlichen Person schlaglichtartig vor, wie sie aussehen würde, wenn Simon sich auch sie mit einem kurzen, scharfen Messer in unserer Badewanne vornehmen würde. Die Menge an Muskeln, Knochen und Blut, die ich vorfinden würde, wie viele Plastiktüten ich bräuchte, um alles wegzuschaffen, wie lange es dauern würde, bis ich alles durch dieselbe enge Öffnung des Glascontainers gestopft hätte.

Es half, sich die Pillen, die Simon nahm, als etwas Gutes vorzustellen, als kleine Arbeiter, die hineingeschickt wurden, um eine Mauer zwischen den beiden Gehirnhälften hochzuziehen. Ich hoffte, dass es eine stabile, gute Mauer würde.

»Meneer Spruyt hat sein Gehirn so unter Druck gesetzt, dass es sich überhitzt hat«, erklärte mir der Arzt, den ich auf dem Gang mit der Frage ansprach, wie lange Simon so benommen bleiben würde, ob es stimme, dass er das Medikament für den Rest seines Lebens würde nehmen müssen. Ich hätte lieber das Einhorn gefragt, der kannte Simons Akte am besten, aber der lief hier während der Besuchszeit nur selten herum.

Der Mann war auf dem Weg nach draußen, hatte seinen Arztkittel bereits ausgezogen. Er trug einen kurzen wattierten Wintermantel mit prallen blauen Streifen, die an den Rand eines Kinderschwimmbeckens erinnerten, das nicht fest genug aufgeblasen war.

»Vergleichen Sie den Kopf von Meneer Spruyt mit dem Motor eines überhitzten Wagens. Was wir jetzt gerade tun, ist, alles unter der Motorhaube abkühlen zu lassen, bevor wir wieder losfahren können. Dass er so benommen ist, hängt in erster Linie mit Ermüdung zusammen, nicht mit den Medikamenten, die er bekommt.«

Ich wünschte, ich könnte ihm glauben. Doch wenn ich Simon anschaute, sah ich keinen Wagen, der auf der Standspur stand, um abzukühlen, ich sah ein zusammengepresstes Häufchen Schrott auf einem Autofriedhof.

»Und was hat er Ihrer Meinung nach? Und wann darf er nach Hause?«

»Es ist viel zu früh, um darüber etwas zu sagen, Mevrouw. Und sowieso ist das nicht mein Fach, ich leite die Abteilung Ergotherapie.«

»Aber Simon bekommt hier bestimmte Tabletten, also wisst ihr doch, was ihr behandelt? Depakine, das wird Leuten mit Bipolarität gegeben.«

»Und woher weißt du, dass er das bekommt?«

Ich hatte gesehen, wie eine Krankenschwester hinter der Glaswand die Pillen auf die kleinen Schnapsbecher verteilte, und hatte heimlich mit meiner Handykamera die Verpackung herangezoomt und den Namen später gegoogelt. *Depakine ist eine Valproinsäure und bringt überreizte Nerven im Gehirn zur Ruhe. Es kommt zur Anwendung bei Epilepsie, bipolarer Störung, Migräne und Schluckauf.*

»Von der Besucherin von Zimmer 512«, sagte ich. »Ihr Mann nimmt es auch.«

»Also, Bipolarität, solche Wörter würden wir hier lieber vermeiden«, sagte er. »Menschen bestehen nicht aus Polen, es sind keine Nullen und Einsen – schön, wenn es so simpel wäre. Sieh dir die Natur an, da gibt es auch Jahreszeiten, helle Tage und dunkle Tage, belaubte Bäume und kahle Bäume.« Es helfe Simon nicht, wenn wir ihm ein Etikett aufklebten. In diesem Krankenhaus würden Symptome behandelt, keine Krankheiten.

»Und darf ich ihn auf die Symptome ansprechen, die er vor seiner Einlieferung hatte, Dinge, die geschehen sind, Dinge, an die er sich nicht mehr erinnern kann?«, fragte ich.

Der Arzt machte Anstalten, weiterzugehen, angelte die Ohrstöpsel seines Handys aus der Westentasche und schloss sie an. Ich ging ein Stück mit ihm. »Was würdest du ihm erzählen wollen?«

»Na ja, einfach, wie es war. Was er die letzten Tage und Stunden gemacht hat, bevor er hierherkam.«

»Vielleicht ist es keine Frage des Sich-erinnern-Könnens, sondern des Sich-erinnern-Wollens. Er muss es von sich aus einsehen, und wenn das nicht geschieht, dann hat auch das seinen Grund, dann bedeutet das, dass sein Körper ihn davor zu schützen versucht. Psychosen sind konfrontierend, auch für den Patienten selbst. Dafür gibt es zum Teil die Ergotherapie, so können sie auf ihre eigene Weise dahin kommen, das Geschehene zu verarbeiten.«

Er öffnete mit seiner Karte die Ausgangstür. Er musste nie auf einen Knopf drücken und sich identifizieren, bevor er hinausdurfte. Ich hörte gerade noch, wie er ein Telefongespräch begann, bevor die Tür hinter ihm ins Schloss fiel. »Du, sag mal, wie viel Gramm Hackfleisch soll ich mitbringen, *chérie*?«

Lotte und ich begegneten uns fast täglich im Geschäft, wenn sie mich ablösen kam. Ich berichtete ihr nur knapp von Simons Zustand, ersparte ihr meine Sorgen und Ängste, weil ich glaubte, sie wären bald überholt. Das Schlimmste lag jetzt zweifellos hinter uns, Simon war im Begriff, wieder der Alte zu werden, die Medikamente mussten einfach ihr Werk tun, sie bauten eine kleine »chinesische Mauer« in seinem Kopf, und der letzte Stein konnte jeden Moment gesetzt werden.

Ein Mal äußerte Lotte sich bedauernd über die Distanz, die zwischen uns entstanden zu sein schien. »Ich weiß ja, dass du sehr beschäftigt bist mit diesen Krankenhausbesuchen. Aber du wirkst wirklich abwesend. Wenn wir ein Paar wären«, scherzte sie, »hätte ich Angst, du hättest jemand anders.« Ich verstand genau, welche Distanz sie meinte, konnte ihr aber schwerlich erklären, dass Zara Six daran schuld war. Ich musste sie vor der Außenwelt verborgen halten, und je näher Lotte mir kam, umso schwieriger wurde das Geheimhalten.

Treu überreichte Lotte mir Tupperware-Dosen mit Resten ihres Abendessens, die ich zu Hause aufwärmen könne, damit ich von Zeit zu Zeit etwas Warmes zu essen hätte. Die leeren, ausgespülten Dosen stellte ich am Tag darauf ins Lager, mit einem kurzen Dankbrief oder einem Kompliment zu ihren Kochkünsten, sogar bei den Dosen, deren Inhalt ich weggekippt hatte.

Tagsüber schickte sie mir Fotos von ihrem Bauch, von niedlichen Babykleidchen, die sie gekauft hatten, oder Informationen über das Stadium ihrer Schwangerschaft, Screenshots von der Website 24baby – Spookje war inzwischen so groß wie eine Papaya, so schwer wie eine Jeans und lebensfähig.

15. OKTOBER–22. OKTOBER 2018

Bevor ich Simons Zimmer betrat, blieb ich immer kurz stehen, atmete tief ein und hängte meine nassgeregnete, winddurchpustete oder sonnendurchwärmte Jacke an die Außenklinke seiner Tür, um nichts von der Lebendigkeit, den Gerüchen oder der Atmosphäre der Außenwelt mit hineinzubringen.

Ich half Simon jeden Mittag und jeden Abend beim Essen, reichte ihm Löffel mit zerdrückten Speisen, kaufte Strohhalme, musste an mich halten, um seine Butterbrote nicht in kleine Stücke zu schneiden und ihm in den Mund zu schieben, damit es schneller ginge. Er aß alles, ohne mit der Wimper zu zucken – er wusste nicht einmal mehr, dass er knackiges Gemüse nicht ausstehen konnte.

Wenn er nach dem Essen sofort einschlief, war ich erleichtert. Dann brauchten wir nicht mehr mühsam zu kommunizieren, dann konnte ich mich einfach neben ihn legen, seinen schlaffen Körper in die Arme nehmen, vorübergehende Aufbewahrung. Sie hatten ihn total ungefährlich gemacht. Unmöglich, sich vorzustellen, dass dieser Mann vor zwei Wochen völlig überdreht durch die Wohnung marschiert war.

Manchmal nahm ich seine Hand, legte sie an meinen Hals oder auf meinen Bauch, um zu testen, ob ich seine Berührung ertragen konnte, ohne das Bild des blutverschmierten Avocadolöffels vor mir zu sehen.

Musste er nicht die Chance auf einen Neuanfang mit einer Frau bekommen, die nichts davon wusste, die ihn sehen würde, wie ich ihn in unseren ersten Jahren gesehen hatte?

In den sozialen Netzwerken suchte ich in der Freundesliste von Lotte und Coen nach Profilen von Frauen, die seinem Typ entsprachen: ziemlich erfolgreiche, kreative Frauen mit keinem allzu kleinen Po, mit denen er später Kinder bekommen würde, Frauen, die ohne Probleme Brotdosen mit in Folie gewickelten Avocadoscheiben füllen würden. Mir kamen sofort Tränen bei der Vorstellung, dass Simon und ich getrennt würden, dass wir unsere ungerade Zahl an Kaffeebechern würden teilen müssen. Am liebsten würde ich ihm alle unsere Sachen überlassen, unter der Bedingung, dass ich in unserem Kleiderschrank weiter bei ihm wohnen durfte, damit ich Tag und Nacht zuschauen konnte, wie er von vorn begann, und um eingreifen zu können, falls er verletzt zu werden drohte.

Man hätte mich hier ebenfalls aufnehmen müssen, damit wir in ein paar Wochen aus derselben Position heraus neu starten konnten, und meine Jugend durften sie im selben Aufwasch auch gleich ausradieren.

»Daan, Daan, Daaaan«, flüsterte ich Simon ins Ohr, während ich die Tür im Auge behielt. Es fühlte sich an, als täte ich etwas Strafbares, für das man mich jeden Moment verhaften könnte. Simon gab nichts preis, nichts kam in seinem Schlaf an die Oberfläche, kein Geständnis, keine gerunzelten Augenbrauen. Ich versuchte es noch einmal; fasste nach seiner Hand. »Miau, miau, miau«, er drückte nicht zurück, miaute nicht zurück, nichts geschah.

Genau an dem Tag, an dem meine erste Kolumne in der *Libelle* erschien, zehn Tage nach Jolandas Anruf, gab es zum Essen winterlichen Eintopf. Mein Text lag in Tausenden von Zeitungsläden, wurde überall im Land in Briefkästen geschoben, und Simon saß nichts ahnend im Essraum am Tisch und mühte sich mit dem Rosenkohl ab, den er einfach nicht auf seine Gabel gespießt bekam.

Wort für Wort stand es da, ich hatte es am Vormittag auf dem Weg zum Krankenhaus in einem Zeitungsladen überprüft, ohne die Zeitschrift dann auch tatsächlich zu kaufen. Mein Beitrag stand auf der vorletzten Seite, neben einem Artikel über »Wütend sein ist völlig in Ordnung«.

Ich hatte von meiner Seite ein Foto gemacht, als Andenken. Es tat mir leid, dass ich Zara Six nicht zu meinem Vater schicken konnte, dass sie an seiner Tür klingeln und ihm die Kolumne vorlesen würde und dass er dort damit konfrontiert würde, wie er mich nicht erzogen hatte: zu einer Frau, die sich behauptete, indem sie ihre Gedanken teilte, nicht, indem sie alles schweigend über sich ergehen ließ.

Ich hatte über unsere Fahrt im Rettungswagen geschrieben, darüber, wie ich mir als Kind immer gewünscht hatte, diejenige zu sein, derentwegen der Krankenwagen unterwegs war, diejenige, für die alle Autos eilig auswichen, für die die Sirenen heulten und über deren Schicksal die Umstehenden Spekulationen anstellten. Doch als ich nun diese Fahrt mit S. zur Notaufnahme machte, spielten meine kindlichen Wünsche keine Rolle mehr. Ich war über die Hilfe erleichtert, auch wenn ich nicht diejenige war, die diese Hilfe direkt erfuhr, ich war die Partnerin, die nur im Weg stand. Außerdem beschäftigten mich die blutende Wunde, die Art und Weise, wie er dalag, das Piepen des Herzmonitors und der baumelnde Beutel mit der Kochsalzlösung – keine Sekunde lang hatte ich an die Umstehenden und den Verkehr gedacht. Ich war die Statistin in meinem eigenen wahr gewordenen Kindertraum.

Die Zeitschrift hatte mich unter dem Titel »Ta-tü-ta-tü-ta-tü« kurz vorgestellt, und obwohl sie sich korrekt an das Pseudonym gehalten hatten, hatten sie doch, ohne vorherige Absprache, mein Alter genannt. »Zara Six, * 1989, schreibt über ihren Partner S. und ihre Erfahrungen mit seinem Aufenthalt in der psychiatrischen Abteilung nach einer Psychose.«

Daneben stand ein gezeichnetes Porträt, eine simple Federzeichnung, eine nicht erkennbare Frau, deren Gesicht hinter dichten langen Locken versteckt war, sie hielt beide Hände vor sich ausgestreckt, zu einer kleinen Schale geformt, darin lag ein Schreibstift. Es hätte ohne weiteres ein Tattoo-Entwurf von Simon Sproud sein können.

Monatelang hatte Simon auf etwas hingearbeitet, und jetzt saß er hier, mit dem Rücken zu mir, mit hängenden Schultern, eine Gabel in der Hand, und sah zu, wie eine Schwester seinen Rosenkohl zerdrückte, ohne dass er auf die Idee kam, einen relativierenden Scherz oder eine sarkastische Bemerkung darüber zu machen.

Wenn ich sah, wie viel Anstrengung ihn selbst die kleinsten Handlungen und Gespräche kosteten, tat es mir leid, dass ich in den letzten Wochen seine Profile und Nachrichten gelöscht hatte, dass ich die Website, an der er so intensiv gearbeitet hatte, offline genommen hatte – all die vergebliche Mühe –, und nicht nur das: Ich hatte von der *Libelle* die Anerkennung bekommen, die er sich so sehr gewünscht hatte, ich hatte das Publikum gefunden, das er verdient hatte. Das Heft, in dem ich anfangs, zwischen zwei Besuchszeiten, alles aufschrieb, was ich *ihm* erzählen könnte, wenn er demnächst entlassen würde, hatte sich in ein Heft verwandelt, in dem ich alles notierte, was ich *über* ihn erzählen konnte, bevor er hier rauskam.

Ich musste meinen Blick von Simon abwenden, anderenfalls müsste ich Jolanda mailen, dass ich nicht weitermachen konnte.

22. OKTOBER 2018

Simons Vater rief mich erst an, als er schon fast in Brüssel war.

Ich war gerade im Geschäft mit dem Staubsauger zugange. Vielleicht war Bavo ja, unerwarteterweise, einer der 22 Prozent männlichen *Libelle*-Leser – jemand von den Männern musste es ja tun. Möglicherweise hatte er meine erste Kolumne gelesen und uns darin wiedererkannt.

Ob es mir recht sei, auf meinen Besuch zur Mittagszeit zu verzichten, wollte er wissen. Er klang aufgedreht, war die ganze Strecke von Italien nach Brüssel ohne Pause gefahren und wollte kurz mit seinem Sohn allein sein – zum Glück erwähnte er meine Kolumne mit keinem Wort. Ich mochte es nicht, dass er von Simon als »meinem Sohn« sprach, und auch seine Lebhaftigkeit konnte ich nur schwer ertragen, sie ließ mich daran zweifeln, ob ich ihn wohl klar genug über Simons Zustand ins Bild gesetzt hatte.

»Ja, kein Problem«, hatte ich gesagt. »Ich habe genug zu tun, und ich will noch Trinkhalme und Pantoffeln für ihn kaufen.«

Im Geschäft, Auge in Auge mit einem Paar weicher, flauschiger Bärenpantoffeln, von denen ich nicht wusste, ob sie für einen erwachsenen Mann rührend oder erniedrigend waren, bekam ich einen Anruf. Die Stunde war noch nicht um, aber Bavo stand bereits wieder draußen. Es war das erste Mal, dass ich ihn weinen hörte. »Was haben sie mit ihm gemacht, Leo? Warum hast du mir nicht gesagt, wie ernst es ist? Habe ich ihm das angetan, weil ich ausgewandert bin?«

Ich wiederholte, was ich irgendwo gelesen hatte, nämlich dass Anfälligkeit für Psychosen genetisch bedingt sei, dass es ein Vulkan sei, der früher oder später zum Ausbruch komme, und dass einer Psychose fast immer ein einschneidendes Ereignis vorausgehe, ein großer Verlust oder ein Stressmoment. Nach seiner turbulenten Jugend und dem Tod von Tinneke könne die Schwangerschaft von Lotte und Coen der Auslöser gewesen sein, Bavos Abwesenheit sei sicherlich nicht allein schuld.

»Okay«, sagte er, schon etwas ruhiger. »Ich muss nach Italien zurück, ich kann das B & B nicht noch eine Nacht allein lassen, aber würdest du ein Foto von mir neben sein Bett stellen und ab und an sagen, dass ich es bin?«

Er tat mir leid, weil er fast siebzig war und niemanden außer mir hatte, den er jetzt auf der Suche nach Trost anrufen konnte.

»Danke, Leo, dass du dich so gut um meinen Sohn kümmerst. Du weißt, sobald ich die Möglichkeit dazu habe, schaue ich wieder vorbei. Und wenn es ihm wieder gut geht, müssen wir endlich planen, dass ihr eine Woche auf meine Kosten im Bravissimo wohnt!« Wir legten auf.

An diesem Abend, bei der Begrüßung der Pflegekraft während der Besuchszeit, klang meine Stimme rau, als hätte Bavo seine Rauheit durchs Telefon an mich weitergegeben.

Ich fand braune Schmiere unter Simons Kopfkissen. Erst

dachte ich an Exkremente (das hätte mich nicht überrascht, ich hatte schon mal einen Waschlappen aus der Toilettenschüssel gefischt), doch als ich Glitzerpapier und später auch eine goldene Schachtel fand, konnte ich es als eine Handvoll geschmolzener Schokolade identifizieren, Pralinen, die Bavo in einem Geschenkladen oder an einer Tankstelle gekauft und die Simon vergeblich versucht haben musste, aus dem Silberpapier zu fummeln. Ich machte ein Foto davon, weil es so ein jämmerlicher Anblick war, dieses braune Häufchen auf dem weißen Bettzeug. Danach kratzte ich es vom Laken ab, warf das klebrige Zeug weg, versuchte, den Fleck mit Handseife so gut wie möglich wegzukriegen, was natürlich nicht gelang, also klebte ich für die Schwestern einen Zettel an die Wand mit einem Pfeil zu dem braunen Fleck: *c'est du chocolat*. Simon schlief bereits, als ich ging.

Jolanda antwortete mir am Dienstagmorgen um halb sieben auf die zweite Kolumne, die ich ihr geschickt hatte: »So schlimm, die Schokolade unter dem Kopfkissen und dass die Schwestern denken, dass es Kacke ist. Richte Zara Six aus, dass sie den richtigen Ton getroffen hat. Zum Glück haben wir ganz klar erwähnt, dass es sich in der Psychiatrie abspielt, sonst könnten Leute meinen, es sei in einem Heim, jemand mit Demenz.«

Ich verstand nicht, warum ich meine Kolumne montags spätestens um Mitternacht abliefern musste, wenn Jolanda sie sich doch erst am Dienstagmorgen ansah. So übersichtlich die Woche auch war, aufgeteilt in Arbeitsstunden, Besuchsstunden und Schreibstunden, die Montagnächte fand ich schwierig. Die Stunden des Wartens auf Jolandas Segen brachte ich unruhig, fröstelnd und schlaflos in einer leeren Wohnung zu, in einem zu breiten Bett, bei eingeschaltetem Licht. Ich konnte nicht schon über den nächsten Beitrag nachdenken, solange der letzte noch nicht abgenickt war, und hatte nichts zu tun. Das Gefühl des Verlusts, das an anderen Tagen auf Tauchstation blieb, sah seine Chance gekommen, voll zuzuschlagen. Es war der einzige Moment der Woche, in dem ich daran dachte, Lotte anzurufen und ihr alles, was geschehen war, von Anfang bis Ende zu erzählen.

NOCH VIER MINUTEN UND DREISSIG SEKUNDEN, ANDERLECHTSEPOORT

Mit dem rechten Fuß suche ich Halt an der Bordsteinkante, damit ich nicht abzusteigen brauche. Ich bewege mich mit dem Rad peu à peu vorwärts, bis ich möglichst weit vorn stehe – ich nutze diesen unvermeidlichen Zeitverlust und angele schnell mein Handy aus der Manteltasche. Ich könnte den x-ten Versuch unternehmen, Simon anzurufen, es könnte ja sein, dass er jetzt doch rangeht. Lottes erster Anruf ist inzwischen sechs Minuten her.

Zwei Nachrichten auf dem Display. Als Erstes: »Ruf mich asap zurück.« Jolanda. Darunter: ein verpasster Anruf, eine unbekannte Brüsseler Festnetznummer.

Ich rufe zurück, vielleicht ist es ein Arzt, bei dem Simon sich gemeldet hat.

Am anderen Ende wird praktisch sofort abgenommen. »Leo, sorry für die Störung, es ist dringend.« Ich erkenne, mit einiger Enttäuschung, Jolandas Stimme. Sie klingt fest entschlossen, mich zu sprechen, so habe ich sie noch nie gehört.

»Ich habe hier im Büro gerade eine Mail von jemand bekommen, der sagt, dass er der S. aus deiner Kolumne ist, Simon. Es ist eine verrückte Mail, aber der Absender kennt deinen richtigen Namen, du verstehst, dass ich dir das sagen muss, kann gut sein, dass es kein Scherz ist. Es ist ein längerer Text, ich habe ihn erst jetzt weitergeleitet bekommen, die Mail selbst wurde heute Morgen an die allgemeine Kontaktadresse unserer Zeitschrift geschickt und ist an jemanden gerichtet, der nicht bei uns arbeitet. Wenn der Absender wirklich S. ist, wenn es dein Freund ist, würde ich mir Sorgen machen, es klingt nämlich, als bräuchte er Hilfe, deswegen habe ich dich sofort angerufen.«

Mir steht der Schweiß auf der Oberlippe, ich lecke ihn mit der Zunge weg. Im Auto neben mir starren mich zwei Männer an, sie machen obszöne Gebärden in meine Richtung.

»Steht da drin, wo Simon jetzt sein könnte?«

»Wie meinst du das?«

»Um wie viel Uhr ist die Mail abgeschickt worden?«

»Ich habe sie gerade erst bekommen, vor zwei Minuten, hm, mal schauen, wann die ursprüngliche Mail in der Redaktion angekommen ist ... Sie ist heute Morgen gegen elf abgeschickt worden.«

Ungefähr zwei Stunden also, nachdem ich von zu Hause aufgebrochen bin.

»Steht da was drin von Plänen mit einem Kind, hast du zufällig den Namen Leontine gesehen?«

»Wart mal.« Ich kann hören, wie sie den Text überfliegt, ab und an greift sie ein Wort heraus: Er sagt, er weiß, wer Zara Six ist, er spricht von einer Enttarnung, etwas mit Kameras. »Es ist ein ziemlich langer Text und nicht ganz leicht zu lesen, so auf den ersten Blick sehe ich nirgends den Namen Leontine und lese auch nichts von einem Plan oder so, eher von einer Drohung. Und er erwähnt öfter einen Tol oder so.«

»Was für Drohungen?«

»Er endet mit: ›Vergesst bloß nicht, eure Kamerabilder zu checken, ich werde Coen was Gutes liefern, worüber er schreiben kann.‹«

»Kannst du mir diese Mail schicken?«

»Ja, mach ich sofort.«

»Okay, aber wirklich sofort, auf der Stelle.« Ein Teil meiner Grübeleien schlägt einen Seitenpfad ein, beschäftigt sich nicht länger mit dem, was Simon jetzt vorhat, sondern damit, wie er die Existenz dieser Kolumne herausgefunden hat – es ist kaum was anderes möglich, als dass Lotte es ihm gesagt hat.

»Kann ich was tun?«

»Nein, Jolanda, ich rufe später noch mal an, unternimm nichts. Oder doch, mail an die Adresse, von der Simon diese Mail geschickt hat, und schreib, er soll mich anrufen.«

Ich lege auf, ohne weitere Erklärung, und rufe Simon an.

»Hey, Simon hier. Ich bin nicht da.«

»Simon, ich weiß, dass du das mit Zara Six weißt, ruf mich bitte zurück, bevor du etwas Dummes tust, Leontine hat nichts damit zu tun, das ist etwas zwischen uns, ich erkläre dir alles ganz genau, du weißt, wie das beim Schreiben geht, du bist nicht S., das sind vergrößerte Momentaufnahmen, das bist nicht du in meinen Augen, sondern in denen von Zara, und Zara existiert nicht, Zara habe ich erfunden.«

Ich versuche, mir vorzustellen, was Simon alles gelesen haben kann, welche Sichtweisen auf sich selbst er präsentiert bekommen hat. S. in der Psychiatrie, S. mit geschrumpfter Libido, S. nicht in der Lage, einen Weihnachtsbaum zu schmücken, S., dessen fettiges Haar von einem Kätzchen sauber geleckt wird. Es könnte sein, dass er das gesamte Archiv hinter der Paywall durchforstet hat, dass jede Kolumne eine Delle in sein Vertrauen geschlagen hat, aber wahrscheinlicher ist, dass er nur die letzte, schmerzlichste Kolumne gelesen hat, die ich kurz nach Leontines Geburt schrieb und in der ich keinen anekdotischen Einblick in Simons jetzigen Zustand bot, sondern Zweifel hinsichtlich der Zukunft und die eventuelle spätere Gründung einer Familie äußerte.

Ein Auto fährt an mir vorbei, ich sehe erst jetzt, dass die Ampel auf Grün gesprungen ist. Ich trete in die Pedale, schlängele mich auf die Abbiegespur in der Mitte der Ringstraße, wo ich warten muss, bis die aufdringlichsten entgegenkommenden Fahrzeuge vorbei sind, so dass ich nicht umgenietet werde.

Im selben Tempo, in dem abwechselnd mein linkes und mein rechtes Bein treten, kippt mein Herz hin und her, zwischen Hoffnung und Verzweiflung – wir schaffen es, wir schaffen es nicht, Simon weiß ganz genau, was er tut, nein, er weiß es nicht.

Die gesamte Stadtkulisse wechselt mit. Meine Wahrnehmungen sind Fotos, die auf Instagram bereitstehen, aber jemand zweifelt hinsichtlich des anzuwendenden Filters (Mayfair, nein, Reyes, nein, Mayfair, nein, Reyes). Sogar der Himmel über mir ändert sich mit in puncto Farbe, Kontrast und Bedrohung.

23. OKTOBER–29. OKTOBER 2018

Simon war inzwischen seit einem Monat im Krankenhaus. Drei Kolumnen hatte ich geschrieben, ich schickte sie jedes Mal brav am Montag hin und begann am Tag darauf mit der nächsten. Niemand hatte mir währenddessen klar sagen können, wie lange Simon noch würde bleiben müssen, so dass ich nie wusste, ob diese Kolumnen früher enden würden als sein stationärer Aufenthalt und ich wieder würde zusehen müssen, wie ich ohne Zara zurechtkam. Weil nie mehr als vier benutzte Unterhosen in Simons Schrank lagen – zweimal die Woche nahm ich die schmutzige Wäsche nach Hause mit –, glaubte er selbst, er sei gerade erst eingeliefert worden.

Simon dürfe während der Besuchszeit auch Freunde im Krankenhaus empfangen, hatten sie auf seiner Station gesagt. Ich wusste nicht, wen ich hätte fragen sollen. Die Tollers wollte ich hier jetzt nicht haben, ich hoffte, dass Simon irgendwann zu ihnen zurückkehren konnte und dass sie ihn nicht in diesem Zustand sehen würden.

Lotte und Coen hatten ein paarmal vorgeschlagen, Simon zu besuchen, doch ich hatte sie davon abgehalten. Es sei nicht gut für eine Schwangere, sagte ich, der Stress der Psychiatrie, sie ließen dort so wenige Außenstehende wie möglich zu.

Wie konnte ich ihnen klarmachen, dass, wenn ein Comic oder ein Kreuzworträtsel schon zu viele Reize auszulösen drohten, sie beide auf Simons Gehirn die Wirkung von Wasser auf eine Brausetablette hätten?

Die Tollers hatten für einen großen Obstkorb zusammengelegt, der wegen einer falschen Adressierung von einem Fahrradkurier im Haus gegenüber in der Herzieningslaan abgegeben wurde. Dem Korb, den dieser Nachbar mir mit dem Kommentar überreichte, ich sähe aber nicht krank aus, war eine selbstentworfene Karte beigelegt, auf die jeder von TOL seinen Namen geschrieben hatte. Bananen waren nicht dabei, immerhin Simons Lieblingsobst.

Ich hatte den Korb nicht ins Krankenhaus mitgenommen, um zu vermeiden, dass Simon sich Sorgen darüber machen würde, dass alle von seiner Psychose wussten.

Coen hatte mir, nachdem ich in Simons Namen allen Tollers für die Aufmerksamkeit gedankt hatte, eine persönliche Nachricht geschickt, ob er nicht mal allein, ohne Lotte, ins Krankenhaus kommen könne. Lieber nicht, schrieb ich, Simon würde es schöner finden, seine Freunde außerhalb dieser Mauern zu sehen, sobald er wieder ganz gesund wäre.

Beim Leeressen des Obstkorbs – Lotte hatte aufgehört, mir ihre Reste zu überreichen, sie aß mittlerweile selbst für zwei – fand ich ganz unten noch einen an mich adressierten Umschlag und darin einen handgeschriebenen kurzen Brief. »Die Passionsfrüchte sind speziell für dich«, schrieb Lotte, sie hatte sich gemerkt, dass ich die liebte, sie vermisste unsere Freundschaft. »Du weißt, dass du mir dein Herz ausschütten kannst, vielleicht sollten wir zwischen diesen ganzen Krankenhausbesuchen mal auf den (alkoholfreien) Putz hauen?«

Es machte mich traurig, Lotte weiterhin auf Abstand halten zu müssen, aber ich hatte keine andere Wahl, ich wollte mir die besten Details für meine Kolumnen aufheben. Wenn ich Lotte etwas erzählen würde, bevor ich es aufschreiben konnte, würde meine Feder danach milder klingen, Leserinnen und Leser würden bereits verarbeitete Gefühle zu sehen bekommen anstatt des Originals, anstatt der ersten Kräuselungen nach einem Steinwurf. Und bei allem, was ich hinterher, nach dem Schreiben, Lotte erzählte, müsste ich darauf achten, nichts zu wiederholen, damit Lotte mich nicht, wenn sie die Kolumnen irgendwann las, anhand der Details erkennen würde und ich auf diese Weise meine Anonymität preisgab. Vor ihr spielte ich die alte Leo, die Leo aus der Zeit vor Simons Erkrankung, die einzelne Beobachtungen auf Boekenbuik Bloggt postete und das schon spannend genug fand, die Leo, die verrückt nach Wissenswertem über Babys war, doch das war eine Rolle, die sich immer weniger mit dem deckte, wer ich wirklich war und wie ich mich wirklich fühlte.

In diesen fünf Wochen hatte ich die Station besser kennengelernt. Das Bild, das sich mir bei meinem ersten Besuch geboten hatte, hatte sich langsam gewandelt, so dass jetzt alles weniger grimmig wirkte. Weil ich die Zeit zwischen den beiden Besuchszeiten auf dem Gang zubrachte, kannte ich die Gesichter sämtlicher Putzfrauen, aller Besucher und die Namen der meisten Ärzte. Ich lernte, die Gesichter anderer Patienten wiederzuerkennen, wenn sie im Speisesaal beisammensaßen, konnte ich sie alle ihrem jeweiligen Zimmer zuordnen.

Das ständige Geschrei, das anfangs durch den Gang geschallt hatte, hatte aufgehört. Ich wusste auch, woher es kam: von einer jungen Frau, die ungefähr gleichzeitig mit Simon eingeliefert worden war, als sie kurz nach ihrer Entbindung in eine Psychose gerutscht war. Sie hatte mitten auf der Nieuwstraat gestanden und Leute dazu ermuntert, aus ihrer Brust zu trinken, in der Überzeugung, sie sei Mutter Natur und ihre Muttermilch könne die Menschheit vom Rassismus heilen. In den ersten paar Tagen hatte sie fixiert werden müssen, an Handgelenken und Taille am Bettrand festgebunden, weil sie aggressiv blieb und ihre Mission um jeden Preis fortführen wollte. Alle zwei Tage kam ihr Mann mit der frischgeborenen Tochter zu Besuch. Dann lief sie den Rest des Tages mit Milchflecken auf dem Pyjama herum, weil sie die Tabletten, die sie zum Stoppen ihrer Milchproduktion erhielt, ausspuckte.

Ferner gab es den ehemaligen Tischler aus Zimmer 512, der stundenlang von allen möglichen Holzarten erzählen konnte und wo die in Belgien in der Natur zu finden waren und mir mit dem Gürtel meines Mantels verschiedene Arten von Knoten zeigen wollte. Er hatte mir voller Begeisterung den Webleinstek und den Wurfleinenknoten beigebracht, er sagte, er könne sogar einen Pferdeschwanz bei mir machen, ohne dafür einen Gummiring zu benötigen (jetzt verstand ich auch, warum seine Frau eine millimeterkurze Frisur trug).

Gleich am Anfang des Gangs gab es einen jungen Mann, der jeden Tag von Zimmer zu Zimmer ging und fragte, ob jemand den Nachtisch vielleicht nicht mochte, er war auf Drogenentzug und hatte einen unstillbaren Hunger. Ab und an sah man, wenn man am Ende der Besuchszeit an seinem Zimmer vorbeiging, wie er auf einer Matte am Boden saß und betete, neben einer Sammlung gespendeter Puddingbecher.

Ich lernte die Gesichter des Pflegepersonals kennen, merkte mir die Namen der meisten Ärzte, die sich in dem terrariumähnlichen Raum mit den Glaswänden in der Mitte des Gangs versteckt hielten, von dem aus sie die Patienten beobachteten. Obwohl es einen Spalt im Glas gab, durch den man sprechen oder kleine Gegenstände reichen konnte, gingen die meisten Patienten für einen kleinen Schwatz einfach zu der Eingangstür an der Seite, die immer sperrangelweit offen stand. Manchmal setzte sich Simon auf einen leeren Bürostuhl im Terrarium, umringt vom flinken Personal, die Stabheuschrecke unter den Grillen, sie ließen ihn dort sitzen, vermittelten ihm den Eindruck, er sei ein Artgenosse.

Schräg gegenüber diesem Glaskasten war ein anderer gläserner Raum, in dem gebastelt wurde, was hier aber »Ergotherapie« hieß, damit es von den Krankenkassen erstattet wurde. Es gab den Speisesaal mit Plastiktischen und -stühlen und einem kleinen Fernseher, der nie lief, es gab die Tischtennisplatte, die immer, eine Seite hochgeklappt, an der Wand stand. Mit dem Pingpongspielen war es wie mit dem Rauchen: Es wurde nicht verboten, aber auch nicht dazu ermutigt, weil es wohl kein schöner Anblick war, zwei Patienten, die unter dem Einfluss von Muskelrelaxanzien versuchten, auf einen kleinen weißen Ball einzuschlagen. Die Bälle waren nur im Tausch gegen den Personalausweis erhältlich, weil sie in der Vergangenheit auf die seltsamsten Weisen verschwunden und an den eigenartigsten Orten wieder aufgetaucht waren.

Auf dem Gang stand eine Stuhlreihe, zwei Doppelsitzer mit zusammengeschweißten Beinen, die bei den vier wachsten Patienten sehr begehrt waren. Sie saßen da stundenlang und warteten, dass der Tag verging, ein Bahnhof, der nicht angefahren wurde.

Nirgendwo auf der ganzen Station, im ganzen Krankenhaus, ließen sich die Fenster öffnen, allenfalls einen Spaltbreit, mit den Schlüsseln, die die Schwestern in ihren Brusttaschen trugen. Der Grund dafür war, dass sich jemand mal in den Innenhof zu Tode gestürzt hatte. Gerne wurde dazuerzählt, es sei kein Patient, sondern ein Besucher gewesen, jemand, der das genauso gut auf dem Parkplatz des etwas weiter weg gelegenen Einkaufszentrums City 2 hätte tun können – ausbaden mussten es jetzt alle auf der Station.

Simons Dosen wurden zu Beginn der fünften Woche angepasst, was ihn langsam flinker und mobiler machte. Am späten Nachmittag, kurz nach Beginn der abendlichen Besuchszeit und bevor die Schwester ihre Runde mit den kleinen Schnapsgläsern machte, wurde er unruhig, kroch aus dem Bett und begann auf dem Gang umherzustreifen, als wäre seine Fernbedienung in die Hände eines Kindes gefallen, das willkürlich auf irgendwelche Knöpfe drückte. Dass er das Reiseköfferchen hinter sich her schleppte, machte den Anblick noch trauriger: So liefen Touristen durch die Stadt, die ein paar Haltestellen zu früh ausgestiegen waren.

Einmal sah ich, wie es geschah, vom Stuhl in der Zimmerecke aus: Er wachte auf, wusste nicht, wo er war, sammelte ein paar beliebige Sachen zusammen, ging mit dem Köfferchen in der Hand aus dem Zimmer, doch sobald er am Ende des Gangs auf die geschlossene Tür stieß, hatte er schon wieder vergessen, was er dort suchte, drehte sich um und kam zurück, und noch einmal und noch einmal, bis er schließlich müde wurde und seinen Koffer stehen ließ.

Die Staubflusen sammelten sich am Saum seiner Hosenbeine und unter den Kofferrollen. Das Putzpersonal, das für den Gang zuständig war, kam auch jedes Mal in Simons Zimmer, um dort alle Flusen zu entfernen.

Das Rollköfferchen fand ich mehrmals zu Beginn der Besuchszeit, immer an derselben Stelle in der Nähe des Ausgangs. Ich sorgte dafür, jedes Mal vorn in der Reihe zu stehen und zu warten, dass die abendliche Besuchszeit begänne – niemand durfte das Köfferchen vor mir finden, mit diesem wehrlosen herausgezogenen Griff, wie eine Hand, die in der Luft auf ein *High five* wartet. Bevor ich das Ding in Simons Zimmer zurückrollte, hob ich es an, um sicher zu sein, dass er nicht zusammengefaltet darin saß, ein Auge an ein Guckloch im Reißverschluss gepresst, darauf wartend, dass ich seinen Masterplan endlich begriff: Ich musste ihm helfen, hier rauszukommen, mit dem Koffer in den Aufzug spazieren und dann hinaus auf die Straße.

Nie war das Köfferchen plötzlich siebzig Kilo schwerer. Den Inhalt räumte ich weg, ohne dass Simon es sah – eine Unterhose, ein Comicheft, ein zur Hälfte gegessenes Butterbrot, einen Plastiksuppenbecher, den Gürtel seines Morgenmantels, das aus einer Zeitschrift ausgeschnittene Foto einer Schlucht, über das Simon später nichts Vernünftiges mehr zu sagen vermochte.

Bisher hatte ich die Entlassung von lediglich zwei Patienten erlebt. Sie gingen stolz und munter winkend unter begrenzter Familienbegleitung zur Tür, fast niemand von den Zurückbleibenden winkte zurück.

Es gab eine Tür im Gang neben dem Raucherzimmer, die verschlossen war und von der ich nicht wusste, was dahinter lag, ich hatte nie jemanden herauskommen sehen. Ich stellte mir vor, dass es der Raum war, in dem das Innere jedes Patienten saß und Karten spielte, und dass es, wenn es eine bestimmte Anzahl von Spielen gewonnen hatte, in dessen Körper zurückkehren durfte, der hier irgendwo am Gang in einem der Zimmer lagerte. Das würde erklären, warum Simon so lange leer blieb: Beim Kartenspielen war er nie wirklich gut gewesen.

30. OKTOBER–5. NOVEMBER 2018

Den Fortschritt in Simons Zustand, von dem die Ärzte sprachen, merkte ich erst daran, wie weit seine Bastelarbeiten ausgearbeitet waren. Jede Sitzung brachte er mit dem Ausschneiden von Text aus den Stapeln alter Modezeitschriften und Magazine zu, in allen Größen und Schriftarten, die er auf ein großes weißes Blatt klebte, bis es die Dynamik eines Starenschwarms erhielt, während die anderen nicht weiter kamen als bis zu Collagen, bei denen sie ausgeschnittenen Köpfen einen anderen Rumpf verpassten.

Ich sah es auch beim Vergleich mit anderen, wenn er auf einem dieser Stühle im Gang saß, zwischen zwei Patienten, die später als er auf die Station gekommen waren und das gleiche Bild abgaben wie Simon vorher: auf die eigenen Füße starrend, mit hängenden Schultern, vor sich hin murmelnd. Jede Aufnahme verlief wie ein umgekehrter Kochprozess: Je länger man im Topf war, umso weniger schlapp gekocht wurde man.

Simon wusste, wer er war und wer ich war, und ließ wieder alles knackige Gemüse unangerührt. Er saß stundenlang aufrecht im Bett, konnte sein Essen schneller zum Mund bringen, war häufiger vollständig bekleidet, mit Unterwäsche und Socken und einer Jogginghose, die er abends gegen die zum Schlafanzug ernannte Jogginghose tauschte. Er pinkelte im Stehen, konnte sich besser artikulieren.

Eigentlich stand ihm so allmählich wieder alles zur Verfügung, um der Simon von früher zu werden, es fehlte ihm lediglich an Motivation. Er wusste nicht, was er mit diesem Körper anfangen sollte, er hatte vergessen, wie das ging: er selbst sein. Nie hatte er etwas zu erzählen, er sprach nur von dem, was es an dem Tag zu essen gab, lachte nicht über meine Scherze (nicht einmal, als ich das Foto von Bavo neben seinem Bett gegen ein Foto vom Papst ausgetauscht hatte), zeigte an nichts Interesse außer am Schlafen. Zu Beginn jeder Besuchszeit lag er auf der linken Bettseite, die Decke auf der rechten aufgeschlagen, so dass ich neben ihn schlüpfen konnte, ohne dass wir miteinander zu sprechen brauchten. An der Spannung seiner geschlossenen Augenlider sah ich, dass er nicht wirklich schlief.

Er tat nur das, was die Pflege ihm auftrug – ein bisschen über den Gang spazieren, die Therapiesitzungen, täglich eine Viertelstunde auf einem Hometrainer in der Bewegungstherapieabteilung Rad fahren, einmal pro Woche die Haare waschen – mehr nicht, als befände er sich im Kündigungszeitraum seines Lebens und wollte nur noch das unbedingt Notwendige tun. Die Bitte des Direktors der Abteilung, der persönlich mit der Frage zu ihm kam, ob sie zwei seiner prachtvollen Collagen aus den Ergotherapiesitzungen eingerahmt in die Eingangshalle des Krankenhauses hängen dürften, beantwortete Simon mit einem schlaffen Achselzucken. Dass er Talent habe, war nicht länger ein Kompliment, sondern eine Aufgabe.

Er stellte keine Fragen, welche Medikamente ihm in diesen Schnapsgläschen verabreicht wurden, was außerhalb der vier Wände seines Zimmers passierte, wie es draußen in der Welt aussah, warum er hier gelandet war, wie es im Geschäft lief, wie Lottes Schwangerschaft sich entwickelte, was ich tat, um die Stunden zwischen zwei Besuchen zu überbrücken, und was ich in meinem Heft notierte, während er schlief. Er fragte nicht, wie es zu Hause ging, und er fragte auch kein einziges

Mal nach Daan, vielleicht wusste er verdammt gut, was geschehen war, und vermied alles aus Angst vor dem Gespräch, das wir darüber würden führen müssen und das nicht nur von Daan handeln würde, sondern auch von meinem Gefühl der Geborgenheit, das durch seine Tat beschädigt worden war.

Ich selbst schnitt das Thema auch nicht an, aus Angst, die Ärzte könnten zu der Erkenntnis gelangen, dass ich eine Freundin war, die der Therapie entgegenarbeitete, dass ich es nicht gut mit ihm meinte, so dass sie mir den Zugang verweigern würden.

Am liebsten war es Simon, dass die Vorhänge in seinem Zimmer geschlossen blieben. Wenn das Reinigungspersonal während der Besuchszeit einfiel und die pastellgelben Vorhänge ohne Pardon schwungvoll zur Seite zog, den klaren blauen Himmel mit derselben Bewegung hereinließ, bat Simon mich sofort, sie wieder zu schließen. Was konnte er mit all dem Tageslicht schon anfangen?

Das Einzige, wonach er sich bei meiner Ankunft erkundigte, war die Uhrzeit, damit er wusste, ob es schon fast Schlafenszeit war, ob er seinen Pyjama schon anziehen durfte.

»Was machst du hier mitten in der Nacht?«, fragte er, wenn ich um zwei Uhr nachmittags in sein stockfinsteres Zimmer trat. Er hatte gerade geschlafen und zog nicht nur eine verwirrte und enttäuschte, sondern auch eine aggressive Miene, genau wie Hamster Hamlet früher, wenn ich ihn tagsüber aus den Sägespänen hervorholte, um seinen Käfig zu säubern.

Ich gab mir alle Mühe, ein bisschen Leben in die Bude zu bringen. Im Botanischen Garten, unter den Bäumen, zwischen den vermodernden Blättern, schöpfte ich einen großen Müllsack voll mit herrlicher Herbstluft, den ich fest zuknotete und erst beim Betreten seines Zimmers platzen ließ. Ich stellte eine Schale mit selbstgesammelten Kastanien neben sein Bett.

Zwischen den beiden Besuchszeiten ging ich in die Stadt, um etwas Leckeres zu besorgen, das die langweilige Brotmahlzeit am Abend ergänzte, ein McDonald's-Menü, Hühnerschenkel von Pizza Hut, egal, ob es fettig war, Hauptsache, es brachte etwas Glanz in seine Augen.

Bei Grasshopper kaufte ich ein Puzzle mit fünfhundert Teilen (wie schwer es war, ein fröhliches Puzzle ohne eine Katze zu finden!), nicht nur, weil ich dachte, das würde eine gute Kolumne ergeben (Simon und ich, gemeinsam beim Puzzeln, er hatte die Motorik und die Reflexe von jemandem, der betrunken ist und das zu verbergen versucht), sondern auch, weil er das als kleines Kind gern getan hatte – auf einem Drittel der Fotos aus seiner Kinderzeit befand sich irgendwo im Hintergrund ein zur Hälfte fertiges Puzzle. Die nicht essbaren Geschenke waren allesamt kein Erfolg gewesen, die Comics, die Säckchen mit Lego-Minifiguren, sie waren unangerührt auf dem Beistelltisch liegen geblieben. Das Kreuzworträtselheft lag manchmal aufgeschlagen auf seinem Schoß, wenn ich kam, aber wenn ich später hineinschaute, sah ich, dass er nichts ausgefüllt hatte.

Simon wollte nicht puzzeln, aber immerhin die Teile sortieren; er würde die Randstücke von den inneren Teilen trennen. Kleine Greifbewegungen gingen mühsam. Für jedes Puzzleteil, das er sortierte, schaffte ich vier. Dass er am Ende der Besuchszeit alle Randstücke sortiert hatte, lag daran, dass ich alle Innenteile herausgefischt hatte.

Als ich nach Hause kam, aß ich ein Brot und schrieb meine dritte Kolumne. Ich machte ein Tausend-Teile-Puzzle daraus, ließ S. einen etwas zu kleinen Schlafanzug tragen, schilderte, wie dunkel sein Zimmer war und dass ich auf dem Nachhauseweg von einer Gruppe Junggesellenabschied feiernder Männer mit der Frage angemacht worden war, ob ich meinen

Namen auf die Brust des Bräutigams in spe schreiben würde. Letzteres war erfunden, aber ich konnte nicht anders, als zu übertreiben, eine Portion Einsamkeit obendrauf zu tun, nur so kontrollierte ich die Wirklichkeit, die groß und wüst war und häufig traurig, so kämpfte ich sie nieder und zähmte sie.

Alles, was peinlich oder hässlich war, betrachtete ich als Material, ich filterte es aus, indem ich es aufschrieb, in der Hoffnung, zum Schluss in der Wirklichkeit, in der Erinnerung, das Gute übrig zu behalten, unangerührt. Was nach fünf Kolumnen von Simon übrig sein würde, was demnächst seine Rolle sein würde, das war die Frage. Ich wusste nicht mehr, wen ich sah, wenn ich ihn anschaute.

Am Donnerstag ging ich wie an den beiden vorigen Erscheinungstagen in einen Zeitschriftenladen, um in einer *Libelle* zu kontrollieren, ob mein Beitrag fehlerfrei darin abgedruckt war. Und wie bei den vorigen Malen kaufte ich danach für Simon ein Kinderüberraschungsei. Er aß die Schokolade mit zwei Bissen, ließ die Überraschung ungeöffnet. Inzwischen lagen drei orangefarbene eiförmige Kapseln noch geschlossen auf dem Tischchen neben seinem Bett.

»Wenn ich zehn habe, brüte ich sie aus!«, rief er fröhlich.

Es war sein erster Scherz seit seiner Einlieferung.

5. NOVEMBER–12. NOVEMBER 2018

Nach fünf Wochen auf der Station wiederholte sich das Menü der Großküche, angefangen bei den Hackfleischbällchen.

Simons betäubende Medikamente waren Schritt für Schritt heruntergefahren worden, und er war sich der Situation bewusst geworden: die fahlen Farben, die Geräusche auf dem Gang, die auferzwungenen Beschränkungen. Er legte das

Puzzle, das ich ihm mitgebracht hatte, aus purer Langeweile ein zweites Mal und bat mich, ein weiteres mitzubringen.

Morgens ließ Simon mich wissen, wenn er aufgewacht war, mit seinem Handy, das er in sein Zimmer schmuggelte, was sie tolerierten, weil auch sie sahen, dass er den Reizen gewachsen war. Wir spielten Tierkette per SMS (ich achtete darauf, immer Tiere zu wählen, die in der Nahrungskette unter seinen standen, damit er sich nicht unbewusst schwach oder gekränkt fühlte). Von Zeit zu Zeit schickte ich ihm ein Foto von mir oder von Dingen im Haus, doch darauf ging er nie richtig ein, antwortete nur mit Herzen und Daumen.

Während der Mittagszeit durfte Simon ins Freie, man riet uns sogar, den freien Mittwochnachmittag für einen Besuch zu Hause zu nutzen und dort etwas ganz Alltägliches zu tun: ein Butterbrot essen, eine Stunde fernsehen oder gemeinsam etwas im Haushalt erledigen – nichts Einschneidendes. Simon weigerte sich, er wollte einfach an der frischen Luft sein, nicht zu weit vom Krankenhauseingang entfernt, als wäre er durch ein Stromkabel mit der Steckdose neben seinem Bett verbunden und hätte Angst, sich herauszuziehen.

Wir gingen im Botanischen Garten spazieren, kauften im Late-Night-Shop ein Twix, das wir uns unterwegs teilten, und nach einer Stunde kehrten wir zurück, deutlich früher, als man uns erwartete. Es war merkwürdig, ihn ordentlich angezogen zu sehen, in Jeans, Schuhen und Jacke. Ich hatte fast vergessen, wie das aussah. Er trug seine Viennetta-Sneakers, er ging mit steifen Schritten, die Sohlen schienen nicht länger aus federnder Eiscreme zu bestehen, sondern aus schwerem, wellenförmigem Spritzbeton. Die Hände verbarg er in den Jackenärmeln, er hatte keinen Wintermantel, den hatte ich nicht mitgebracht, ich hatte nicht damit gerechnet, dass es mittlerweile so kalt geworden war.

Zweimal die Woche wurde vormittags eine optionale Außenaktivität organisiert, auf dem Whiteboard im Speisesaal konnte man lesen, was für die nächsten Tage geplant war. Schwimmen, Fitness, ein Museumsbesuch, Reittherapie, ein Spaziergang im Park, Tonfiguren modellieren für die Weihnachtskrippe, die in einem Monat aufgebaut würde.

Ich machte immer ein Foto davon, so wusste ich, wann Simon bastelte, in der Reha-Abteilung auf einem Hometrainer Fahrrad fuhr oder im Wald spazieren ging, anstatt mutterseelenallein in seinem kahlen Zimmer zu hocken, so konnte ich für kurze Zeit von meinem Mitleid erlöst sein.

Mit Greetje tauschte ich die Arbeitszeit, so dass ich zu dem auf dem Whiteboard angegebenen Schwimmbad in der Reebokstraat fahren konnte, in der Hoffnung, Simon dort voll in Aktion zu finden. Ich hatte an dieses Schwimmbad nur gute Erinnerungen: wie wir dort früher unsere Bahnen zogen und zwischendurch am Beckenrand aneinanderhingen, ausgepowert, schwerelos, frische Haut an frischer Haut, mit Aussicht auf die tiefer gelegene Stadt hinter den beschlagenen Glasscheiben. Ich würde viel dafür geben, diesen Simon noch einmal zu erleben.

Ich ging kurz nach der Öffnung hin, die Fußböden waren nirgends glitschig, im Fußbecken schwammen keine Pflaster, die sich abgelöst hatten, oder Haare, der Chlorgeruch war noch nicht mit all den Gerüchen belastet, die er übertünchen sollte. Zwei Bahnen waren mit Bändern abgetrennt, für Sint-Jan reserviert. In der ersten halben Stunde war ich fast allein im Bad, nach jeder Bahn schaute ich auf, um zu kontrollieren, ob die Delegation aus dem Krankenhaus bereits eingetroffen war. Vier Leute kamen hinzu, sie machten zu schnelle Armbewegungen, um unter Medikation zu stehen, sie wagten sich auch nicht auf die reservierte Fläche.

Eine Dreiviertelstunde später als auf dem Plan angegeben tröpfelte die Gruppe endlich herein. Ich erkannte Mitpatienten von Simon, auf dem Fuß gefolgt von zwei Betreuern, die ich auch schon mal in dem Glaskasten auf der Station gesehen hatte. Einige stiegen vorsichtig über die kleine Leiter ins Becken, andere blieben am Beckenrand auf ihrem Handtuch sitzen, sie hatten nur geduscht und damit genug Bewegung gehabt. Der ehemalige Möbeltischler aus Zimmer 512 zog seltsame Bahnen, als wolle er sich unter Wasser verknoten. Simon sah ich nirgends.

»Warum bist du heute nicht schwimmen gegangen?«, fragte ich ihn am Nachmittag bei meinem Besuch in seinem dunklen, muffigen Zimmer.

»Dafür war es zu kalt«, sagte er. »Deine Haare sind feucht, regnet es draußen?«

»Zehn Uhr: Ausflug zum Königlichen Museum der Schönen Künste«, stand Mitte der sechsten Woche auf dem Plan. Um nicht wieder meine eigene Enttäuschung zu organisieren, wartete ich in der Halle des Krankenhauses auf den Aufbruch der Gruppe, so konnte ich sicher sein, dass Simon dabei war.

Eine sechsköpfige Gruppe, Simon eingeschlossen, kam aus dem Lift. Es war merkwürdig, ihn zu sehen, er ging am Ende, trug den Wintermantel, den ich ihm inzwischen gebracht hatte. Der Schal hing ihm um den Hals, lose, so dass die Enden zwischen seinen Knien baumelten.

Schweigend ließ sich die kleine Gruppe von den Betreuern ins Schlepptau nehmen. Sie stiefelten den Berg des Botanischen Gartens hinauf, in die Koningsstraat, am Schloss vorbei, um den Platz herum, unter der tief hängenden Weihnachtsbeleuchtung hindurch, die Straßenarbeiter gerade anbrachten, leuchtende Krönchen.

Ich folgte ihnen, zuerst auf der anderen Straßenseite, danach ging ich hinüber. Ich kam ihnen gefährlich nahe, doch wirklich riskant wurde es nie, keiner von ihnen sah sich auch nur ein einziges Mal argwöhnisch um, nicht einmal Simon, er folgte der Gruppe mit gesenktem Kopf.

Im Museum stellten sich die Patienten in einer Schlange vor der Kasse an, um einer nach dem anderen mit dem eigenen Taschengeld zu bezahlen. Das geschah sehr langsam, hier und da musste einer der Betreuenden helfend eingreifen. Alle kauften ein Ticket für die Dauerausstellung, dort durften sie frei umhergehen, die große Eingangshalle war völlig leer.

Simon ging die Treppe hinauf, vorbei an den blauen Federzeichnungen von Jan Fabre, verloren schlenderte er an den großen Meistern auf der ersten Etage entlang, bei jedem Gemälde blieb er exakt fünf Sekunden stehen, bevor er seinen Weg fortsetzte, ohne richtig geschaut zu haben. Andere Patienten, sah ich, taten das Gleiche, jeder stand vor einem anderen Werk, schob sich nach rechts weiter zum nächsten, mit fast gleichen Intervallen, als wären sie nicht der Bilder wegen gekommen, sondern um einen Auftrag zu erfüllen. Es waren zu wenige nicht psychiatrische Besucher außer mir da, mit denen ich sie hätte vergleichen können, um zu sehen, ob das die normale Verhaltensweise bei einem Museumsbesuch war. Vielleicht hatte ich früher einfach noch nie darauf geachtet. Möglicherweise gab es Deals zwischen Krankenhäusern und Museen, wonach Psychiatriepatienten anmarschieren mussten, um die Besucherzahlen in die Höhe zu treiben und die Säle ein wenig zu füllen, damit andere Besucher sich umringt fühlten, wobei den Patienten eingetrichtert wurde, wie lange ein Gemälde mindestens betrachtet werden sollte.

Nachdem Simon eine Runde entlang eines Teils der Werke auf der ersten Etage gedreht hatte, ging er die Treppe wieder hinunter – seine Pflicht war erfüllt. Ich blieb oben auf der

Galerie stehen, halb versteckt hinter den gewaltigen Rundbögen, die Teil der Balustrade bildeten, von wo aus ich Simon zwei Minuten später in der riesigen Eingangshalle auftauchen sah. Er setzte sich in der Mitte der Marmorfläche auf eine schwarze Lederbank unter der Glaskuppel, genau gegenüber von einem der größten Gemälde. Es war ein pastellfarbenes Werk in Bronze, Blau und Weiß, auf dem zwei nackte Männer und zwei in Gewänder gehüllte Frauen rund um einen Springbrunnen abgebildet waren. Simon starrte darauf, seine Augen bewegten sich nicht über das Bild, er nahm die Darstellung als Ganzes in sich auf, die Mindestverpflichtung, um auf diese Bank Anspruch erheben zu dürfen. Seine Haltung war anders als früher, ohne irgendeinen Stolz, der Kopf nach vorn gekippt, als wäre sein Kinn zu schwer geworden.

Fünf Minuten lang saß er nun schon auf dieser Bank, eine verlassene Insel inmitten eines Marmormeers, niemand gesellte sich zu ihm. Ich wollte mich neben ihn setzen, einen Arm um ihn legen, gemeinsam mit ihm das Gemälde bewundern, aber das war nicht möglich, dann hätte ich mich viel früher bemerkbar machen müssen. Ich fotografierte ihn.

Erst nachdem sich die Gruppe unten versammelt hatte und ins Krankenhaus zurückgekehrt war, konnte ich mich selbst auf die Bank setzen. Das Bild war von Constant Montald und trug den Titel *Die Quelle der Inspiration*. Der nackte Mann links auf dem Bild stand über den Springbrunnen gebeugt und schaute auf seine eigenen Hände im Wasser. Es hatte etwas Düsteres, wie die Figur da abgebildet war und sich selbst in der Spiegelung suchte.

Während ich auf meinem Stammplatz im Gang saß und die Nachmittage überbrückte, hatte ich Zaras Follower an Zahl zunehmen sehen, von ein paar Dutzend auf mehrere Hundert, und jetzt hatte sogar eine Organisation, die sich um psychisches Wohl kümmerte, meine Rubrik in der *Libelle* aufgegriffen und teilte den Link auf ihrer Website.

Nach wie vor las ich alle Kommentare, auch die negativen, vor allem frustrierte Reaktionen von Leuten, die an der Bezahlschranke scheiterten. In der Cafeteria hatte ich eine Frau in der *Libelle* blättern sehen, ich hatte mich hingesetzt und sie weiter beobachtet, um ihre Miene beim Lesen der vorletzten Seite sehen zu können. (Kein Lächeln, sie hatte, bevor sie sie ganz gelesen haben konnte, einen Finger befeuchtet und die Seite umgeblättert.)

Diese ganze Zeit, als Simon fürchtete, er werde von dem Minibus aus überwacht, dieser ganze Argwohn gegenüber Coen – alles an die falsche Person gerichtet.

Als ich Simon nach dem Museumsbesuch fragte, was er an dem Tag gemacht hätte, ob er ins Museum mitgegangen sei, was er dort gesehen hätte, sagte er nur, wir müssten mal zusammen hin. Er fragte, ob ich ihm wieder ein Überraschungsei mitgebracht hätte.

Zu Hause tippte ich rasch fünfhundertfünfzig Wörter, mein letzter Beitrag von den fünfen, darüber, wie er dort auf dieser Bank gesessen hatte, vis-à-vis von *Die Quelle der Inspiration*, mit seinem viel zu schweren Kopf. Ich schickte ihn Jolanda, bedankte mich für die Zusammenarbeit, betonte, dass sich die nächsten Wochen unbestimmt anfühlen würden ohne die Referenzpunkte der montäglichen Deadline, ihrer Reaktion am Dienstag und der Veröffentlichung am Donnerstag.

S. und Zara gingen jetzt im Nichts auf, nichts trat an ihre Stelle.

Ich startete in die Montagnacht, in Erwartung von Jolandas Antwort, legte mich in einem dunklen Zimmer auf die Bettdecke, so dass die Leere in aller Heftigkeit zuschlagen konnte, dann hätte ich es schneller hinter mir.

NOCH VIER MINUTEN, POINCARÉLAAN

In den paar Sekunden, die ich auf der Einordnungsspur warten muss, bis ich gefahrlos abbiegen kann, rufe ich Lotte an. Sie hat ihr Handy parat und geht sofort ran. Im Hintergrund sind gedämpfte Sirenen zu hören, wahrscheinlich sitzt sie im Kombi.

»Ja, Leo?! Hast du sie? Wo bist du? O *please*, sag, dass du sie gefunden hast.«

»Nein, ich hab sie noch nicht. Lotte, das ist wichtig: Hast du Simon das mit meinen Kolumnen erzählt?«

»Hast du Simon schon zu fassen gekriegt?« Sie weint wieder oder hat in den letzten Minuten nicht damit aufgehört. »Dieses Köpfchen, dieser zarte Hals, in einer Plastiktasche, fuck, fuck, wie kann er so was nur tun?«

Alle Autos, die geradeaus wollen, sind vorbei, ich kann jetzt auch die Ringstraße überqueren, auf den Radweg biegen.

»Antworte bitte, Lotte, das ist wichtig. Ich muss wissen, ob ich in die richtige Richtung fahre, und das hängt von deiner Antwort ab.« Ein Raser schneidet mir den Weg ab, es wird gehupt. Die Hand, in der ich das Telefon halte, muss ich kurz zum Lenken benutzen, ich rufe, damit Lotte mich trotzdem versteht. Auf der anderen Seite angekommen, lege ich das Handy schnell wieder ans Ohr, um ihre Antwort mitzukriegen.

»Nein«, sagt sie, »ich hab es nur Coen erzählt.«

Nur Coen. Man kann ihr nicht verübeln, dass sie nicht weiß, wie paradox das klingt. Ich trete ein paarmal in die Pedale, werde schneller.

»Und Coen, hat der es dann Simon erzählt?«

»Warum?«, will Lotte wissen. »Warum ist das wichtig? Bist du gleich zu Hause?«

»Ich hab keine Zeit, dir das zu erklären. Lotte, antworte einfach.« Ich klinge kurz angebunden, und das bin ich auch, verärgert und enttäuscht darüber, dass sie ihr Versprechen zu schweigen nicht gehalten hat.

Lotte spricht jetzt nicht mehr ins Telefon. »Coen, hast du Simon das mit der *Libelle* gesagt?«, ertönt es gedämpft.

»Hat sie Leontine?« Coen, im Hintergrund, die Sirenen knapp übertönend.

»Nein, hat sie nicht, aber es ist offenbar wichtig, Coen.« Jetzt ist Lotte an der Reihe, kurz angebunden zu sein.

»Ich habe ihm gestern nach ihrem Besuch eine kurze Nachricht geschickt.«

»Er hat Simon gestern nach eurem Besuch eine Nachricht geschickt«, plappert Lotte ihm in den Lautsprecher nach.

»Wie denn?«, frage ich. »Ich muss das wissen, um Simon zu verstehen, um seine Gedanken zu kennen. Das hilft vielleicht, einzuschätzen, was er vorhat.«

»Wie denn, Coen?« Lotte hält Coen das Handy ans Gesicht. »Sag Leo alles, was sie wissen will, es kann deine Tochter retten.«

»Ja, das weiß ich selber, Lotte!«

Ich stoppe reflexartig vor einer Plastiktasche, die im Rinnstein neben dem Radweg steht, die Henkel senkrecht nach oben, der Inhalt hat exakt die Form eines Babys. Mein Herz schwillt dermaßen an, dass es durch sämtliche Öffnungen hinausquillt, Herzklopfen in der Kehle und in den Ohren, ich bekomme keine Luft mehr, doch als ich mich über die Tasche beuge, sehe ich sofort, dass es nichts ist – ein Klumpen zusammengeknäulter angeschimmelter Geschirrtücher.

Coen erklärt es mir schnell und trotzdem ausführlich, ich

kann mir plötzlich perfekt vorstellen, wie er bei TOL in den letzten Jahren unter Termindruck seine Kollegen gesteuert hat. Seine Stimme klingt hektisch, exakt wie am Morgen von Leontines Geburt. Bei beidem spielt Adrenalin eine wichtige Rolle: wenn man eine Tochter bekommt und wenn man eine Tochter zu verlieren droht.

Coen hatte gestern Abend nach unserem Besuch wissen wollen, was genau los war, was Lotte mit ihrer Bemerkung gemeint hatte, dass ich nicht diejenige sei, die jemand anderem die Leviten in puncto Aufrichtigkeit lesen dürfe. Lotte hatte es ihm erklärt: Wenn du diese Kolumnen von Leo liest, verstehst du, was ich gemeint habe, und auch, warum ich mich gescheut habe, Simon so etwas Verletzliches wie ein Baby in die Hände zu legen.

Kolumnen?, hatte Coen gefragt. Daraufhin hatte Lotte ihm die paar *Libelle*-Hefte gezeigt, die sie zu Hause hatte. Er hatte mit der letzten Kolumne begonnen. Coen hatte zuerst nicht glauben wollen, dass ich sie geschrieben hatte. Es ist trotzdem so, hatte Lotte gesagt, aber er müsse schweigen, Simon wisse darüber nicht Bescheid, und das müsse vorläufig so bleiben.

»Dass ausgerechnet du mir gestern mangelnde Aufrichtigkeit vorgeworfen hast, wo du doch selbst seit Monaten heimlich unter Pseudonym intime Gedanken über Simon mit der Welt teilst! Ich war sauer auf dich, auf ihn, auf euch. Und darum habe ich ihm diese SMS geschickt.«

»Was für eine SMS?«

»Damit er von deinem Alter Ego erfährt.«

»Aber *was* hast du geschrieben, Coen? Was genau stand in dieser SMS?«

Lotte, im Hintergrund, ermahnt Coen, konkreter zu sein, sie klingt immer ungeduldiger.

»Na ja, ich hab geschrieben: ›Wenn du glaubst, dass ich der Feind bin, dann googel doch mal Zara Six.‹ Das war alles.

Er hat nicht mal darauf geantwortet. Sorry, dass ich das geschickt habe, ich hab mich echt beleidigt gefühlt.«

Der Feind, ich. Dass Coen diese Worte getippt hat, ohne irgendeine weitere Erläuterung oder Abschwächung, dass sie so auf Simons Bildschirm erschienen sind, auf seinem Handy, das die ganze Nacht neben unserem Bett lag, und dass ich sogar dabei war in dem Moment, als Simon sie vor Augen bekam.

Lotte nimmt das Gespräch wieder an sich. »Und weißt du jetzt mehr, weißt du jetzt, wo Simon mit ihr hin ist?« Bei jedem Wort ändert sie den Tonfall, immer flehentlicher, als dächte sie, dass ich es die ganze Zeit schon weiß, ihr aber nicht sagen will. »Ist er vielleicht in die *Libelle*-Redaktion? Leo, sag ehrlich – was du in deinem letzten Beitrag geschrieben hast, dass es schwierig ist, deine gesamte Zukunft inklusive Kinder an ein Seil zu hängen, das schon einmal gerissen ist … Steht Simon wieder kurz davor, was meinst du, Leo, *please*, sag, dass es nicht so ist.«

Hier am Kleinen Ring ist alles übersät mit herumfliegendem Müll, ich scanne alles daraufhin, ob ich irgendwo eine Henkeltasche sehe, die so aussieht, als sei gerade ein Baby in ihr transportiert worden. Auf einer Fensterbank liegt ein abgeschnittener kleiner Kopf, mein Atem stockt, ich sehe nirgendwo Blut, die Haut ist stumpf – es ist ein Puppenkopf.

Ich bin zu sehr außer Atem vom Strampeln und der Anspannung, um noch viel sagen zu können. Im Hintergrund meines Telefons höre ich das *Pling-Plong* einer eingehenden Mail.

»Okay, wir sind fast beim Krankenhaus, noch ein paar hundert Meter, die Polizei hat uns mitgenommen. Doktor Kane, oder?«

»Khany. Kha-ny. Psychiatrie, Route Y. Frag auch, ob er sich vielleicht in der Notfallambulanz gemeldet hat. Alles wird gut, Lotte.«

Ich meine nicht, was ich sage, die letzten Worte kamen automatisch aus meinem Mund, nachdem ich »Notfallambulanz« ausgesprochen hatte. Ich beende das Gespräch ohne weitere Abschiedsworte.

Wie zerbrechlich ist so ein Babyschädel, womit lässt sich das vergleichen, mit einem billigen Wasserballon, der zu voll ist? Eine Erschütterung, ein leichter Schlag gegen etwas Scharfkantiges, und er platzt?

Eine Plastiktasche ist weniger beengt als eine Gebärmutter, der einzige Unterschied besteht darin, dass es innen trocken ist, dass es nichts gibt, um Erschütterungen zu dämpfen, aber neugeborene Babys sind so biegsam wie Betrunkene, sie erwarten nicht, zu fallen, sie verkrampfen sich nicht, genau deswegen brechen sie sich nicht so schnell etwas.

Ich wollte, ich wäre schon da, wollte, dass es vorbei wäre. Könnte ich bloß diesen Körper hier zurücklassen, dieses träge Bündel Fleisch und Muskeln und Knochen, und nur meinen Geist vorausschicken, der mit Lichtgeschwindigkeit dahinschießen würde, so schnell wie vorhin mein Anruf vom nächsten Funkmast erfasst und sofort zu einem der Masten in der Herzieningslaan weitergeschickt würde. Und wenn das nicht geht, lass mich dann Super Mario sein, gesteuert von Simons Daumen, als er noch in Nintendo-Topkondition war – hier in den Kanalisationsschacht tauchen und durch das Gitter vor unserer Tür wieder herausspringen, unverzagt und superflink, den Hausschlüssel schon in der Hand.

12. NOVEMBER–19. NOVEMBER 2018

Zu Beginn der siebten Woche seines Aufenthalts schlug Simons Langeweile in Verärgerung um. Er versuchte, die Zeit mit dem totzuschlagen, was vorhanden war, stopfte sich voll mit den von mir mitgebrachten Leckereien. Er hatte die fünf Überraschungseikapseln geöffnet und die kleinen Figuren neben seinem Bett aufgestellt. Er hatte sich sogar von Neuem an eines der bereits gelegten Puzzles gemacht, jetzt aber mit dem Bild nach unten. Mit den Kordeln eines Pullis versuchte er sich an allen Knoten, die ihm der ehemalige Möbeltischler aus Zimmer 512 beigebracht hatte. Auf Kontakt zu anderen Patienten hatte er keine Lust mehr, es gab viele neue Gesichter, Leute, die in einem viel schlechteren Zustand waren, mit keinem von ihnen ließ sich ein vernünftiges Gespräch führen, geschweige denn Tischtennis spielen.

Erst als er hatte fallenlassen, dass er aus purer Langeweile noch verrückter würde, als er zum Zeitpunkt seiner Einlieferung war, hatte der Arzt Tag und Uhrzeit seiner Entlassung vorgeschlagen, bei der auch ein Abschlussgespräch stattfinden sollte.

Selbstironie, die brauchten die Patienten offenbar, um wieder Herr über den eigenen Körper werden zu können.

Am Morgen von Simons Entlassung rasierte ich mir Beine und Achseln. Die Härchen, die am Badewannenrand kleben blieben, spülte ich so gut wie möglich weg. Unterwegs zum Krankenhaus war der Kloß in meiner Kehle verschwunden, und ich fühlte mich besser. Ich hatte alles gelöscht, meine Zara-Six-Accounts, meinen Mailwechsel mit Jolanda, ihre liebe Abschiedsmail, die ich zuvor auswendig gelernt hatte (es sei ein Privileg gewesen, einen kleinen Einblick in mein Leben und meinen Kopf gewonnen zu haben, sie wünsche mir alles

Glück der Welt, versprach mir noch einmal, niemandem meinen richtigen Namen zu verraten). Ich hatte die ganze Wohnung geputzt, die Kissen auf der Couch zurechtgerückt, das erste Blatt der Klopapierrolle zu einer Spitze gefaltet, das Bett mit gebügelter Wäsche frisch bezogen. Ich hatte Soupline-Trocknertücher auf die warmen Heizkörper gelegt, damit die ganze Wohnung *himmlisch frisch* roch, ich hatte Simons Lieblingskekse und seinen Lieblingskaffee gekauft, zum ersten Mal seit Monaten trug ich einen Spitzenslip. Nervös war ich, wie beim ersten Date mit jemandem, den man nicht richtig kennt.

»Freue mich für euch, bald wiedervereint!«, hatte Lotte mir geschrieben und dazu einen Herzchen küssenden Smiley. Ich sah es, kurz bevor ich zum letzten Mal an der geschlossenen Tür der Station klingelte.

Simon hatte seine Sachen schon selbst eingepackt. Er hatte getragene und ungetragene Kleidungsstücke zu *einem* großen Knäuel zusammengerollt und in eine Plastiktüte von Delhaize gestopft. Im Rollkoffer hatte er die Collagen aus der Ergotherapie – jedenfalls die Stücke, die sie nicht auf den Krankenhausfluren aufgehängt hatten – sorgfältig auf den Boden gelegt mit jeweils einem weißen Papierbogen dazwischen, als wären die Werke ein Vermögen wert und er würde versuchen, sie um jeden Preis unversehrt nach Hause zu kriegen. Vor ein paar Wochen hätte ich diese Selbstüberschätzung lächerlich gefunden, jetzt war ich gerührt. Ich gönnte ihm dieses Selbstvertrauen, weil ich das Gefühl hatte, dass davon nicht viel übrig war.

Das Whiteboard war sauber gewischt, die Wände und Schrankfächer waren leer. Die Morgenschicht hatte das Bett abgezogen, nur eine wasserdicht verpackte Matratze lag noch darauf. Vom Gang aus konnte man auf dem desinfizierten

Klapptischchen einen in Plastik verpackten Plastikbecher und eine frische Flasche Wasser sehen.

Simon und ich tigerten mit seinen Sachen auf dem Gang auf und ab, bis das Einhorn in seinem weißen Arztkittel Zeit hatte, uns zu empfangen. Ohne seinen Segen konnten wir die Station nicht verlassen, und ich verstand gut, dass Simon nicht im Zimmer selbst warten wollte.

Schweiß perlte auf seiner Stirn. »Ist in den vergangenen Wochen draußen etwas passiert, was ich wissen muss?«

Fünfzig Tage, mehr als tausend Stunden, hatte Simon hier gelegen, ohne mir auch nur eine einzige Frage zu stellen, was sich außerhalb dieser Wände zugetragen hatte. Er hatte nicht über das Tagesgeschehen informiert werden wollen, nicht gefragt, ob ich mich um seine Mailbox gekümmert hatte, und sich auch nicht nach der Zahl der Besucher auf seiner Website erkundigt. Er hatte nicht wissen wollen, ob Lottes Schwangerschaft glatt verlief, ob Coen nach ihm gefragt hatte. Sogar wie es mir ging, da draußen oder im Geschäft, schien ihn nicht zu interessieren.

Ich wusste nicht, was er jetzt zu hören hoffte. Dass nichts passiert war in seiner Abwesenheit, dass die ganze Welt auf seine Rückkehr gewartet hatte, dass sogar Terroristen ihre Pläne auf Eis gelegt hatten bis zu seiner Rückkehr?

»Lotte hat mich gefragt, ob ich Patin von ihrem Kind werden will«, sagte ich, obwohl ich mir vorgenommen hatte, ihm diese Neuigkeit vorsichtiger zu erzählen, und zwar erst, wenn wir zu Hause waren. Ich sah, dass er es registrierte, aber es glitt von ihm ab, hakte sich nirgends fest. »Und sie haben ein Datum für ihre Hochzeit festgelegt, irgendwann im Juni, wenn das Kind ungefähr fünf Monate alt ist. Wir sind natürlich eingeladen.«

Simon nickte. Erst nach einer halben Minute kam eine

Nachfrage. »Wissen sie, ob es ein Junge oder ein Mädchen wird?«

»Es ist ein Mädchen.« Ich fragte mich, ob Simon es schlimm fand, dass Coen jetzt genau das Papakind bekommen würde, das er selbst auch immer gewollt hatte. »Und sie haben ihm den Arbeitstitel Spookje gegeben.«

»Oh, du wirst also Patin von einem Spuk. Super. Und sonst?«

»Sonst ... Ich habe mir nicht alles gemerkt.«

Simon blickte auf seine Uhr. Der Doktor war mittlerweile eine Viertelstunde zu spät.

Ich vermisste es schon jetzt, die Routine der vergangenen Wochen, die Abgabetermine und Jolandas schmeichelhafte Mails. Und dass ich auf Zaras Facebook- und Twitter-Account einen Link zu meinen Artikeln setzen konnte, um dann auf die kleinen Kästen zu warten, die links unten aufploppten, mit den Namen von Leuten, denen sie gefallen hatten.

Ich vermisste Zara Six. Jetzt, da ich ihre Profile, soweit es ging, offline geschaltet oder deaktiviert hatte, vergaßen alle, dass sie je existiert hatte – man hatte sich natürlich kein Gesicht dazu vorstellen können.

Ich vermisste schon jetzt die Frau des Mannes in Zimmer 512, mit ihrer Igelfrisur und ihrem gutgemeinten Rat, ein dankbares Objekt für Kolumnen. Ich vermisste alle Leute, die ich auf der Station kennengelernt hatte, die Angehörigen von Patienten, mit denen ich jeden Tag vor der Tür der Station gewartet hatte, mit Plastiktüten, in denen wir extraweiche Handtücher und Snacks »hineinschmuggelten« – die unausgesprochenen geteilten Sorgen.

Hinter uns im Gang ging die Tür auf. Ein junger, ungefähr zwanzigjähriger Mann wurde in einem Rollstuhl geschoben, ich wollte nicht sehen, wie er in Simons Zimmer fuhr, wie er ins Bett kroch.

Ich hatte mich im Laufe der letzten paar Wochen hier endlich heimisch gefühlt; der Geruch, die resoluten Schwestern, die Art und Weise, wie das Essen auf Tabletts mit einzelnen Fächern serviert wurde, das Audioband, das das Ende jeder Besuchszeit ankündigte. Warum mussten wir das alles wieder hergeben, warum konnten sie dieses Bett nicht einfach ewig für Simon frei halten, ein Zufluchtsort, falls es irgendwann wieder schiefging, den ich mit einem simplen Anruf anfordern konnte?

Ich verstand plötzlich nicht, warum wir nie die Möglichkeit dieser probeweisen Ausflüge genutzt hatten, kurz nach Hause zu gehen, die Wiederaufnahme unseres Lebens zu üben.

Ich könnte fragen, ob sie uns so ein braunes Krankenhaustablett mit Deckel leihen könnten, damit ich wenigstens Simons Essen daheim in diesen Fächern anordnen könnte.

»Hast du zufällig eine Zeitung in dem Laden unten gekauft?«

»Nein«, sagte ich.

Plötzlich sah ich es vor mir: Simon hatte im vergangenen Monat doch Zeitschriften gelesen, er hatte sie heimlich in der Cafeteria oder in Warteräumen auf anderen Stationen durchgeblättert, oder jemand hatte dem Ergotherapieraum *Libelle*-Hefte gespendet, er hatte unsere Situation in meinen Beschreibungen erkannt, hatte Kenntnis von allen fünf Beiträgen – hatte sie alle ausgeschnitten und irgendwo in ein Album geklebt, in Erwartung dieses Gesprächs, dieser Konfrontation.

Ich würde es nicht leugnen. Ich würde sofort alles zugeben. *Ja, Simon, ich habe dich als Inspiration benutzt, ohne dich um deine Zustimmung zu bitten, während du hier lagst, im verletzlichsten Zustand, ich habe deine Ohnmacht für zweihundertfünfundneunzig Euro pro Artikel verkauft, so habe ich mir selbst Publicity verschafft, aber es war nötig, denn dadurch habe ich die*

Tage überstanden, im Wissen, dass meine Artikel gelesen wurden, das Schreiben hat mich behütet an deiner statt.

»Und ist sonst in der Welt wirklich nichts passiert, was ich wissen muss?«, fragte Simon.

Nach meiner vierten Kolumne hatte Jolanda mich in einer Mail gefragt, ob Zara Six in einer Podiumsdiskussion vor einem Saal mit Sozialarbeitern über Denkansätze sprechen würde, wie Angehörige von Patienten besser betreut werden könnten. »Sie haben wohl vergessen, dass es ein Pseudonym ist, aber ich leite die Frage der Vollständigkeit halber doch eben mal an dich weiter«, hatte Jolanda geschrieben. »Vielleicht hast du ja doch Lust dazu, vielleicht ist es Zeit für ein Comingout?« Ich hatte natürlich abgelehnt.

Ich versuchte, mich zu entspannen.

Die Welt, sagte ich, sei die Welt geblieben, mit vielen tragischen Nachrichten, die schnell von noch mehr tragischen Nachrichten zugeschüttet würden. Trump habe sich bis zum Gehtnichtmehr aufgespielt, in den Niederlanden sei ein Stint mit Kindern verunglückt, in Gebetshäusern im Osten habe es Schießereien gegeben. »Wenn du willst, dann lese ich dir heute Abend aus den Zeitungsarchiven vor.«

Das Einhorn kam eine halbe Stunde zu spät. Das kurze Abschlussgespräch fand in seinem Sprechzimmer am Ende des Gangs statt. Wir waren nie dort drinnen gewesen, es war eine dieser abgeschlossenen Türen, die Simon bei seinen Streifzügen mit dem Köfferchen für den Ausgang gehalten hatte, die Klinke, an der er vergebens gerüttelt hatte.

Der Arzt nahm ein weißes Blatt, zeichnete mit der schwarzen Spitze eines dicken silbernen Vierfarbenstifts eine Zickzacklinie, die Silhouette einer unmöglich zu erklimmenden Berglandschaft. »Das war dein Zustand, Simon, in den Wochen vor deiner Einlieferung.« Er klickte auf die rote Mine, zog damit zwei parallele Striche, die sowohl die Gipfel als auch die Täler abschnitten. Die zwei Zentimeter zwischen diesen beiden Linien schraffierte er grün. Das Zeichnen ging ihm auffallend flott von der Hand, dies war eine Skizze, die er schon öfter gemacht hatte.

»Wir versuchen, dich innerhalb dieses grün schraffierten Bereichs zu halten. *Plus de pics et de vallées*. Dafür ist es wichtig, dass du ohne eine Ausnahme pünktlich deine Medikamente einnimmst, egal, was passiert. Ich lasse dich eine Weile daheimbleiben, nicht zu schnell wieder den alten Reizen aussetzen. Erst mal akklimatisieren.«

Das Sprechzimmer war leer und nicht mit Gegenständen ausgestattet, die ihm mehr Glaubwürdigkeit verliehen hätten, keine Auszeichnungen, keine Dankeskarten von geheilten Patienten, keine Kunststoffmodelle (tja, was wollte ich sehen, ein maßstabgetreues Modell eines gesunden Geistes?). Das Einzige, was prominent auf dem Tisch stand, waren eine Fettpflanze und eine große Sanduhr mit rosa Sand. Das Einhorn sah mich dorthin schauen, ich wandte den Blick ab.

Simon schaute enttäuscht zu, wie das Einhorn das Dokument unterschrieb, das ihn für weitere sechs Wochen krankschrieb. Ich hoffte, dass er nicht dachte, was ich dachte: dass das Ziel dieser Ruhezeit möglicherweise nicht darin bestand, ihn noch eine Weile vor der Welt zu schützen, sondern die Welt noch eine Weile vor *ihm* zu schützen.

Doktor Einhorn drückte uns die Hand, wonach er den Stapel Rezepte für alle möglichen Pillen ausdrücklich Simon selbst überreichte, obwohl ich als Erste die Hand ausstreckte und Simon ihn sofort an mich weitergab, weil ich eine Handtasche dabeihatte. Es waren gerade genug, um die zehn Tage zwischen jetzt und dem nächsten Termin zu überbrücken, auf diese Weise war Simon gezwungen, immer wieder hierher zurückzukommen. Alle zwei Wochen sollte ihm Blut abgenommen werden, um anhand der weißen Blutkörperchen zu überprüfen, ob die Medikamente in ausreichendem Maße aufgenommen wurden.

»Dürfen wir diese Skizze mit den beiden roten Linien mitnehmen?«, fragte ich.

»Nein«, sagte Simon.

Simon wollte noch schnell pinkeln, bevor wir nach Hause gingen. Zum ersten Mal benutzte er die Besuchertoilette. Ich wartete auf dem Gang, bis er fertig war, schräg gegenüber des Sprechzimmers. Das Einhorn sah mich dort stehen, erschien in der Türöffnung mit der Sanduhr, drehte das Ding um und gab es mir in die Hand.

»Schau, so ist es auch bei Menschen mit einer bipolaren Erkrankung«, sagte er mit seinem typisch französischen Akzent. »Aller Sand, der auf der einen Seite wegfließt, landet sofort auf der entgegengesetzten Seite, sie haben keinen Zwischenraum, *c'est tout ou rien*, schwarz oder weiß, minus eins wird niemals null, sondern sofort plus eins. Ab und an, wenn exakt gleich viel Sand in beiden Behältern ist, hat man den Eindruck, dass sie stabil sind, aber der Sand läuft weiter, und schon bald entsteht wieder dieses Ungleichgewicht. Pillen können da nichts ausrichten, aber wenn die Medikamente richtig dosiert sind, *disons*, dann sorgen sie dafür, dass die Sanduhr umgedreht wird, bevor der Sand komplett durchgelaufen ist.«

Bipolare Erkrankung – es war das erste Mal, dass das Einhorn diesen Begriff explizit verwendete. Am liebsten hätte ich ihn gebeten, seine Diagnose zu wiederholen. Natürlich sahen Patienten sich nicht gern unter einem bestimmten Etikett eingeordnet, doch mir schenkte die Bezeichnung Trost. Simon litt an einer existierenden Krankheit, ich war seine Partnerin, meine Sorgen durften auch existieren.

Am schwierigsten für die Angehörigen von bipolaren Patienten, fuhr das Einhorn fort, seien nicht unbedingt die Episoden an sich, sondern ihr zyklischer Charakter. Eine Depression werde von einer Manie abgelöst, und eine Manie sei so anstrengend, dass sie in einer Depression ende, und nach ein paar guten Tagen oder Wochen brauche man nicht zu hoffen, dass die Krankheit endgültig vorbei sei, denn sobald man das denke, laufe alles wieder aus dem Ruder. »Derjenige, der akzeptiert, dass es nie ganz vorbei sein wird, kann damit leben«, sagte er.

Ich blickte immer noch auf den rieselnden rosa Sandstrahl, der sich unten im Behälter sammelte. Weiter hinten im Gang ging die Toilettentür auf.

Es war merkwürdig, Simon neben mir im Lift zu haben, in Schuhen, Kleidern, mit dem Rollkoffer in der Hand. Er schien viel länger als fünfzig Tage weg gewesen zu sein, und eigentlich war es auch so, Monate vor seiner Krankenhausaufnahme hatte er bereits begonnen zu fehlen. Er schob seine warme Hand in meine, ich fasste fest zu, wir flochten unsere Finger ineinander.

Nachdem sich die Lifttüren geschlossen hatten und wir da zu zweit in dem kleinen Raum standen, fürchtete ich, er würde sich losreißen und sich sofort mit der Hand über die Nasenspitze reiben, das typische Simon-Sproud-Grinsen würde auf seinem Gesicht erscheinen, und er würde rufen: »Ha! Ich habe sie alle zwei Monate lang an der Nase herumgeführt, ich habe mich nicht unterkriegen lassen, he, Simon Sproud, *let's go*!« Aber nein, der Aufzug erreichte das Erdgeschoss, die Türen öffneten sich, und Simon hatte sich noch nicht gerührt, seine Hand lag schlaff in meiner.

»Komm«, sagte ich. Ich zog ihn aus dem Aufzug, damit andere Leute hineinkonnten.

»Es ist Winter geworden«, bemerkte Simon, als wir aus der Drehtür am Ausgang traten. Und tatsächlich, der Duft von geräucherter Haxe, Öfen, die zum ersten Mal in diesem Jahr angeheizt wurden.

Rund um das Krankenhaus, wo es immer windiger war als im Rest der Stadt, raschelten ein paar letzte Herbstblätter über den Gehweg, sie machten ein fröhliches, schurrendes Geräusch wie von trippelnden Hundepfoten. Die Heliumballons, die an dem kleinen Laden neben dem Krankenhaus hingen, waren infolge der plötzlich gefallenen Temperaturen geschrumpft.

Die Kruidtuinlaan führte erst ungefähr fünfzig Meter leicht abwärts. Während wir dieses erste Stück nach unten liefen, Richtung Rogierplein, taute Simon auf. Erstaunlich fröhlich zählte er alle Gerichte auf, auf die er Appetit hatte: eine Dose Bohnen von Heinz, selbstgemachtes Kartoffelpüree und überbackene Schinkenröllchen. Er legte ein verhaltenes Freudentänzchen hin, als er hörte, dass ich am Morgen eine ganze Schale mit diesen Schinkenröllchen vorbereitet hatte.

Er schob seinen kleinen Rollkoffer vor sich her und imitierte das dröhnende Geräusch eines Rasenmähers. Ich lachte etwas lauter als nötig. Ich konnte den Blick nicht von ihm lösen, traute mich aber kaum, auf seine Hände zu schauen, aus Angst, ich würde wieder vor mir sehen, wie diese Hände ein Stück Haut aus seinem eigenen Körper schnitten und wie er sich danach über den Badewannenrand gebeugt und mit dem Cutter und dem Löffel stochernd und pulend an die Arbeit gemacht hatte. Keine der Rekonstruktionen, die ich vorgenommen hatte, konnte ich danach vergessen, sie waren der Reihe nach in meinen Gedanken gespeichert wie Dias in einem Diaprojektor – die leeren Augenhöhlen, die übel zugerichteten Ohren, die aufgeschnittenen Pfotenballen – Kameras konnten heutzutage schließlich winzig klein sein, sie hätten überall eingebaut sein können.

Wir nahmen die Straßenbahn, zu Fuß wäre es zu anstrengend gewesen. Ich hatte diesen Weg am Morgen ebenfalls mit der Straßenbahn zurückgelegt, um kontrollieren zu können, ob auch nirgends Werbeplakate hingen, die Simons Argwohn reizen könnten, oder Bilder, die irgendwie Paranoia schüren könnten. Die Poster vom Techno-Club Fuse, auf denen unten Paul & Friends als Sponsoren genannt waren und die den ganzen Oktober über in den U-Bahnen gehangen hatten, waren inzwischen aus dem Straßenbild verschwunden, das Einzige, was mir noch Sorgen bereitete, war die neue Filiale der Bäckerei Paul im Untergeschoss des Südbahnhofs. Ich würde mir eine Ausrede einfallen lassen, um ihn darum herum zu lotsen.

»Haben sie eigentlich auch einen Taufpaten benannt?«, fragte Simon plötzlich, während wir auf der gefährlich steilen Rolltreppe am Rogier unter die Erde glitten. Das Krankenhausgebäude verschwand außer Sicht. Ich stand über ihm, mit Blick auf seinen Mittelscheitel, seine glänzende Kopfhaut. Ich drückte einen Kuss darauf. Er roch nach nassem Hund.

Seit der sechsten Woche, seit er darauf drängte, nach Hause gehen zu dürfen, hatte Simon sich trotz des Widerstands vonseiten des Pflegepersonals die Haare nicht mehr waschen wollen. Das würde er, sobald er daheim war, tun, dort könne er ein schönes warmes Bad nehmen, hatte ich ihn zu einer der Schwestern sagen hören.

Ich hatte Gänsehaut von dem Ton bekommen, in dem er das sagte; das erste Bad zu Hause schien wirklich etwas zu sein, worauf er sich freute. Zum ersten Mal dachte ich: Er weiß wirklich nicht mehr, was sich da abgespielt hat.

»Ein Taufpate? Ja, ich glaube, sie haben Coens jüngsten Bruder gefragt.«

Er nickte. Unten angekommen, dort, wo seine Beine wieder in Aktion treten mussten, stolperte er.

»Soll ich deine Plastiktasche tragen?«, fragte ich.

Er reichte mir das Ding, als sei es keine Frage, sondern ein Befehl gewesen.

Wir schwiegen die ganze Fahrt über, ich sah ihn an, wir lächelten uns an, ich hatte meine Hand auf seinen Oberschenkel gelegt und er seine Hand auf meine. Jedes Mal, wenn ich ihn so neben mir sitzen sah, durchfuhr mich ein kleiner Wärmeschauer, ähnlich dem, wie man ihn erlebt, wenn man im Supermarkt das allerletzte Exemplar von seinem Lieblingsbrot im Regal findet. Meine eigene Erleichterung überraschte mich.

So mussten sich Goldfische in einem Glas oder Aquarium mit frisch gewechseltem Wasser fühlen – für den Moment ist alles klar, es lohnt sich wieder, herumzuschwimmen.

Jedem, dem wir begegneten, wollte ich Simon vorführen, »Schau, das ist mein Freund, er bekommt jetzt Medikamente und ist mehr oder weniger der Alte, heute darf er nach Hause, wieder bei mir im Bett schlafen, toll, nicht, und okay, er ist ein bisschen kahler geworden und hat keine Locken mehr, und es wird wohl eine Weile dauern, bevor ich ihm wieder ganz vertrauen kann, bevor ich mit ihm zusammen Guacamole machen werde, aber man gewöhnt sich an alles, es wird schon werden, die Chance ist groß, dass er wieder als Grafikdesigner arbeiten wird, mit seiner Erfahrung will man ihn bestimmt überall sofort einstellen, wir fangen neu an, für eine größere Wohnung zu sparen, wir machen weiter mit dem Rest unseres Lebens, alles, was in diesem Jahr passiert ist, werden wir hinter uns lassen, wir werden es vergessen, man kann in einem Buch auf ein paar schwarze Seiten stoßen, ohne dass es der Geschichte letztlich schadet«.

»Was gibt es heute Abend zu essen?«, fragte er, nachdem

wir am Südbahnhof aus der Straßenbahn ausgestiegen waren und uns wie alle orientieren mussten, in welcher Richtung unser Ausgang lag, der Zuidertoren. »Ach ja, Chicorée mit Schinken und Käsesoße, das hast du ja schon gesagt.«

Der Schlachter winkte uns von seiner Theke aus, als wir vorbeigingen, Simons Hand lag verschwitzt und schlaff in meiner. Ich ließ sie los, um dem Mann ebenfalls zu winken, Simons Hand fiel herunter, er hatte sie mir übergeben und nicht zurückerwartet.

Wir spazierten am Baraplein entlang, dort zuckelten Tauben in Schwärmen herum, hungrig und scheu, sie flogen gleichzeitig auf und landeten alle auf demselben verfallenen Dach etwas weiter entfernt.

»Simon, hör mal eben zu«, sagte ich, kurz bevor wir unsere Haustür erreichten. »Ich muss dir was sagen. Ich habe deine Sachen aufgeräumt, deine Website offline genommen und deine Facebook-Seite gelöscht, die Seite von Simon Sproud. Ich sag dir das schon mal, du kannst sie jederzeit wieder aktivieren, aber das schien mir besser zu sein, weil du ja nicht da warst, um dich um sie zu kümmern, stell dir vor, es wären Aufträge eingegangen. Es hat also keine Anfragen gegeben, während du weg warst.«

Er nickte. »Okay«, murmelte er. »Danke.«

Er fragte nicht weiter.

Im reizarmen, gedämpften Krankenhauszimmer hatte er ein ganzes Stück lebendiger gewirkt. Hier verblasste er im Kontrast zum lebhaften Verkehr und den mit Obst vollgestapelten Eckläden. Ich hatte den Eindruck, dass ich ihn sogar widerstandslos in die falsche Richtung mitziehen, mit ihm ins falsche Haus gehen und ihn an einen falschen Küchentisch setzen könnte.

19. NOVEMBER 2018

»Welkom.« Willkommen. Die sechs Ballons in Buchstabenform hingen im Treppenhaus an einer Schnur. Das W, K und M hatte ich gestern selbst im Hema gekauft, sie hatten eine andere Farbe und waren etwas fester aufgeblasen als das L, das E und das O. Simon bemerkte den Unterschied nicht. Er dachte nicht daran, dass ich vor kurzem neunundzwanzig geworden war, dass er meinen Geburtstag vergessen hatte.

Die drei Buchstaben stammten von der Party, die Lotte ohne mein Wissen im Geschäft für mich organisiert hatte. Sie wusste, dass ich alle Feierpläne abgeblasen hatte, weil ich die Vorstellung traurig fand, zu Hause Schampus zu kredenzen, während Simon in einem Krankenhausbett flachlag.

»Wenn gar nichts passiert«, sagte Lotte, »ist das genauso traurig. Ich weiß, wie wichtig dir solche Dinge sind.«

Singend und tutend war sie hinter der Spiegeltür im Lager hervorgesprungen, samt den Leuten, die sie zusammengetrommelt hatte: Coen, Greetje, der Freund von Greetje und ein paar zufällig anwesende Kundinnen. Sie hatten Ballons in Form meines Namens, eine Zitronentorte von Pain Quotidien, einen Blumenstrauß und eine Flasche Cava. Selbst Lotte trank ein paar Schlucke Schaumwein, um zu zeigen, dass es von Herzen kam. Die Blumen hatte ich am Ende des Nachmittags im Geschäft gelassen, damit Simon mich bei meinem Eintreffen im Krankenhaus nicht fragen würde, von wem ich sie bekommen hatte, so brauchte er sich nicht schuldig zu fühlen, dass er mir kein Geschenk hatte überreichen können.

Ich ließ Simon vor mir die Treppe hinaufgehen, um zu beobachten, wie er die Wohnung betreten würde, wie er alles in sich aufnehmen würde. Es gab die Möglichkeit, dass er sich beim erneuten Anblick der Kulisse seiner Psychose an alles erinnern würde. Zwei Monate lang hatte ich Zeit gehabt, zu entscheiden, was ich mit all den verbliebenen Katzensachen machen sollte, dem Katzenklo, der Kloschaufel, dem Schlafkörbchen, dem Kratzbaum, dem großen Sack mit dem restlichen Trockenfutter, dem Trinknapf. Erst in dieser Woche hatte ich alles aus der Wohnung gebracht und an irgendeiner Straßenecke hingestellt, versehen mit einem Schild: »MIAU!* (*gratis mitzunehmen)«.

Er blieb stehen, oben auf dem Flur vor unserer Tür, überließ es mir, aufzuschließen, obwohl er selbst einen Schlüssel in der Tasche hatte. Während er wartete, dachte er nicht daran, seinen Koffer abzustellen. Ich drückte die Tür für ihn auf, beide schauten wir in die leere Diele, die jetzt vor uns lag.

Unter unserer Garderobe war ein rechteckiges Stück verblichenes Parkett mit kleinen Kratzern darum herum, wo das Katzenklo gestanden hatte.

Simons Augen glitten über die leere Stelle hinweg, er nahm alles langsam in sich auf. Er ging durch die Wohnung, ohne sein Gepäck loszulassen, sah sich flüchtig um, zuerst im Wohnzimmer. Der Olivenbaum, der einzige Beweis von Simons Kaufsucht, der noch prominent anwesend war, stand in einer Ecke des Zimmers, ich hatte kleine Lampions daran gehängt.

Er sagte nichts. Er seufzte nicht einmal. Danach bewegte er sich mit vorsichtigen kleinen Schritten zum Schlafzimmer, seinem ehemaligen Büro, und drückte die Tür langsam auf. Er sah schweigend auf die Veränderungen, die ich vorgenommen hatte, die übermalte Wand, das Bett, das wieder am ursprünglichen Platz stand.

»Sieht gut aus so«, sagte er leise. »Hing der früher auch schon hier?« Er deutete auf das Einzige, was hier immer schon gewesen war, den IKEA-Lampenschirm aus Papier, in den ich lediglich eine etwas stärkere Birne geschraubt hatte.

Er ließ seinen Rollkoffer im Schlafzimmer stehen und bewegte sich zum anderen Flügel der Wohnung. Ich folgte ihm auf dem Fuß; ich wollte sein Gesicht beobachten können, wenn er das Badezimmer betrat, den kleinsten Hinweis würde ich ergreifen, um das Gespräch zu beginnen.

Aber er betrat das Bad nicht, er ging schnurstracks zum Kühlschrank, öffnete die Tür, noch in Mantel und Schuhen. Die Fächer waren proppenvoll mit Lebensmitteln, die er mochte.

Er ging am Tisch mit dem Obstkorb vorbei. Ich hatte ihn neu gefüllt, diesmal auch mit zwei Händen Bananen. Ich hatte darauf geachtet, keine Kiwis oder Passionsfrüchte oder anderes Obst zu kaufen, das man auslöffeln musste.

Ich zeigte ihm die Karte, die dabeilag. »Gute Besserung! Von allen Tollers.«

»Aufmerksam, aber irgendwie einen Tick spät, findest du nicht?«, sagte er.

Er ging zu einem Küchenstuhl und ließ sich darauffallen.

»Wann essen wir?«

»Das darfst du dir aussuchen.«

»In einer halben Stunde?«

»Es ist erst drei Uhr nachmittags.«

»Ich sterbe schon jetzt vor Hunger.« Er legte seinen Kopf auf die Arme.

Ich hatte eine billige Imitation von Simon mitbekommen, an der schon jetzt, nach kurzer Benutzung, die Mängel aufzufallen begannen.

Ich gab ihm Zeit. Der Moment würde kommen, in dem er auf die Toilette musste.

FW: Zara Six?

Jolandas Mail ließ meinen Bildschirm aufleuchten, gerade als wir Bintjes schälten für das Püree. In der Zeit, in der ich drei schälte, schaffte Simon eine. Ich drehte mein Handy sofort mit dem Bildschirm nach unten. Ich erschrak darüber, dass ich mich dicht bei Simon befand und gleichzeitig mit Zara beschäftigte. Irgendwie fühlte es sich lächerlich an – tagelang Abschied von etwas zu nehmen und es nach wenigen Stunden schon wiederzusehen.

Es konnte sich nur um eine schlechte Nachricht handeln, eine Klage des Krankenhauses, ja, natürlich, das musste es sein. Die gerade niedergekommene Frau, die glaubte, sie sei Mutter Natur, die mit tropfenden Brüsten fixiert im Bett gelegen hatte und deren Schreien ich beschrieben hatte, sie hatte sich wiedererkannt, sie hatte eine Klage eingereicht. Oder die Frau des Mannes aus Zimmer 512 hatte sich durch den Witz über ihren Igelkopf beleidigt gefühlt oder weil ich aus ihrem Mann einen ehemaligen Friseur gemacht hatte anstatt einen Möbeltischler. Oder das Einhorn, dem ich vorgeworfen hatte, nur selten im Dienst zu sein. Ich würde einen schweineteuren Anwalt nehmen müssen. Ich würde es Simon doch beichten müssen. Wie sollte ich diesen Anwalt bezahlen? Vielleicht konnte ich vorschlagen, über den Prozess zu schreiben, für ein anderes Blatt?

»Du könntest bei einem Kartoffelwettschälen mitmachen«, sagte Simon.

Ich schälte etwas langsamer.

Beim Essen hielt Simon die Augen bei jedem Bissen ein paar Sekunden lang geschlossen. Mit der gleichen Mühe, mit der er sprach und antwortete, aß er auch, den Löffel langsam zum Mund führend. Ich rückte mit meinem Stuhl etwas näher an ihn heran, in der Hoffnung, es ihm so leichter zu machen, als bliese ihm Gegenwind ins Gesicht und ich könnte ihn auf diese Weise abschirmen.

Als sein Teller leer war, fragte er, ob er schon schlafen gehen dürfe. »Oder findest du das schlimm?«

Er hatte noch nicht pinkeln müssen, hatte das Badezimmer noch nicht betreten. Ich wollte das hinter mich bringen. Erst dann würde ich beruhigt neben ihm schlafen können.

»Würdest du dir nicht vielleicht erst die Haare waschen?«, sagte ich. »Ich habe das Bett frisch bezogen. Sonst ist das Kopfkissen gleich schmutzig.«

Er strich sich mit der Hand durchs Haar, roch an den Fingern, sah mich an. »Bleibst du bei mir, wenn ich ein Bad nehme?«

»Klar«, sagte ich.

Beim Betreten des Badezimmers griff ich nach seiner Hand, um ihm die Gelegenheit zu geben, meine beim Anblick der Wanne zu drücken. Ein Zeichen des Wiedererkennens, der Entschuldigung, dann wüsste ich, dass er es noch wusste, ich würde den Druck sanft erwidern, und so würde alles, was passiert war, einen Platz bekommen.

Seine Hand lag schlaff in meiner, ich spürte nicht die geringste Bewegung.

Ich drückte. Er reagierte nicht.

Ich wartete darauf, dass er die Wanne füllen würde, sich über den Rand beugen würde, um an den Mischhahn zu kommen, aber er machte nichts, stand da nur herum wie mein Schatten und wartete darauf, dass ich die Initiative ergriff.

»Ziehst du dich aus?«, fragte ich. Ich ließ seine Hand los, beugte mich vor, nahm den Stöpsel, drückte ihn in den Abfluss, meine Augen in Höhe seiner Hüften, ich sah ihn aus der Perspektive eines kleinen Tiers. Doch wieder dieses Gefühl der Übelkeit.

Langsam zog Simon seine Schuhe aus, die er noch immer anhatte, und streifte die Socken ab. »Ich will kein Bad nehmen, nur duschen, glaube ich.«

Er stand nackt vor mir, schmale Schenkel, der Oberkörper war ihm zwei Größen zu groß.

»Auch gut«, spornte ich ihn an, »ich bleib hier, ich geh nicht weg, alles gut.«

Ich hatte diesen Moment so oft geübt, meist in der Annahme, dass er es nicht ganz vergessen hätte, dass er Fetzen davon erwähnen würde, die ich vorsichtig ergänzen würde. Für jede Richtung, die dieses Gespräch nehmen könnte, hatte ich mir eine Reaktion überlegt, eine Antwort, die mir mehr oder weniger die Gelegenheit gäbe, meinem Herzen Luft zu machen, worauf ich ihm sofort danach seine Tat vergeben würde, weil es nicht seine Schuld gewesen war, weil die Krankheit, die Besitz von ihm ergriffen hatte, ihn dazu gezwungen hatte.

Er kroch über den Wannenrand und stellte sich unter den Duschkopf, drehte den Hahn auf. Alle Locken und Schamhaare an seinem Körper hingen jetzt lang und glatt in dieselbe Richtung, wie Algen auf dem Grund eines strömenden Bachs.

Das Wasser rann ihm über Kopf und Schultern, durch die Mulde auf seiner Brust. Von der Spitze seines Pimmels lief ein schmaler Strahl zielstrebig abwärts, als pinkelte er da im Stehen. Als er die Hände hob, um seine Haare einzuseifen, bewegte sich sein Geschlecht nach vorn, und er pisste schaumiges Wasser über den Wannenrand. Ich ließ es geschehen.

Seine großen, matten Augen, der wehrlose Eindruck, den er machte – ich würde, ohne nachzudenken, meine eigene Haut ausziehen und ihm wie eine Jacke über die Schultern hängen, falls er sich dadurch geschützter fühlte.

Während der sieben Wochen, die er im Krankenhaus gewesen war, hatte ich ihm immer noch übelgenommen, was in den vergangenen Monaten passiert war. Jetzt, da er nackt vor mir stand, war das auf einen Schlag vorbei. Möglicherweise war es für ihn tatsächlich zu schwierig, zu sich durchdringen zu lassen, was geschehen war, vielleicht konnte ich ihm gerade deswegen wieder vertrauen, weil es auch für ihn zu schrecklich für Worte war. Ich gönnte ihm die Unwissenheit, sogar wenn die Konsequenz dann lautete, dass ich als Einzige die Erinnerung an all die seltsamen Gespräche, die ganze Schlaflosigkeit, an Daans verstümmelten kleinen Leib würde tragen müssen.

Rasch zog auch ich die Kleider aus, meinen funkelnagelneuen Spitzenslip, und stellte mich neben ihn unter den Wasserstrahl. Ich half ihm, sich zu waschen, die Zehen, den Rücken, die Poritze – alle Krankenhausreste mussten weg. Ich seifte auch ein zweites Mal seine Haare ein.

Die Mail wirbelte mir im Kopf herum. Ich überlegte mir sämtliche Arten schlechter Nachrichten, die damit angekündigt werden könnten, bereitete mich weiter auf den Prozess vor, trug Argumente vor, mit denen ich einem Richter klarmachen könnte, warum ich diese Kolumnen so dringend gebraucht hatte, inwiefern es eine Überlebensstrategie gewesen war. Zara Six, die Leo aufrechterhalten hatte anstatt umgekehrt. Ich hatte fremde Leben mit meinem Schreiben zerstört, okay, aber ich hatte auch Leben damit gerettet – mein eigenes.

Ich bat Simon, mir den Rücken einzuseifen. Er tat es, mit anderen Händen, als ich von ihm gewöhnt war. Ich konnte mich nicht entspannen, mit diesen suchenden Fingern in meinem Nacken. Ich drückte meinen Hintern an seine Scham, glitschig, und bewegte mich auf und ab. Zum ersten Mal in unserer Geschichte bekam er keinen Steifen davon.

Nach dem Duschen zog er sofort seinen Schlafanzug an, anstatt erst eine Weile mit umgeschlagenem Handtuch am Computer zu sitzen, bis alles Klamme verschwunden war.

Vor dem Schlafengehen legten wir ein System in dem großen Vorrat an Tabletten an, die ich in der Apotheke geholt hatte, gleich nachdem wir geduscht hatten. Es waren die einzigen paar Minuten, in denen ich Simon an diesem Tag aus den Augen gelassen hatte.

Die Tabletten mussten Teil eines Rituals werden, das nie außer Acht gelassen wurde, also kamen die Schachteln neben die Kaffeemaschine, in eine verschlossene Metalldose, auf der König Boudewijn und Königin Fabiola abgebildet waren. Ich wollte die Tablettenstreifen ursprünglich sichtbar hinlegen, in eine Schale, aber Simon war es wichtig, dass sie nicht offen herumlagen. Angenommen, ein Elektriker käme ins Haus, um den Boiler zu warten, oder die Nachbarin wollte ein Ei leihen, die dürften nicht auf die Idee kommen, dass hier jemand wohne, der nicht ganz richtig im Kopf sei. Auch Coen und Lotte sollten lieber nicht Bescheid wissen. »Ich werde ihnen sagen, dass ich einen Burnout hatte und obendrauf noch eine schwere Lungenentzündung und dass ich deswegen so lange im Krankenhaus lag. Das klingt doch glaubhaft, oder?«

Morgens Depakine. Abends wieder Depakine, Lysanxia und Seroquel, der Apotheker hatte es präzise auf die Schachteln geschrieben. Ich nahm mir vor, sie in den nächsten Tagen alle ausführlich zu googeln.

Ich suchte alle Tabletten zusammen und präsentierte sie Simon in einem der Schnapsgläser, die ich eigens dafür angeschafft hatte, damit dieses Ritual erhalten bliebe. Simon schluckte sie, ohne zu murren, mit einem kleinen Schluck Wasser hinunter. Während er für ein großes Geschäft auf die

Toilette verschwand – ich brachte ihm einen ungelesenen, neuen *Der Rote Ritter* –, öffnete ich im Nebenzimmer die Mail.

FW: Zara Six?

Der Text war nachlässiger formuliert, als man es bei einer offiziellen Klage erwarten würde. Ich las das Ganze ein erstes Mal. Meine Augen glitten vorsichtig und schnell über den Bildschirm. Erst als ich am Ende angekommen war, wagte ich durchzuatmen.

Es war ein Angebot, ein großzügiges sogar, ein Angebot für einen festen Vertrag. Ich las es wieder und wieder und wieder, bis die Übelkeit sich langsam gelegt hatte und meine Hände nicht länger zitterten.

Der Chefredakteur habe es bedauert, dass meine Kolumnen nur zeitlich befristet gewesen seien, schrieb Jolanda. Mit einem psychisch Kranken zusammenzuleben – es gebe nicht wenige, die sich darin wiedererkannten, meine Beiträge hätten ein festes Publikum erreicht. Sie fand, dass gerade dieser Ansatz von besonderem Wert für die *Libelle*-Leserinnen und -Leser sei. Und sie konnte sich vorstellen, dass das nicht vorbei war, dass diese Krankheit bleiben würde. Was hielte ich von einem wöchentlichen Beitrag, über die Länge lasse sich reden. Eventuell würde ich nicht länger unter Pseudonym schreiben und zu Beginn meiner Serie ein Interview geben, möglicherweise zusammen mit S., damit sich die Leserinnen und Leser ein Bild von uns machen könnten. Aber auch unter Pseudonym sei ich nach wie vor willkommen.

Simon saß im Nebenraum und gab leise Pressgeräusche von sich.

Dass Jolanda in aller Unwissenheit ausgerechnet an diesem Abend mit dem Angebot gekommen war! Sie hatte Simon keine einzige Nacht mit mir allein gegönnt, mit ihrer Frage hatte sie Zara sofort auf den Plan gerufen – prompt wollte ich etwas über das stöhnende Pressen im Nebenraum notieren, gefolgt von einem erlösenden Plumpsgeräusch, über die Verletzlichkeit und Häuslichkeit, die davon ausgingen.

Ich hatte eine Antwortmail geöffnet, ein paar Sekunden lang starrte ich reglos auf das weiße Feld, bevor ich zu tippen begann. Ich wolle weiterhin nur unter Pseudonym schreiben. Erst wenn Simon stabiler wäre, würde ich ihm erzählen können, was da lief, ihn um seine Zustimmung bitten, meinen eigenen Namen benutzen. Ich würde mehr Geld verlangen, 325 Euro, dann könnte ich mit diesen Kolumnen fast die Hälfte von Simons nicht mehr vorhandenem TOL-Monatsgehalt kompensieren.

Ich würde Jolanda frühestens am Morgen meine Antwort schicken, sie durfte nicht denken, dass ich verzweifelt war, dass ich darauf gewartet hatte, dann würde sie meine höhere Forderung niemals akzeptieren.

Wir krochen ins Bett. Draußen war die Sonne gerade erst untergegangen, bei den Nachbarn in der Wohnung über uns klirrte Besteck auf den Tellern.

Ich hatte schmusen wollen, reden, ihm zeigen, wie ich die zurückliegenden Wochen mit seinem Kopfkissen in den Armen geschlafen hatte, durchgehen, was ich an den kommenden Tagen alles mit ihm machen wollte, ihm meine *Bruzz*-Radiokolumnen über Brüssel vorspielen, die er schließlich nie hatte hören können, doch Simon schlief fast auf der Stelle ein. Das ging mit heftigen Zuckungen einher, erst in den Armen, danach in den Beinen, den Fingern, jeder kleine Muskel wurde für sich losgekoppelt, als würde sein Körper von jemandem ohne Führerschein zum Stillstand gebracht, der noch nicht gelernt hatte, wie man weich bremst.

22. NOVEMBER 2018

»Was möchtest du heute machen?«, fragte ich am vierten Tag. Wir hatten uns angezogen, saßen uns gegenüber auf der Couch, die leeren Frühstücksschälchen zwischen uns.

»Wir machen doch schon was, wir sitzen.« Er hatte etwas Zerbrechliches, wie diese fast durchsichtigen kleinen Fliegen, die sterben, wenn man sie anpustet.

Ich hatte zwei Wochen frei. Godelieve hatte von Lotte erfahren, dass Simon nach Hause kommen würde, und hatte mir vorgeschlagen, meine offiziell angesammelten Überstunden abzufeiern. Die neue Kollektion würde verspätet eintreffen, es brauche nichts ausgepackt zu werden, sie würden es bestens ohne mich schaffen.

Es waren helle, sonnige Tage gewesen, und trotzdem hatten Simon und ich drinnen gehockt, einander gegenüber auf dieser Couch, die Beine unter derselben Fleecedecke, aus der auf jeder Seite ein Kopf ragte, wie die Enden einer Wurst aus einem zu kleinen Hot-Dog-Brötchen.

Jolanda war mit meinem Vorschlag einverstanden gewesen. Unsere Arbeitsweise würde die Gleiche bleiben: Ich würde ihr jeden Montag vor Mitternacht meinen Text schicken, und am Donnerstag würde er erscheinen, nicht länger auf der vorletzten Seite, sondern auf der dritten. Illustration und Layout blieben unverändert. »Ist es in Ordnung, wenn ich den kurzen Beitext so formuliere: ›Zara Six, *1989, schreibt über ihr Leben mit Partner S., der nach einem Aufenthalt in der Psychiatrie wieder zu Hause ist‹?«, fragte sie. »Oder was soll ich schreiben? ›… der eine Psychose hatte? … der anfällig für Psychosen ist? … der bipolar ist‹?«

Ich entschied mich für Ersteres: Das klang am wenigsten endgültig. Bipolar, es war merkwürdig, dieses Wort schwarz auf weiß zu sehen. Ein Begriff, den Doktor Letiège mit so viel Vorbehalt verwendet hatte, durfte nicht tausendfach gedruckt werden.

Dass ich in den letzten Tagen mit endloser Geduld auf der Couch gelümmelt hatte, war Jolanda zu verdanken. Sie hatte mir wieder eine allwöchentliche Deadline gegeben, auf die ich hinleben konnte, in Momenten der Muße konnte ich meine Gedanken schon mal ordnen, mich damit beschäftigen, was ich schreiben würde, wenn Simon früh im Bett lag und ich den restlichen Abend allein herumkriegen musste. Ich stand nicht allein da, über Zaras Schulter schaute eine ganze Gruppe von Leserinnen und Lesern zu.

Still und reglos lag er auf dem Kissen mir gegenüber. Er hatte die Zeichnungen aus dem Krankenhaus hier nicht aufhängen wollen. Sein Handy hing am Ladegerät neben dem Bett, seinen Laptop hatte er noch kein einziges Mal aufgeklappt. Vielleicht spürte er, dass es eine geschriebene Version von ihm gab, und solange wollte er sich verbergen.

Ich stellte eine Liste mit schönen Dingen zusammen, die wir machen könnten: Tarte Tatin backen, ein Schloss von Lego Creator kaufen und zusammenbauen, ins Mini-Europa in der Nähe der U-Bahn-Station Heizel gehen, bevor die gesamte Anlage demnächst geschlossen würde, zum Frühstück ein weichgekochtes Ei und geröstete Brotstreifen und danach den Skatern beim Kleine-Zavel-Park zuschauen, ein Foto von uns beiden in einem Automaten am Bahnhof machen, den Kleiderschrank ausmisten und alles nach Farben ordnen, ins Kino gehen, mit dem Zug nach Groenendaal fahren und im Zoniënwald spazieren gehen, Scrabble spielen, Gedichte schreiben, die aus Buchtiteln in unserem Bücherschrank bestanden, ein eigenes Comicheft entwerfen. Bei jeder Unternehmung, die ich vorschlug, zuckte Simon mit den Achseln und versank tiefer im Kissen. Um uns herum hing eine Atmosphäre der Lethargie, wie sie sich auch im Spielzimmer der Kindheit an schulfreien Mittwochnachmittagen breitmachen konnte, an denen man den Eindruck gewann, dass man nicht selbst des Spielzeugs überdrüssig war, sondern umgekehrt.

»Leo, findest du es schlimm, wenn wir einfach sitzen bleiben?« Er wiederholte es in leisem, flehendem Ton. Seine langen, glatt gewordenen Haare verdeckten die Narbe hinter seinem Ohr. Manchmal sah ich mit einem kleinen Schock wieder vor mir, wie er vor gar nicht so langer Zeit mitten in diesem Zimmer gestanden hatte, in Küchenfolie eingewickelt, voller Blut.

Schließlich zeigte Simon sich mit dem Ausmalen von Mandalas in dem Heft einverstanden, das ich für ihn gekauft hatte, als er noch im Krankenhaus lag. Nicht weil er Lust dazu hatte, sondern damit ich von weiteren Vorschlägen absah. Er nahm sich die linke Seite vor, ich die rechte. Ich musste mich wahnsinnig anstrengen, langsame Bewegungen auszuführen und die Stifte nicht zu fest aufzusetzen, damit meine Farben nicht besser oder lebendiger aussahen als seine. Jedes Mal wählte er die Farbe, die ich gerade weggelegt hatte.

22. NOVEMBER–27. NOVEMBER 2018

Er bewegte sich so träge, dass ich mich zusammenreißen musste, um ihm nicht ständig alles aus der Hand zu nehmen. Nicht mit meinem eigenen Löffel den zusammensinkenden Schaum auf seinem Kaffee wegzulöffeln, ihm nicht beim Anziehen der Socken oder beim Zubinden der Schnürsenkel zu helfen. Nicht vor ihm herzugehen, um das Tempo vorzugeben.

Ich stellte Fragen, die nie bei ihm anzukommen schienen oder die er erst so spät beantwortete, dass ich schon wieder vergessen hatte, worum es ging – unsere Dialoge wurden von einem schlecht geleiteten staatlichen Betrieb gesteuert. Die Fragen, die ich ihm stellte, waren einfach, ich fragte ihn kein einziges Mal, was er zu tun gedächte, sobald seine Krankschreibungszeit zu Ende war, ob er wieder bei Think Out Loud anfangen wolle und was er mit den bedruckten Werbekulis vorhabe, die im Schrank lagen. Er bemerkte nicht, wie oft ich ihm gegenübersaß und auf meinem Laptop tippte oder dass ich in den Nächten von Montag auf Dienstag schlecht schlief, nachdem die Abgabefrist vorbei war, dass ich donnerstags immer ein kleines bisschen aufgedrehter war. Er stellte mir lediglich zwei Arten von Fragen: wie spät es sei (er selbst wollte keine Uhr in Griffnähe haben, denn dann würde er ständig daraufschauen, enttäuscht, dass seit seinem letzten Blick nicht schon mehr Zeit vergangen war) und was es zu essen gebe.

Das war das Einzige, was er noch in ordentlichem Tempo hinbekam: essen. Er stillte keinen Hunger, sondern füllte eine Leere. Ich konnte es kaum mit ansehen, die prallen Wangen, in die er unentwegt Bissen schob. Rund um den mittleren Gasbrenner, auf dem meist die Pfanne mit dem Fleisch stand, befand sich permanent ein Kreis von Fettspritzern. Der Sandwich-Maker kam nicht einmal mehr zwischendurch in den Schrank.

Es war, als hätten sie ihm im Krankenhaus neue Software aufgespielt, dabei aber vergessen, seine Dateien zu sichern. Manchmal fragte ich ihn nach einer harmlosen gemeinsamen Erinnerung, weil ich wissen wollte, ob es unsere Geschichte überhaupt noch gab.

Ich begann, mich über die Medikamente zu informieren, die Simon einnehmen musste, abends auf meinem Laptop, wenn er neben mir im Bett schlief und ich fertig war mit Schreiben. Ich forschte in Foren, in denen Patienten ihre Erfahrungen in puncto Nebenwirkungen und Dosierung teilten. Die Teilnehmer schrieben mit viel Raum zwischen den Wörtern, einzeiligen Sätzen oder kurzen Sätzen ohne Großbuchstaben und mit sehr vielen Punkten, exakt so, wie Simon auch sprach. Nur wenige nahmen Bezug aufeinander, die meisten führten nur ihre eigenen Probleme an. Die ersten beiden Foren, die ich durchforstete, verhießen wenig Gutes.

Nach einer Weile hörte ich auf mit Lesen, weil ich es schlimm für ihn fand, dass er jetzt zu diesen Leuten gehörte, als verändere das auch etwas an seinem Niveau, an meiner Einstellung zu ihm.

28. NOVEMBER–2. DEZEMBER 2018

Ich brachte es kaum fertig, einfach untätig mit ihm herumzusitzen, zu warten, ohne zu wissen, worauf. Gelegentlich sehnte ich mich nach der Zeit zurück, als er im Krankenhaus gelegen hatte, als für ihn gekocht wurde und ich ihn nicht den ganzen Tag im Auge behalten musste, damals, als die Besuchszeiten meine Tage strukturierten, ich dreimal am Tag Erdnussbutterbrote aß und in meiner Freizeit schrieb.

Ich musste die Neigung unterdrücken, auf die Suche nach Beschäftigungen zu gehen, die mich von der Situation, von ihm erlösen würden. Erst wenn er im Bett war, schrieb ich oder loggte mich bei der *Libelle* ein, um zu schauen, ob es Online-Reaktionen gab. Die Existenz von Zara Six ließ sich mühelos verbergen, Simon wollte nicht wissen, woran ich nachts am Computer arbeitete, ihn interessierte nur, wo die Milch war, obwohl sie genau vor seiner Nase stand – zusammen mit seinem Argwohn war auch das geringste bisschen Aufmerksamkeit verschwunden.

Ich ließ ihn aber doch auf der Website von *Bruzz* meine fünf Radiokolumnen hören. Ich spielte ihm die Aufnahmen eine nach der anderen vor und ließ ihn mit Kopfhörern auf den Ohren lauschen. Die Kolumnen zauberten ein Lächeln auf seine Lippen, das erste, seit er zu Hause war. »Du suchst dir nette Themen aus und hast eine spitze Feder. Du solltest öfter was schreiben, Pluis. Ich hoffe, sie fragen dich noch einmal.«

Sein Kompliment biss wie Äther in einer Wunde, brannte, bis er verflogen war.

Am letzten Tag meines Urlaubs verließen wir endlich mal das Haus für eine Aktivität, wir gingen zusammen spazieren. Simon brauchte Bewegung, dann würde sein Herz zu pumpen beginnen, vielleicht ließ er so viele Pausen zwischen seinen Worten fallen, weil das Blut in seinen Adern stillstand.

Wir spazierten zum nächstgelegenen Park, dem in Vorst. Über uns, am Himmel, hing eine klumpige Wolkendecke, die ganze Stadt wurde von einer zu warm gewaschenen Daunendecke bedeckt, in der die Füllung zusammengeflockt war. Es war gut, dass wir ein klares Ziel hatten, so konnten wir nicht einfach umkehren. Simon bewegte sich mühsam, als liefe er auf dem Gang eines anfahrenden Zuges. Es war kalt, alles, was warm war, kondensierte, jeder tiefe Seufzer wurde sichtbar.

An jeder Ecke nahm ich mir vor, auf dem nächsten Straßenabschnitt ein Gespräch zu beginnen, wie wir es früher auf solchen Spaziergängen getan hätten, über Zukunftspläne, über eventuelle Kindernamen, die uns in den zurückliegenden Wochen aufgefallen waren. Keine der Fragen, die mir jetzt einfielen, ließ sich laut formulieren, als ließe mich mein gesamter Wortschatz ohne die Vermittlung eines flackernden Cursors im Stich.

Die Stille zwischen uns hielt lange an, die ersten Minuten waren unbehaglich, danach ging das Schweigen von selbst, wurde das Schweigen zu Einvernehmen – wer als Erster anfangen würde zu sprechen, würde es zerstören.

Simon trug seine Regenstiefel, sie waren etwas zu groß und unpraktisch, ließen sich aber am unkompliziertesten anziehen. Ich hatte mir gerade noch rechtzeitig auf die Zunge gebissen, um nichts Abfälliges dazu zu sagen. Seine Schritte machten ein patschendes Geräusch. Bei jeder Weggabelung hörte das Patschen auf, dort blieb Simon stehen, bis ich eine Richtung angab, auch wenn der Sinn eines Parkspaziergangs ja gerade darin bestand, dass es nicht nur eine richtige Route gab.

Angenommen, ich erzählte von Zara Six. Er würde mich bitten, die Texte lesen zu dürfen, er wäre nicht damit einverstanden, als wie schwach und hilflos ich ihn beschrieb.

Simon durfte Jolanda auch dankbar sein. Er war mein Partner, mein bester Freund, meine ganze Familie, aber an den Tagen, an denen er sich zu schlecht fühlte, um eine dieser Rollen auf sich zu nehmen, konnte er noch immer das Thema sein, über das ich schrieb, und auch das war eine Möglichkeit, wie wir uns zueinander verhalten konnten, es war besser als nichts.

Nur wenige Baumarten trugen noch ihre Blätter, auf dem Boden lag eine dicke Laubdecke, braun, grellrot, manchmal rosa. Farben, die man der Natur fast nicht zutraute, die jedes Jahr von neuem überraschten. Ich überzeugte Simon davon, eine zweite Runde um den Park zu drehen, eine dritte, in der Hoffnung, er würde von sich aus etwas über die schöne Umgebung, den Blick auf die Unterstadt bemerken, etwas, was ich mit einem leisen Brummen bestätigen konnte anstatt umgekehrt.

Ich dachte an die kleine Zeichnung zurück, die die Frau des Patienten aus Zimmer 512 für mich gemacht hatte, die beiden Gehirnhälften, zwischen denen die Medikamente eine Trennwand hochzogen, und ich war mir sicher, dass die Mauer, die sie bei Simon gebaut hatten, zu breit und zu hoch war, kein Reiz kam mehr durch oder drüber.

Nach fünf Runden kehrten wir zurück. Zu Hause zog Simon sich die Stiefel aus, seine Socken waren durch das Schlurfen hinuntergerutscht. An den Fersen war die Haut fast ganz abgescheuert, zwei große offene Blasen von fünf Zentimetern Durchmesser; die lose Haut flappte an den Rändern. Er widersetzte sich nicht, als ich ihm auftrug, sich bäuchlings auf die Couch zu legen. Ich krempelte seine Hosenbeine hoch. Die beiden Kreise aus dunkelrot schimmerndem Fleisch starrten zur Decke hoch wie zwei aufgerissene Augen. Mit einer Nagelschere entfernte ich die losen Hautfetzen. Ich klebte ein Pflaster mit Desinfektionsmittel darüber, er zog seine Socken wieder an und fragte, ob ich froh sei, dass wir endlich spazieren gegangen seien.

Ich musste weinen, weil er es einfach so meinte, wie er es sagte – dass es ihm nicht in den Sinn kam, mir einen Vorwurf zu machen.

NOCH DREI MINUTEN UND DREISSIG SEKUNDEN, POINCARÉLAAN

Ich öffne meine Mailbox, und tatsächlich, obenan prangt jetzt endlich Jolandas Mail: »FW: FW: THINK FOR MYSELF!!« Ich klicke sie an, versuche, sie zu lesen, fast fahre ich einen Fußgänger an. Ich bremse ab, suche mit dem Fuß Halt am Rand des nächstgelegenen Blumenkübels, damit ich stehen bleiben kann, ohne absteigen zu müssen. Neben mir auf dem Kleinen Ring sausen Autos und Busse vorbei, dahinter liegt der Mittelstreifen mit den schludrig geparkten Autos.

Ich klicke die Mail an, sehe mich, bevor ich zu lesen beginne, schnell um, ob einer der vorbeifahrenden Radfahrer Simon ist, ob einer der aus dem Meer geparkter Autos herausragenden Köpfe seiner ist.

Noch bevor ich ein Wort von der Mail gelesen habe, ruft Lotte an. Ihr Anruf samt einem fröhlichen runden kleinen Foto von ihr landet mit Priorität auf meinem Bildschirm, so dass ich die geöffnete Mail nicht lesen kann. Ich drücke Lotte weg.

»Hier ist die Mail, viel Kraft, hoffentlich ist er bald wieder in Ordnung, lass mich wissen, wenn ich etwas tun kann … Jolanda«, steht dabei.

Unter ihrer Nachricht außerdem die begleitenden Worte, mit denen die Kollegin die Mail an Jolanda weitergeleitet hatte. »Hallo Jolanda, wieder ein Irrer. Was meinst du, müssen wir den ernst nehmen? Ich überlasse die Beurteilung dir, schönen Tag noch.«

Die Mail ist tatsächlich von Simons Adresse verschickt worden.

Simons ursprüngliche Nachricht, die, am Rand mit einem grellblauen Strich versehen, darunter steht, enthält deutlich mehr Text. Ich scrolle rasch nach unten, um zu schauen, wie umfangreich das Ganze ist, ob ich genug Zeit habe, jetzt alles sorgfältig zu lesen (nein), und wo ich am besten einsteigen kann (keine Ahnung, doch, einfach beim Anfang beginnen). Es ist *ein* merkwürdiger, unstrukturierter Brocken Text in einem großen Schrifttyp, nicht linksbündig ausgerichtet, ohne die notwendigen Satzzeichen, hier und da eine Leerzeile an einer unlogischen Stelle, als hätte Simon inmitten seiner Raserei bei jedem Atemzug, den er schöpfte, auch auf »Enter« geklickt.

Wieder ein Anruf von Lotte, ich drücke sie ein zweites Mal weg.

Ich beginne zu lesen, auf der Suche nach einem Hinweis auf Simons Aufenthaltsort, auf seine Beweggründe, ob die Richtung, in die ich jetzt fahre, tatsächlich die richtige ist. Mit ein bisschen Glück finde ich einen Fingerzeig, einen versteckten Hinweis. Ich will schnell durch den Text gehen, ihn mehr oder weniger überfliegen, ohne etwas zu überspringen, was schwierig ist, weil Simon beim Schreiben selbst regelmäßig den Faden verliert, unlogische Zusammenhänge herstellt.

Coen habe gut gespielt und das Spiel lange durchgehalten, damit eröffnete Simon seine Argumentation. Es sei immer schon Coens Absicht gewesen, ihn zu vernichten. Erst jetzt habe er, Simon, den Beweis, um Coen demaskieren zu können.

Bis vor kurzem sei er überzeugt gewesen, dass Coen überall Kameras installiert habe, um seine, Simons, Entwürfe und Ideen, sein gesamtes berufliches Leben, zu stehlen, doch das sei eine falsche Spur gewesen. Es habe ausdrücklich in Coens Absicht gelegen, dass er diese Spur verfolgen solle, damit Coen seinen eigentlichen Plan ungestört durchführen könne: sein, Simons, Privatleben zu unterminieren.

Er habe es die ganzen Monate über nicht gemerkt, er habe Medikamente schlucken müssen, die klares Denken oder konzentriertes Lesen unmöglich machten. Doch Doktor Khany habe ihm endlich durch die Tablettenschachteln die Information zukommen lassen, die Nachricht, er solle SOFORT aufhören, sie zu nehmen, er habe ihm die Tabletten unter Druck von Coen verschrieben, und tatsächlich, seit er vor drei Tagen aufgehört habe, die Medikamente zu nehmen, seien ihm die Augen aufgegangen.

Jetzt erkenne er endlich, was Coens wirklicher Plan immer gewesen sei: ihn an seiner schwächsten Stelle zu treffen, dafür zu sorgen, dass er nie eine Familie haben würde, dass er niemals so eine Beziehung zu einem Kind haben würde, wie seine eigene Mutter sie zu ihm gehabt habe.

Und deshalb, liebe *Libelle*, schrieb Simon, habe Coen angefangen, diese Kolumne in ihrem Blatt zu schreiben, unter dem Pseudonym Zara Six (und nicht Leo, wie Coen es ihn in seiner SMS so gern hatte glauben machen wollen, in der Absicht, ihn gegen sein Pluisje alias Leo aufzuhetzen – aber darauf falle er nicht herein!). Alles sei Coen recht, um der Welt weiszumachen, dass er, Simon, ein Loser sei, dass er niemals ein guter Vater sein würde, in der Hoffnung, dass Leo diese Rubrik ebenfalls lesen würde (das sei ein Einschätzungsfehler gewesen, Leo lese diese Art von Feel-good-Frauenzeitschriften gar nicht, Leo sei kein Feel-good-Mensch, das wisse Simon sehr wohl, gerade DESWEGEN liebe er sie).

Simon forderte die *Libelle*-Redaktion auf, Zara Six diese Plattform nicht länger zur Verfügung zu stellen, Zara Six sei der falsche Name für Coen Vossen alias Foxy, und wenn *Libelle* ihm nicht glaube, sollten sie sich die Anlage anschauen, die Beweisstücke.

Und jetzt, da Coen die ganze Welt davon überzeugt habe, dass Simon verrückt und ein Loser sei (er habe gesehen, wie Leute auf der Straße ihn ansahen, oh ja, alle glaubten Coens Geschichte inzwischen), und jetzt, da er sich ohnehin schon die Mühe gemacht und Simons gesamte Wohnung mit Kameras vollgestopft habe, um ihn ständig beobachten und über ihn schreiben zu können (denn wie hätten sie sonst wissen können, was genau er in den vergangenen Monaten gemacht habe), könne er die Bilder auch gegen *sie* verwenden, sie sollten sich ihre Bespitzelungsmonitore im Abstellraum mal genau ansehen, so um Viertel vor drei, sie würden ihren ganzen Plan bereuen, würden hoffen, sie hätten etwas anderes gewollt. Er würde Coen etwas Gutes liefern, worüber dieser dann schreiben könnte.

Ich scrolle nach unten, zu den Fotos, aber die Mail enthält keine Anlagen, Jolanda hat natürlich vergessen, sie mitzuschicken.

»Jolanda, schickst du die Anlagen bitte???«, maile *und* simse ich.

Ich versuche, Lotte zurückzurufen, lande sofort auf ihrer Voicemail. Ich sperre meinen Bildschirm, schiebe das Handy wieder in die Jackentasche, fahre weiter. Meine Beine sind durch die plötzliche Pause von zehn Sekunden schwer in Gang zu bringen.

Wann habe ich ihn seine Medikamente noch einnehmen sehen? In den letzten Tagen habe ich nur darauf geachtet, dass die Viertel, Hälften und »Ganzen« der richtigen Tabletten in die Verteilschachtel kamen, abends kontrollierte ich, ob die beiden Fächer des betreffenden Tages leer waren, kein einziges Mal habe ich überprüft, ob Simon die Pillen wirklich schluckte.

Ich kann jetzt vor mir sehen, wie die letzten Stunden für Simon verlaufen sind. Er hat am frühen Morgen Coens SMS gesehen, hat im Bett gewartet, bis ich zur Tür raus war, um das Pseudonym zu googeln, ist bei den Kolumnen hinter der Bezahlschranke gelandet, hat zu tippen begonnen, um die Redaktion zu kontaktieren, und danach ist er mit dem Rad in den Norden der Stadt gefahren, zum Büro von TOL, um sich dort irgendwo mit der Plastiktasche zu verstecken, bis Lotte mit Leontine vorbeikam und mit einer Babytasche voller Zuckermandeln.

Das Traurigste an Simons Mail ist nicht, dass man auf einen Blick daraus ersehen kann, in welch schlechtem Zustand er sich befindet, sondern dass in seiner krampfhaften Logik kein Platz mehr für das Logischste ist. Es ist leichter für ihn, alles Unwahre der Welt zu glauben, als die einzige wahre Tatsache zu akzeptieren, die auch am meisten schmerzt. Sein schwächster Punkt ist nicht seine mentale Verfassung, es ist unsere Liebe.

Rechts von mir taucht die Tankstelle auf, kurz davor die Brogniezstraat. Hier muss ich zum letzten Mal abbiegen, dann folgt die letzte Gerade, unser Haus liegt in der Verlängerung dieser Straße, kurz vor der ehemaligen Veterinärhochschule, und würde sich die Strecke nicht leicht krümmen, so könnte ich schon jetzt erkennen, ob Simons Rad vor der Tür steht, ob ich das richtige Ziel gewählt habe.

Über dem Viertel in der Ferne sind keine Rauchwolken zu sehen. Eines ist schon mal sicher: Unser Haus steht nicht in Flammen. Bei jeder noch so geringen Erleichterung, die ich wegen eines Unheils empfinde, das nicht eingetreten ist, erkenne ich, mit wie viel schlechten Nachrichten ich rechne.

1. DEZEMBER 2018

Zwei Wochen hatten wir zusammen daheim verbracht, wie Eiweiß und Dotter in einer Eierschale. Am Montag, als ich im Begriff war, mich für einen ganzen Tag von ihm zu trennen, um im Buik & Boek zu arbeiten, bestand Simon darauf, mitzukommen.

»Ich setze mich einfach im Lager hin. Da steht doch ein Stuhl.«

»Und was machst du dann den ganzen Tag?«

»Sitzen. Kaffee kochen für euch. Zuhören, wie du mit den Kundinnen sprichst.«

»Aber es ist ein Monat, in dem viel los ist, Simon, der Lagerraum ist klein, wir sind schon zu dritt, du läufst uns nur vor die Füße.«

Das war nicht erfunden: In den letzten drei Wochen vor Weihnachten war am meisten los. Frauen kauften noch schnell die erste Hose mit komfortablem Dehnbund, damit sie sich bei der Schwiegerfamilie den Bauch vollschlagen konnten, ohne den Knopf aufmachen zu müssen, und Männer erstanden in letzter Minute Gutscheine oder teure Wickeltaschen, die sie unter den Weihnachtsbaum legen konnten.

Es war mir gelungen, Simon zu Hause zurückzulassen, nachdem ich ihm zugestanden hatte, noch eine Stunde schlafen zu dürfen. Aus dem weichen Teil meines Butterbrots hatte ich ein Herz geschnitten und auf einen Teller in der Küche gelegt, neben die übrigen Frühstückssachen.

Entgegen allen Erwartungen kam fast keine Kundschaft ins Geschäft. Lotte und ich hatten die Gelegenheit, endlich mal wieder zu reden, uns alles von der Seele zu reden, doch das geschah nicht. Sie stellte lediglich Fragen, die zu unser beider Beruhigung dienten: Hätten Simon und ich es in diesen Wochen daheim gut gehabt? Sei ich froh, dass ich ihn endlich wieder zu Hause hätte? Ehrlich zu antworten war unmöglich, es hätte die Atmosphäre zerstört. Es geschah mir recht, nachdem ich sie wochenlang ausgeschlossen hatte, ich hatte die Gelegenheit verscherzt, ehrlich sein zu dürfen.

Einmal hatte Lotte plötzlich, im Beisein einer Kundin, nach meiner Hand gegriffen, aber nur um sie auf ihren Bauch zu legen. »Fühl mal! Spookje tobt in letzter Zeit ganz schön rum.«

Durch den dünnen Tencelstoff ihres Shirts hindurch spürte ich tatsächlich einen kleinen Fuß treten, und irgendwo tief drinnen hinter meinen eigenen Rippen bewegte sich ebenfalls etwas, es schraubte sich fest.

Ich sah es vor mir, Lotte, die stillen würde, die Windeln wechseln und kleine Pobacken pudern würde, in einer Wohnung, umringt von Gegenständen in der Verniedlichungsform – Söckchen, Mützchen, Pantöffelchen, Schnullerchen –, während ich daheim mit Simon Rummikub spielen würde, zwei schwerfällige erwachsene Körper, dass ich die ausgelegten Reihen jedes Mal unauffällig in seine Richtung drehen würde, damit er die Punkte leichter ausrechnen konnte und damit es so aussah, als hätte er die meisten Steine rausgelegt.

Ich hatte hier im Geschäft sämtliche Arten von Schwangerschaften gesehen, Körper, die sich nach allen Seiten hin ausdehnten, Bäuche, die wie drangeklatscht aussahen, Hautausschlag und Beine, in denen sich so viel Wasser angesammelt hatte, dass man mit dem Daumen ein Murmelloch hineindrücken konnte, doch bei Lotte war es anders, sie gehörte zu der Minderheit von Frauen, bei denen alles maßgerecht entworfen schien, die Nähte ihres schwangeren Leibes schlossen sich perfekt an ihren alten Körper an. Wer sie von hinten sah, käme nicht auf die Idee, dass sie vorn einen fast sieben Monate alten Fötus trug. Ihre Brüste waren ordentlich gewachsen, dabei aber schön geblieben, zwei Pampelmusen, die auf ihrem vorstehenden Bauch ruhten.

Vor einem halben Jahr hatte Lotte Godelieve zu der großen Ordermesse in Paris begleiten dürfen, jetzt blätterte sie jammernd in den Ensainte-Prospekten herum, um mir die Mohair-Tunika zu zeigen, die sie für sich bestellt hatte und schon seit Monaten sehnlichst erwartete – »Hundertachtzig Euro minus vierzig Prozent Personalrabatt, ich habe keine Sekunde lang gezögert!« Die letzten Wochen waren absatzmäßig verheerend gewesen, die Vorauszahlungen an die Lieferanten waren nicht erfolgt, daher war die Auslieferung der neuen Kollektion zurückgestellt worden. Wenn die Kartons nicht schnell kamen, wäre die Geburt schon vorbei, und dann hätte sie nichts mehr von der Tunika, dann würde sie sich nicht mehr trauen, etwas Enganliegendes zu tragen.

Weil die Kundschaft nicht den Eindruck bekommen durfte, das Geschäft laufe schlecht, hatten wir alle Lücken an den Kleiderstangen mit Stücken aus der alten Kollektion aufgefüllt, die Godelieve aus dem Magazin ausgegraben hatte. Von den meisten waren nur die größten Größen übrig.

Trotz der Tatsache, dass wir nicht viel Arbeit hatten, versuchte ich, mich ständig zu beschäftigen – Kleidungsstücke zusammenfalten, Sachen bügeln und Spiegel putzen –, damit es keine Lüge gegenüber Simon war, dass er uns im Weg sein würde.

Bei meiner Rückkehr nach diesem ersten Arbeitstag lag das Brotkrumenherz noch immer auf dem gedeckten Tisch in einer stillen, dunklen Wohnung. Simon war erst aufgewacht, als ich den Schlüssel im Schloss umgedreht hatte. Er saß zwar senkrecht im Bett, ein Buch vor der Nase, doch sein dösiger Blick und die Schlafkörner in den Augenwinkeln verrieten, dass er es schnell in der Mitte aufgeschlagen hatte.

»Ich hatte keine Lust aufzustehen«, sagte er leise, während ich ihm den Schlaf aus den Augen wischte, und zwei Sekunden später, sich selbst korrigierend: »Es hat keinen Sinn, aufzustehen.«

Ich wollte Lotte anrufen, aber es wäre komisch, nach einem langen, strammen Tag im Geschäft plötzlich in Tränen auszubrechen. Ich nahm mir vor, ein Nachhausekommen wie dieses in Zukunft zu vermeiden – die Tage, die ich nützlich verbrachte, durfte Simon nicht einfach verschlafen, seine Zeit würde so automatisch weniger wertvoll werden als meine, er selbst würde so immer wertloser werden.

Für den Rest der Woche stellte ich meinen Wecker etwas früher, legte Simons Anziehsachen bereit und machte ihm sein Frühstück, damit er den Tag nicht mit ermüdenden Entscheidungen beginnen musste. Ich stellte einen Tisch neben die Couch, auf dem ich das Frühstück für ihn hinstellte sowie einen Laptop, auf dem ein Fenster mit einer Netflix-Serie geöffnet war. Er musste nur aufstehen, sich anziehen, zur Couch gehen, sich setzen und auf »Start« drücken, die Serie lief dann an einem Stück. Sobald der Abspann der beendeten Folge über den Bildschirm rollte, würden rechts unten im Bild die verbleibenden Sekunden bis zum Beginn der nächsten Folge angezeigt, fünf, vier, drei, zwei, eins und Start. Es würde keine Pause eintreten, in der Simon sich plötzlich der Aussichtslosigkeit bewusst würde, die sich im Zimmer anhäufte.

Ich legte sein Handy neben die Couch, ein Stück vom Bett entfernt, die Lautstärke maximal aufgedreht, so dass er aus den Federn kommen musste, sobald er einen Anruf bekam. Um Punkt halb elf rief ich vom Geschäft aus an, und zwar so oft, bis er ans Telefon ging. Seine Stimme klang jedes Mal verletzlich und fern, als wäre er in drei Schichten Noppenfolie eingepackt.

Lotte hörte, wie ich jeden Vormittag mit Simon telefonierte, natürlich. Sie hörte, wie ich ihn ermunterte, sah, wie ich mir danach die Augen rieb, aber sie ging nicht wirklich darauf ein, sondern versuchte, mich mit Anekdoten so gut wie möglich aufzuheitern. Der Diabetestest, für den sie einen großen Becher Sirup hatte trinken müssen und dass sie sich hatte übergeben müssen (»So furchtbar peinlich!«), die Suche nach dem idealen Stadtbuggy, mit dem man ohne Hilfe mühelos in die Straßenbahn kam, die Dinge, die sie in den Foren las, die beiden Großmütter, die gemeinsam einen Strickwettbewerb gestartet hatten, und dass das zu Diskussionen zwischen ihr und Coen führte (Coens Mutter hatte keinen Geschmack). Ich konnte nur zustimmend nicken und ab und zu nachfragen.

Obwohl ich erst mit der Geburt wirklich Patin werden würde, sah ich dem Moment mit Unbehagen entgegen. Lotte würde drei ganze Monate nicht im Geschäft sein, ich würde mit Greetje allein zurückbleiben, und bei ihr wusste ich einfach nicht, was ich sagen sollte, oder eher noch: wie ich es sagen sollte. Die klischeehafte Art und Weise, wie sie über Schwangerschaften sprach, zeigte ihren beschränkten Wortschatz, und dem konnte ich mich mit meiner Empfindlichkeit nicht anpassen, es war, als müsste man Porzellan in Ton zurückverwandeln.

Ich hatte ihr kaum etwas von Simon erzählt, ich wusste nicht, ob sie überhaupt wusste, dass ich schon so lange mit ein und demselben Mann zusammen war, dass ich wegen dieses Mannes zwei Wochen nicht im Geschäft gewesen war und warum ich mich jeden Tag zu bestimmten Uhrzeiten zurückzog und ihn anrief.

»Wie geht es dir und Coen? Seid ihr glücklich zusammen?«, fragte ich Lotte am Ende der Woche, am Samstag, in der Hoffnung, daraus würde sich endlich ein tieferes Gespräch ergeben. Ich stand mitten im Geschäft, neben einer Schaufensterpuppe, und war dabei, mit Hilfe von Wäscheklammern etwas Form in eine viel zu große Bluse zu bringen.

Es lag nicht an Lotte, dass wir so wenig redeten und miteinander teilten, es lag an mir. Ich hatte mich an die Mühelosigkeit eines Cursors auf einer weißen Fläche gewöhnt, daran, dass ich alles, was ich dachte oder fühlte, ganz einfach ausschütten konnte, ein Gespräch mit einem unsichtbaren Publikum, mit mir selbst, wohingegen ein wirkliches Gespräch eine Wechselwirkung erforderte, man musste sich einander langsam öffnen.

Eine beleibte Frau betrat das Geschäft, Lotte zwinkerte mir zu – an diese Kundin konnte ich meine Bluse loswerden. Die Frau ging kurz herum, sah die Windeltaschen, merkte, dass sie in einem Umstandsmodengeschäft stand, und flüchtete beschämt, bevor wir sie von ihrem Unbehagen erlösen konnten.

»Um auf deine Frage wegen Coen zurückzukommen. Ich sehe ihn seltener, als ich gern wollte. Aber an sich läuft es phantastisch«, sagte sie. »Er beschäftigt sich noch nicht mit seiner künftigen Vaterrolle, er hat wahnsinnig viel zu tun bei TOL. Sie beschäftigen neue freie Mitarbeiter, sie machen eine große Kampagne für die Tour de France, die 2019 hier am Brouckère startet, die ganze Stadt hängt demnächst voll mit Plakaten, du wirst schon sehen. Im Moment suchen sie Botschafter. Sie haben übrigens daran gedacht, Simon zu fragen.« Lotte sah auf. »Er ist Brüsseler, wie er im Buche steht … Es ist ihm auf den Leib geschrieben.«

»Nein«, sagte ich sofort, noch bevor ich wusste, was genau sie mit diesen Botschaftern meinte. Ich erschrak über meine eigene Entschiedenheit. »Das schafft Simon wirklich noch nicht, im Moment.«

»Aber es geht ihm doch besser, oder?«

»Besser?«

»Sie haben ihn nach Hause entlassen«, sagte Lotte. »Das muss dann doch wohl bedeuten, dass die Medikamente wirken?«

Auf welche Information stützte Lotte sich? Alle, sogar die Ärzte, sogar Simons Vater, fanden es einfacher, davon auszugehen, dass es ihm gut ging. Bavo kommunizierte in erster Linie über mich, weil er dann zumindest eine Antwort bekam, und von allem, was ich berichtete, behielt er nur, was er hören wollte: dass sein Sohn Hilfe bekam.

Natürlich, es ging ihm etwas besser, er stand nicht mehr im Zimmer wie eine menschliche Cervelatwurst, in Frischhaltefolie gewickelt, aber der Alte war er auch nicht, er sang noch immer nicht Lieder im Radio mit, die er nie zuvor gehört hatte, ohne sich über falsch wiedergegebene Wörter zu schämen, er saß nicht am Computer, um an einem Entwurf zu tüfteln, er hatte sich kein einziges neues Projekt ausgedacht, er hatte kein Interesse gezeigt, als die früheren Hallenfußballrivalen der Tollers ihn in ihre Mannschaft hatten aufnehmen wollen, er hatte keine Lust auf Sex. Das Einzige, was er wie früher machte, war, mich zu lieben. Da hinein investierte er jetzt seine gesamte Energie.

Die letzten Tage schrieb er mir mindestens fünfmal am Tag, dass er so ein Glück mit mir habe, dass er an mich denke, dass er hoffe, ich käme früh nach Hause, obwohl ich meinen Arbeitsplan deutlich auf einem Post-it an den Backofen gehängt hatte. Er schickte mir »Updates«: Fotos von seinem Nabel und darin die Fluse, die er bis zum Abend für mich aufbewahren würde. Oder er schrieb mir »Ich vermisse dich«, obwohl wir beide zu Hause waren, ich nur in einem anderen Zimmer mit etwas beschäftigt war.

Ich hatte darauf verzichtet, ihm Termine zu setzen, einen Tag im Kalender anzukreuzen, an dem er lebendiger sein musste, ansonsten würde ich eingreifen, denn ich erinnerte mich, wie das beim letzten Mal gelaufen war und wie wenig Erfolg das Setzen von Terminen damals gehabt hatte, außer dass sie mir deutlich vor Augen geführt hatten, wie machtlos ich war.

Außerdem wusste ich, dass ich das konnte, Geduld haben, durchhalten, weil ich das meine ganze Jugend hindurch getan hatte – und es war besser, etwas Schwieriges zu machen, das man gut konnte, als bei etwas Einfachem schlecht zu sein.

Ich schüttelte den Kopf. »Es ist noch zu früh für so eine Aufgabe.«

»Okay, wenn du meinst … Lass es uns wissen, wenn Coen Simon in Zukunft mal mailen oder anrufen kann.« Sie sprach mit schwindender Überzeugung, ich wusste, dies war das letzte Mal, dass sie den Botschafterjob zur Sprache bringen würde, dass sie nie mehr darauf zurückkommen würde, dass ich Simon gerade die Chance auf einen Job verwehrt hatte, aber ich konnte nicht anders. Größer als die Notwendigkeit, Simon zu ermutigen, war meine Angst, ihn wieder in diese Konkurrenz zu Coen zu schicken. Er würde sofort wieder Tausende von Stiften bedrucken lassen, im Radfahren eine neue Berufung erblicken, eine neue Firma gründen – *Simon Sprint*. Noch immer bekam ich Herzklopfen, wenn ich von Simon angerufen wurde, weil ich fürchtete, dass er etwas Merkwürdiges sagen würde, etwas über Männer, die ihn abhörten, dass der Name Paul oder Coen fallen könnte.

Konnte es Simon überhaupt jemals besser gehen, solange ich, selbst wenn es ihm gut ginge, dennoch mit allen denkbaren Möglichkeiten rechnen musste, wie es wieder schlecht enden könnte?

Nach der Arbeit schob ich mein Fahrrad nach Hause, wie an den anderen Wochentagen auch. Der frische Wind tat mir gut, ich versuchte, tief zu atmen, genug Luft zu tanken, um es den Rest des Abends mit Simon auszuhalten.

Im Geschäft begegnete ich mir ständig selbst in den Spiegeln. Ich hatte schon mal versucht, die Menge der Konfrontationen mit meinem eigenen ermüdeten, vom Spiegel reflektierten Kopf zu zählen, hatte mich aber bei über hundert verzählt, und am Abend ging es weiter, meine matte Stimme, der irritierende sanfte Ton, in dem ich Simon aufmunternd zusprach. Ich konnte mir nicht entrinnen, es sei denn, wenn ich mein Rad schob oder spätabends schrieb, das beruhigende Geräusch einer klappernden Tastatur.

Weil Daans Tod noch immer nicht zur Sprache gekommen war und ich Simon nicht erzählen konnte, welchen Eindruck diese Entdeckung bei mir hinterlassen hatte (dass ich unser Altglas jetzt zum Glascontainer in einem anderen Viertel schleppte), hatte ich ihm auch nie erklären können, was sich in dem Moment zwischen uns für immer verändert hatte.

Ich rief alle Zukunftsbilder wach, die ich mir einst für uns ausgedacht hatte, nicht um diese Zukunft vor mir zu sehen, sondern um an den Moment zurückzudenken, in dem ich das Vertrauen gehabt hatte, so weit vorauszuschauen.

Die Weihnachtsbeleuchtung in den Hauptstraßen war eingeschaltet. Alle Schaufenster waren mit leuchtenden Schleifen, Nikoläusen und Schneeteppichen herausgeputzt, im Schaufenster der Schlachterei am Oude Graanmarkt lag ein

Hackfleischzopf aus. Zum ersten Mal hatte ich nicht einen ganzen Monat vorher Rezepte für unser Weihnachtsessen gesucht und ausprobiert, es gab auch keine Ausgehpläne für Silvester, ich wusste nichts von der Nikolausfeier bei TOL, und selbst wenn das angesichts von Simons Verfassung besser war, stimmte es mich doch traurig. In der ganzen Stadt herrschte eine Zielstrebigkeit, eine Festlichkeit, für die Simon und ich als Einzige keinen Zugangscode erhalten hatten. Die Herzieningslaan wurde von der Stadtverwaltung ohnehin nie weihnachtlich erleuchtet, und zu allem Unglück war jetzt auch noch die Straßenlaterne an unserer Fassade defekt, wodurch unser Haus in der Dunkelheit verschwand, als wäre es als Einziges in der Reihe einen Schritt zurückgetreten.

An diesem Abend las ich in einem Online-Ratgeber:

> Die bipolare Störung wird als eine der psychischen Störungen mit dem höchsten Selbstmordrisiko betrachtet. Schätzungen zufolge unternehmen mindestens dreißig Prozent der Menschen mit einer bipolaren Störung mindestens einen Versuch im Leben, fünfzehn Prozent sterben letztendlich durch Selbstmord. Vor allem die Impulsivität einer Manie, kombiniert mit depressiven Gefühlen, resultiert in einem erhöhten Suizidrisiko.

In einer Zimmerecke stand der Rollkoffer mit den Collagen, die Simon sorgfältig verpackt aus dem Krankenhaus mitgenommen hatte. Er hatte sie nicht ausgepackt, das schien ihm nicht mehr der Mühe wert. Das Einzige, was er aus dem Koffer befreit hatte, waren die fünf zusammengebauten Überraschungseifigürchen. Die hatte er auf den Kaminsims gestellt, unter den Glassturz, neben den gekitteten Harlekin.

11. DEZEMBER 2018

»VORSCHLAG.« Die Mail von Jolanda kam am Abend.

Simon nahm ein ausgiebiges Bad, ich saß neben ihm, auf dem Toilettendeckel, und war mit meinem Handy beschäftigt, obwohl sich da nicht viel tat – ich hatte keine neuen Social-Media-Profile für Zara Six angelegt, nachdem ich alle früheren Accounts gelöscht hatte, so blieb ihre Existenz übersichtlicher.

Ich war zu neugierig, als dass ich Jolandas Vorschlag hätte warten lassen können. Sie hatte mir bereits früher am Tag geschrieben, dass sie meine Kolumne erhalten hatte, dass sie ihr gefallen hatte, was hieß, dass es jetzt um etwas anderes gehen musste.

Tatsächlich: In der Redaktion habe ein Brainstorming stattgefunden, schrieb Jolanda, und sie hätten beschlossen, im Januar ein Männer-Special zu veröffentlichen, in dem sie möglichst viele Männer zu Wort kommen lassen würden. Die übrigen Kolleginnen und Kollegen seien von der folgenden Idee begeistert gewesen: Sie würden S. in meiner Kolumne gerne für dieses eine Mal selbst zu Wort kommen lassen. Es habe in den vergangenen Wochen etliche Reaktionen von Lesern gegeben, die neugierig auf seine Seite der Geschichte waren, und da sei tatsächlich was dran. Es brauche gar keine richtige Kolumne zu sein, es könne auch ein kurzes Interview mit S. sein, oder er könne einen Cartoon zeichnen. Ob ich das einmal mit ihm besprechen wolle? Oder ihr seine Mailadresse schicken, damit *Libelle* ihm den Vorschlag selbst unterbreiten könne?

Ich las nicht weiter, sperrte das Handy und steckte es weg. Meine Hände zitterten.

»Ist was?«, fragte Simon.

»Nein«, sagte ich.

Es war ein freundlicher Vorschlag, warum fühlte es sich trotzdem als Zurückweisung an, wenn Leserinnen und Leser auch auf seine Seite der Geschichte neugierig waren? Mein Magen wurde schwer und sank geradewegs auf den Grund meines Bauches.

Simon und ich hatten unerwartet einen schönen Nachmittag und Abend verbracht. Bei Brico in der Tweestationsstraat hatten wir kurz vor Ladenschluss einen Weihnachtsbaum ausgesucht, eine Nordmanntanne zu vierzig Euro. Ich hatte darauf bestanden, sie zu bezahlen. Das Ding stand jetzt, von dem grünen Netz erlöst, fremdelnd im Wohnzimmer und wartete darauf, geschmückt zu werden. Simon sollte die Lämpchen entwirren und aufhängen – das war schon seit Jahren seine Aufgabe, daran wollte ich jetzt nichts ändern. Im Badewasser dümpelten die Nadeln, die in Simons Haar hängen geblieben waren, von Zeit zu Zeit fischte er eine heraus und legte sie auf den Wannenrand, nebeneinander, wie Ertrunkene auf eine Kaimauer.

Seine Seite der Geschichte.

Wer den Rest der Welt über einen Schutzkeller informierte, konnte nie mehr sicher sein, dass im Notfall genug Platz für ihn selbst da war. Wenn ich Zara erst einmal zur Sprache brachte, konnte ich mich nie mehr in sie zurückziehen.

Im grellen Badezimmerlicht sah ich Simons Schädel durch seine nassen Strähnen schimmern. Nicht nur seine Locken waren verschwunden, das Haar war auch insgesamt dünner geworden. Jeden Morgen lagen Haare auf seinem Kopfkissen, ich traute mich nicht mehr, ihm über den Kopf zu streicheln, aus Angst, ich würde ihn weiter kahl rupfen.

Normalerweise hätte ich an diesem Tag arbeiten müssen, doch Godelieve hatte mich angerufen und gebeten, ein Blatt

Papier mit den Worten »Wegen kleiner Renovierungsarbeiten geschlossen – Wiedereröffnung in Kürze« an die Tür zu hängen, danach dürfe ich nach Hause gehen.

Das überraschte mich nicht. In der vergangenen Woche gab es auf alles neunzig Prozent Rabatt. Lotte hatte sogar ein paar Tanten auf eine Tasse Kaffee ins Geschäft eingeladen, damit es von der Straße aus schön belebt aussähe. Schlanken Kundinnen hatten wir lächerlich große Größen angedreht, Kartoffelsäcke, in die wir mit einem Gürtel ein bisschen Form gebracht hatten. Jedes Mal, wenn die Ladenglocke ging, hatte ich Angst, es sei eine dieser Frauen, die ihr Geld zurückfordern wolle, weil sie im Wartezimmer des Gynäkologen einer Frau begegnet war, die genau das gleiche Fragile-Kleid trug, allerdings in der richtigen Größe, und die Passform gesehen hatte, wie sie eigentlich sein sollte: eng anliegend.

Ich hatte Erleichterung verspürt, als ich das Wort »geschlossen« auf ein Blatt Papier schrieb und danach die Tür hinter mir zuzog. Ich hatte an der Station Sint-Katelijne die U-Bahn nach Montgomery genommen, danach die Straßenbahn nach Tervuren, direkt bis in den Zoniënwald, von wo aus ich um elf Uhr Simon per Telefon geweckt hatte, ohne ihm zu sagen, wo ich mich befand. Je tiefer ich in den Wald hineinging, die Stadt und irgendwo in ihr unser Haus weiter hinter mir ließ, umso freier und leichter wurde ich.

Auf dem Rückweg spürte ich, wie sich das Gefühl, verantwortlich zu sein, wieder verstärkte. Vor unserer Haustür war ich stehen geblieben, auf den Eingangsstufen festgeklebt, voller Zweifel, ob ich Simon von der vorübergehenden Schließung erzählen oder bis zur Wiedereröffnung jeden Tag unter dem Vorwand der Arbeit in den Wald gehen sollte.

»*Please*, kommst du mit rein?« Simon fragte nicht mehr, er flehte nur noch, hatte die Hoffnung aufgegeben, dass jemand ihn einfach so akzeptieren würde. Er ließ heißes Wasser in die Wanne nachlaufen, obwohl ihm der Schweiß schon auf der Stirn stand.

Ich schüttelte den Kopf, bot ihm an, den Rücken einzuseifen. Ich musste Jolanda antworten, bevor sie auf den Gedanken käme, ich würde erwägen, auf ihren Vorschlag einzugehen.

An den letzten beiden Montagen hatte ich beim Versenden meiner Kolumne an Jolanda die Neigung unterdrücken müssen, Lotte ins CC zu setzen, dann wüsste sie, womit ich beschäftigt war, sie würde alles lesen können und mir wieder näher sein, sie würde mir ebenfalls intime Dinge erzählen, über ihren sich verändernden Körper, ihre Ängste und Sorgen, die über das Anekdotische hinausgingen, die musste es zweifellos *auch* geben.

Ich seifte Simon zweimal ein. Er pflegte sich in letzter Zeit kaum, manchmal konnte man durch seine Kleidung hindurch den sauren Geruch seiner Haut riechen, und wenn ich zu lange über dieselbe Stelle streichelte, bildeten sich unter meinen Fingern Miniaturwürstchen aus abgestorbener Haut.

»Ich vermisse dich.« Simon störte meine Gedanken.

»Wie kannst du mich denn vermissen, Simon, ich bin doch da, ich sitze hier, dicht neben dir, was willst du noch mehr? Willst du, dass ich in dich hineinkrieche?« Es klang härter, als ich gewollt hatte.

»Ja, bitte«, sagte er und sperrte den Mund auf, damit ich hineinkonnte. Ich sah die Füllungen in seinen Backenzähnen.

Als ich mich über den Wannenrand beugte, sah ich wieder diesen braunen Rand geronnenen Bluts, den ich hatte abkratzen müssen. Das Gefühl von Übelkeit flammte auf und auch Wut darüber, dass ich nie auch nur mit einem Wort davon gesprochen hatte, wie konnte Simon das nur so einfach geschehen lassen, doch dann wurde mir bewusst, dass ich das nicht *diesem* Simon vorwerfen konnte, meine Wut richtete sich an eine Version von ihm, die es nicht mehr gab.

Die großen Blasen an seinen Fersen waren verheilt, die neue Haut war rosig. Ich würde zwei Paar Socken für ihn bereitlegen müssen, wenn wir in den nächsten Tagen im Zoniënwald spazieren gehen würden.

»Darf ich den jetzt schon anziehen? Es ist doch noch nicht sieben? Was ist denn mit dem Calathea-Pakt?«, sagte Simon. Ich hatte ihn abgetrocknet und ihm gerade seinen Schlafanzug gereicht.

Den Calathea-Pakt hatten wir geschlossen, damit Simon nicht ständig fragte, ob er schon schlafen gehen dürfe. Er durfte seinen Schlafanzug erst nach Sonnenuntergang anziehen, wenn die Calathea-Pflanzen im Wohnzimmer die Blätter eingerollt hatten und in die Nachtposition gegangen waren.

»Ja, zieh ihn schon an«, sagte ich. »Heute Abend machen wir eine Ausnahme. Ich muss noch ein paar Mails schreiben.«

Wir spielten Tierkette. Simon schlief ein, während er über ein Tier nachdachte, das mit E anfing. Meine Antilope blieb ungedeckt zurück. Sobald Simons Rücken die Matratze berührte, schlief er, nach etlichen Zuckungen, innerhalb von zehn Minuten ein. Der Schlaf kam nach einem festen Fahrplan an seiner Haltestelle vorbei.

Ich klappte meinen Laptop auf und setzte mich möglichst weit von Simon weg. Die Nordmanntanne stand im Wohnzimmer, noch immer ungeschmückt. Im Halbdunkel wirkte sie streng, sie behielt mich im Auge.

Ich konnte erwägen, zuzusagen, mir im Namen von S. selbst etwas auszudenken, dafür bräuchte ich nur meinen Stil ein wenig zu ändern, kürzere Sätze zu verwenden, ein paar Satzzeichen, niemand würde es erfahren.

Ich stand auf, goss mir in der Küche ein Glas Wasser ein.

»Leo?«, hörte ich aus dem Zimmer. »Bist du noch da? Was machst du?«

Das passierte häufiger, Simon, der im Schlaf plötzlich etwas von sich gab, mit der panischen Stimme eines Kindes, das mitten in der Nacht aus einem Albtraum erwacht. Morgens konnte er sich nie an seine Träume erinnern.

»Natürlich bin ich noch da, Spruitje. Schlaf gut.«

Ich öffnete die Mail, schrieb mit wenigen Sätzen, dass ich meine Kolumne nicht aus der Hand geben wolle, auch nicht für *ein* Mal, und dass S. auch nicht das Bedürfnis habe, seine Seite der Geschichte zu erzählen.

»Okay, schade, aber volles Verständnis, *bonne nuit*!«, antwortete Jolanda keine Viertelstunde später.

Als ich mir die Zähne putzte, fand ich die Tannennadeln auf dem Wannenrand. Simon hatte in einem unbemerkten Moment meinen Namen damit gebildet. Das O hatte zwei Strichaugen, eine lange Nase und einen traurigen kleinen Mund.

Simon lag im Bett mit stark gerunzelter Stirn. Ich schmiegte mich an ihn, beschrieb einen Tisch, auf dem seine Lieblingsgerichte prangten, in der Hoffnung, das leckere Essen würde in seine Träume sickern und er könne sich die ganze Nacht lang daran gütlich tun.

NOCH ZWEI MINUTEN UND DREISSIG SEKUNDEN, BROGNIEZSTRAAT

Wie lange hatte Simon dafür gebraucht, Daan zu töten? Bislang hatte ich es immer so rekonstruiert, dass er höchstens einige Sekunden benötigte – Simon hatte die Sache effizient erledigt, Daan hatte so wenig wie möglich leiden müssen.

Jetzt sah ich jene Nacht wieder vor mir, und zwar mit der Vorstellung, dass Simon keineswegs schnell vorgegangen war. Er hatte die sich sträubende Daan so ungeschickt gepackt, dass sie zweimal hatte entkommen können, er hatte mit dem Löffel herumgestümpert, auf das Messer geflucht, das ihm ständig aus der Hosentasche fiel und nicht wieder aufzufinden war, er hatte gezweifelt, innegehalten, war durch Geräusche und neue seltsame Theorien abgelenkt worden, es war ein sich hinziehendes, lange anhaltendes Chaos gewesen. Das war für heute von lebenswichtiger Bedeutung, so konnte ich noch rechtzeitig da sein.

Ein Kind, das entführt wird, das tot in einer Plastiktasche aufgefunden wird, das ist ernst genug für einen Bericht in den Abendnachrichten. Die *Libelle* würde Simons Mail durchstechen, an Zeitungen, alles würde breit publik, Simon würde seine eigene größte Angst wahr gemacht haben.

Doch was immer die Leute darüber denken mögen, ich werde Simon beschützen, ich werde in die Fernsehstudios gehen und dort erzählen, wie er *wirklich* sein konnte, ich würde den kleinen Film von dem Tag am Meer zeigen, an dem er meinen Namen in den Sand schreibt.

Auf beiden Straßenseiten befinden sich Großhandelsgeschäfte für Kleidung und Krimskrams. Kein Verkauf an Privatpersonen, so warnt ein Schild an jeder Schaufensterscheibe. Hier stehen immer dieselben Lieferwagen, die länger sind als die vorgesehenen Parkflächen, sie blockieren mit ihren Schnauzen den Radweg.

Diesen Weg hat Simon bestimmt auch genommen, meine Reifenspur berührt seine mit wenigen Minuten Verzögerung, ich weiche denselben Motorhauben aus. Ich sehe mir den Asphalt genau an, ob da vielleicht ein Strich verläuft, eine Spur aus Blutstropfen, dort, wo unsere Lenkergriffe enden, doch ich sehe nichts, nur weiße und graue Kaugummiflecke.

Ein Baseballschläger, der eine Kokosnuss spaltet. Warum hatte sich der Nachbar keine andere Beschreibung des Geräuschs überlegen können, etwas, von dem man genau weiß, wie es klingt, ohne dass man es erst selbst ausprobieren oder recherchieren muss? Ich hatte mir sämtliche Clips angeschaut, die auf YouTube zu finden waren, in meinem ersten Jahr in Brüssel. *BASEBALL CHALLENGE: How Far Can I Hit Random Fruit?! * WARNING: COCONUT EXPLOSION ** oder *Man Smashes 45 Coconuts in 60 Seconds* und so weiter und so fort. Nie waren die Geräusche die gleichen, ich konnte nicht herausfinden, wie genau es sich angehört haben musste.

Eine Woche nach dem Unfall meiner Mutter hatte ich auf demselben Weg in die Schule fahren müssen, in der entgegengesetzten Richtung wie an jenem verhängnisvollen Tag. Ich versuchte, die Strecke immer schneller zurückzulegen, obgleich ich wusste, dass ich damit nichts gewinnen konnte. Es war die einzige Möglichkeit, das ängstliche, betäubte Gefühl wachzurufen, damit es nicht an eine Stelle in meinem Körper gelangen konnte, wo ich nie wieder drankommen konnte. Ich brach Mal um Mal meine eigenen Rekorde, bis mein Vater mir das exzessive Radfahren verbot. Ich würde nach Schweiß stinken und zu mager werden – als wäre seine Untätigkeit ein besserer Weg zu trauern.

Es half, dass ich nach Brüssel kam, dort konnte ich ungestört in Foren über den Tod lesen, mir YouTube-Clips von Unfällen ansehen, dort wurde mein Fahrrad nach ein paar Wochen aus der Gemeinschaftsgarage gestohlen.

Erst als ich Simon kennenlernte, hatte ich mit diesem exzessiven Googeln aufgehört. Ich wusste, wie verrückt das aussah, ich wollte ihn nicht vertreiben. Ich tröstete ihn wegen seiner Mutter und tröstete damit mich selbst. Er war der Deckel gewesen, der auf meine offen stehende Trauer geschraubt wurde und alles in der Flasche hielt.

16. DEZEMBER 2018

Bei jeder Weihnachtskugel, die Simon aufhängte, schaute er zögernd in meine Richtung. Er war dicker geworden; sein *The-Simpsons*-T-Shirt fiel anders, Homers Schnute saß nicht länger genau auf Nabelhöhe, sondern zwei Zentimeter darüber.

Seit Anfang der Woche waren wir zusammen zu Hause geblieben, ohne das Geschäft, das offen gehalten werden musste, oder anderweitige Pflichten. Wir hatten uns hauptsächlich Animationsserien angeschaut, deren Folgen Simon schon alle kannte. Die Nordmanntanne hatte während dieser ganzen Zeit kahl in der Wohnung gestanden, durch die Wärme hatten sich die Zweige gesenkt, sie selbst hatte immer weniger Hoffnung.

Nicht nur beim Baumschmücken brauchte Simon meine Bestätigung, er konnte nicht einmal mehr ein Spiegelei braten, ohne mich in Anspruch zu nehmen. Welche Pfanne sollte er am besten nehmen, auf welche Gasflamme sollte er sie am besten stellen, und was würde ich nehmen: Butter oder Öl? Und wie lange musste so etwas braten, hätte ich eine Idee, wie lang mein »dem Gefühl nach« sei? Minutenlang stand er vor einem Karton mit Eiern, weil er sich nicht entscheiden konnte, wie viele er aufschlagen sollte.

Bei Tisch rückte er mit seinem Stuhl immer weiter an meinen heran, bis es fast praktischer wäre, uns *einen* Teller zu teilen. Die meiste Zeit, die ich zu Hause war, folgte er mir durch die Wohnung, wie Hunde es bei ihren Herrchen tun, die etwas zu essen in der Tasche haben. Er stellte sich hinter mich, wenn ich kochte, folgte mir in jedes Zimmer, setzte sich neben mich, wenn ich mir auf der Bettkante die Schuhe zuband, wartete schweigend, wenn ich mir den Mantel anzog, und wenn ich auf der Toilette saß, schaute er mich von der offenen Tür her an, immer mit dem gleichen leeren, traurigen Blick – ein hungriger Hund, der auf etwas anderes hofft als das, was bereits in seinem Napf liegt. Ich besaß Geduld wie eine Tube Zahnpasta: Solange man nicht aufgibt, kann man zur eigenen Überraschung immer noch etwas herausdrücken.

»Simon, sorry, aber darf ich mal in Ruhe kacken?«, sagte ich eines Morgens. Er trat einen Schritt zurück, schloss die Toilettentür, ich konnte hören, dass er auf der anderen Seite stehen blieb.

»Sorry, Schatz, komm ruhig wieder rein«, sagte ich.

Er sah zu, wie ich mir den Hintern abwischte.

Aus Angst, dass Nachbarn und Bekannte ihn aus den Augen verlieren könnten, versuchte ich, den sozialen Kontakt in seinem Namen aufrechtzuerhalten. Ich machte einen kleinen Schwatz auf der Straße und legte dabei den Arm um Simon, um zu betonen, dass das Interesse von uns beiden ausging, ich schickte Bavo eine Weihnachtskarte in Simons Handschrift, die ich mit der Zeit perfekt imitieren konnte, richtete bei jedem Gespräch mit Lotte ungefragt auch seine Grüße aus.

Ich lebte abgesehen von einem Doppelleben auch noch anderthalb Leben. Ich war zu dem »i« in seinem »ich« geworden, hielt seinen Punkt in der Luft.

Unter einer Depression hatte ich mir wie unter einem Vulkanausbruch immer etwas Falsches vorgestellt. Von einem Vulkanausbruch hatte ich inzwischen Bilder gesehen, einen Film vom Kīlauea auf Hawaii – mit gnadenloser Beherrschung verschlang die Lava alles, was auf ihrem Weg lag, im Film war zu sehen, wie ein Mann zuschaute, während der dicke Brei die Straße überwand und quälend langsam seinen Wagen, seinen gesamten Garten und danach auch sein Haus versengte. Ich hatte es mir wieder und wieder angeschaut, um etwas daraus lernen zu können, es war ein Tutorial – exakt so bewegte sich eine Depression, träge war sie auf Simon gekrochen, hatte seine Geräteschuppen, sein Terrain, seine Fähigkeiten, seine Eigenschaften verschlungen und versengt.

Wenn wir gemeinsam auf einem Bürgersteig standen und ein Riesenfahrzeug donnerte vorbei, fasste ich seine Hand fester. Von Zeit zu Zeit sah ich mir seine Registerkarten und seinen Suchverlauf an, forschte nach, ob er Informationen über Selbstmord gegoogelt hatte, ich checkte auch unter »P« in der Hoffnung, er habe sich mit Pornos Vergnügen verschafft, doch das Einzige, wonach er gesucht hatte, war die Zubereitungsdauer eines Omeletts.

»Hast du deine Pillen genommen?«, war meine Standardfrage vor dem Schlafengehen und bei Tagesbeginn. Danach zählte ich die Lücken in den Durchdrückstreifen jedes Mal nach, um sicher zu sein. Es kam vor, dass Simon felsenfest überzeugt war, seine Medikamente eingenommen zu haben, und ich den Beweis für das Gegenteil in der Hand hielt.

Um zu verhindern, dass er eine doppelte Dosis schluckte, kaufte ich in der Apotheke eine Pillendose, eine längliche Schachtel mit sieben herausschiebbaren kleinen Schubladen, jede von ihnen mit vier Fächern, die ich zu Wochenbeginn mit den richtigen Tabletten füllte. Wenn die Schachtel senkrecht auf der Anrichte stand, glich sie einem siebenstöckigen Wohngebäude im Miniformat mit bleichen Köpfen hinter jedem Fenster.

Regelmäßig sah ich die Skizze vor mir, die das Einhorn während Simons Entlassungsgespräch mit seinem Vierfarbenstift gezeichnet hatte, die beiden Linien, zwischen denen Simon ab jetzt bleiben würde. Auf der Zeichnung war zwischen den beiden roten Linien ein Abstand von ungefähr zwei Zentimetern gewesen, doch in Wirklichkeit blieb von diesem Raum kaum etwas übrig, man hatte ihn mit den Medikamenten in einem Bereich eingeklemmt, der fast zu schmal war zum Atmen, zum Existieren.

Eine Anpassung seiner Medikation erfolgte vorerst nicht. Zweimal hatte sich Simon im Labor Blut abnehmen lassen, um danach die Ergebnisse mit dem Einhorn zu besprechen, Gespräche, bei denen Simon mich lieber nicht dabeihatte. Dass er das Haus allein verließ, fand ich spannend, aber es passte mir auch gut in den Kram – ich konnte daheim ein oder zwei Stunden ungestört schreiben.

Das Einhorn fand, alles laufe recht gut, und Simon bestätigte das, erzählte er mir hinterher. Natürlich, Simon wollte nichts lieber, als die Tage dahingehen zu lassen, so wie jemand, der an einer Haltestelle steht und wartet, bei jedem halbvollen Bus zurückweicht und ihn in der Hoffnung weiterfahren lässt, dass noch ein halbleerer kommt.

Bei dem Evaluationsgespräch vier Wochen nach Simons Entlassung tat das Einhorn kund, er gehe demnächst in den Ruhestand und werde nur seine ältesten Patienten, mit denen er schon sein ganzes Leben zu tun habe, in seiner Privatpraxis weiterbehandeln. Er habe einen Nachfolger, Doktor Khany, einen hervorragenden Arzt iranischer Herkunft, dem er seine Patienten der jüngeren Zeit, darunter Simon, übergeben werde.

Ich hörte es daran, wie Simon die Treppe heraufkam, wie er den Reißverschluss an seinem Mantel aufzog, an den Schritten, mit denen er zur Couch schlurfte: Man hatte ihn im Stich gelassen, jetzt hatte er nur noch mich.

Beim Einhorn hatte ich immer die Idee, er habe den wahren Simon nie gekannt, und damit habe er auch keinerlei richtigen Referenzpunkt. Bei seinem Nachfolger, bei dem auf der Website des Krankenhauses *no image found* als Porträtfoto stand, würde es ganz hoffnungslos sein.

In meinem Handy hatte ich kleine Videofilme aus unserer Anfangszeit, Ereignisse, die ich meiner Erinnerung nach festgehalten hatte. Der Zusammenbau des IKEA-Kleiderschranks, bei dem wir uns selbst gefilmt hatten, weil wir uns dann weniger zu kabbeln wagen würden; ein Zaubertrick, den Simon immer wieder vergeblich versuchte, bis wir uns vor Lachen kaum noch halten konnten; dass er unter Wasser einen fahren lassen würde und ich die Luftbläschen filmen sollte; ein Tor, das er als Stürmer beim FC Tollers erzielte, wonach alle ihm um den Hals flogen; unsere Übertragung der Weltmeisterschaft im Nabelflusengolf mit Simon als seriösem Kommentator; seine versteckten kleinen Angewohnheiten, die ich heimlich festgehalten hatte; das Singen unter der Dusche, die Freudentänze; alle diese Momente wollte ich Doktor Khany zeigen, obwohl ich wusste, dass es so nicht funktionierte, es war nicht das Gleiche, war so, als würde man mit einem Modellfoto zum Friseur gehen.

21. DEZEMBER 2018

Wir aßen immer häufiger schweigend. Er schlingend, ich langsam schluckend. Wenn Simon den Mund für einen neuen Bissen weit aufmachte, konnte ich die Leere fast sehen, die Wertlosigkeit steckte in allem, was er ausstrahlte, in seinem Schweiß, in den Augen. Ich versuchte, mich möglichst gut in seine Empfindungen hineinzuversetzen. Ich brachte ihm ein Mitgefühl entgegen, so groß, dass sein ganzes elendes Dasein hineinpassen würde, kein einziger Winkel durfte unbedeckt bleiben, doch er sah an meinem besorgten Blick, dass ich mir alle Mühe gab, mit ihm mitzuempfinden, wodurch seine Schuld noch größer wurde und seine Schultern noch stärker herabfielen – es sei seine Schuld, sorry, sorry –, und dann fühlte ich mich zusätzlich schuldig, weil ich sah, dass er sich deswegen schuldig fühlte, und so weiter und so fort. Wir waren wie ein Lautsprecher und ein Mikrophon, die sich zu nah beieinander befanden, wir verstärkten uns gegenseitig, bis bloß noch ein alles übertönendes Piepen zu hören war.

Ständig wollte ich ergründen, was er dachte, was er fühlte, was in ihm vorging, ich wollte, dass er sich in Worten ausdrückte, diese Worte würden es konkret machen, eingrenzen, erträglich machen.

Das hatte ich bei Lotte auch gemacht, sie in den ersten Monaten ihrer Schwangerschaft so oft gefragt, ob alles in Ordnung sei, ob ihr übel sei, bis es sie nervte. »Ich weiß, du meinst es nur lieb, aber du brauchst mich nicht bei jedem Aufstoßen zu fragen, ob ich mich übergeben muss, dann fühle ich mich nur noch elender.«

Ich hatte versucht, ihr zu erklären, dass ich sie nicht einfach ihrem Schicksal überlassen konnte. Ich musste mitfühlen, und um das tun zu können, musste ich genau wissen, wie schlimm es war.

»Geh einfach, auch zu deinem eigenen Besten, davon aus, dass alles in Ordnung ist.«

Natürlich, Übelkeit oder Elend waren keine Einkaufstaschen, sie hatten keine Henkel, mit deren Hilfe man sich das Gewicht teilen konnte. Aber die Vorstellung, dass jemand genau wusste, wie schwer deine Tasche war, konnte doch auch schon helfen, oder?

»Du brauchst dich nicht schuldig zu fühlen, wenn du nicht die ganze Zeit daran denkst, wie übel es mir ist. Wenn ich einen Kotzeimer brauche, wenn du etwas tun kannst, um mir zu helfen, dann sag ich dir das schon.«

Einen Tag später war Lotte darauf zurückgekommen. »Vielleicht«, sagte sie vorsichtig, »solltest du mal mit einem Psychologen reden.«

Im Gegensatz zu Lotte ertrug Simon meine vielen Fragen – mit der gleichen bewunderungswürdigen Gelassenheit, mit der Kühe Dungfliegen an ihren Augen ertragen. Ich wünschte, er hätte wie Lotte die Kraft, mich wegzuschlagen, sein Recht auf ein eigenes Innenleben einzufordern, mich von allem Mitgefühl zu entbinden.

Es dauerte immer ein bisschen, bevor er eine Antwort auf meine Gefühlsfragen fand, als müsse er auf einer meterlangen Leiter in sich hinabsteigen, um dort nachzusehen.

»Och, ich fühle oder denke nicht viel Besonderes«, sagte er, wenn er die Leiter wieder ganz hinaufgestiegen war.

»Und wie fühlt sich das an, nichts Besonderes? Man denkt doch immer irgendwas, und sei es nur, dass man an das denkt, was man sieht, oder man hat ein Lied im Kopf. Freust du dich denn nicht auf irgendwas oder blickst zurück auf etwas?«

Ich hoffte für ihn, dass es in ihm nicht so leer war, wie es jetzt den Anschein hatte, dass er zumindest an Essen dachte.

»Tut mir leid, weiß ich nicht«, sagte er. Er hatte keine Lust, diese Leiter noch einmal hinunter- und hinaufzumüssen.

Ich wusste genau, wie schlimm alles war, S. ging es schlechter, als es S. selbst bewusst war.

Ungefähr drei Monate nach unserem ersten und einzigen Gespräch traf ich Marianne vom CGG plötzlich im Supermarkt. Ich erkannte sie schon von weitem an ihrem runzligen Hals. Wir lächelten uns kurz an, und sie kam auf mich zu. Sie hielt eine Flasche Obstsaft und ein Brot in der Hand, vielleicht kam sie jeden Mittag zwischen zwei Sitzungen hierher, um sich etwas zu essen zu holen. Ich kaufte fürs Weihnachtsessen ein, hatte mich entschlossen, es doch festlich zu gestalten – drei Gänge, ein Curry mit Scampis, das ich noch nie gemacht hatte.

»Hallo, Leo, wie geht's?«, fragte sie.

»Och, gut«, sagte ich, erstaunt, dass sie meinen Namen noch kannte. Ich wusste nicht, ob Psychologen auch im Delhaize das Berufsgeheimnis wahren mussten, sonst hätte ich ihr berichten können, dass sie sich mal die Seite drei der *Libelle* anschauen solle – dann könne sie sehen, dass ich genau das getan hatte, was sie mir aufgetragen hatte: Ich dachte jetzt auch an mich selbst.

1. JANUAR 2019

Die Überraschungsparty war schon eine halbe Stunde im Gange, als Lotte und Coen klingelten. Ich wartete vor unserer Wohnungstür, um sie zu begrüßen und ihre Mäntel entgegenzunehmen. Von unten im Hausflur drang das schrille Kreischen eines neugeborenen Babys herauf.

Ich hatte Lotte seit Weihnachten kaum gehört oder gesehen, weil sie ihren Bauch auf so ungefähr jedes Familienfest hatte schleppen wollen. Sie hatte mir aber ein kurzes Video geschickt, am Silvesterabend, eine Zeitrafferaufnahme, bei der sie im immer gleichen Outfit vor einer Wand stand, nur ihr Bauch sprang beständig weiter vor. »Alle drei bereit für 2019!«

War sie inzwischen niedergekommen, und sie hatten mir nichts gesagt? Der errechnete Termin war erst in gut einem Monat, das Kind war Lottes letztem Update zufolge erst »so groß wie eine Honigmelone und so schwer wie ein Chihuahua«, es müsste in den Brutkasten, wenn es letzte Woche auf die Welt gekommen war. Und war die Patin nicht sowieso eine der Ersten, die bei der Geburt benachrichtigt wurden?

Hinter mir im Wohnzimmer saßen ein paar Gäste im Kreis um einen Tisch herum, auf dem Schälchen mit Nüssen standen – sechs Leute, darunter die Nachbarin von unten und ihr Sohn, die kurz hereingeschaut hatten, und Greetje, die zum ersten Mal bei mir zu Hause war und ihren Liebsten mitgebracht hatte. Es war auch jemand von Think Out Loud da, Gerard, ein jüngerer Kollege, der als Simons Praktikant angefangen und ebenfalls einen festen Vertrag bekommen hatte, früher war Simon manchmal mit ihm nach dem Hallenfußball versackt. Gerard hatte seinen Freund mitgebracht, einen Mann, den ich noch nie gesehen und dessen Namen Simon in der Vergangenheit nie erwähnt hatte – er war wegen Gerard hier, nicht Simons wegen.

Simon saß da wie eine lose Kruste, die man am liebsten abkratzen würde.

Ich hatte Simon vor zwei Tagen eine Geburtstagskarte geschickt, ein übertrieben fröhliches Lied ertönte, sobald man sie aufklappte, es war die einzige Post, die an diesem Morgen in unserem Briefkasten gelegen hatte, neben meiner Lohnabrechnung von Buik & Boek.

Ich schloss die Wohnungstür hinter mir, um die Gäste von dem Kreischen abzuschirmen, das jetzt durch das ganze Treppenhaus schallte.

Tagelang hatte ich gezweifelt, ob ich Simon mit einer Party wohl eine Freude machen würde, doch die Vorstellung, dass sein Geburtstag sang- und klanglos vorbeigehen würde, war für mich auch keine Option. Wer weiß, vielleicht lief es gut, munterte es ihn auf, hatten wir endlich etwas Neues, auf das wir zurückschauen konnten.

Ich hatte mich lange mit der Aufstellung einer Gästeliste beschäftigt, ich notierte alle ehemaligen Kollegen und Klassenkameraden, von denen ich dachte, dass Simon sich in ihrer Gesellschaft sicher fühlen würde, strich eine Menge von ihnen, sobald ich mir die Gespräche vorzustellen versuchte, die sie untereinander führen würden, Gespräche, an denen Simon kaum würde teilnehmen können. Ich konnte schwerlich einen Disclaimer in die Einladung setzen – *»Bitte nicht zu viel über heutige Erfolge sprechen, bitte dafür sorgen, dass die Party sich um Simon dreht, bitte ihm mindestens zwei Komplimente machen.«*

Ich hatte sogar eine Sekunde lang erwogen, meinen Vater und seine neue Frau mit den Stiefsöhnen einzuladen, sie alle waren Simon noch nie begegnet, würden ihn nicht mit einer früheren Version vergleichen können. Aber ich kannte diese Leute kaum, ich wusste, dass mir den ganzen Abend lang unbehaglich im Umgang mit meinem Vater sein würde, und wer weiß, vielleicht würde die Spannung, die während meiner gesamten Jugendzeit in allen Räumen meines Elternhauses gelegen hatte, sich den Weg auch in dieses Haus merken.

Schließlich blieben zwei ehemalige Kollegen übrig, darunter Gerard, doch beide teilten leider mit, sie könnten wegen einer Abgabefrist nicht kommen. Ehemalige Kommilitonen von Simon wagte ich nicht zusammenzutrommeln, sie hatten Simon seit Jahren nicht gesehen, sie würden merken, dass sie als Lückenbüßer dienten.

Greetje sagte zu, sie würde mit ihrem Verlobten kommen, Lotte und Coen verschoben eine Verabredung mit ihren Eltern, um dabei sein zu können, und Gerard kündigte im letzten Moment an, dass er doch käme, da die Abgabefrist verlängert worden sei – dürfe er noch jemanden mitbringen? Simons Vater hatte mich wissen lassen, dass der Bauunternehmer jetzt gerade den Pool in seinem Haus in Italien einbauen käme, er hatte darauf bestanden, die Party zu bezahlen, auf diese Weise sei er doch dabei, ich dürfe ihm dann die Rechnung schicken.

Ich hatte nicht viel Alkohol besorgt, drei Gläser pro Kopf, so würde Simons Vater nicht denken, dass ich jemand sei, der jedes Angebot voll ausnutze, und niemand käme in die Versuchung, zu viel zu trinken, Simon schon gar nicht, der müsse in puncto Alkohol aufpassen, verkündete der Beipackzettel des Antipsychotikums.

Das Geschrei von unten kam näher. Ich spähte über das Treppengeländer nach unten, sah keinen Maxi-Cosi, sondern einen Metallkäfig, den Coen mit einiger Mühe die Treppe hinauftrug. Meine Hände auf dem Geländer wurden plötzlich schwer und schwitzig. In dem Käfig, der mit Luftschlangen geschmückt war, kauerte zusammengeduckt eine Katze mit gelbblonden Haarbüscheln. Der Käfig baumelte in Coens Hand und stieß an die Geländerstäbe. Konnte ich sie wegschicken, konnte ich ihnen verbieten, hiermit unsere Wohnung zu betreten?

Lotte war als Erste oben, schwer atmend, sie trug zwei mit einer großen Schleife zusammengebundene Dosen Katzenfutter, die sie auf ihrem Bauch abstützte, während sie die Stufen heraufgewackelt kam.

»Na? Was meinst du?«

Sie wollte mich küssen, ich wich leicht zurück, mit einem Kuss würde ich auch gleich das ganze Geschenk annehmen. Coen folgte mit wenigen Sekunden Rückstand, er war sich der abweisenden Haltung nicht bewusst, mit der ich auf dem Treppenflur stand. »Lottes Eltern hatten wieder junge Katzen. Die hier war die Hübscheste und Sanfteste im ganzen Wurf! Die läuft nie weg!« Er stellte den Käfig mit einer eleganten Bewegung neben mir ab. Auf dem Boden lag Zeitungspapier, ich schaute automatisch, ob es nicht eine *Libelle* war. Es war eine französischsprachige Zeitung, durchtränkt von Urin und etwas Trockenfutter, das sie dem Tier zugesteckt hatten, um es zu beruhigen.

Die Katze ähnelte auf den ersten Blick einem zerschlissenen Staubwedel. Ich konnte keine Begeisterung an den Tag legen. Das einzig Positive, das mir einfiel, war: Sie hatten nicht an meiner Geschichte von Daan gezweifelt, daran, dass sie weggelaufen war.

Die Gäste im Wohnzimmer hatten noch nichts mitbekommen, ich konnte Lotte und Coen bitten, mit dem Käfig wieder zu gehen, und Simon würde nie etwas davon erfahren. Aber vielleicht brauchte er ja gerade das, vielleicht würde diese Katze endlich einen Dialog zwischen uns in Gang bringen. Und wer weiß, vielleicht würde ihm die Gesellschaft eines solchen Tierchens gerade guttun an den Tagen, an denen er zu Hause zurückblieb, während ich in dem wiedereröffneten Buik & Boek arbeiten würde.

»Siehst du«, sagte Lotte zu Coen, »das war eine schlechte Idee. Man kann nicht jemandem ein neues Haustier schenken, ohne ihn zu fragen.«

»Doch, Leo freut sich. Oder, Leo?«

»Nein, das sieht man gleich. Ich kenne diesen Blick.«

Es war das erste Mal in meinem Leben, dass ich die beiden live kabbeln sah. Das tat mir gut, es verschaffte meiner eigenen Unsicherheit mehr Spielraum. Ich konnte wieder klarer nachdenken. »Ja, alles gut, Simon hat eine Schwäche für langhaarige Katzen!«, sagte ich und nahm ihre Mäntel entgegen.

Coen betrat die Wohnung, den Käfig vor sich, er musste sich unter den beiden großen blauen Heliumballons in Form einer Dreiunddreißig bücken, die ich für Simon in einem Ballonladen hatte füllen lassen. Der Verkäufer hatte die eine Drei versehentlich so fest aufgeblasen, dass der mittlere horizontale Teil nach oben zeigte und die Zahl auch als Neun gelesen werden konnte.

»Apropos Drei mit Größenwahn«, sagte Coen. Peinlicher als der Witz selbst war die Krampfhaftigkeit, mit der ich lachte, fast meckernd, um Simon klarzumachen, dass dies ein Scherz war und nicht als versteckte Stichelei an seine Adresse zu verstehen.

Die meisten Gespräche waren bei Coens Eintreten verstummt, gerührte Ausrufe ertönten, die sowohl Lottes runder Erscheinung als auch der Katze galten. Coen überreichte Simon den Käfig, gratulierte ihm mit einem Schulterklopfen, es war das erste Mal, dass sie sich seit dem Scrabble-Abend wiedersahen, ich konnte nur Simons Reaktion sehen, freudig, aber auch unsicher und unbehaglich, ihm fehlte es an Hautfalten und Gesichtsmuskeln, um alle Emotionen gleichzeitig zum Ausdruck zu bringen. Die Chipsschälchen wurden woanders hingestellt, der Käfig kam auf den Wohnzimmertisch, mit der Tür in Simons Richtung. Coen trat beiseite. Simon sah ihn noch immer abwartend, ängstlich an, als fürchte er, dass gleich etwas Unangenehmes geschehen werde.

Greetje, die neben Simon auf der Couch saß, half ihm, die

Katze aus dem Käfig zu befreien, sie hob das Tier vorsichtig auf Simons Schoß, dort blieb es verkrampft hocken, die Ohren flach angelegt. Sobald es die Chance dazu bekam, flüchtete es unter die Couch.

»Ich freu mich so, dich endlich wiederzusehen. Du siehst gut aus!«, sagte Lotte in ihrem fröhlichsten Ton. Ich sah, dass sie über Simons verändertes Äußeres erschrocken war. Sie beugte sich schnaufend vor, küsste Simon und gab ihm die beiden Katzenfutterdosen mit der Schleife darum herum. »Darauf schwört er. Er mag ein Katzenklo mit Klappe, wenn ich mich recht erinnere, habt ihr so eins.«

»Danke schön«, sagte Simon. Er schien sich noch immer nicht sicher zu sein, was das alles zu bedeuten hatte. Ich hoffte nur, dass er nicht dachte, dies sei eine Verschwörung der gesamten Gruppe gegen ihn, um ihn mit seinem Trauma zu konfrontieren.

»Hat sie schon einen Namen?«, fragte ich.

»Es ist ein Kater. Wir haben uns unterwegs den Namen Iggy Pop überlegt, weil er langhaarig ist und sein rötliches Fell bei Tageslicht eher blond wirkt, aber ihr dürft euch natürlich auch einen anderen Namen ausdenken.«

Simon dachte nach. Alle Blicke waren auf ihn gerichtet. Er saß in der Mitte der Gesellschaft, tief in die Couch versunken, auf dem Kopf die Krone, die ich für ihn gebastelt hatte – ein gezeichneter Zug mit einem Herzen als Ziel. Ich hatte seinen Kopfumfang mit einer Schnur zu messen versucht, als er schlief, das war schwieriger als gedacht, die Krone war zu klein geworden, weswegen sie etwas zu hoch auf Simons Kopf saß. Er hatte seine Haare zu einem dünnen Schwänzchen zusammengebunden.

»Iggy Pop ist gut«, sagte er leise. »Iggy.«

Natürlich hatten alle gemerkt, dass Simon etwas verloren dabeisaß, er hatte die ganze Zeit kaum etwas gesagt. Wer nicht wusste, dass er Medikamente nahm, könnte denken, er habe keine Lust auf diese Party.

Ich sah, dass Lotte so unauffällig wie möglich auf die Narbe hinter Simons Ohr schaute. Die Tätowierung war nicht mehr deutlich zu erkennen, eine Linienzeichnung, in der man herumgerührt hatte. Alle im Raum wussten, dass Simon zwei Monate in der Psychiatrie verbracht hatte, auch wenn sie nicht alle den genauen Grund für seine Aufnahme kannten, stellte die Narbe doch einen Beweis dar. Bei jedem Spießchen mit Salami, das Simon zum Mund führte, behielt man ihn im Auge.

Früher am Abend waren Simon und ich Pommes und *sollekes* essen gegangen bei Pommes René am Verzetsplein (er hatte sich das Festmahl aussuchen dürfen, dachte, das sei meine Überraschung für ihn). Simon hatte den ganzen Tag über, auch während des Essens, zwanghaft sein Handy gecheckt, freudig hatte er mir die Nachrichten von den paar Leuten gezeigt, die seinen Geburtstag nicht vergessen hatten. »Schau, Gerard wünscht mir HBD!«

Eine Woche zuvor hatte er sich zum ersten Mal seit seinem Krankenhausaufenthalt wieder bei Facebook eingeloggt, dort hatte er sein Geburtsdatum unsichtbar gemacht. »Ich werde weniger Facebook-Gratulationen bekommen als sonst«, hatte er gesagt, »aber dafür ehrliche Wünsche von Leuten, die von allein daran denken.«

Während wir bei Pommes René aßen, konnten die Gäste bei der Nachbarin unter uns klingeln, sie würde sie ins Haus lassen, unsere Wohnungstür stand einfach offen, sie konnten sich verstecken, bis ich mit Simon zurückkäme. Die Nachbarin hatte sich auch bereit erklärt, die Torte und die Getränke bei sich unterzubringen und während unserer Abwesenheit bei uns hinzustellen.

Wir spazierten kurz nach acht unsere Straße entlang, genau nach Plan. Von weitem sah ich, wie in unserem Stockwerk das Licht ausging, wieder anging, wieder ausging. Ich konnte sie fast spüren, die Geselligkeit, die dort herrschte, während die Gäste sich im Dunkeln hinter der Couch und den Türen und unter dem Tisch versteckten, eine Verschwörung, die immer intimer war, als es irgendeine Party danach sein konnte. An unserer Straßenecke standen sechs Fahrräder, die dort normalerweise nicht standen. Unten im Hausflur konnte man schon das Geraune und »Pssst« aus unserem Stockwerk hören, doch Simon ahnte nichts.

Ich ließ ihn die Tür aufschließen.

»Ist es dir recht, wenn wir jetzt gleich zusammen in die Heia gehen?«, sagte er, über das Schloss gebeugt. Ich hörte drinnen jemanden ganz leise kichern. Simon hatte ewig keinen Schlüsselbund mehr in der Hand gehabt, er fand nicht gleich den richtigen Schlüssel. Dass er ungeschickt an dem Schloss herumhantierte, lag vor allem daran, dass er ständig zu mir hochschaute, um aus meinem Blick abzuleiten, ob ich der Meinung sei, er mache es richtig.

Beim Anknipsen des Wohnzimmerlichts waren alle singend hervorgesprungen, eine Konfettikanone wurde abgeschossen, die bunten Papierschnipsel rieselten auf uns herab.

Im Raum standen dicht gedrängt dieselben paar Leute, die ihm an diesem Tag auf Facebook »Happy Birthday« gewünscht hatten; ich hatte ihnen das in der Einladung aufgetragen, damit Simon nichts von einer Überraschungsparty ahnen würde.

»Coen und Lotte kommen ein bisschen später«, hatte ich gesagt, als Simon ihre Abwesenheit feststellte.

Nach der Überreichung von Iggy Pop stellten die Gäste Simon Fragen. Wie fühle es sich an, dreiunddreißig zu werden?

Habe er irgendwelche Pläne? Sei er jetzt krankgeschrieben oder könne er wieder arbeiten?

Simon brauchte für jede Antwort etwas zu lange – Leiter runter, bei sich selbst nachsehen, Leiter rauf –, so dass eine etwas zu nachdrückliche Stille eintrat, während der die Leute in meine Richtung schauten, in der Hoffnung, ich würde sie retten. Mitten im Gespräch setzte ich mich neben Simon, einen Arm um ihn gelegt, so dass ich an seiner Stelle begeisterte Töne von mir geben und für ihn sprechen konnte, ohne alle Blicke völlig von ihm abzuziehen. Die meisten an Simon gerichteten Fragen beantwortete ich in der Wir-Form (»Wir haben ein paar ruhige Wochen hinter uns«), oder ich lieferte ihm kleine Vorlagen, die er nur mit Ja oder Nein zu bestätigen brauchte (»Dreißig zu werden war schwieriger für dich als dreiunddreißig, oder?«).

Zum Glück war die obligate Fragerunde rasch zu Ende, und die Aufmerksamkeit verteilte sich auf die ganze Gruppe. Man sprach sofort über Lottes Schwangerschaft. Die typischen Fragen wurden gestellt, auf die Lotte ausführlich mit Antworten einging, die ich bereits kannte. Ich hörte aufmerksam nickend zu, froh, dass zumindest über *etwas* geredet wurde. Die präschwangere Lotte wäre niemals so lange und ausführlich zu Wort gekommen, der Bauch gab ihr zusätzliche Redezeit.

Als auch die Schwangerschaft kein neues Thema mehr war, bildeten sich kleine Gesprächsinseln, wie in einer Klasse, in der sich die Schüler über eine Gruppenaufgabe beugen. Coen tat sich mit Gerard zusammen. Lotte setzte sich auf einen freien Platz neben der Nachbarin, deren Sohn schon bald wieder nach unten ging, um weiter zu zocken. Ich unterhielt mich mit Greetje über ihre Hotelausbildung und fragte sie über die merkwürdigen Dinge aus, die ihr im Hotel während ihrer Praktika begegnet waren. Gerards Freund hörte mit zu, er arbeitete als Sommelier in einem Sternerestaurant und kam mit allerlei Anekdoten von anspruchsvollen oder homophoben Kunden (jemand fand, er müsse den Wein männlicher kredenzen, sonst schmecke er weniger gut).

Ab und an unternahm jemand einen Versuch, Iggy Pops Vertrauen zu gewinnen, das Tierchen kam vorsichtig zum Vorschein, um an den Schälchen mit Nüssen zu schnuppern. Ich hielt Simon aus den Augenwinkeln im Blick. Er hatte inzwischen zwei Biere intus, das verstärkte die Wirkung des Medikaments, genau wie der Beipackzettel es prophezeit hatte: Er wurde duselig, die Augen fielen ihm fast zu. Er hatte Mühe, sich Fragen auszudenken, Gespräche im Gang zu halten. Ständig wurden ringsum neue Themen angesprochen, wobei sich die Leute von ihm abwandten und er zwischen zwei Inseln fiel, ohne Inspiration, selbst ein neues Thema anzuschneiden.

Ich unterbrach ab und an mein Gespräch mit Greetje, um etwas aus unserer Unterhaltung zu Simon zurückzulenken (»Schatz, das hatten wir doch auch mal, nicht, eine Maus in unserem Hotelzimmer?«), doch er ließ jede Gelegenheit, ein ihm zugeworfenes Thema aufzugreifen, ungenutzt vorbeigehen, bis sie alle in der Mitte des Zimmers aufdopsten und liegen blieben.

Iggy Pop hatte sich schutzsuchend in Simons Schoß verkrochen, weil er der Einzige war, der nicht mit gebieterischen Psssst- und Schnalzgeräuschen seine Aufmerksamkeit erbettelt hatte. Es fiel mir weniger schwer als erwartet, Simon mit so einem kleinen, verängstigten Tier in den Händen dasitzen zu sehen. Ich versuchte, mich an das Bild zu gewöhnen, ohne Daans Kopf vor mir zu sehen.

»Vielen Dank, Coen, für den Obstkorb«, sagte Simon plötzlich, in das Gespräch zwischen Coen und Gerard am anderen

Ende des Zimmers platzend. Es war fast zehn Uhr, die Zeit, zu der er vor dreiunddreißig Jahren geboren war. Alle Gespräche verstummten, alle hörten zu. Coen sah ihn mitfühlend an.

»Der Obstkorb, den ihr von TOL mir geschickt habt.«

»Ach so, der, natürlich, gern geschehen«, sagte Coen. Es fiel mir auf, wie mühelos er Simon schonte, er war unkomplizierter im Umgang, als man es von einem Mobber erwarten würde, sogar von einem Mobber, der offensichtlich nie einer gewesen war.

»Und noch eine Frage an dich.« Simon redete weiter, weil er jetzt Coens Aufmerksamkeit hatte. »Wer wird eigentlich Pate und Patin von eurem Kind?«

Lotte sah mich vom anderen Ende des Zimmers fragend an. Hatte ich es so unwichtig gefunden, dass ich es Simon nicht erzählt hatte?

»Ach so, natürlich, das weiß ich ja schon. Sorry, dass ich es vergessen habe«, sagte Simon. Er fing die zwischen Coen, Lotte und mir hin und her gehenden gespannten Blicke auf. War er vom Bier übermütig geworden, hatte er Lust gehabt, ein bisschen zu stänkern? Ich konnte ihm nichts ansehen.

Die Gespräche gingen weiter, Coen machte einen Scherz über die Geburt, über den Lotte lachen musste. Sie lachte für sich, nicht, um zu beweisen, dass er witzig war.

Nicht viel später stand Simon auf, er verschwand in die Küche. Ich erwartete, dass er mit ein paar Bieren oder mit Chips zurückkommen würde, um die Schälchen aufzufüllen, aber er blieb lange weg. Die Katze war unters Bett gekrochen, sie hockte dort so reglos, dass man sie für ein nachlässig zusammengelegtes Handtuch halten konnte.

Ich fand Simon vor dem geöffneten Kühlschrank.

Den Alarm dieser Tür hatte ich vor ein paar Tagen ausgeschaltet, damit es nicht jedes Mal zu piepen begann, wenn Simon länger als zehn Sekunden darüber nachdachte, welchen

Brotbelag oder welches gekühlte Getränk er herausnehmen sollte.

»Mir ist warm«, sagte er.

»Vielleicht solltest du ein Fenster aufmachen statt den Kühlschrank?«

»Also, ich gebe mir doch alle Mühe.«

»Das weiß ich doch.«

Er schloss den Kühlschrank.

»Ich bin in nichts gut«, sagte er. »Nicht mal in Geburtstag haben.«

»Das stimmt nicht.«

»Doch. Alle reden gern mit dir, sitzen gern neben dir, du bist Leo. Neben mir will niemand sitzen.«

»Du bist ein guter Mensch.«

»Ich will nicht gut sein, ich will *in* irgendwas gut sein.«

»Sag mir, worin bist du deiner Meinung nach nicht gut?«

Er dachte nach, zuckte mit den Achseln. »Nicht einmal das kann ich: aufzählen, worin ich nicht gut bin.«

Simons Gesicht war durch den Alkohol aufgedunsener als sonst, er hatte Grübchen in den Wangen, als wäre die Haut nur an diesen Stellen noch an seinem ursprünglichen, schlankeren Gesicht angeheftet.

»Leo?«, sagte er. »Sorry.« Die Entschuldigung formulierte er behutsam.

»Sorry weswegen?«

Nicht hier, dachte ich, nicht jetzt.

»Dass ich *deinen* Geburtstag vergessen habe, ich hab an dem Tag gar nichts gemacht. Ich habe sogar vergessen, die Straßenbahnnummer an deiner Geburtstagskrone zu ändern. Es muss Tram 29 sein anstatt 28.«

»Dann mach nächstes Jahr eine neue Krone für die Tram 30.«

Wir kamen mit einer Schokoladentorte voll brennender Partysternchen zurück, die ich vor Simon versteckt hatte. Die Leute im Wohnzimmer hatten inzwischen andere Plätze eingenommen. Greetje, Coen und Lotte saßen zu dritt und redeten zueinandergebeugt. Gerards Freund war mit der Nachbarin in eine interessante Diskussion verwickelt, bei der ihnen der Alkohol sichtlich half. Simons zentraler Platz auf der Couch, auf den ich ihn zu Anfang bugsiert hatte, war jetzt von Coen besetzt. Die einzigen noch freien Sitzplätze waren der Stuhl, auf dem ich gesessen hatte, und die unbequeme umgekippte Weinkiste daneben.

»Lass mich auf der Kiste sitzen, nimm du den Stuhl«, sagte ich.

»Nicht nötig«, sagte Simon.

»Doch, du bist das Geburtstagskind, du musst auf den Stuhl, komm.«

Ich stellte die Torte ab und schnitt sie auf. Ich gab die Teller so weiter, dass Simon das größte Stück bekommen sollte, aber alle reichten die Teller so lange weiter, dass für Simon am Ende das kleinste übrig blieb.

Man wünschte sich gegenseitig »Guten Appetit«, die Gespräche kamen wieder in Gang, ich signalisierte Simon, dass ich die Teller tauschen wolle, er verstand nicht, was ich meinte, bis ich auf sein Stück und auf meines deutete, zwischen denen ein beträchtlicher Größenunterschied bestand, den er erst jetzt bemerkte. Er gab mir ein Zeichen, das sei okay, wirklich, und begann zu essen.

Als alle weg waren, postete Simon ein Foto auf Facebook von der Torte, kurz bevor sie angeschnitten wurde. »Lovely 33«, schrieb er dazu.

Ich schickte eine Nachricht an Coen, an Lotte, an Greetje, an seinen Vater, ob sie das Foto bitte liken würden.

Sie taten es alle vier innerhalb der nächsten Viertelstunde.

»Schau«, sagte Simon, »Coen und Lotte finden es beide hübsch!«

»Ich weiß, dass du es lieb meinst, aber du machst es nur noch schlimmer«, sagte er im Bett, kurz bevor er seine Pillen schluckte.

»Wieso?«

Er gab zu, dass er, während ich auf der Toilette saß, eine Nachricht von Lotte auf meinem Bildschirm hatte auftauchen sehen und sie ungewollt gelesen hatte.

Normalerweise ließ ich mein Handy nie herumliegen. Ich schaute nach, welche Reaktion von Lotte er gesehen hatte. »Done! Unseren Like hat er. Schön, dass Simon Spaß hatte.«

»Hast du meinem Vater auch gesimst?«, fragte er. Ich nickte, sanft, das machte es weniger peinlich.

»Also, von den vier Likes ist kein einziger spontan, sie machen es alle in deinem Auftrag?«

»Sorry, Simon«, sagte ich. Es war das erste Mal seit Wochen, dass ich selbst so lange brauchte, um eine Reaktion zu zeigen, dass ich keine Worte fand. Ich begriff plötzlich, wie sich das anfühlte.

Wir legten uns hin. Ich blickte zur Decke hoch und sah vor mir, wie mein eigener Geburtstag vor zwei Jahren verlaufen war: Wir waren bowlen gegangen, und abends, zu Hause, hatte sich Simon leicht betrunken aufs Bett gestellt, die Beine breit und die Hose auf den Knien, so hatte er ein Geburtstagslied für mich gesungen, wobei er sich, an seinem »Instrument« zupfend, selbst begleitete. Eigentlich vermisste ich nicht nur Simon mit seiner Pimmelgitarre, sondern auch mich selbst, wie ich dagelegen hatte, den Respekt, mit dem ich seiner Show zugeschaut hatte, die Achtung, die ich vor ihm hatte.

Die nervösen Pfötchen von Iggy, der sich endlich daranmachte, den Raum zu erkunden, klimperten auf dem Holzfußboden rund ums Bett, wodurch man seine Position genau orten konnte.

Ich hatte nicht vorgeschlagen, ihn im Badezimmer zu lassen, damit er sich langsam ans Haus gewöhnen konnte.

Der Kater lief abwartend herum, inspizierend, auf der Suche nach einer Öffnung, durch die er entwischen könnte. Ich hatte einen Karton mit Papierschnipseln hingestellt, morgen würde ich ein Katzenklo mit Schwingtür kaufen. Das würde ich an einen anderen Platz stellen als den, an dem früher Daans Klo gestanden hatte.

»Hat eigentlich jemand in den letzten Wochen nach mir gefragt, wo ich war? Warum ich im Krankenhaus lag? Das ist mir aufgefallen: Niemand hat heute Abend danach gefragt.« Seine Stimme überraschte mich, ich dachte, er schliefe schon.

»Sie wissen es, ich habe es ihnen erzählt. Greetje und Lotte waren besorgt. Sie haben von Zeit zu Zeit nach Updates gefragt.«

»Und was hast du ihnen erzählt?«

Die Ballons im Wohnzimmer leuchteten im Dunkel. In den Rundungen zeigten sich Fältchen, wie im Stoff einer zu engen Jeans unter den Gesäßfalten einer Frau.

»Dass es mehr war als normale Müdigkeit, dass du eine Psychose hattest und dass du jetzt Medikamente nimmst. Ohne allzu viele Details. Aber siehst du, sie waren alle da heute Abend.«

»Das heißt, Coen weiß auch Bescheid?«

Ich nickte.

Er zuckte mutlos mit den Achseln, das konnte ich sogar in der Dunkelheit spüren, daran, wie sein Ärmel am Ärmel meines Schlafanzugs entlangrieb.

Wäre er ein Avatar, niemand würde ihn sich aussuchen. Er begann jedes Spiel mit einem rot flackernden Energiebalken.

NOCH ZWEI MINUTEN, BROGNIEZSTRAAT

Pling-plong ertönt es aus meiner Manteltasche.

Es müsste einen Preis für Unternehmen geben mit dem am schlechtesten getimten Newsletter. Leute, die gerade ein Gebot für eine neue Wohnung abgegeben haben und ein Angebot von einer Website mit Ferienhäusern bekommen, Leute, die auf das Ergebnis einer Biopsie warten und Reklame von einem Bestattungsunternehmen erhalten.

Das *Pling-Plong,* das ich gerade hörte, stammte nicht von Jolandas Mail mit Simons Anlagen, vielmehr hatte ich einen allerletzten Newsletter von Buik & Boek erhalten, mit dem alle registrierten Kundinnen und Kunden nachträglich über die Insolvenz informiert werden sollten – die Mail trägt die Überschrift »Danke für all die Jahre«. (Wahrscheinlich erwähnen sie irgendwo im Kleingedruckten, dass die Gutscheine leider nicht in dem Geschäft eingelöst werden können, das jetzt in denselben Räumen eröffnet wurde.) Ich öffne die Mail nicht, ich aktualisiere noch einmal den Posteingang.

Wie lange kann Jolanda brauchen, um eine Mail mit Fotos weiterzuleiten?

Ich nehme die letzte Kurve, den Blick auf den Punkt in der Ferne fokussiert, an dem ich gleich unsere Straße sehen kann. Hinter mir gellen Polizeisirenen, in der Stadt, wie so oft, doch jetzt scheinen sie alle in meine Richtung zu kommen, jetzt sind es alles Kombis, die von Lotte zu unserem Haus geschickt worden sind.

Wenn dies eine Filmszene wäre, würde sie mit einer Drohne aus der Vogelperspektive aufgezeichnet werden. Eine Frau nähert sich eilends auf dem Fahrrad, sie kommt gerade zu spät, auf den Dächern stehen Scharfschützen, ein Mediator auf einer Schiebeleiter spricht in Höhe des Fensters in ein Megaphon, versucht, den Entführer zu überzeugen, das Kind an die Mutter zurückzugeben, ein Team steht mit einer Ramme bereit, unterstützt von schwerbewaffneten Polizisten die Treppe hinaufzueilen, die Frau wird auf Abstand gehalten und kann nur ohnmächtig zuschauen, wie das Haus gestürmt wird. Eine Bodenkamera zoomt ihr Gesicht langsam heran. Drinnen wird geschossen.

Die Sirenen hinter mir ersterben, langsam verschwinden sie aus meinem Hörbereich.

Die Herzieningslaan. Der Gemüsestand des Lebensmittelhändlers, der Schlachterladen mit dem Grillautomaten, in dem sich zwei Hähnchen drehen, leere Parkplätze, jemand lädt Einkäufe aus einem Kofferraum, volle Taschen stehen auf dem Bürgersteig. Etwas weiter weg: Simons dunkelgrüne Gazelle, am selben Pfosten wie immer festgemacht, ohne Plastiktüte am Lenker, als hätte er sich heute nicht einmal von hier fortbewegt.

1. JANUAR–6. JANUAR 2019

Das Katzenklo kaufte ich am Tag nach Simons Party allein, weil ich keine Fragen vom Verkäufer hören wollte wie »Ist das eure erste gemeinsame Katze?« oder »Der erste Schritt zur Familienerweiterung?«. Ich war die letzte Person auf Erden, die es einem Verkäufer verübeln konnte, Romantik als Verkaufsstrategie zu nutzen.

Ich hatte Simon gebeten, Streu ins Katzenklo zu füllen. Ich erkannte sofort seine frühere Methode: einen viel zu großen Riss in den Sack machen, so dass man ihn nicht mehr an den Griffen anfassen konnte, überall Steinchen verstreuen und, nachdem alles ausgeschüttet war, eine Extraschaufel obendrauf, als Zugabe. Danach saugen, ein Viertel des Staubsaugerbeutels sofort voll.

Iggy fühlte sich schnell überall zu Hause außer im Badezimmer. Ein Mal war er vorsichtig hineingetrippelt und hatte den Wannenrand beschnuppert. Wie der Blitz war er davongeschossen und nie wieder dorthin zurückgekehrt.

Er blieb immer ein wenig auf Distanz zu mir, vielleicht spürte er meine Spannung. Bei Simon fühlte Iggy sich wohl, weil sie zusammen so viel Zeit verbrachten. Das Tier legte sich an Simons Kopfende und leckte seinen Scheitel, als wüsste er, dass Simon bei seiner persönlichen Hygiene dringend Hilfe benötigte.

Das »renovierte« Buik & Boek öffnete mit einer kleinen Party neu, zu der nicht sehr viele Kundinnen und Kunden erschienen. Die Wände hinter der Kasse und den Anprobekabinen waren in einem frischen Grün übermalt, ansonsten gab es keine großen Veränderungen, nichts, was eine siebentägige Schließung gerechtfertigt hätte. Ich vermutete, dass die Malerarbeiten am Abend vor der Wiedereröffnung von Greetje und ihrer Mutter hastig vorgenommen worden waren, auf Greetjes Armen saßen noch grüne Farbspritzer. Es gab eine kleine neue Kollektion. Der niederländischen Queen Mum, einer der billigsten Marken, die wir verkauften, hatte Godelieve drei Kartons abschwatzen können. Zwei Jeansmodelle und einige Basisteile mit weiter Taille in Schwarz, Weiß und Grau. Sie kredenzte ein Glas echten Champagner, und trotzdem kam ich mir nicht wie auf einer festlichen Neueröffnung vor. Dies war eher ein letztes Aufflackern, ein Einläuten des endgültigen Endes.

Ich hatte Simon nicht mitgenommen, er blieb allein mit Iggy zurück, mit Bauchschmerzen fuhr ich nach Hause.

Ich hatte Simon vom Geschäft aus zweimal angerufen, um zu fragen, ob alles in Ordnung sei mit ihm und Iggy Pop. Ja, sagte er jedes Mal, mehr Details lieferte er nicht. Ich hätte mehr erfahren, wenn ich die Katze hätte anrufen können, um zu fragen, wie es Simon ging.

Im Internet schaute ich nach dem Preis einer kleinen Kamera, die am Halsband eines Tiers angebracht werden konnte, damit ich mit Simons Einverständnis mitverfolgen konnte, was während meiner Abwesenheit zu Hause alles passierte, aber ich kaufte sie letztendlich nicht, Iggy schien keine Gefahr zu laufen, solange Simon morgens noch nicht einmal die Kraft aufbrachte, eine neue Milchflasche aufzudrehen, und ich wollte auch keine Theorien schüren.

Wenn ich nach Hause kam, sprang Iggy auf und lief von Simon weg, wie ein Babysitter, dessen Aufgabe mit der Rückkehr der Eltern erfüllt ist. Dann setzte er sich in ein anderes Zimmer, auf einen Stuhl oder an die Heizung, und kam den restlichen Abend über nicht mehr zum Schmusen.

Erst nach einer Weile fiel mir auf, dass Iggy sich nie in Simons direktem Beisein putzte, für das Tierchen waren es Arbeitsstunden, in denen es uneingeschränkt zur Verfügung stehen musste, um Zuneigung zu zeigen.

7. JANUAR 2019

In den drei Monaten zwischen Simons Krankenhausaufnahme und seinem dreiunddreißigsten Geburtstag hatten wir kein einziges Mal miteinander geschlafen. Auf unseren Laken und Kissenbezügen waren weißliche Flecken, doch das war die getrocknete Spucke, die nachts aus Simons offenem Mund tropfte. Außer dass er sabberte, schwitzte er auch noch stark. Der Schweiß sammelte sich in der kleinen Mulde zwischen seinen Schlüsselbeinen. Beim ersten Mal, als ich im Dunkeln das Glänzen in dieser Mulde bemerkte, hatte ich es mit dem Handylicht genauer untersucht. Ich fand auf seiner Brust tatsächlich eine Pfütze, tief genug für eine kleine Hausmaus, die Pfötchen darin zu baden. Ich hatte ein Foto davon gemacht, das ich ihm letztlich nicht zeigte, weil die Brusthaare und Poren, aus so großer Nähe mit dem Blitz fotografiert, unappetitlich aussahen und ich ihn nicht noch unglücklicher machen wollte.

»Leg ein Handtuch auf das Kissen oder auf die Matratze«, wurde in den Foren empfohlen. Aber ich wollte nicht, dass Simon auf das raue weiße Viereck eines Badehandtuchs verbannt würde und ich auf dem weichen Unterlaken liegen bleiben durfte – lieber wusch ich alle zwei Tage das Bettzeug.

Um ihm die Scham über das nächtliche Schwitzen zu nehmen, machte ich Scherze darüber, ich sagte, die Laken seien durch den ganzen getrockneten Schweiß knusprig geworden, und rollte mich hinein – Taco mit Leo-Fleisch.

Es war nicht so, dass wir einander nicht mehr berührten, im Gegenteil, doch das war Intimität der tröstenden Art, ohne alle Lust. Lange Serien schmatzender Küsse, die Hand auf das Herz des anderen legen und minutenlang verfolgen, wie es klopft. Mehrmals am Tag stellte sich Simon hinter mich, zum

Beispiel wenn ich gerade in Kochtöpfen rührte, um seine Stirn liebevoll an meinen Rücken zu legen. Der fehlende Sex kam nicht zur Sprache, genauso wenig wie die merkwürdige gelbblonde Anwesenheit von Iggy – als wäre es nie anders gewesen.

Das lag nicht nur an Simon. Auch mir fehlte es an Lust. Wenn ich sein schlaffes, sich langsam versteifendes Glied in die Hände nähme, würde ich unweigerlich daran zurückdenken, wie ich mit ebendiesen Händen den lauwarmen, steif werdenden Körper der Katze durch das etwas zu enge Loch des Glascontainers gequetscht hatte.

Früher hatte es den Einfluss von Lotte und Coen gegeben, die es nach ihren eigenen Worten jede Woche trieben und viel experimentierten – ich hatte in ihrer Handtasche im Geschäft einmal sogar einen Dildo gefunden und das natürlich Simon erzählt, er wollte genau wissen, wie groß das Ding war –, doch mit einem so weit vorstehenden Bauch schien mir relativ wenig möglich, und Lotte hatte mir an dem Tag, als Buik & Boek wieder öffnete, zugeflüstert, dass sie während der gesamten Schließungszeit kein einziges Mal Sex gewollt hatte. Jetzt, wo das Babybettchen im anderen Zimmer bereitstand und ihre Brüste wie mit Beton gefüllt schienen, sei ihr nicht danach, sagte sie, sie habe nichts Sexuelles mehr, ihr Körper sei reserviert für die Versorgung eines Kindes. Die Vorstellung, dass auch Lotte keinen Sex mehr hatte, schenkte mir Ruhe. Simon und ich gerieten nicht hoffnungslos in Rückstand.

Drei Tage nach seinem Geburtstag versuchten wir es zum ersten Mal seit seinem Krankenhausaufenthalt doch einmal. Ich weiß nicht, ob er es vorschlug, weil er wirklich Lust hatte, oder weil auch er fand, wir könnten es nicht länger hinausschieben, wenn wir uns noch als Paar bezeichnen wollten.

Wir hatten beide ein Glas Schaumwein getrunken, um uns zu entspannen (um uns Mut anzutrinken), ich hatte die Unterwäsche angezogen, die er mir mal zum Valentinstag geschenkt hatte, einen roten Slip mit einer Aussparung hinten, die aus vertikalen Fäden bestand, als wären die Pobacken hinter Gittern gelandet.

Wir fremdelten etwas, kamen nur langsam in Fahrt. Wir küssten uns gegenseitig ein bisschen zum Aufwärmen, berührten einander. Wir waren zwei Steine, aus denen jeder erst die Form des anderen hauen musste. Simons Lippen waren schlaffer und seine Hände zögerlicher, als ich es in Erinnerung hatte. Er fühlte mit den Fingern, ob ich unten schon in Stimmung war, ich wusste selbst, dass da noch nicht viel los war.

Er wolle mich lecken, sagte er, aber das wollte ich nicht. Ich drückte ihn rücklings auf die Matratze und lutschte *ihn.*

»Warum machst du es so vorsichtig, ich spür dich kaum«, sagte Simon leicht irritiert.

Seine Haut war empfindlicher geworden. Wo er auf einer Falte im Laken gelegen hatte, fand man Tage später noch immer rote Striemen, und wenn ich ihn etwas zu fest küsste, bildete sich ein Schwarm von Pünktchen, die sich rot färbten.

Sein Blut musste durch die Medikamente dünner geworden sein oder viel dichter unter der Haut strömen. Ich hatte Angst, zu fest zu saugen, und wollte vermeiden, dass meine Zähne an seine Eichel stießen und die Haut sich dort sofort lösen würde, wie es bei einer überreifen Pflaume geschehen kann.

Ich saugte etwas fester, schaute schnell nach, ob alles an Ort und Stelle blieb. Ich redete aufmunternd auf ihn ein, Sätze wie: Du bist so schön, ich habe noch nie jemanden so schön gefunden, du bist lecker, das machst du gut. Er wurde erregt.

»Dreh dich um, dreh dich um«, sagte er.

Iggy schaute zu, wie kleinere Tiere großen Tieren zuschauen, die einen Kadaver verschlingen, in der Hoffnung, es werde noch etwas für sie übrig bleiben. Ich setzte ihn aus dem Zimmer, schloss die Tür und hockte mich mit leicht geöffneten Beinen vor Simon. Er versuchte, in mich einzudringen. Ich half nach, aber es klappte nicht. Sein Schwanz war zwar geschwollen, doch innendrin fehlte etwas von dem erforderlichen Stahldraht, selbst den hatten sie mit den Medikamenten demontiert.

Ich massierte ihn erneut, fügte ein wenig Spucke hinzu, setzte mich auf ihn. Sich eine Wurst aus warm geknetetem, nassem Ton hineinzuschieben wäre einfacher. Seine Eichel bewegte sich jedes Mal in die Richtung, die ich nicht wollte, schwenkte nach links, nach rechts. Ich schob fester, steckte mir die Spitze hinein und setzte mich mit meinem ganzen Gewicht obendrauf.

Knacks machte es. »Au!«, rief Simon.

Sein Pimmel lag platt unter meinem Schenkel. Mein ganzer Körper fühlte sich steif vor Anspannung an, und der einzige Teil von Simons Körper, der steif hätte sein müssen, hing schlaff an seinem Unterleib, dunkelrosa, glänzend, ein toter Regenwurm auf dem Asphalt.

Früher hätte ich ihm als Rettung einen Finger in den Hintern geschoben, doch das kam jetzt nicht in Frage, ich hätte einen Schmutzrand unter meinen Nägeln gehabt, und den »Schnurrbart«, die harte kleine Bürste, mit der ich ihn hätte wegschrubben können, hatte ich vor drei Monaten zusammen mit dem wolkenförmigen Schwamm, der auf dem Wannenrand lag, weggeworfen.

Ihm einen blasen, das ging noch. Ich kniete mich zwischen seine Beine und legte los, weil ich es ihm gönnte, endlich etwas zu Ende führen zu können.

Simon stöhnte erst verhalten, danach weniger zurückhaltend, als sich zeigte, dass es tatsächlich klappen würde.

In seinem Gesicht zogen sich alle möglichen kleinen Muskeln zusammen, hinter den Augen und um die Lippen, tief unter der Haut explodierte etwas, was dann aber durch die Haut zusammengehalten wurde. Es war das Schönste, was ich seit Tagen gesehen hatte, noch schöner als die Konfettikanone auf seiner Überraschungsparty, Simons Kopf, der ganz und gar Körper wurde, der sich für ein paar Sekunden vergaß, seine eigene Anwesenheit zu vergessen schien, sogar über mich hinausstieg, sekundenlang brauchte er mich nicht.

Sein Sperma war schärfer von Geschmack, die Konsistenz war verändert, dick wie Tapetenleim. Ich musste dafür sorgen, dass er von jetzt an mehr Wasser trank.

7. JANUAR 2019

Simon schlief früh. Ich öffnete seinen Computer und fand auf seinem Desktop schnell den Ordner »Simon Sproud« und darin sämtliche eingescannten Zeichnungen, die er auf seine Website gestellt hatte. Die Dateiangaben zeigten, dass der Ordner lange Zeit nicht mehr geöffnet worden war. Es war eine traurige Vorstellung, dass Simon sich nach seiner Diagnose kein einziges Mal, nicht einmal heimlich, die Arbeiten wieder angesehen hatte, die er in seinen kreativsten Monaten produziert hatte, es war alles mit krank geworden, beschlagnahmt und verloren.

Lotte würde Coen in weniger als vier Wochen ein ganzes Kind schenken, ich wollte, dass Simon auch etwas bekam, etwas, was sich nicht mehr ungeschehen machen ließ, ein

Beweis, dass auch ihm wenigstens einer vertraute. Es würde seine Moral stärken.

Eine nach der anderen klickte ich die Zeichnungen an, bis ich die richtige fand, die Skizze, die er mal eigens für mich entworfen hatte: das Männchen, das sich mit der einen Hand selbst zeichnete und mit der anderen ausradierte.

Es war das erste Mal seit seiner Einlieferung, dass ich die verschiedenen Entwürfe wiedersah. Ich erinnerte mich an die Angst, die ich empfunden hatte, als er mir die Arbeit vor einem halben Jahr – vor Enthusiasmus an seinem Computer fast auf und ab hopsend – gezeigt hatte, Angst vor seiner Maßlosigkeit, die diesmal ausblieb, jetzt, da er wenige Meter von mir entfernt in tiefem Schlaf lag, friedlich, unschuldig und überschaubar. Erst jetzt sah ich, wie viel Talent er besaß, erst jetzt stand ich auf seiner Seite, doch ich kam zu spät, er war bereits nicht mehr da, stand nicht länger auf seiner eigenen Seite.

Ich druckte die Skizze von dem Männchen etwas verkleinert aus, so passte es genau auf meinen Oberarm.

Vor etwas über einer Woche, noch vor Simons Geburtstag, war ich sozusagen zur Sondierung zu Bruskull gegangen, dem kleinen Tattooladen schräg gegenüber vom größten Karnevalsgeschäft der Stadt, um mich zu informieren.

Obwohl Paul & Friends bessere Bewertungen auf Google hatte als diese Schädelboutique, wollte ich nichts mit Paul zu tun haben, außerdem fürchtete ich, dass er mich in persona als die Freundin seines »Stalkers« erkennen würde, der er auf Facebook eine warnende Nachricht geschickt hatte, womöglich würde er mir aus Rache ein Monstrum von Tattoo stechen. Das durfte nicht passieren, das Tattoo musste ein Meisterwerk werden, Simon musste stolz darauf sein können, das Tattoo sollte ihm Selbstvertrauen schenken, und dieses Selbstvertrauen würde seine Kreativität anfachen.

Bruskull bestand aus *einem* großen Raum mit einer Theke über die gesamte Breite des Salons und dahinter drei Liegen. An den Wänden hingen Kunstwerke von Naturlandschaften, sie standen zum Verkauf für einen Betrag, mit dem man das gemalte Stückchen Land mit etwas Glück selbst hätte kaufen können. Nach einem kurzen Blick auf den Ausdruck, den ich ihnen vorgelegt hatte, hatten sie geschätzt, dass es maximal zwei Stunden dauern und ungefähr zweihundertfünfzig Euro kosten würde.

»Was machst du, du hast heute doch frei?«, fragte Simon. Ich wollte gerade das Haus verlassen.

Ich sagte, ich sei mit Lotte verabredet. Er wollte gern mitkommen. Warum trefft ihr euch nicht einfach hier, sagte er – er würde uns nicht belauschen, sondern sogar Kopfhörer aufsetzen.

Er hängte sich lachend an mein Bein, wie es kleine Kinder bei ihrem Vater tun. Ich versuchte weiterzugehen, um meinen Mantel zu holen, mit ihm an meinem Bein, was natürlich ungeschickt war. Wir fielen zusammen um, er auf mich drauf. Ich würde zu spät kommen.

»Simon, ich muss jetzt wirklich gehen«, sagte ich. Ich wollte mich nicht unter ihm hervorwinden oder Kraft anwenden, dann würde ich nachher auf dem Fahrrad in Tränen ausbrechen. »Wenn ich dich kleiner machen könnte, so dass du in meine Brusttasche passt, dann würde ich es tun, wirklich, ich würde dich überallhin heimlich mitnehmen«, sagte ich, obwohl ich wusste, dass es nicht wahr war, weil er dann sehen würde, wie oft ich zu kleinen Notlügen griff, dass ich mich zusammen mit Greetje im Geschäft öfter wohlfühlte, als ich ihm gegenüber zugab, und dass ich jeden Donnerstag einen Zeitungsladen betrat, um eine Flasche Wasser zu kaufen, dort aber eigentlich schnell mal einen Blick in die *Libelle* warf, und dass ich jetzt in einen Tattooladen ging anstatt zu Lotte.

Der Tätowierer legte sein Material zurecht, wie es ein Serienmörder täte, zog sich Handschuhe an, schabte mir mit einer Rasierklinge die Härchen vom Arm. Er war glatzköpfig, und ich sah erst jetzt das Tattoo oben auf seinem Kopf, einen Schädel, der mich aus leeren Augenhöhlen jedes Mal anstarrte, wenn er sich vorbeugte.

Ich nahm auf der merkwürdigen Sitzbank Platz, die so viele ausklappbare Teile hatte, dass selbst ein Tintenfisch bequem darauf niederkommen könnte. Es gab auch ein spezielles ausklappbares Polster, auf dem mein Arm seitwärts ausgestreckt liegen konnte.

Nach den Berichten, die ich im Netz gelesen hatte, hatte ich erwartet, es würde eine zweistündige Tortur werden. Ich hatte es nicht nur erwartet, sondern auch erhofft, ich verdiente eine Strafe. Doch das Einzige, was ich spürte, war eine Aufeinanderfolge von kleinen Stichen, die vorbei waren, bevor meine Nerven das Schmerzsignal ans Gehirn hatten weiterleiten können – ständig hinkte ich meinem eigenen Zustand hinterher. Die Nadel bewegte sich so schnell, dass die Auf- und Abbewegung unsichtbar wurde, es wirkte eher wie Schneiden als Sticheln, die scharfe Spitze wurde in einem Millimeter Tiefe über die vorgezeichneten Linien durch die Haut gezogen, und jedes Mal, wenn der Tätowierer mit seinem Lappen die überschüssige Tinte wegwischte, erwartete ich, dass ein abgetrennter Hautfetzen mitkäme und dass das Ergebnis kein Tattoo wäre, sondern eine eingekerbte offene rosa Wunde, die lediglich den Umriss von Simons Zeichnung hatte.

Ab und an schaute ich auf die Uhr, die über dem Spiegel hing – ich hatte noch Zeit. Bevor ich gegangen war, hatte ich den Timer von Simons Handy auf vier Stunden gestellt. So machte ich es jedes Mal, wenn ich das Haus für Termine verließ, die nicht nach festen Zeitplänen verliefen, um die Stunden einzugrenzen, die Simon allein zurechtkommen musste. Unsere Abmachung lautete: Solange der Timer lief und das Signal nicht ertönt war, durfte er mich nicht anrufen und fragen, ob ich bald nach Hause käme.

Simon war gebrochen, das war offensichtlich, sonst hätte man ihn nicht so lange in diesem Krankenhaus behalten, aber es musste schon vorher unzählige kleine Risse gegeben haben, Materialermüdung, Gebrauchsspuren, die im Laufe der Jahre entstanden waren, verursacht durch das Mobbing in der Schule, die Scheidung seiner Eltern, die Sorge um seine Mutter, alle Projekte, aus denen allem Einsatz zum Trotz nichts richtig geworden war, die Zurückweisung, als Coen bei Think Out Loud die Stelle bekam, die er sich erhofft hatte, die lange Beziehung mit mir, während der es genug Momente gegeben hatte, in denen ich ihn vorsichtiger hätte behandeln können, sogar noch bevor ich begonnen hatte, über ihn zu schreiben, all die Male, als Simon in der Badewanne gesessen hatte, vor mir, mit geöffneten Beinen, sein nackter Körper ein Land, das wir gemeinsam in Besitz hatten, während ich meine Knie hochgezogen hatte, mich selbst mit einem Wall umgebend. Dass ich es nie hatte lassen können, ihn auf humorvolle Weise mit sich selbst zu konfrontieren; zu erwähnen, dass ich beim Staubsaugen auf seiner Bettseite die harten Popel – *retteketetteketetteketet* – in dem Metallrohr hatte rasseln hören können, und zu verschweigen, dass ich auf meiner Bettseite das Gleiche gehört hatte. Dass ich ihn einmal mit Zahnpasta im Bart zur Arbeit hatte gehen lassen, weil ich hatte testen wollen, ob jemand von seinen Kollegen sich die Mühe machen würde, etwas dazu zu bemerken, und dass er mit immer noch demselben Fleck nach Hause gekommen war.

Das eine Mal, als Simon sich mitten in der Nacht betrunken auf meinen Gepäckträger gesetzt und nach meinen Brüsten gegriffen hatte, aus Spaß, um mich so steuern zu können, und dass ich ihn an der ersten roten Ampel gezwungen hatte abzusteigen, schnell weggefahren war, ihn zurückgelassen hatte, und dass ich erst nach zwei Kreuzungen zurückgekehrt war und ihn nicht mehr hatte finden können und dass er die ganze Strecke bis nach Hause zu Fuß gegangen war, in der Annahme, ich hätte ihn wirklich, ohne mit der Wimper zu zucken, im Stich gelassen.

Sogar letzte Woche noch, als Simon mich darauf hingewiesen hatte, dass ich ihn weniger oft knuddelte als er mich (ich: »Aber du lässt mir ja keine Chance, die Initiative zu ergreifen.« Und: »Was Leckeres kochen ist auch eine Form von Zuneigung!«), und ich ihm erklärt hatte, dass er einen anderen Körperbau habe und dass Knuddeln für mich physisch viel unangenehmer sei. »Schau«, ich hatte ihn zur Treppe geführt, ihn dort eine Stufe tiefer Platz nehmen lassen, ihn geküsst und mich dabei mit meinem vollen Gewicht auf seine Schultern gelehnt, um es zu demonstrieren, und das so lange getan, bis er »Au, au, stopp, Liebling, schon kapiert« sagte. An seinem Hals war ein roter Fleck erschienen, der den ganzen Tag über sichtbar blieb.

Dass Simon annahm, sie wollten ihn bei Think Out Loud nicht wieder zurück, und dass das an mir lag.

Alle diese Erinnerungen, alle Situationen, in denen ich nicht gut für ihn gesorgt hatte, musste ich in freien Mußemomenten wie diesem wieder und wieder vor mir sehen, Wiederholung als Strafe.

Meine Haut färbte sich rot, auch an Stellen, die mit der Nadel nicht in Berührung gekommen waren. Das konnte der Stift gewesen sein, mit dem der Tätowierer Punkte auf meinem Arm angebracht hatte, um die Ecken seines Schlachtfelds zu markieren. Die Haut unter den schwarzen Linien reagierte leicht gereizt. So hatte auch die Haut hinter Simons Ohr ausgesehen, in jener Nacht, als er mit seiner Tätowierung nach Hause kam.

Erst jetzt konnte ich mir vorstellen, wie er in jener Nacht auf der Bank bei Paul & Friends gesessen hatte, den Schmerz und das Adrenalin, die er gespürt haben musste, das Leder einer solchen Bank unter seiner schwitzigen Haut.

Es war lange her, dass ich mich Simon so nahe gefühlt hatte, auch wenn eine Zeitspanne von einem halben Jahr dazwischenlag. Könnte ich nur irgendwo ein Türchen öffnen, zu diesem Moment in der Vergangenheit zurückkriechen und ihm sagen, dass ich es verstand: was ihn dazu veranlasst hatte, mitten in der Nacht seinen Körper von einem Wildfremden mit Tinte bearbeiten zu lassen, das Verlangen, etwas zu verändern, und dass er mich nicht angerufen hatte, weil er wusste, dass ich jede Veränderung missbilligen würde.

»Geht's?«, fragte der Tätowierer, der meine Tränen sah. »Oder sollen wir mal 'ne Pause machen, bevor wir mit dem Schattieren anfangen?«

Nicht nötig, bedeutete ich ihm.

»Ist es vielleicht ein persönliches Tattoo?« Ich schüttelte den Kopf, ich konnte jetzt nicht anfangen, das zu erklären.

Das Einfärben des Männchens spürte ich kaum. Das ging glatt, auf diese Weise konnte von einem Opfer keine Rede sein.

»So! Schau mal in den Spiegel.« Der Schädel hatte den Blick wieder abgewandt. »Da ist es.«

Eindreiviertel Stunden waren vergangen. Es hatte nicht nur lächerlich wenig weh getan, sondern sogar weniger lange gedauert als vorgesehen, und es hatte nicht geblutet.

Ich wich meinem eigenen Blick im Spiegel aus und nickte. »Ja, schön.« Ich schaute noch einmal hin, jetzt aber mit Simons Augen. Wie er es finden würde, was es bei ihm auslösen könnte. Unter dem Bild sein Künstlername in klein, Simon Sproud.

Ein dicker Batzen Salbe kam darauf, der sich kalt anfühlte und mich zusammenfahren ließ. Darüber dann ein großes Stück Frischhaltefolie, die während der ganzen Sitzung bereitgelegen hatte und von der ich gehofft hatte, sie sei nicht zum Abdecken meiner Haut bestimmt. Ich atmete erst wieder, als er damit fertig war, die Folie um meinen Oberarm zu wickeln. Das Ganze wurde mit Tape festgeklebt, und nachdem ich bezahlt hatte, bekam ich Anweisungen für die weitere Pflege auf einem ausgedruckten Kärtchen: »mit Salbe einschmieren, bis die Tinte nicht mehr als Relief auf der Haut liegt, sondern eingezogen ist + jeden Tag zehn Ave Maria aufsagen;-)«.

Eilig fuhr ich nach Hause, die Folie saß zu stramm, um den Arm richtig strecken zu können. Es war Rushhour, der Verkehr auf dem Kleinen Ring und den angrenzenden Straßen war zum Erliegen gekommen, alles Autos, in denen eine einzelne Person drei leere Sitze durch die Stadt kutschierte. Mit nur einem Arm radelnd, kam ich schwer durch. Ich stieg ab, ging zu Fuß weiter, überlegte, wie ich das Tattoo enthüllen sollte – eine Schleife um meinen Arm binden, die er lösen durfte, mich auf einen Stuhl stellen und einen Striptease hinlegen, bis ich als allerletztes Kleidungsstück meinen Pulli ausziehen würde, oder ihm sagen, dass mein Arm jucke, und ihn bitten, die Stelle zu kratzen, so dass er es selbst entdeckte.

Am Fuße des Zuidertoren bekam ich einen Anruf von Lotte.

»Leo, sag mal, du schreibst für die *Libelle*?«

Ihre Frage kam so abrupt, dass ich mitten auf dem Fußweg stehen blieb. Es war keine Frage, aber auch keine Feststellung. Ich wusste erst nicht, was ich sagen sollte.

»Leo?«

»Wo hast du das gesehen?«

»In der *Libelle*. Ich liege zu Hause im Bett mit einem harten Bauch, meine Mutter hat mir einen ganzen Stapel Frauenzeitschriften geliehen, die ich alle lesen soll, bevor ich wieder was im Haushalt machen darf, und jetzt hab ich gerade eine *Libelle* von vor zwei Monaten gelesen, und ich lese eine der Kolumnen und denke sofort: He, das handelt ja genau von Simon, und die Autorin, eine gewisse Zara Six, die ist wie du 1989 geboren.«

Ich ging schneller neben meinem Fahrrad, in der Hoffnung, um eine Erklärung herumzukommen.

»Bist du Zara Six?«

Jetzt noch zu leugnen wäre unmöglich, ich gab es sofort zu – der kurze Schmerz. »Ja, du bist jetzt die Einzige, die es weiß.«

»Damit warst du also die ganze Zeit beschäftigt. Jetzt verstehe ich mein Gefühl, dass wir uns voneinander entfernt haben, du mit deinem Doppelleben. Komischer Name. Du bist doch überhaupt keine Zara, oder?«

»Nein, aber Simon ist auch nicht wirklich der S.«

»Und weiß er davon?«

»Nein. Ich habe doch gerade gesagt: Du bist die Einzige.«

»Leo ...« In Lottes Stimme schwang Mitleid mit. Ich wusste nicht, ob es Simon oder mir galt.

»Du hättest das Gleiche getan«, sagte ich. Ich fand, es war jetzt nicht der geeignete Moment, ihr ihren vulgären Striptease in diesem obskuren Kurzfilm vorzuhalten.

»Aber warum hast du mir denn gar nichts davon erzählt?

Ich werde sie jetzt alle lesen, das ist doch klar. Hast du sie zufällig auch auf deinem Computer, man muss nämlich dafür bezahlen.«

Ich konnte es ihr nicht verbieten. »Okay, ich schick dir meinen Online-Code, aber versprich mir, dass du es für dich behältst.«

Lotte versprach es.

»Aber wirklich, hörst du? Das ist die einzige Möglichkeit, wie das für mich machbar ist – wenn niemand mich kennt.«

»Versprochen.«

Wir beendeten das Gespräch. Ich hatte sogar vergessen, ihr von dem Tattoo zu erzählen. Lotte konnte ich vertrauen, und trotzdem machte ihre Entdeckung etwas kaputt, ein perfektes Vakuum hatte sich jetzt mit Luft gefüllt. Dies war ein Abschied – wie an dem Tag, an dem Lotte und Coen sich kennengelernt hatten, und wie damals, als sie ihre Schwangerschaft verkündet hatte, jedes Mal war etwas zwischen uns verloren gegangen. Von heute an musste ich Zara mit ihr teilen.

Vor der Tür brachte ich den Mut nicht mehr auf, vor Simon eine Show mit meinem Geschenk abzuziehen. Ich machte den Arm frei, pulte die Frischhaltefolie vom Tattoo ab. Das Letzte, was ich wollte, war, Simon zu destabilisieren. Ich rieb die dicke, klebrige Salbenschicht mit dem Folienknäuel weg, zog meine Kleidung zurecht und betrat die Wohnung.

Simon saß auf der Couch, in derselben Haltung wie bei meinem Aufbruch, die Uhr des Timers vor sich.

Kein Buch war verrückt worden, kein Film abgespielt, nichts war geöffnet oder geschlossen worden, er hatte sich nicht einmal ein Glas Wasser eingegossen. Der Einzige, der den Platz gewechselt hatte, war Iggy, er lag jetzt nicht links, sondern rechts an Simons Bein geschmiegt.

»Du bist ja schon früher zurück. War's nett mit Lotte?«

»Ja«, sagte ich.

Ich machte den Kühlschrank auf, verschob ein paar Zeitschriften auf dem Tisch, verrückte ein paar Pflanzen, wischte die Spüle ab – um Simons Traurigkeit, die sich träge wie Staub im Zimmer niedergelassen hatte, zu vertreiben.

»Hast du sie von mir gegrüßt?«

»Ja, natürlich.«

»Und?«

»Und was?«

»Und hat sie mich zurückgegrüßt?«

»Ja, natürlich, Schatz.«

»Das ist lieb von ihr, das tut mir gut«, sagte er. »Sie war die Einzige, die mich auf meiner Geburtstagsparty wirklich herzlich begrüßt hat. Ich mag sie gern.«

Mir fehlte plötzlich der Mut, ihm die Wahrheit darüber zu sagen, wo ich heute gewesen war, ihm Lottes Zuwendung und Grüße wieder zu nehmen. Ich setzte mich hin und schrieb eine Stunde lang. Es gelang mir nicht, es war, als läse Lotte über meine Schulter mit.

Je länger ich damit wartete, ihm das Tattoo zu zeigen, umso merkwürdiger wurde es, dass ich es nicht früher getan hatte. Erst am Abend, gegen acht – Simon schickte sich an, ins Bett zu gehen –, fand ich einen passenden Moment.

Ich bat ihn, sich aufs Bett zu setzen, stellte mich vor ihn und zog meinen Pulli aus, streifte den T-Shirt-Ärmel hoch, entblößte meinen Arm. In der fettigen Creme waren Fussel von meinem braunen Wollpullover hängen geblieben, das Tattoo-Männchen war jetzt am Körper behaart.

Simon schaute die ganze Zeit darauf, still, mit großen Augen.

»Das hast du entworfen, weißt du noch?«

»Ja, das weiß ich noch. Ist das echt?« Seine schwache Reaktion war enttäuschend, obwohl ich wusste, woher das kam, aus zwei Gehirnhälften, zwischen denen eine viel zu hohe Trennwand hochgezogen worden war.

»Klar, das ist echt«, sagte ich. »Und bei Bruskull gestochen.« Es wunderte mich, dass er das nicht selbst sofort angesprochen hatte, dass er nicht hatte wissen wollen, ob Paul es gemacht hatte. »Wie findest du es? Was meinst du?«

»Nicht bei Paul? Bist du sicher?«

»Ja, ich war selber dabei, Simon.«

»Du hättest mich fragen müssen, ob ich den Entwurf optimieren kann, ich hätte es noch besser hingekriegt, da sind ein paar Linien, die zu nahe beieinander sind. Dieser Tätowierer bei Bruskull hat bestimmt gedacht, ich bin ein Stümper.« Er bemühte sich nach Kräften, sich für mich zu freuen, dass ich jetzt ein Tattoo hatte, aber er schien sich selbst nicht zu freuen, dass ein Entwurf von ihm ausgeführt worden war.

Ich sagte, er sei zu streng mit sich, er zog die Schultern hoch und blieb so sitzen, weil er vergaß, dass er sie auch wieder sinken lassen musste.

Erst am nächsten Tag wollte er sich das Tattoo wieder anschauen, aus der Nähe. Er strich mit dem Finger darüber, um sich zu vergewissern, dass es echt war, dass es sich nicht doch schon an den Rändern löste.

NOCH EINE MINUTE UND DREISSIG SEKUNDEN, HERZIENINGSLAAN

Ich bremse abrupt, steige ab, lehne mein Rad an das von Simon und mache meinen Gepäckträger mit dem Bügelschloss an seinem fest. Erst jetzt sehe ich, dass sein Rad nicht abgeschlossen ist, der kleine Schlüssel mit dem Marsupilami-Anhänger baumelt noch am Schloss.

Den ganzen Weg über habe ich gehofft, dass er hier sein würde, dass sein Rad hier stünde, weil ich nicht wüsste, was ich tun sollte, falls der Pfosten leer wäre, doch jetzt, wo ich das Fahrrad vor mir sehe, bleibt die Erleichterung aus, denn jetzt ist die Angst vor dem da, was sich in den letzten Minuten hinter dieser Hauswand abgespielt hat.

Mir bricht der Schweiß von der bisherigen Anstrengung aus, ich habe Tropfen auf der Oberlippe, auf der Stirn, mein Rücken ist nass. Mir ist warm und kalt zugleich.

Habe ich je etwas in den Foren gelesen, haben das Einhorn oder Doktor Khany mir je gesagt, wie ich am besten mit Simon umgehe, wenn ich ihn gleich sehe? Bipolare Menschen – ich höre Doktor Khany noch – machen oft einen unbesiegbaren Eindruck, doch in Wirklichkeit sind sie den vielfältigen Möglichkeiten nicht gewachsen, der Komplexität des Lebens. Deshalb klammern sie sich an *einem* Aspekt fest, stürzen sich komplett darauf, oft mit verheerenden Folgen.

Es ist und bleibt Simon, ich darf keine Angst vor ihm haben. Erst wenn ich Angst vor ihm bekomme, habe ich ihn endgültig verloren.

Hier habe ich schon mal gestanden, vor ungefähr fünf Monaten, vor dieser Fassade, auf diesem Bürgersteig, und habe auf das Haus gestarrt, in das ich gleich muss. Es war an dem Morgen, nachdem Simon Coen dreißigmal angerufen hatte, ich kam mit genau demselben unheilverkündenden Gefühl nach Hause. Man kann das Bild, wie ich jetzt hier stehe, neben das Bild von jenem Tag legen und die Unterschiede suchen. Diesmal hockt keine Taube auf der Fensterbank. Es steht kein weißer Lieferwagen vor der Tür, es gibt kein nagelneues Straßenpflaster. Ich habe nicht die Uniform von Buik & Boek an, sondern diese beige Hose und das weite Hemd mit den Biesen. Ich habe inzwischen ein Tattoo auf dem Arm. Mir ist noch übler als damals.

Nach der anstrengenden Fahrt der letzten zehn Minuten, den großen kreisenden Bewegungen, die meine Beine in einem Wahnsinnstempo vollführt haben, und dem Umklammern des Lenkers ist die Handlung, einen Schlüssel in die Hand zu nehmen, zu klein, meine Finger scheinen dafür nicht zu taugen, ich habe nicht mehr die richtigen Reflexe, als müsste ich mit einem Greifarm ein M & M zu fassen kriegen. Der Schlüsselbund entgleitet meinen Händen, landet auf dem Kellerrost, fällt so gerade eben nicht durch, der Holzanhänger verhindert es. Mit einigem Geruckel bekomme ich den Bund zwischen den Gitterstäben heraus, ich schiebe den richtigen Schlüssel ins Schloss der schwergängigen Haustür, öffne sie.

Bevor ich hineingehe, Auge in Auge mit der Treppe, die ich gleich hinaufmuss, rufe ich einen Krankenwagen. So ist zumindest Hilfe unterwegs.

7. JANUAR–23. JANUAR 2019

Das Einhorn war jetzt definitiv im Ruhestand. Simon erlaubte mir, zu seinem ersten Termin bei Doktor Khany mitzukommen, damit ich sehen konnte, von wem er künftig behandelt würde. Dieser Arzt war jünger und erinnerte mich mit seiner kleinen Gestalt und dem gewaltigen Wust an elektrostatisch aufgeladenem fusseligem Haar an einen Plastiktroll. Seine Sprechstunde hielt er im ehemaligen Büro des Einhorns ab, das er etwas gemütlicher eingerichtet hatte. Hinter dem Schreibtisch hing ein gerahmtes Poster mit den Worten: »Bipolare Menschen haben die Neigung, schwarz-weiß zu leben. Es ist an uns, sie nicht schwarz-weiß zu sehen.«

Zwischen den Karten am Pinnbrett suchte ich nach Artikeln, womöglich hing hier eine meiner Kolumnen.

Seit Lotte mein Pseudonym aufgedeckt hatte, war ich mehr auf der Hut, ich sprang donnerstags nicht mehr in einen Zeitschriftenladen, um Seite drei der *Libelle* zu kontrollieren, ich konnte kaum glauben, dass niemand sonst die Ähnlichkeit zwischen Zaras Situation und meiner entdeckt hatte. Dass ich immer noch damit durchkam, dass keiner der Ärzte oder vom Pflegepersonal oder von den Tollers oder ein entfernter Verwandter von Simon die *Libelle* las und unsere Situation wiedererkannte und Simon informierte, machte ihn in meinen Augen noch einsamer.

Khany begann mit dem Enthusiasmus von einem, der frisch von der Uni kommt und alles ausprobieren will, was er auswendig gelernt hat. Sein Zottelkopf wackelte lebhaft hin und her. Er werde einen anderen Ansatz wählen, er habe neue Blutanalysen machen lassen und sich über neue Medikamente eingelesen, die gerade auf den Markt kämen. Er wolle es mit einem anderen Pillencocktail probieren.

»Oder bist du nicht auch der Meinung, dass sich etwas ändern muss?«, fragte er Simon.

Simon zuckte mit den Achseln. Er trug einen schwarzen Pullover, voll von weißen Katzenhaaren. Plötzlich fand ich es traurig, dass ich ein neues, gelungenes Tattoo hatte und dass er für den Rest seines Lebens mit diesem lädierten Stückchen mit Tinte bearbeiteter Haut hinter dem Ohr herumlaufen würde. Ich hätte besser ein neues Tattoo für *ihn* bezahlt.

Erst nachdem ich mich eingeschaltet hatte (so könne es nicht länger weitergehen, die betäubende Medikation bewirke, dass Simon sich seinen eigenen Zustand gar nicht bewusst machen *könne*) und Khany meine Tätowierung gezeigt hatte, um ihm klarzumachen, von welchem ungenutzten Talent hier die Rede war, erklärte Simon sich einverstanden. Mit etwas Glück würde die neue Medikation auch etwas gegen seinen Haarausfall und die Gewichtszunahme tun können.

Der Troll schlug vor, nacheinander die jetzigen Tabletten durch Varianten zu ersetzen, die eine ähnliche, aber doch etwas andere Wirkung haben würden. Seiner Ansicht nach komme es darauf an, exakt die richtigen Dosen und Kombinationen dieser drei neuen Tabletten zu finden, die jetzige Medikation solle viertelweise abgebaut und ersetzt werden. Als Antipsychotikum verschrieb er Abilify anstatt Seroquel, und es kam ein etwas stärkeres Antidepressivum hinzu – Sipralexa. Wir würden mit dem Anpassen des Antidepressivums beginnen, danach mit dem Antipsychotikum, und sollte das noch nicht den gewünschten Erfolg haben, könnten wir auch den Stimmungsstabilisator anpassen – Orfiril anstelle von Depakine.

»Denk an das Würzen einer Soße: Sobald du einen Schuss Zitrone dazugibst, musst du erst abschmecken, um zu schauen, ob auch noch etwas mehr Salz und Pfeffer und Zucker dazumüssen.« An der flotten Art, mit der das über ihre Lippen kam, konnte man hören, wie oft Ärzte solche Vergleiche schon verwendet hatten.

Schade, dass Simon keine Soße war, dann könnte man es zumindest sofort schmecken. So aber würde es offenbar bei jeder Umstellung mindestens eine Woche dauern, bis die Tabletten mehr oder weniger von seinem Organismus aufgenommen worden waren und wir beginnen konnten, die Wirkung zu beurteilen. Der Troll hatte gut reden, er drückte eine Zitrone in seine Patienten aus, schickte sie nach Hause und hatte das Glück, in der Zwischenzeit nicht mit ihnen zusammenleben zu müssen. Und außerdem, woher konnte der Troll wissen, was ein gelungenes Ergebnis war, er war Simon vor dessen Einlieferung nie begegnet, er wusste nicht, wie lebendig er mal gewesen war, wie oft ich früher mit ihm lachen konnte.

Er riet uns, die alten Medikamente nicht einfach wegzuwerfen, es könnte sein, dass die neuen keine Verbesserung bewirkten, und dann würden wir darauf zurückgreifen müssen.

Der Troll sah, wie ich mir die Augen rieb. Psychologie, sagte er, sei keine Orthopädie, Gedanken seien keine Gelenke, sie arbeiteten nicht bei jedem auf die gleiche Weise, man könne sie nicht schienen. »Hab Geduld.«

Noch einen Monat, dann würde Lotte niederkommen, und diese Geburt war eine Deadline. Lotte durfte nicht niederkommen, bevor Simon wieder auflebte, sonst würde es schwierig werden, weiterzumachen, genauso wie es schwierig war, bei einem Schulwettlauf weiterhin sein Bestes zu geben, wenn man bereits eine ganze Runde zurücklag und die Spitzenläufer einen zum zweiten Mal überholten.

Der Troll hatte darauf bestanden, dass Simon sich bemühen müsse, sich eine Arbeit zu suchen, mehr Freunde zu treffen. Wahrscheinlich wusste Simon selbst auch, dass die Kraft dieses Versprechens nachlassen würde, also hatte er sich noch am selben Tag in einer der Schokoladenboutiquen am Grote Markt um Arbeit beworben, wo er vor einiger Zeit ein Stellenangebot gesehen hatte, als er dort eine kleine Aufmerksamkeit für das Einhorn gekauft hatte.

In der Boutique musste große Not am Mann geherrscht haben, denn sie hatten Simon, der sich (wie ich hinterher sah) in seinem Pullover voller Katzenhaar beworben hatte, sofort eingestellt. Er konnte am Tag darauf anfangen. Der Lohn war nicht gut, aber auch nicht schlecht, er würde in der ersten Woche angelernt werden, Verkaufserfahrung war nicht nötig.

Simon hatte eigentlich nicht erwartet, dass man ihn wirklich nehmen würde, oder sogar gehofft, abgelehnt zu werden. Er hatte sich beworben, um dem Troll hinterher sagen zu können, dass er es versucht hatte.

Anfangs wollte er mir nicht sagen, um welche Boutique in der Boterstraat es sich handelte. Die verkauften alle genau die gleiche Schokolade, sagte er, was spielte das schon für eine Rolle. Erst als ich weiter drängte, erzählte er, dass es Leonidas sei, »aber immerhin eine der größten und schickeren Filialen«.

Dass er glaubte, sich für die Tatsache verteidigen zu müssen, dass er in einer Straße mit exquisiten Chocolaterien bei einer mittelmäßigen Kette anfing, hielt ich für ein gutes Zeichen: Er hatte noch ein Gefühl des Stolzes.

Ich musste ihm versprechen, dass ich dort nicht auftauchen würde, um eine Schachtel Pralinen zu kaufen, um den Katastrophentouristen rauszuhängen. »Und schon gar nicht zusammen mit Lotte.«

Als Simon von seinem ersten Arbeitstag nach Hause kam, war er wenig gesprächig. »Ich weiß nicht, was ich darüber erzählen soll.« Er zog seinen Schlafanzug an, und wir schauten uns was Einschläferndes im Fernsehen an. Seine Hände verströmten einen chemischen Geruch, der eher an ein Reinigungsmittel als an Schokolade erinnerte. Ich fragte mich, wie er sich angesichts seiner Motorik beim Stapeln feiner Pralinen anstellte. Zu Hause schaffte er es mit seinen sich langsam bewegenden Händen und zitternden Fingern nur mit Mühe, ein hartgekochtes Ei zu schälen.

Erst nach dem zweiten Arbeitstag bekam ich mehr aus ihm heraus. Er durfte noch keine Kunden bedienen, war in erster Linie für das Saubermachen des Ladens und das Auffüllen der ausliegenden Pralinen verantwortlich. Zwischendurch musste er sich die Namen der verschiedenen Sorten einprägen. Es gab über fünfzig, mit lasziven Frauennamen wie Giantina, Louise, Manon und Eve, alle mit unterschiedlichen Füllungen, es würde eine Weile dauern, bis er sie alle kannte und alle probiert hatte. Er musste weiße Sicherheitsschuhe tragen, eine graue Hose und eine schwarze Wickelschürze, die er nicht mit nach Hause nehmen und dort waschen musste, denn das geschah durch eine Firma, jeden Samstagabend. »Bist du jetzt fertig mit deinem Verhör?«

Vor dem Schlafengehen schluckte Simon mehr oder weniger pflichtschuldig seine Tabletten, wir hatten gleich nach dem Termin beim Troll mit der Umstellung auf das neue Antidepressivum begonnen. In den ersten Nächten änderte sich anscheinend nicht viel; nach wie vor schlief er seinen Komaschlaf.

Um acht Uhr morgens musste Simon in der Boutique sein. Zweimal zu spät, und man brauchte nicht mehr zu kommen, hatten sie gewarnt. Simon stellte seinen Wecker auf halb sieben, damit er eine Stunde lang snoozen konnte. »Diese Stunde brauche ich für die Trauer darüber, dass schon wieder ein neuer Tag anbricht«, sagte er.

In einem Gesundheitsforum, in dem verschiedene Leute ihre Erfahrungen mit Antipsychotika teilten, stellte ich die Frage, was man mir bei einem Partner raten könne, der wegen seiner Bipolarität in Behandlung sei und so mühsam wach werde.

»ENTSORGEN!!!!:):)«, hatte Psychoti-Kaatje geschrieben.

»Bleibt so für den Rest ihres Lebens, wenn sie diese Medikamente brauchen. Bei mir ist es mein Sohn. Ich habe keine andere Wahl«, lautete eine andere Antwort, von einem Anonymus.

Drei Stunden lang war es bei diesen beiden Antworten geblieben, ich hatte mich ausgeloggt und mir vorgenommen, nie wieder in so ein Forum zu schauen.

Ein neues Morgenritual entstand. Vom ersten Alarm an, der in der darauffolgenden Stunde alle sieben Minuten ertönen würde, lag ich hellwach und angespannt neben Simon und wachte darüber, dass er auf die Snooze-Taste gedrückt und nicht »versehentlich« den Alarm ausgeschaltet hatte.

»Simon«, flüsterte ich, bevor er wieder in tiefem Schlaf versank, und hoffte dabei, das Hören seines Namens würde ihn daran erinnern, welche Verantwortung er hatte. Beim zweiten und dritten Alarmsignal fügte ich kurze Sätze hinzu, die die Außenwelt ins Zimmer brachten; ob es regnete oder nicht, was für ein Tag es war. Beim vierten Snooze – wir waren bereits eine halbe Stunde weiter – stellte ich ihm eine Frage, auf die er antworten musste, zumindest in Form einer brummenden Reaktion. Ob er gut geschlafen habe, etwas geträumt habe, sich dem Tag gewachsen fühle? Mit jedem Alarmsignal, das Simon wegdrückte, um ein bisschen länger schlafen zu können (»Ich brauche nicht zu duschen, und essen kann ich dort«), baute sich eine böse Spannung in mir weiter auf. Es kostete mich Mühe. Er war das Loch, durch das Luft entwich, und ich musste unentwegt pumpen. Beim sechsten Alarm – noch eine Viertelstunde Zeit – musste Simon sich wirklich in Bewegung setzen, wenn er nicht zu spät kommen wollte, und dann griff ich zu konkreten Maßnahmen, um ihn aus dem Bett zu kriegen: Ich schüttelte ihn sanft durch oder legte mich auf ihn, zog die Vorhänge auf, legte seine Hände an meine Brüste, kochte starken Kaffee, sprenkelte ihm warmes Wasser ins Gesicht, sang mit meiner fröhlichsten Stimme »Guten Morgen, Morgen« von Nicole und Hugo, tanzte auf dem Bett herum, riss die Fenster sperrangelweit auf, und wenn das alles nicht half, zog ich ihm zum Schluss die Decke brutal herunter, was mir sofort leid tat, wenn sein in Fötushaltung zusammengekrümmter Körper zum Vorschein kam, der zerknüllte Schlafanzug, der warme, säuerliche Schlafgeruch, ich machte etwas kaputt, was sich nicht reparieren ließ.

Könnte ich jeden Morgen doch nur schnell in seinen Körper schlüpfen, an seiner Stelle aufwachen und aus dem Bett steigen, diesen Körper anziehen und ihm danach zurückgeben.

Nachdem Simon schließlich, Schlafkörnchen noch in den Augen und fast immer eine Idee zu spät, die Wohnung verlassen hatte, so dass er sich beeilen musste – in der einen Hand das von mir geschmierte Butterbrot und in der anderen einen Wegwerfbecher mit Kaffee –, ließ ich mich ermattet für eine halbe Stunde Ruhe ins Bett zurückfallen, bis mein eigener Wecker gehen würde. In dieser halben Stunde lag ich einfach wach da, froh über den Platz, die Stille, dass ich nicht länger hören musste, wie ich Simons Namen auf alle möglichen Arten aussprach – flehend, ermahnend, stimulierend, aufmunternd –, denn im frischgrün gestrichenen Buik & Boek musste ich mit derselben irritierenden Stimme den ganzen Tag lang Kundinnen davon überzeugen, schwarze oder weiße

Basisteile zu kaufen. Manchmal legte ich einen Arm um mich und tat so, als wäre es Simons.

Länger als eine halbe Stunde im Bett liegen zu bleiben und zu spät im Buik & Boek zu erscheinen, das war zurzeit nicht mehr drin. Lotte hatte einen verkürzten Gebärmutterhals, das hatte der Gynäkologe bei der letzten Untersuchung festgestellt, auf seinen Rat hin musste sie jetzt zu Hause bleiben und bis zur Niederkunft in einem knappen Monat liegen. Mit Greetje gab es keine geheimen Absprachen, nach denen wir im allerletzten Moment ohne Godelieves Wissen die Arbeitszeiten umshifteten, ich traute mich nicht, ihr das vorzuschlagen, sie würde es ihrer Mutter erzählen und die Stirn haben, zu behaupten, dass das Geschäft deshalb so schlecht lief.

Obwohl ich Simon versprochen hatte, ihn nicht zu besuchen, machte ich am Ende seiner ersten Arbeitswoche auf dem Weg ins Buik & Boek zum ersten Mal einen Umweg über die Boterstraat, wo ich, vergraben unter Mütze und Schal, zu Leonidas ging.

Ich sah ihn sofort, Simon, mein Spruitje, unter den grellen Neonlampen, hinter einer Barrikade aus Schokolade. Er war vorn im Laden gerade damit beschäftigt, die Matte an der Eingangstür zu saugen, und als er damit fertig war, verschwand er mit einem Spüllappen in der Hand hinter der Theke, wo er die letzten übrig gebliebenen Pralinen von einer fast leeren in eine vollere Schale legte, um dann die leer gewordenen Schalen abzuwaschen. Er machte das langsam und so sorgfältig wie möglich, bei jeder Praline, die er von der einen Schale in die neue legte, memorierte er sichtlich etwas. Die Kunden wurden von seinen Kollegen bedient, Simon selbst sprach keine Kunden an.

Simon trug eine schwarze Schürze und weiße Latexhandschuhe und auf dem Kopf ein weißes Mützchen in Form eines

Pommesschälchens. Er war mit der gleichen Uniform wie die übrigen Verkäufer bekleidet, doch offensichtlich mit einem älteren Modell, es war ihm eine Nummer zu groß, und das Schwarz war verschossen. Das verlieh ihm etwas Unfähiges, machte ihn zu einem der Typen, von denen man hofft, sie würden einen nicht bedienen. Der Rest des Personals kümmerte sich nicht um ihn. In meiner Kehle bildete sich ein dicker Kloß, ich erschrak über die Intensität, mit der ich auf ihn reagierte. Ich weiß nicht, ob ich ihn jemals so allein gesehen hatte, und es kostete mich Mühe, nicht hineinzulaufen und ihn in die Arme zu nehmen oder ihn an der Hand zu fassen und hinauszuführen und zu sagen, dass er nie mehr dorthin müsse. Ich verstand nicht, warum er behauptet hatte, es sei »okay«.

Am Computer im Buik & Boek suchte ich die Kontaktdaten der Leonidas-Filiale in der Boterstraat heraus, ich verfasste von der Buik-&-Boek-Mailadresse eine kurze Nachricht an den Geschäftsführer, die ich in einem Schwung heruntertippte und, ohne nachzudenken, abschickte: dass sie einen neuen Verkäufer hätten, dass der aber eine etwas blassere Uniform trage als die anderen, dass das etwas schlampig aussehe, ob sie das nicht ändern könnten? Ich beschloss, es mir zur Angewohnheit zu machen, morgens an dem Pralinenladen vorbeizugehen, anstatt diese Viertelstunde länger im Bett liegen zu bleiben.

Beim zweiten Mal, als ich nachschauen ging, zu Beginn der neuen Woche, durfte Simon bereits Kunden bedienen. Der Manager war auch meiner Bitte nachgekommen: Simon stand in einem tiefschwarzen Outfit da, in der richtigen Größe, das Mützchen einen Tick gerader auf dem Kopf. Er bediente eine chinesische Touristin, die mit einem Selfiestick alles filmte, sie wählte eine große Schachtel, die sie mit möglichst vielen verschiedenen Pralinen füllte. Simon gab sich alle Mühe, er forcierte ein Lächeln, er suchte nach den richtigen Stapeln. An seinem weißen Mützchen saß ein dunkelbrauner Strich.

Ich zögerte, ob ich auch mal hineingehen sollte, mit der Bitte, von Simon bedient zu werden, und dann würde ich eine supergroße, aber einfache Bestellung aufgeben, hundertfünfzig Stück von diesem Stapel da und hundertfünfzig von dem anderen. Ich konnte das Geld von meinen Kolumnen dafür nehmen, auf diese Weise würde Simon am Abend von allen Kollegen den besten Tagesumsatz erzielt haben. Aber ich traute mich nicht, man hatte mir ein Gerinnungsmittel injiziert, meine Eingeweide waren schwer und klebrig geworden. Ich blieb stehen, bis mein Handy klingelte. Es war Godelieve, aus Antwerpen: Eine Kundin, zufällig eine gute Freundin, hatte sie angerufen, weil sie in Brüssel eine halbe Stunde nach Öffnungszeit vor einer geschlossenen Ladentür stand. Was in Gottes Namen sei los?

»Wie ist es gelaufen, Simon?«, fragte ich an diesem Abend. An seinen Handgelenken waren rote Striemen zu sehen, da, wo der Gummibund der Plastikhandschuhe gekniffen hatte. Ich massierte ihm die Füße, ich wusste genau, wie müde sie sich nach einem ganzen Tag auf den Beinen anfühlen mussten. Er saß auf der Couch mit Iggy im Nacken, seinem lebendigen Kirschkernkissen.

»Ach, gut«, sagte er. »Der Tag ging schneller rum als sonst.«

Ich fragte ihn, ob er nicht lieber irgendwo als Grafikdesigner arbeiten würde. »Es gibt zurzeit genug Kaffeehäuser und Esslokale, die deine Beratung in puncto Hausstil gebrauchen könnten«, lockte ich.

»Findest du die Arbeit bei Leonidas nicht gut genug für mich?«

»Doch, aber du solltest etwas machen, bei dem du dich glücklich fühlst. Hast du dich nicht besser gefühlt, als du grafisch gearbeitet hast? Nicht den ganzen Tag auf den Füßen, nicht immer diese Touristen.«

»Ja, ich würde gern wieder grafisch arbeiten. Falls ich das noch kann.«

»Natürlich kannst du das noch. Vielleicht kannst du ja wieder bei TOL anfangen.«

»Nein. Die wollen mich nicht mehr.«

»Wieso?«

»Sie arbeiten an einem Projekt für die Tour de France, die startet nächstes Jahr in Brüssel. Ich hab das Artwork auf ihrer Website gesehen, sie suchen nach weiteren Leuten. Wenn sie mich dafür nicht von sich aus angesprochen haben, dann werden sie mich auch nie mehr anrufen. Sie haben gewusst, dass ich wochenlang ohne Arbeit zu Hause hockte, und das war jetzt wirklich ein Projekt, das mir auf den Leib geschnitten war.«

24. JANUAR 2019

Neben der Kaffeemaschine in der Küche lagen mittlerweile eine ganze Menge Tabletten, mit Inhaltsstoffen wie Zungenbrecher – Aripiprazol, Risperidon, Quetiapine. Ich googelte alle Medikamente und las von möglichen Nebenwirkungen. Nichts von dem, was ich fand, zeigte ich Simon, um ihm keine Angst zu machen.

Die Kombination, die ich in die einzelnen Fächer der Pillendose steckte, wechselte von Tag zu Tag, ich hatte alles in eine Übersicht eingetragen. Ein Viertel mehr von dem, ein Viertel weniger von jenem.

Fast sofort, nachdem sich etwas an der Dosierung geändert hatte, zeigte sich bei Simon eine Wirkung. Nie fand ich die

Veränderungen uneingeschränkt positiv, für jede ausbleibende Nebenwirkung trat sofort eine andere an die Stelle. Nach der Einnahme der ersten vollen Dosis des neuen Antidepressivums, Sipralexa, war Simon in der Nacht so verwirrt aufgestanden, dass er in die geöffnete Klappe des Abfalleimers gepinkelt hatte. Abilify, das neue Antipsychotikum, machte sein Gesicht innerhalb weniger Tage schmaler, ließ ihn im Schlaf aber derart mit den Zähnen knirschen, dass sein Atem morgens nach zerbissenem Zahnschmelz roch. Er bewegte sich flinker, verspürte aber Übelkeit und Schwindel.

Mit jedem Viertel mehr oder weniger von einer Tablette schimmerte nach ein oder zwei Tagen ein völlig anderer Simon durch, er veränderte sich langsam, aber sicher charakterlich, war schroffer, reagierte manchmal leicht argwöhnisch. Und wie bei den Nebenwirkungen schien es nicht darum zu gehen, was ideal war, sondern was am wenigsten schlimm war.

Simon versuchte, trotz seiner Magen-Darm-Probleme und der Schwindelgefühle bei Leonidas durchzuhalten.

»In einer Woche«, sagte der Troll, den ich, mit meiner Weisheit am Ende, anrief, »wenn Simon sich mehr oder weniger an das neue Antidepressivum und die neue Antipsychotika-Kombination gewöhnt hat, fangen wir endlich mit Orfiril an – für manche ist es *das* Wundermittel.«

Tausende von Simons waren möglich, bei denen mit Hilfe winzig kleiner Pillen jeweils ein etwas anderer Akzent hervorstach, die zugleich aber niemals wirklich *er* waren. Der echte Simon war verschwunden, und Tausende von Repliken lagerten in einem Depot, die eine nach der anderen auf mich losgeschickt wurden, in der Hoffnung, ich würde es irgendwann leid und würde sagen: Okay, der hier tut's, der darf bleiben, mit dem versuche ich halt auszukommen.

25. JANUAR 2019

Nach zweieinhalb Wochen wurde Simons Vertrag bei Leonidas nicht verlängert. Er erzählte es mir erst morgens: »Du brauchst nicht zu singen oder mit der Decke zu wedeln, ich darf nicht mehr arbeiten gehen.« Er klang gottergeben.

Ich fragte nach. Häppchenweise erzählte er mir, was passiert war: Die neue Medikation hatte ihn nicht nur lebhafter, sondern auch wieder misstrauischer gemacht – er hatte den Verantwortlichen im Laden beschuldigt, ihm systematisch die schwierigsten Kunden zuzuspielen, um ihn auf die Probe zu stellen. Der Chef hatte das abgestritten, hatte am Ende des Arbeitstages gesagt, dass Simon seine Schürze für immer abgeben dürfe. Simon hatte einen der Schokoladennikoläuse aus dem Schnellverkauf mitbekommen, den er auf dem Nachhauseweg in einem Rutsch aufgegessen hatte.

»Bist du böse?«

»Ich finde es schlimm für dich«, sagte ich.

Ich schubste ihn aus dem Bett, trug ihm auf, etwas anderes zu machen, etwas, was er gut konnte, zum Beispiel zeichnen. »Entwirf doch noch mal ein Tattoo für mich, ich habe genug Platz auf meinem Körper.«

Er setzte den Bleistift an und skizzierte mit wenigen Strichen einen der Äpfel aus dem Obstkorb, einzig und allein, um mir eine Freude zu machen.

Dass Zeichnen mal Simons größte Leidenschaft gewesen war und jetzt in einem Körper feststeckte, der mit Medikamenten behandelt werden musste: ein Kollateralschaden, dessentwegen kein Arzt im Krankenhaus traurig war. Im Gegenteil, sie rieten ihren Patienten nach der Diagnose, sich einen neuen Job mit möglichst wenig Reizen zu suchen, eine Stelle, die Struktur gab, neun bis fünf – Lagermitarbeiter in einem dahinkümmernden Betrieb, Gärtner oder Beamter.

Könnte ich nur eine dünne Schicht von dem übermäßigen Selbstvertrauen des Simon von vor einem halben Jahr abschaben und ihm jetzt jeden Morgen und Abend einen Löffel davon verabreichen.

»Wolltest du nicht genau das? Jetzt gehe ich vor zehn Uhr schlafen, und wieder ist es dir nicht recht.« Im Zimmer brannte wenig Licht. Simon sah mich traurig an, schüttelte sein Kissen auf. Er zog seinen Schlafanzug an, etwas zu heftig, geriet mit dem Kopf in einen Ärmel und fand den Ausgang nicht mehr. »Nein, lass mich!«, ertönte es aus dem Häufchen sich bewegendem Stoff. Ich trat einen Schritt zurück. Nachdem er sich ohne Hilfe befreit hatte, schüttelte er sein Kissen zum zweiten Mal auf und legte sich hin. Er fügte sanfter hinzu, seine eigene Heftigkeit war ihm erst jetzt bewusst geworden: »Was für ein Simon soll ich sein? Sag es mir. Vielleicht kann ich wieder dieser Simon werden.«

Während er neben mir lag, suchte ich auf meinem Handy nach einem Film, der letzten sorglosen Erinnerung, die als Bildmaterial existierte: ein Winterwochenende in Ostende, Januar 2018, wenige Monate bevor Simon mit seinem Tattoo nach Hause gekommen war. Es war das einzige sich bewegende Bild zwischen einer ganzen Fotoserie von Daan, schlafend in einem Nest aus Decken, die Pfötchen am Kopf gegen das grelle Licht. Ich klickte sämtliche Fotos von Daan an und mailte sie an mich selbst, damit ich sie auf dem Handy löschen konnte, bevor ich Simon das Video vorspielen konnte.

»Schau«, sagte ich. »Diesen Simon meine ich.«

Er schlief schon fast, richtete sich aber wieder auf und gab sich alle Mühe, dem zu folgen, was er zu sehen bekam.

Ich erinnerte mich noch genau an den Morgen auf diesen Bildern. Das kleine Appartement im siebten Stock, das wir für ein Wochenende gemietet hatten. Simon war in aller Frühe zum Bäcker gegangen, während ich ausschlief. Ich war aufgestanden, um zu pinkeln, hatte mir den Sonnenaufgang anschauen wollen, hatte eine kleine Gestalt am Strand bemerkt, deren Schatten so lang gedehnt war, dass er mühelos bis zum nächsten Badeort reichte. Es war Simon. Unter dem Mantel trug er seine Schlafanzughose. Mit dem Stiefelabsatz schrieb er S in den Sand. Ich hatte begonnen, hinter der Fensterscheibe zu filmen. Zoomte die Linien, die er zog, näher heran. Jetzt erschien auch langsam, aber sicher ein riesiges Herz und danach die Buchstaben P, L, U, I und S. Auf dem Film waren keine Außengeräusche, keine Wellen oder Vögel zu hören, nur mein eigener Atem und mein gerührtes Kichern.

Simon schaute sich das mit an.

»Ja, das war ein schönes Wochenende«, sagte er. »Aber am Meer ist jeder sein optimales Selbst.«

Am konfrontierendsten an diesem Film fand ich die Geräusche. Ich war auf die Suche nach der alten, besseren Version von Simon gegangen, war aber der alten, besseren, fröhlichen Version meiner selbst begegnet. Einer Leo, die ohne Argwohn filmte, die Simon nicht deshalb näher heranzoomte, um ihn zu kontrollieren, die keine Angst vor dem hatte, was auf dieses S im Sand folgen würde (kein SIMON SPROUD, kein SORRY WEGEN DER KATZE), die Überschwang nicht mit etwas Krankhaftem verwechselte.

Es war nicht nur die Krankheit, die ihn krank machte, sondern auch die Art und Weise, wie ich ihn betrachtete. Ich hatte nicht nur Simon, sondern auch mich selbst verloren. Das war es, was Simon meinte, wenn er mir »Ich vermisse dich« schrieb, obwohl ich nur im angrenzenden Zimmer mit etwas beschäftigt war.

»Wir schaffen das schon«, sagte Simon. Er schlief ein, ich blieb wach liegen.

Ich nahm mir vor, mir nie wieder Fotos und Videos aus der

Zeit vor jenem Wochenende anzusehen, ich musste unsere Vergangenheit vor meinem Reflex schützen, alles im Licht der jetzigen Situation neu zu bewerten.

Das nämlich machten Partner, die betrogen worden waren: in der Vergangenheit graben, um herauszufinden, wie lange der Betrug schon im Gange war, um sich rückwirkend noch verratener fühlen zu können.

1. FEBRUAR 2019

Lotte und ich hatten uns manchmal vorgestellt, was wir tun würden, wenn wir aufhören würden, im Buik & Boek zu arbeiten, aber nie hatten wir uns ein Leben vorgestellt, in dem das Geschäft aufhören würde, *uns* zu beschäftigen.

Das Vordringlichste, was mir in den Sinn kam, als ich erfuhr, dass Buik & Boek Konkurs angemeldet hatte, war: dass jetzt nichts mehr aus meinem Leben von vor einem Jahr übrig war. Lotte war schwanger, Simon bipolar, das Geschäft geschlossen.

Zum Glück hatte ich noch die *Libelle*, dieses Geld kam jetzt wirklich zur rechten Zeit.

Godelieve erwartete mich zur Öffnungszeit auf der Schwelle, um mir die Neuigkeit mitzuteilen, zusammen mit Greetje. Monatelang war die Ladenmiete in Brüssel nicht mehr bezahlt worden, in den letzten Monaten hatte sie nach ihrem Tagewerk im Handtaschengeschäft selbst auch noch in der Gastronomie gearbeitet, um die Rechnungen aus *diesem* Geschäft zu begleichen – was dächte ich, wie hätte sie sonst die Malerarbeiten und die letzte Lieferung von Queen Mum bezahlen können? Godelieve sagte das in einem Ton, der uns ebenfalls zu Schuldigen machte. Ich könne nach Hause gehen, es sei nämlich auch kein Geld mehr da, um die Löhne zusammenzukratzen, alles stehe unter dem Regime eines Konkursverwalters, ich würde Arbeitslosengeld bekommen, sobald die Unterlagen dafür fertig seien. Ob ich noch schnell helfen könne, den grünen Satinpuff in den Lieferwagen zu tragen? Der würde sich in ihrem Antwerpener Geschäft gut machen.

Die Jahre in diesem Geschäft zusammen mit Lotte waren zu schnell vergangen. Vielleicht war das so im Verkauf, fast alle Tage sahen mit der Zeit gleich aus, eine Wiederholung, die einen sanft betäubte. Es gab genügend kleine Ereignisse, denen man entgegensehen konnte – die Ankunft eines Lieferanten mit Pappkartons, in denen zu entdeckende neue Ware war, die großen Staubflocken, die sich nach einem kundenreichen Tag in den Ecken der Anprobe sammelten und beim Staubsaugen in dem Metallrohr säuselten, das Ende der Tage, an denen die Zielvorgaben erreicht worden waren und wir uns unseren Bonus ausrechneten, die Perfektionierung beim symmetrischen Zusammenlegen der unmöglichsten rutschigen Satinblusen, das Einscannen-Dürfen der Strichcodes von Kleidungsstücken, die man verkauft hatte, und das dazugehörige *Piep*, als klopfe einem eine kleine unsichtbare Hand auf die Schulter.

Vielleicht musste es so sein, dass man bei den alltäglichsten, sicheren, einem am Herzen liegenden Dingen nicht die Gelegenheit erhielt, sich zu verabschieden, denn sobald man wusste, dass sie verschwinden würden, existierten sie eigentlich schon nicht mehr. So konnte ich mich auch nicht an den Moment erinnern, an dem Lotte und ich zum letzten Mal wirklich zusammen gewesen waren, ohne dass ein Kind in ihrem Bauch gesteckt hatte, und wann Simon und ich außerhalb unseres Hauses etwas gemacht hatten, bei dem ich nicht ständig besorgt gewesen war. Glück war wie die Sonne so beschaffen, dass man nie direkt daraufschauen konnte.

»Ich darf es dir eigentlich nicht sagen«, flüsterte Greetje. Wir hatten den Puff in den Wagen gehoben und standen mitten in dem jetzt leeren, fremden Raum – sogar die am stärksten abgegriffenen Bücher aus dem Schaufenster hatte Godelieve mitgenommen. Ein neuer Inhaber habe sich gefunden, der den Mietvertrag und die ausstehenden Mietzahlungen übernehmen wolle und gesagt habe, das jetzige Personal bei der Jobvergabe bevorzugt zu berücksichtigen. Sie selbst sei daran nicht interessiert, aber ich vielleicht?

»Du kannst auch einfach Arbeitslosengeld beantragen«, sagte sie, »aber ich könnte mir vorstellen, dass du ab und an einen Grund brauchst, um von zu Hause wegzukönnen.«

»Ja«, sagte ich und unterdrückte einen dankbaren Schluchzer.

»Also tschüs dann, Leo, ich hoffe, mit Simon wird wieder alles gut.« Sie umarmte mich. Ihr Handy bimmelte, sie ließ es in ihrer Hosentasche zu Ende bimmeln, ohne dranzugehen. Zufällig hatte sie als Klingelton das Geräusch von Simons Wecker eingestellt, und noch immer löste dieser Ton in mir eine Alertheit aus, einen Adrenalinschub, gefolgt von der gleichen Müdigkeit, mit der ich in den zurückliegenden Wochen aufgewacht war, der Müdigkeit, zwei Körper in Bewegung halten zu müssen mit lediglich zwei Beinen. Weil ich erstarrte, löste Greetje sich aus der Umarmung.

Ich bekam Zeit, unsere persönlichen Sachen wegzuräumen, in den kommenden Wochen würde das Geschäft gründlich renoviert werden, die Schlüssel durfte ich dann, nach dem Abschließen, in den Briefkasten fallen lassen. Greetjes Mutter hatte, bevor sie ging, eine handgeschriebene Nachricht an der Glastür hinterlassen, ein Dank an alle treuen Kundinnen, die dazu beigetragen hatten, dieses Geschäft zu einem großen Erfolg zu machen, was angesichts der Situation ziemlich sarkastisch klang.

Mit zitternden Händen griff ich nach meinem Telefon, um Lotte zu informieren.

Sie hatten sie natürlich als Erste benachrichtigt. Sie hatte mir gerade gesimst. »Weißt du es inzwischen auch? Shit, oder?«

Bevor ich antworten konnte, kam eine neue Nachricht von ihr. »*Look at the bright side:* Jetzt kann ich erst in Mutterschutz und danach noch eine Zeitlang Arbeitslosengeld beziehen, im ersten halben Jahr wird man nicht kontrolliert, acht Monate zu Hause mit dem Baby!«

Etwas später kam eine dritte Nachricht, mit der Frage, ob ich ihre Sachen mitnehmen könne, die noch im Geschäft seien. Sie selbst sei mit ihrer Mutter gerade beim Gynäkologen raus. »Mir war schwindlig, und ich habe offenbar Blutarmut. Eisenpillen und noch mehr liegen.«

In der Mitte des Geschäftsraums war ein großer, dunkler Kreis auf dem Parkett zurückgeblieben, wo der grüne Puff das Holz jahrelang vor einfallendem Sonnenlicht, Buggyrädern und Kinderautos geschützt hatte. Es lagen noch ein Schnuller, eine Socke, große Staubflusen und die Hülle von *Findet Nemo* herum, die wir nicht vermisst hatten, weil die dazugehörige DVD jahrelang ununterbrochen im DVD-Spieler gesteckt hatte.

Lotte würde Mama. Ich wurde erst mal nichts, solange außer Lotte niemand wusste, dass ich Kolumnistin war. Was würden Simon und ich tun, auch versuchen, ein Kind zu bekommen? Sogar wenn ich ihm genug vertrauen würde, kam es mir unwahrscheinlich vor, dass seine Samenzellen unter dem Einfluss der neuen Medikation noch wussten, in welche Richtung sie schwimmen mussten.

Ich hatte Khany per Mail gefragt, ob Männer, die so viele

Medikamente einnahmen, eine Frau denn noch schwängern durften, ob aus ihrem Samen nicht häufiger Fehlgeburten oder behinderte Kinder entstanden, ganz träge oder depressive Menschen. Khany hatte geantwortet, er würde sich in der Fachliteratur umtun, ob darüber etwas bekannt sei, und dass er es mit Simon besprechen würde, sobald er Informationen darüber habe. Ich hatte geantwortet, das sei nicht nötig, ich wolle nicht, dass er das mit Simon bespreche.

Eine Woche zuvor war Simon zum Wundermittel Orfiril übergegangen, als Ersatz für Depakine. Viertelweise baute er das eine auf und das andere ab, aber die einzige Wirkung, die ich bemerkt hatte, war, dass er schlechter schlief und leichter gereizt war.

Mangels eines besseren Plans saugte ich ein letztes Mal das Geschäft. Danach setzte ich mich mitten in den dunkelgelben Kreis, mit der Fernbedienung in der Hand. Godelieve hatte den Bildschirm und den abgenutzten DVD-Player dagelassen, so dass ich zum ersten Mal den ganzen Film sehen konnte, ohne von Kundschaft gestört zu werden. Nemo wurde nach einem Film voller Hindernisse doch noch mit seinem Vater wiedervereinigt.

Während ich da so auf dem Boden saß, dachte ich an Indra, an die Zeit kurz nach dem Unfall meiner Mutter, als sie Dutzende von Filmen in der Hoffnung für mich ausgesucht hatte, mich damit aufzuheitern. Niemals hatte sie einen Film gespielt, der schlecht endete, und als ich sie später, in unserer gemeinsamen Studentenbude, gefragt hatte, ob das Zufall gewesen sei, verriet sie mir, dass sie sich vorher immer informiert habe, wie es ausging, oder sich die letzten dreißig Minuten vorab angeschaut habe.

Das war in meinen Augen bis auf Simons Liebe das Schönste, was jemand jemals für mich getan hatte.

Ich blieb sitzen, bis sogar der Abspann vorbei war, füllte dann zwei Plastiktüten, eine mit den Sachen von Lotte und eine mit meinen eigenen. Bei Lotte hatten sich im Laufe der Jahre im Vergleich zu mir kaum persönliche Dinge am Arbeitsplatz angesammelt. Nur eine Tüte Haargummis, Deodorant, ein Paar bequeme Schuhe und ein Lippenstift. Bei mir waren es Bücher, Stifte, Notizhefte, Kekse, ein Kissenbezug, CDs.

Mit zwei Kundinnen, die an die Tür klopften, unterhielt ich mich kurz. Bevor ich ging, sagte ich den Ankleidepuppen adieu – auch wenn sie keine Köpfe hatten, wusste man genau, auf welcher Höhe sich ihre enttäuscht dreinblickenden Augen befanden –, nur die Puppe im Lager nahm ich kurz in den Arm, obwohl sie keine Arme hatte, mich ihrerseits zu drücken. Ich würde mich nachher sofort bei den neuen Inhabern melden, über die Mailadresse, die Greetje mir gegeben hatte.

Ich zog die Tür hinter mir zu, ließ die Schlüssel in den Briefkasten fallen und fuhr davon, Richtung Lottes Haus.

Ich dürfe mir selbst einen Tee machen, sagte Lotte, als ich ankam. Sie lag auf dem Sofa wie eine Eiskugel, die von der Waffeltüte geklatscht ist. Neben ihr der große Stapel Zeitschriften, obenauf eine *Libelle,* ich erkannte das Titelbild. Ich versuchte, nicht dorthin zu schauen, in der Hoffnung, dass sie nicht davon anfangen würde.

Während ich auf den Wasserkocher wartete, blieb ich vor dem Kalender stehen, der in der Küche hing und den ich drei Monate zuvor in meinem und in Simons Namen abgegeben hatte. Ich hatte ihn während Simons Krankenhauszeit gebastelt. In jedes Kästchen hatte ich die Profilzeichnung eines immer etwas größer werdenden Bauchs samt Baby gezeichnet, basierend auf Fotos, die ich herausgesucht hatte. In der vierzigsten Woche hatte ich eine aus der Vagina flutschende

Mini-Lotte gezeichnet. Es war läuternd gewesen, die Zeichnungen halfen mir, mich an die Vorstellung zu gewöhnen.

»Wie geht es Simon?«, fragte Lotte. Ich hatte das Holztablett mit der Teekanne auf den Zeitschriftenstapel gestellt.

Ich erzählte von den Medikamentenumstellungen, welche Charakterveränderungen sie zur Folge hätten, und dass ich das schwierig fände, obwohl ich auch nicht wolle, dass er so passiv bleibe wie in den letzten zwei Monaten. Ich erzählte nicht, dass er vorübergehend gearbeitet hatte.

Hinter dem Sofa, auf dem Lotte lag, auf dem niedrigen Buffet, stand ein Gipsabdruck von Lottes Oberkörper. Man konnte die genaue Form ihrer Brüste erkennen, sie waren kecker, als ich sie mir vorgestellt hatte, und die Nippel zeigten voneinander weg – man konnte den Verkehr mit ihnen regeln.

Sie sah meinen Blick.

»Ich wollte eine Erinnerung an diesen Körper«, sagte sie. »Na ja, *dieser* Körper würde jetzt schon nicht mehr in den Abdruck passen.«

»Erzähl mal von Spookje«, sagte ich. »Bist du dafür bereit?«

Es war nicht so, dass Lotte von sich aus die ganze Zeit über das Baby sprechen wollte, sondern ich stellte ihr die ganze Zeit Fragen, weil ich mir nicht vorstellen konnte, dass es jetzt etwas anderes gab, das sie interessierte. Es waren nur noch zwei Wochen bis zu dem errechneten Termin.

»Habt ihr eigentlich schon Geburtskarten?«, fragte ich. Die Frage hatte seit Tagen in meinem Kopf gesteckt, ich fürchtete, sie könnte an meiner nervösen Stimme hören, dass diese beiläufigen Worte Teil eines größeren Plans waren.

Die Geburtskarten seien Coens Abteilung, erzählte Lotte. »Ich habe noch keinen Entwurf gesehen.« Er habe so viel im Büro zu tun, der Termin für die Tour-Kampagne lag noch vor dem für die Geburt.

Ihr Nabel war inzwischen hart und stülpte sich vor, ein Stöpsel auf ihrem Bauch. Von Zeit zu Zeit zog sie ihr eng anliegendes T-Shirt von der Haut, und dann blieb der Abdruck des Nabels ein paar Sekunden lang im Stoff sichtbar. Ich würde am liebsten den Stöpsel herausdrehen, Lotte in einen Eimer leerlaufen lassen, alles, bis zum letzten Tropfen, aus ihr wringen, in der Hoffnung, alles würde wieder so wie vor einem Jahr.

Ich nahm meinen Mut zusammen und schlug ihr vor, ihr die Geburtskarten zu schenken, schließlich sei es mein Patenkind. Ich könne Simon bitten, sie zu entwerfen, und ich würde die Druckkosten bezahlen.

Lotte machte ein überraschtes Gesicht. Sie würde es mit Coen besprechen. Coen würde normalerweise einen Toller fragen, aber die hätten momentan andere Prioritäten, vielleicht käme das Angebot also gerade zur rechten Zeit. Coen habe seine Chance gehabt, sagte sie.

»Simon kann meiner Meinung nach sofort anfangen«, betonte ich. »Frag ihn sonst selbst. Du hast seine Nummer.«

Simon erwartete mich in der offenen Tür, sein Handy schwenkend. Es war das erste Mal seit langer Zeit, dass ich ihn so lebendig sah, dass er von sich aus zu reden begann, ohne dass ich ihm erst eine Frage hatte stellen müssen; sein Blut schien verdünnt und endlich schnell durch seine Adern zu fließen.

»Du errätst es *nie*«, rief er. »Lotte und Coen haben uns doch beide mit einbezogen. Dich als Patin und mich … als Designer ihrer Geburtskarte!« Er keuchte, lief angespannt in der Wohnung hin und her, verrückte ein paar Dinge, räumte mit viel Lärm die Spülmaschine ein. »Wir haben bestimmt eine Viertelstunde lang telefoniert, sie hat mir eine Mail mit ein paar Beispielen geschickt, die ihr gefallen, und auf dieser Basis darf ich mein Ding machen, sie vertraut mir, hat sie gesagt, sie hat gesagt, dass sie noch nie etwas von meiner Hand gesehen hat, das sie nicht angesprochen hätte, ist das nicht toll? Lotte und Coen sind Fans von meiner Arbeit!«

Er sprach schnell und ohne Pausen, ich schaute auf seinen Mund, ich schaute auf seine Hände, seine Zähne, seine Augen, aber ein Gesamtbild wollte sich einfach nicht einstellen.

»Sie teilen mir den Namen und das Gewicht und die Details erst nach der Geburt mit, ich werde dir jetzt nichts darüber erzählen, du siehst es dann schon, wenn die Karte fertig ist. Ich soll Platz lassen für einen Namen mit acht Buchstaben, acht, wahrscheinlich nehmen sie einen altmodischen Namen! Freust du dich nicht für mich, oder was? Du stehst da so komisch?!«

Ich fiel ihm breit lächelnd um den Hals, knuddelte ihn fest. »Was für eine tolle Nachricht, Spruitje, das ist phantastisch für dich.« Ich blickte über seine Schulter hinweg ins Wohnzimmer, wo alle Lichter angeknipst waren, wo Iggy ein wenig ängstlich in einer Ecke kauerte. Zum ersten Mal seit Monaten glaubte ich, hinter meiner Schulter Simons Nasenspitze knacksen zu hören.

Wenn dies ein Film wäre, dann wüsste ich, wie es in Szene gesetzt würde: Die Kamera würde sich langsam um uns herum drehen, auf mein Gesicht mit den lächelnden Lippen fokussieren, die, sobald sie hinter Simons Rücken verschwanden, wieder erstarren würden.

Mitten in der Nacht schrak ich von seiner Stimme hoch, die aus dem Nichts erklang. »Jeder muss in seinem Leben mindestens einmal geboren werden, oder?«

»Ähäm …« Es war dunkel, ich konnte Simons Gesicht nicht sehen, ich wusste erst nicht, ob ich träumte oder ob er wirklich sprach. »Simon, bist du wach?«

»Nein, ich schlafe. *Düh.*«

Ich schaltete das Licht an meinem Handy an. Simon sah mich aus großen, scheuen Augen an. Er schien noch nicht geschlafen zu haben.

Sofort spürte ich, wie sich mein Körper verkrampfte, unter der Haut spannte sich eine Membran mit einer kleineren Oberfläche als die Haut selbst.

»Dafür gibt es eine ganze Industrie. Geburtskarten. ›Simon Sproud bringt mit großem Stolz die Geburtskarten Ihres Sprösslings zur Welt.‹ Ich müsste nicht mal eine neue Webadresse anlegen.«

NOCH EINE MINUTE, TREPPENHAUS

Es ist nichts zu hören außer meinem eigenen Herzen, das steckt mir oben in der Kehle, nahe den Trommelfellen. Mit jedem Schlag scheint es ein paar Millimeter höher zu wippen. Falls ich aufstoßen muss, wippt es in meine Mundhöhle.

Die Stufen dieser Treppe bin ich schon tausendmal hinauf- und hinuntergegangen. Links sind zwei tiefe Furchen in der Wand, entstanden, als Simon und ich die Spülmaschine nach oben schleppten.

Simon, Leontine – die beiden Namen wirbeln mir im Kopf herum, sie haben sich ineinander verfangen, so wie ein Spannbettlaken während des Waschvorgangs eine kompakte, harte Kugel bildet, die die ganze Maschine zum Dröhnen bringt. An Leontines Namen habe ich in den vergangenen Minuten häufiger gedacht, als ich ihn für den Rest meines Lebens laut aussprechen werde.

Ich mache mich an den Aufstieg, mühsam, ich bewege mich gegen einen Strom, den Strom all der Leos, die in den vergangenen Jahren diese Treppe hinuntergegangen sind, voller Freude, auf dem Weg irgendwohin, auf dem Weg zu schönen Ausflügen mit Lotte oder Simon, auf dem Weg zu etwas Neuem. Vor vier Stunden erst, leicht nervös vor der ersten Begegnung mit der neuen Store-Managerin, denn ich musste einen guten Eindruck machen.

Es ist lange her, dass ich mich so allein gefühlt habe wie jetzt. Diese Einsamkeit hatte bereits begonnen, als Lotte angefangen hatte, die *Libelle* zu lesen, in dem Moment war bereits eine erste Verzauberung aufgebrochen, doch jetzt stand völlig klar fest: Zara Six war demontiert, hatte sich in Nichts aufgelöst.

Ich konnte nicht einmal über den heutigen Tag schreiben, dies war kein Material, hierfür gab es kein Publikum, das musste ich ganz allein durchstehen, es war ein ins Wasser stürzender Stein, dessen Schockwelle ich ganz allein würde auffangen müssen, Kräuselung um Kräuselung.

Nachdem ich den größten Teil der Strecke mit zwanzig Stundenkilometern zurückgelegt habe, fühlt sich jede Bewegung jetzt bedeutsam an, förmlich. Nie zuvor bin ich diese Treppe so langsam hinaufgestiegen, mir meiner eigenen Bewegungen so bewusst. Schritt für Schritt, Stufe um Stufe, mit dem einen Fuß Halt suchend, mich mit dem anderen abstoßend. Normalerweise lege ich meine Hand nie flach aufs Geländer, normalerweise halte ich mich nicht fest, als könnte ich jeden Moment fallen. Meine Beine sind übersäuert, mit beiden Füßen flach auf einer Stufe zu stehen ist unmöglich.

Könnte ich nur wie Bombenexperten einen Roboter vorausschicken, der die Tür an meiner Stelle öffnet, gefühlloser Stahl, der einen möglichen Schlag auffängt.

1. FEBRUAR–12. FEBRUAR 2019

Die Manie hing die ersten beiden Tage in der Luft wie ein nahender Wolkenbruch. Bevor es wirklich zu regnen beginnt, verändert sich erst die Stimmung; der feuchte Geruch, die Nervosität der Stadtschwalben auf der Suche nach tief fliegenden Insekten, der Wind, der Straßenabfall zum Rascheln bringt.

Ich erkannte es an dem Eifer, mit dem Simon dasaß und zeichnete, an der schludrigen Weise, wie er sich die Zähne putzte, daran, wie schnell er sich aufregte, an dem Blick, mit dem er die Umgebung vor dem Fenster taxierte, wie er mit seinem Besteck hantierte, wie seine Augäpfel beim Sprechen hin und her schossen, an der Spannung seiner Lippen, an seinem nervösen Lachen, wie oft er über die Geburtskarte sprach. Simons Welt wurde kleiner und kleiner, bis er sich nur noch mit sich selbst und mit dieser Karte beschäftigte. Es sollte ein Entwurf werden, an dem keiner vorbeikam. Er druckte, schnitt, faltete, klebte, schirmte die Zwischenergebnisse vor mir ab. Ich blieb den ganzen Tag zu Hause, auf Stand-by, für den Fall, dass die neue Store-Managerin mich anfordern würde, um bei der Einrichtung der neuen Filiale zu helfen. Simon operierte vor meiner Nase, ich kam schwerlich umhin, seine Nervosität *nicht* zu bemerken.

Genau davor hatte Doktor Einhorn mich während unseres kurzen Gesprächs am Tag von Simons Entlassung gewarnt, als er die Sanduhr umgedreht und mir in die Hände gedrückt hatte. Ich hatte zugehört und genickt, während ich auf den rieselnden rosa Sand blickte, der sich im unteren Teil immer höher gehäuft hatte, aber ich hatte es kaum erwarten können, Simon nach Hause mitzunehmen, war zu ungeduldig gewesen, seine Worte wirklich zu mir durchdringen zu lassen. Ich hatte gehofft, dass alles, was er sagte, nicht auf uns zutreffen würde, dass Simon eine Ausnahme darstellen würde, eine Sanduhr mit einem unsichtbaren Zwischenraum.

Am dritten Tag platzte die Wolke. Simons merkwürdiges Verhalten kennzeichnete sich nicht länger dadurch, *wie* er bestimmte Dinge tat, sondern *dass* er bestimmte Dinge tat. Dass er mehr und mehr in Monologen sprach, dass er keine Zeit oder keine Lust hatte zu essen, dass er um sechs Uhr morgens die Spülmaschine auszuräumen begann, dass seine Lippen ständig ein selbstzufriedenes Grinsen zeigten, dass er in den Late-Night-Shop ging, um Kleber und Papier zu kaufen. Er schlief kaum und war schnell empört (»Wieso darf ich dich eigentlich nicht mehr lecken? Darf ich vielleicht selbst entscheiden, wie viele Eier ich in mein Omelett tue, ich bin doch kein Kind! Kein Wunder, dass ich meine Sachen nie wiederfinde, du räumst immer alles woandershin! Warum hängen hier keine Entwürfe von mir an den Wänden?«). Er wollte über die kleinsten Kleinigkeiten entscheiden, kam mit zum Einkaufen, wollte im Supermarkt unbedingt in eine andere Richtung als die, in die ich ihn zog. Die meisten Vorschläge, die ich machte, beantwortete er mit »Okay, Chef«, er hatte mich mitten auf der Straße gezwungen, Mantel und Pullover auszuziehen, um einem Passanten, der zu lange auf die Narbe hinter seinem Ohr gestarrt hatte, meinen Arm zu zeigen, als Beweis dafür, welch gelungene Entwürfe er gemacht hatte. Er ging ins Krankenhaus, um seine »Kunstwerke«, die beiden gerahmten Collagen, zurückzuholen, die sie in der Eingangshalle aufgehängt hatten, kam nach Hause mit einem ganzen Stoffstapel, in dem ich sofort die alten Vorhänge aus dem Buik & Boek erkannte (er war dort vorbeigegangen, draußen hatte ein Container gestanden, er hatte gerade noch verhindern können, dass die Vorhänge der Anprobekabinen weggeschafft wurden, die könnten wir doch im Büro aufhängen, wenn wir unser Bett verschieben würden, damit er aus dem Schlafzimmer wieder ein Büro machen konnte?).

Zuerst hatte ich mich bemüht, auf Simons Vorschläge mit begeistertem Nicken zu reagieren, doch nach diesen zwei Tagen konnte ich mir nicht mehr einbilden, mich im letzten halben Jahr *danach* gesehnt zu haben. Es war wie bei einem Saunabesuch, wenn man erst mal im Kaltwasserbecken war, konnte man sich nicht mehr vorstellen, dass man vor ein paar Sekunden noch vor Hitze japsend nach Abkühlung geschmachtet hatte. Ich hatte einen lebendigen Simon gewollt, jemanden, der nicht die ganze Zeit schlafen wollte, den man nicht aus Mitleid bei Rummikub gewinnen ließ, aber dies war nicht die Lebendigkeit, die ich mir gewünscht hatte, mit diesem Simon wollte ich nicht einmal mehr ein Gesellschaftsspiel spielen.

Tagelang spürte ich eine zu stramme Haut um mich, die sich bei jeder merkwürdigen Verhaltensweise von Simon ein kleines bisschen mehr zusammenzog. Es waren nicht nur Angst und Entfremdung. Proportional zu Simons Großmütigkeit wuchs meine Wut. *Dies* war der Simon, der für Daans Tod verantwortlich war, der Simon, der mir dafür büßen sollte.

In den zurückliegenden Monaten hatte ich den Fund von Daans kleiner Leiche ganz allein verarbeiten müssen, ich hatte kein einziges Mal um Trost gebeten, hatte Simon geschont, doch jetzt stand plötzlich die Simon-Version vor meiner Nase, die glaubte, es mit der Welt aufnehmen zu können, er saß im Nebenzimmer und zeichnete, sang lauthals zu Musik, die ich noch nie gehört hatte; nahm wieder allen Platz für sich in Anspruch. *Diesem* Simon wollte ich erzählen, was genau er getan hatte und was die Folgen jener Tat waren in Bezug darauf, wie ich ihn sah: dass ich Bauchschmerzen bekam, wenn ich beim Nachhausekommen Iggy nicht gleich an seinem Stammplatz liegen sah, dass ich, wenn ich beim Geschirrspülen einen Schwamm ausdrückte, an diesen kleinen Körper in der Plastiktüte dachte, den ich mit Mühe in den Glascontainer gequetscht hatte. Das Gesprächsthema lag in meiner Kehle bereit, ein dicker Kloß, doch in diesen paar chaotischen Tagen bekam ich es trotzdem nicht heraus, weil ich nicht den richtigen Moment fand, weil es merkwürdig war, nach der ganzen Zeit davon anzufangen, weil ich Angst vor seiner Reaktion hatte, weil ich Angst vor *ihm* hatte, weil ich mich nicht mit der halben Wahrheit begnügen wollte, ich würde ihm auch von meinen Kolumnen erzählen müssen, die in der *Libelle* erschienen.

Eine hilfsbereite Schwester im Krankenhaus half mir, den Troll außerhalb der Arbeitszeit telefonisch zu erreichen (er hatte noch immer kein Foto oder persönliche Kontaktdaten im Internet).

Lass ihm Zeit, sich an das Orfiril zu gewöhnen, sagte er, das muss sich alles noch aufeinander einspielen, das kann manchmal bis zu zwei Wochen dauern.

»Okay«, fügte er hinzu, als er die Verzweiflung in meiner Reaktion hörte, »dann stell wieder auf Depakine um und gib ihm in der nächsten Woche eine viertel Abilify zusätzlich, und achte darauf, dass er zu Hause bleibt, nicht zu vielen Reizen ausgesetzt ist.«

»Und darf er mit dieser Geburtskarte weitermachen?«, fragte ich.

»Wenn es ihn ablenkt, kann es nicht schaden. Das kann er besser einschätzen als wir. Wenn du wirklich der Meinung bist, dass er eine Gefahr für sich selbst darstellt, dann komm in die Notaufnahme. *Mais crois-moi,* eine Zwangseinweisung, das willst du lieber nicht.«

Ich wollte mit dem Troll verbunden bleiben, damit er mir beistehen konnte, den ganzen Tag, den Rest der Woche, damit ich ihm live von allem berichten und er mit beurteilen konnte, ob Gefahr drohte. Aber er verabschiedete sich schon. *»Ne t'inquiète pas, Leo, ça va aller.«*

Beim Auflegen war mir übel, wie wenn man etwas Schlechtes gegessen hat, aber warten muss, bis der Körper es erbricht.

12. FEBRUAR 2019

Das Kind kam eine knappe Woche nach dem errechneten Termin, mitten in der Nacht von Montag auf Dienstag. Simon wurde bei Sonnenaufgang von Coen aus der Entbindungsstation angerufen, mit den allerletzten Details, die noch auf die Geburtskarte mussten. Der Drucker musste *first thing in the morning* damit beginnen können, damit alles vor Mittwoch in die Post konnte, so würden alle Karten noch vor dem Wochenende ankommen. Coens Stimme tönte so laut aus Simons Telefon, dass man hätte meinen können, der Lautsprecher sei eingeschaltet. Er war völlig aus dem Häuschen. Fuck, sagte er immer wieder, *fuck man*, dieser Moment, als sie sie aus dem Bauch holten und in seine Hände legten, er sei jetzt Vater, für den Rest seines Lebens, das sei doch nicht zu fassen? Und diese winzigen Fingerchen!

Simon saß senkrecht neben mir im Bett.

In der letzten Nacht hatte er sich endlos herumgewälzt, er war bestimmt sechs Mal aufgestanden. Ein paarmal war ich ihm gefolgt, um zu checken, ob Iggy okay war, um zu kontrollieren, ob Simon sich nicht an seinen Computer gesetzt hatte, um heimlich mit einer neuen Website für Simon Sproud zu beginnen. Auf die URLs simonspruit.be, simonspruit.com und simonspruit.nl hatte noch niemand Anspruch erhoben.

»Mal kurz zur Sache«, tönte Coen. »Was du auf der Karte noch einsetzen musst … Hast du was zum Notieren?«

Der typische rührende Überschwang frischgebackener Väter, die, noch voller Adrenalin nach dem Miterleben einer stressigen Geburt, sofort *wieder* außen vor sind (denn sie haben keine Milchdrüsen), die alle frei gewordene Energie auf die Erledigung anderer praktischer Dinge richten – ich hatte sie im Buik & Boek oft genug erlebt.

»Ja.« Simon grabschte sich den Stift, der auf seinem Nachttisch lag, fand aber nichts, worauf er schreiben konnte, also notierte er alle Angaben direkt auf der weiß lackierten Oberfläche.

Ich sah es, protestierte nicht. Nicht nur Simon entglitt mir, auch ich selbst – ich wusste nicht mehr, welche Leo ich sein sollte. Hatte Simon recht, hatte ich es in den vergangenen Monaten genossen, so unentbehrlich, so unersetzlich zu sein? Fiel es mir schwer, ihm jetzt wieder das Tüpfelchen auf seinem i zu gönnen?

»Der Name, der draufmuss, ist ›Leontine Vossen‹«, diktierte Coen. Er buchstabierte den Namen. »Vier Kilo und hundert Gramm, geboren am Dienstag, 12. Februar, durch Kaiserschnitt, um drei Uhr fünfundvierzig. Brauchst du noch was?«

Ich saß jetzt auch senkrecht im Bett, mein eigenes Telefon in der Hand, und wartete auf einen Anruf oder eine Nachricht von Lotte. Ich stellte den Ton lauter, um das zu beschleunigen. Mit Gesten machte ich Simon klar, dass er fragen solle, ob der Eingriff gut verlaufen sei, ob das Kind ganz gesund sei.

Simon ignorierte meine Einmischung. Er versprach Coen, die fertige Karte in einer Stunde an den Drucker zu schicken, mit ihm und Lotte im CC.

Nach dem Gespräch stand Simon auf. Er blieb sekundenlang stehen und starrte auf die Angaben, die er gerade auf die Ecke des weißen Nachttischs gekritzelt hatte.

»Du hättest doch auch einfach ›Notizen‹ auf deinem Handy öffnen können, während du mit Coen telefoniert hast, oder du hättest mich doch bitten können, es kurz für dich zu notieren?«

Er zuckte mit den Achseln, ließ den Kugelschreiber zwischen den Fingern hin und her rollen.

»Ich hätte mir denken können, dass das nicht irgendein Auftrag war«, sagte er, »dass ich auf der Hut hätte sein müssen.« Er klang wie Coen, schnell und laut, angesteckt von dessen Adrenalin. Mit seinem Stift zog er zwei Striche durch den Namen auf dem Nachttisch: Leo|n|tine. Er umkreiste Leo und Tine. »Sie nennen sie nach dir und nach meiner Mutter, und dann dieses n dazwischen, wofür steht das n? Damit bezwecken sie irgendwas, aber was?«

Mein erster Reflex, als ich den Namen hörte, war auch eher ein negativer gewesen: Es gab Tausende von Namen, die sie hätten wählen können, warum gerade diese Kombination? Leo würde der Rufname des Kindes werden, das war unpraktisch, wie sollte ich wissen, wer dann gemeint war? Andererseits konnte es auch lieb gemeint sein, als Hommage.

Ich wartete noch immer auf einen Anruf von Lotte, sie sollte mir den Namen des Kindes selber mitteilen, bestimmt hatte sie eine gute Erklärung dafür.

»Vielleicht haben sie eine Urgroßmutter mit diesem Namen gehabt«, beschwichtigte ich Simon. »Oder sie wollen uns in ihrem Leben behalten und mich und mein Patenkind für alle Zeiten miteinander verbinden?«

Mein Handy klingelte: Lotte. Ich wartete ein paar Sekunden, bevor ich ranging.

Wir sprachen nicht lange, eine halbe Minute, ich sagte, wie sehr ich mich für sie freute, sie gratulierte mir zu der Patenschaft, nannte mir den Namen, Leontine, es sei per Kaiserschnitt gegangen, es tue noch etwas weh; sie sei müde, aber noch nie so glücklich gewesen, es sei das Überwältigendste, was sie je erlebt habe. Sie freuten sich auch beide über die Karte, die Simon gemacht habe. Sie müssten noch eine ganze Liste von Leuten anrufen, Coen informiere gerade den Paten.

»Warum hast du das denn gemacht?«, fragte Simon, nachdem ich aufgelegt hatte.

»Was gemacht?« Ich wusste, was ich gemacht hatte: Ich hatte auf alles, was Lotte erzählte, mit entzückten Ausrufen reagiert. Erst als das Gespräch zu Ende war und mir bewusst wurde, wie still das Zimmer um mich herum war, wusste ich, wie übertrieben überrascht ich geredet hatte.

»Einfach so, ich hab es Lotte gegönnt, es als Erste erzählen zu können, ich wollte von ihr hören, dass ich Patin geworden bin.«

»Sie wissen doch, dass du hier bei mir bist und dass ich die Fakten alle schon hatte. Willst du ihnen das Gefühl geben, dass wir uns nicht mehr gut verstehen? Dass wir nicht kommunizieren? Du gibst ihnen genau das, was sie wollen. Uns auseinandertreiben.« *Knacks* machte er mit seiner Nasenspitze.

»Du kannst auch einfach sagen: Glückwunsch, Patin.« Er würde vorläufig nicht mehr damit aufhören, er war wieder einer Sache auf der Spur. »Simon, ich möchte den endgültigen Entwurf der Karte gleich sehen, bevor du sie ihnen schickst. Okay?«

»Jaja. Ich mach mich ja schon an die Arbeit«, sagte er gereizt. »Ich habe nur eine Stunde.«

Wieder dieses Knacksen seiner Nasenspitze.

Ich blieb im Bett liegen, während Simon sich an die Arbeit machte. Ich war müde, mein ganzer Körper war bleischwer, und das kam nicht nur von der unruhigen Nacht, sondern auch davon, dass ich ständig vorausdachte, an die Tage, die kommen würden, den Rest der Woche, die kommenden Monate – alle langfristigen Pläne, die Simon machen wollte, erfüllten mich mit einem mulmigen Gefühl.

Bisher hatte ich mich wacker gehalten, in der Hoffnung, dass mit der neuen Medikation das Ende von Simons Depression in Sicht war – wir mussten nur noch um eine einzige letzte Ecke biegen und hätten es dann hinter uns –, doch jetzt waren wir um diese Ecke gebogen, und wieder lag offenbar ein endloser Weg vor uns. Wir standen genau da, wo wir vor einem halben Jahr gestartet waren.

Ich wollte, ich könnte die beiden Sanitäter anrufen, die hier damals erschienen waren, denselben Mann und dieselbe Frau, sie hatten gesehen, wie schlimm es werden konnte, und würden ihn, ohne zu zögern, mitnehmen, bevor es zu spät wäre.

»Möchtest du es jetzt noch sehen, bevor ich es wegschicke?«, rief Simon eine Stunde später aus dem Nebenzimmer.

Ich war gerade dabei, die Geschichte und die verschiedenen Bedeutungen des Namens Leontine auf 24baby.nl nachzuschlagen, und war soeben auf die Bedeutung von Leo gestoßen: »In diesem Namen wird ›Leo‹ mit ›Löwe‹ gleichgesetzt, aber es hat vermutlich eine ältere, germanische Bedeutung. Möglicherweise ›gnädig‹ oder ›berühmt‹.«

»Es ist in deiner Mailbox. In fünf Minuten schick ich es Coen.«

Ich klickte den Entwurf an. Es war ein Modellbogen im DIN-A5-Format mit einem handgezeichneten Haus, eindeutig Coens und Lottes Wohnung in der Fabrieksstraat. Sie standen jeder vor einem Fenster; zwei erkennbare kleine winkende Gestalten. Außer dem Haus gab es auf der Seite auch eine ausschneidbare Wolke und einen ausschneidbaren Storch mit Baby Leontine auf dem Rücken. In der Wolke standen die Angaben, die Coen telefonisch durchgegeben hatte. Die Rückseite der Karte zeigte die Rückseite der Wolke, des Storchs und des Hauses, geschmückt mit Girlanden, samt Wiege und Schaukelpferd. Wenn man alles ausschnitt und an den gepunkteten Linien faltete, bekam man eine kleine Schachtel in Form eines Hauses, in die man den Taufzucker verpacken konnte.

Ich vergrößerte den Entwurf, um zu kontrollieren, ob irgendwo etwas Abweichendes zu sehen war, ob er in einer Ecke in winzigen Buchstaben eine Botschaft hinterlassen hatte, ob er in das Haus eine Katze gezeichnet, Leontine absichtlich falsch geschrieben oder beim Paten heimlich seinen eigenen Namen eingesetzt hatte oder bei der Patin »Simon und Leo«. Als ich sicher war, dass nichts Abweichendes festzustellen war, entspannte ich mich und sah, wie schön und sorgfältig alles ausgearbeitet war, in seinem typischen Stil, mit Blick fürs Detail. Es war wunderschön. Ich war gerührt, noch einmal Auge in Auge mit seinem Talent zu stehen, das ihm früher in der Schule zu Recht Ansehen verschafft hatte.

»Und, was meinst du? Professionell genug, um damit ein Portfolio anzulegen? Weltweit Eltern damit zu überzeugen?« *Knacks* machte er mit seiner Nase.

Ich sah mich da sitzen, von oben gesehen, durch die Augen eines anderen Ichs, durch die Augen der Leo, die ich in den vergangenen Wochen gewesen war, der Leo, die nach den kleinsten Kleinigkeiten gesucht hatte, für die sie Simon ein Kompliment hätte machen können, die alles dafür getan hätte, ihn wieder zum Zeichnen zu bringen, die die betäubenden Medikamente verflucht hatte, die sich zu seiner Ermutigung sogar den Arm hatte tätowieren lassen, und ich verstand mich selbst nicht, dass ich heute, voller Bewunderung angesichts dieser Karte, kein aufrichtiges Wort der Begeisterung über die Lippen bekam.

Ich dachte an das Poster, das ich im Büro des Trolls gesehen hatte, das schwarz-weiße traurig-frohe Männchen und darüber die Worte: »Es ist an uns, sie nicht schwarz-weiß zu sehen.«

Ich konnte das nicht, ich hatte keine Farbpalette in meiner Reaktion auf Simon; ich würde von jetzt an seine tiefsten Tiefen und seine turmhohen Höhen fürchten, und bei allem dazwischen würde die permanente Drohung bestehen, dass es in eines dieser beiden Extreme münden würde. Simon würde für den Rest seines Lebens in zwei Pole aufgespalten bleiben, ich würde für den Rest meines Lebens das Kind aus einer Kampfehe bleiben, das eine Lösung für jedes Problem zu sein hofft, was in Simons Fall bedeutete: mich als sein Gegenpol verhalten, weiß sein, wenn er schwarz war, schwarz sein, wenn er weiß war, in der Hoffnung, ihn zu korrigieren, mit der Gefahr, dass wir niemals mehr zusammenkamen, sondern uns ewig einander gegenüber befinden mussten, wie der schwarze und der weiße Stift an den Außenseiten der Buntstiftschachtel.

NOCH DREISSIG SEKUNDEN, TREPPENHAUS

Im ersten Stockwerk, auf dem Treppenflur, klingelt mein Handy. Lotte, natürlich. Ich sehe erst jetzt, dass sie inzwischen schon wieder zweimal versucht hat, mich zu erreichen.

Meine Inbox enthält drei kurze Nachrichten.

S = nicht im Krankenhaus

Fuck

Was jetzt???????

Mit zitternden Händen stecke ich mein Handy weg. Nach ungefähr dreißig Stufen, in Höhe des Zwischengeschosses, auf dem zweiten Treppenflur, bleibe ich wieder stehen, damit ich kein Geräusch mache. Es ist noch immer nichts zu hören, aber vielleicht höre ich es nicht, weil ich nicht weiß, worauf ich mich fokussieren soll. Ich höre kein Weinen oder Heulen, keine Schritte, keinen laufenden Wasserhahn, keine Musik, keine Stimmen, ich höre keinen Simon, der mit sich selbst spricht. Draußen hupt in der Ferne ein Auto, aufdringlich, jemand blockiert eine Garageneinfahrt.

Vielleicht hat Simon gehört, wie unten die Tür aufging, hat mich mit dem Rettungsdienst telefonieren hören oder wie gerade mein Telefon klingelte, und verhält sich jetzt still.

Was, wenn Simon sein Rad hier abgestellt hat und zu Fuß weitergegangen ist? Dann ist er inzwischen am Kanal.

Ich mache mich an das letzte gerade Stück der Treppe. Stufe um Stufe, die Schwelle in Augenhöhe, dann die Klinke. Das hier ist genauso anstrengend wie das Fahrradfahren. Mein Hals schmerzt von der Entzündung, die ich letzte Woche vorgetäuscht habe. In meiner Manteltasche vibriert das Telefon.

Die Sachen, die auf dem Gang stehen – ein paar Blumentöpfe, eine große Tasche mit den alten Vorhängen aus dem Buik & Boek –, der Fußbodenbelag, der sich hier und da löst.

Ich hätte dieser Konfrontation auch einfach aus dem Weg gehen können. Weiterfahren, einfach fahren, kilometerweit, nicht hierherkommen, die anderen die Sache lösen lassen, hinterher hören, wie es gelaufen ist.

Lotte und Coen sind die Einzigen, für die dies hier noch gut ausgehen kann. Für mich und Simon ist es bereits zu spät. Ich werde nie mehr diese Treppe hinaufgehen, ohne an heute zurückzudenken. Und alles, was ich auf dem Weg hierher befürchtet habe, all die Gräueltaten, zu denen Simon in meinen Augen fähig war, die ich gleichzeitig in meiner Phantasie habe geschehen sehen, werde ich nicht einfach löschen können, im Innersten meines Herzens wird er immer vage all der verschiedenen Dinge schuldig bleiben, die ich mir für ihn ausgemalt habe.

Pling-plong. Diesmal ist es tatsächlich eine Mail von Jolanda, mit den zuvor vergessenen Anhängen von Simon.

21. FEBRUAR 2019

Ich hatte erwartet, dass wir die einzigen Gäste wären, aber als wir in der Fabrieksstraat eintrafen, hingen so viele Mäntel an der Garderobe, dass unsere nicht mehr dazupassten. Simon weigerte sich, Coen seinen Mantel zu überreichen, bestand darauf, ihn bei sich zu behalten, ich verzichtete auf eine Diskussion.

»Unsere Eltern sind hier nicht wegzukriegen«, sagte Coen, der meinen Trenchcoat und Schal entgegennahm und auf einen Stuhl in der Diele legte, »sie suchen nach Ausreden, um schnell mal reinspringen zu können; was zu essen bringen, bei der Wäsche helfen, und letztlich sitzen sie die ganze Zeit da mit ihrem Enkelkind auf dem Schoß. Wartet nur, bis ihr demnächst eine eigene kleine Familie seid …«

Ich nickte lächelnd, sah sie aber nicht vor mir, unsere »kleine Familie«. Wir würden es sowieso ohne Großeltern schaffen müssen. Simons Vater würde eher nach Ausreden suchen, um *nicht* kommen zu müssen. Ihm würde es reichen, ein Foto von sich neben die Wiege zu stellen.

In der Wohnung hing der süßliche Geruch von Feuchttüchern. Lotte und Leontine waren jetzt eine Woche zu Hause.

Ich hatte den Babybesuch zehn Tage lang vor uns hergeschoben, erst mit der Erklärung, dass ich ihnen in der Entbindungsstation alle Ruhe gönnen wolle, danach unter dem Vorwand einer Halsentzündung, alles in Erwartung des Moments, in dem Simons veränderte Medikation anschlagen würde, damit Coen und Lotte eine zur Ruhe gekommene, stabilere Version von ihm sähen.

Damit Simon mir die Halsschmerzen abnahm, hatte ich ostentativ Tee mit Honig getrunken und ein paar Tage lang gehustet und gebrummt, bis ich mit der Zeit tatsächlich heiser war. Dass ich zu einer Notlüge griff, machte mich physisch distanzierter, als ich ohnehin war.

Lotte hatte mir mitgeteilt, wie sehr sie sich über die endgültige Form der Geburtskarten freuten, es sei ein wunderbares Geschenk von mir und Simon, schrieb sie. Ich hatte sie gebeten, die Komplimente auch Simon direkt zu machen, doch diese Nachricht war wahrscheinlich sofort zwischen den vielen Glückwünschen auf ihrem Telefon untergegangen. Ich hatte Lottes Lob Simon dann eben selbst übermittelt.

Lotte fand es rücksichtsvoll von mir, dass ich Leontine nicht mit meinem Virus anstecken wollte. Sie hatte mir jeden Tag Fotos und Videos von meinem Patenkind geschickt, damit ich nichts von den ersten Momenten verpasste. Ein winzig kleines, verschrumpeltes Menschlein in einer Puppenwanne, die Äuglein so klein, dass man sie erst heranzoomen musste, um die Farbe zu betrachten. Tränen beim Piks in die Ferse, ein niedliches Strickmützchen auf dem Kopf. Ein Engelchen, in Jubelhaltung schlafend, mit geballten Fäustchen.

Auf den meisten Fotos war auch ein kleines Stück von Lotte zu sehen, mal die Hände, mal eine Locke, manchmal ein Arm oder eine Brust. Es löste ein Gefühl des Verlusts aus, ich wusste nicht, wonach ich mich am meisten sehnte: nach einem kleinen Kind, das sich so selbstverständlich an mich klammern würde, oder nach Lottes physischer Gegenwart.

Beim Anblick der rührenden Babyfotos hatte ich am Montag meine Kolumne geschrieben, darüber, wie ich selbst vor der Gründung einer Familie zurückscheute, unter Verweis auf meine instabile Jugend, und dass ich mir bereits als Zehnjährige vorgenommen hatte, nie an eine Familie zu denken, wenn ich nicht in einer ausgewogenen Beziehung lebte. Solange ich mich vor einem kurzen Babybesuch scheute, aus Angst davor, wie S. sich in dieser halben Stunde benehmen würde, wie sollte ich dann den Mut aufbringen, ihn ganze Tage und Wochen und Monate mit unserem eigenen Baby allein zu lassen? Man konnte nie sicher sein, dass bei einem frischgebackenen Elternteil mit Schlafmangel die Sicherung nicht durchbrennen würde, doch im Falle eines Menschen, der schon mal unter Wahnvorstellungen gelitten hatte, blieb diese Unsicherheit fundamentaler. War eine Psychose – oder eher: der Prozess, bei dem man sah, wie beim Partner jeglicher Realitätssinn langsam schwand – nicht ein Geschehen, das etwas Essenzielles verschwinden ließ, würde man es wagen, seine gesamte Existenz an ein Seil zu hängen, das schon mal gerissen war?

Erst nachdem ich den Text abgeschickt hatte, wurde mir bewusst, dass ich zu persönliche Gedanken geteilt hatte, dass ich Fragen gestellt hatte, die ich Simon noch nie unterbreitet und, indem ich sie stellte, eigentlich schon selbst beantwortet hatte. Trotzdem hatte ich Jolanda nicht noch einmal gemailt, um den Beitrag zurückzuziehen. Es war, was es war – ein Häufchen Worte, die Kummer ausdrückten –, ich wollte Simon nicht herabsetzen, nur seine Krankheit, die dafür sorgte, dass er im Nebenzimmer mit beunruhigender Geschäftigkeit neue Pläne schmiedete.

»Oh, ich verstehe das so gut«, hatte Jolanda noch in der Nacht geantwortet. »Ich habe in der *Libelle* auch mal über meine Kinderlosigkeit geschrieben, aber nie die wirklichen Hintergründe geteilt. Meine Geschichte ist ähnlich: Mein Mann leidet unter schweren Epilepsieanfällen. Ich weiß, er wäre ein guter Vater, aber ich könnte nicht die Mutter sein, die ich sein will, solange ich die Sorge für meinen Mann auf mich nehme und ständig Angst haben muss, dass er mit dem Baby im Arm zusammenbricht. Die einzige Art und Weise, wie ich sicher sein konnte, eine gute Mutter zu sein, war, nie eine zu werden.«

Länger als eine Woche konnte ich eine Halsentzündung nicht dauern lassen. Der Besuch ließ sich nicht länger aufschieben. Simon hatte bereits vorgeschlagen, einen Mundschutz für mich zu kaufen.

»Es würde mich nicht wundern, wenn sie dir die Patenschaft angetragen haben, weil sie mich dann um den Entwurf dieser Karte bitten konnten, sie wussten, ich würde dann nicht nein sagen können«, hatte Simon auf dem Weg hierher gesagt, die Augen gegen die tiefstehende Nachmittagssonne zugekniffen.

Ich schüttelte den Kopf, ich wollte jetzt nicht näher darauf eingehen.

Rasch hatte ich Lotte noch eine Nachricht geschickt mit der Frage, ob sie Simon bitte ausdrücklich für die Karten danken könnten – er hatte sehr viel Arbeit hineingesteckt.

Wir betraten das Wohnzimmer. Da saß sie, zurückgesunken auf dem Togo-Sofa, die Beine auf dem Puff vor sich ausgestreckt, das Baby wach obendrauf, umringt von Lottes Eltern, die beide das Gesicht merkwürdig verzogen, wie Erwachsene es automatisch tun, wenn sie vor einem Neugeborenen stehen, aus Angst, ihr eigenes Gesicht genüge plötzlich nicht mehr. Sie begrüßten uns, nickten, ich nickte zurück. Ich sah, dass sie uns erkannten, ohne zu wissen, woher. Lotte hatte noch immer einen halbrunden Bauch, aber nicht hängend wie die Bäuche, die ich bei einigen Kundinnen gesehen hatte, die Still-BHs kauften.

»Sorry, dass ich nicht aufstehen kann, um euch zu begrüßen. So ein Kaiserschnitt ist kein Spaß, kann ich euch sagen, sie haben meine Bauchmuskeln quer durchgeschnitten, ohne einen Arm von Coen komme ich nicht vom Sofa hoch«, sagte Lotte lachend. Sie hatte dunkle Ringe unter den Augen, aber trotzdem eine fröhliche, glühende Zufriedenheit an sich. Sie deutete auf die Polstermöbel. »Kauft euch niemals Togo-Sofas, sie sind schön vom Design her, aber man braucht Bauchmuskeln dafür.«

Lotte drehte Leontine in unsere Richtung. Die Gesichter der beiden Großeltern fielen in ihren Normalzustand zurück. Sie verschwanden in die Küche.

»Schau, ganz der Vater.«

Ein süßer, baumwolliger Babygeruch wehte uns ins Gesicht. Simon wusste nicht recht, wie er reagieren sollte. Coens Kind, das schüchterte ihn sichtlich ein. Ich hätte ihn zu Hause lassen sollen. Dieser Besuch war keine gute Idee, ich brachte einen Sturmwind mit zur Öffnung eines Kartenhauses.

»Ein Kaiserschnitt?«, sagte er. »Ein Glückstreffer für deinen Vater also. Dann kann er schnell wieder drauf.« Er beugte sich vor und drückte die Nasenspitze des Kindes mit dem Finger ein.

Ein totes Pferd kam aus der Luft gedonnert und krachte mitten im Raum auf den Boden. Coen wurde bleich, Lotte nahm das Kind näher zu sich heran, kontrollierte das kleine Gesicht, rieb das Näschen sauber.

Simon drückte den Mantel in seinen Armen fester an sich.

Ganz bestimmt war das die Art von Witzen, die er und Coen einst im Büro oder beim Hallenfußball gerissen hatten, doch Coen war inzwischen ein beschützender, kultivierter Familienmann, einer, der in Gegenwart von Frau und Kind keine Sexwitze zuließ. Er zwang sich nicht einmal zu einem Lächeln, machte keine Anstalten, die Jungenhaftigkeit von früher anzuerkennen.

Ich lachte, um Simon mit seinem Scherz nachträglich zu unterstützen, es klang wie Weglachen. Coen warf mir einen ungehaltenen, missbilligenden Blick zu.

Wir setzten uns auf Stühle, die im Zimmer bereitstanden, den Togos gegenüber. Simon legte seinen Mantel auf den Schoß. Coen öffnete ein Fenster auf Kipp, als würde frische Luft auch die Unbehaglichkeit auflösen.

»Gut, wie wär's mit einem Schluck?«, sagte Coen.

Er schenkte Lotte ein Glas Wasser ein und füllte drei Gläser mit Champagner aus einer Flasche, die er mit einem Aluminiumstöpsel wieder verschloss, Simon bekam das Glas, in dem am wenigsten drin war. Die Großeltern waren am anderen Ende der Wohnung mit kleinen Haushaltsdingen beschäftigt, die nicht furchtbar dringend waren, uns aber die Chance gaben, im kleinen Kreis zu reden. Das Baby lag die ganze Zeit auf Lottes Schoß, glückselig herumfuchtelnd, mit dem Händchen ihren Finger umklammernd, wie alte Leute einen Spazierstock umklammern.

Coen und Lotte erzählten von der Geburt, von der ersten Nacht, davon, welch ein überwältigendes Ereignis eine Schwangerschaft insgesamt sei. Sie waren aufeinander eingespielt, Coen gab die großen Linien vor, Lotte füllte sie mit Details, eine strahlende, einschüchternde Kraft ging von ihnen aus. Sie tranken kaum aus ihren Gläsern.

Ich schon, ich trank zu schnell, die Schlucke stiegen mir sofort in den Kopf, eine sanfte goldene Glut, ein Sonnenuntergang in meinen Gedanken.

Um mich herum befand sich ein auf den Kopf gestellter Haushalt. Den großen Zeitschriftenstapel, darunter die *Libelle*-Hefte, der vor einem Monat neben dem Sofa gelegen hatte, hatte Lotte zum Glück in den Bücherschrank geräumt. Im Zimmer standen viele neue Sachen: ein Laufstall mit Gitterstäben, ein Laufrad, das sie Jahre zu früh geschenkt bekommen hatten, eine Wiege, über der ein Mobile mit Wolken und Störchen aus Karton hing. Der Gipsabdruck von Lottes Oberkörper war aus dem Raum verschwunden. Der Alkoholschrank, auf dem er früher gestanden hatte, beherbergte jetzt Leontines »Merchandise«: einen Korb mit gedruckten Geburtskarten und daneben ungefähr zwanzig bereits gefaltete Papphäuschen, in denen Zuckermandeln verpackt waren. Eine ganze Siedlung, eine Menge Fenster, hinter denen winkende Coens und Lottes standen. Erst jetzt sah ich, wie ingeniös Simons Entwurf konstruiert war: dass man einen Schlitz in den Schornstein schneiden konnte, damit der Storch sich dort niederlassen konnte, und dass im Dach ein Schlitz vorgesehen war, in dem sich die Wolke befestigen ließ.

Simon hatte noch kein Kompliment zu seinem Entwurf erhalten. Ich durfte nicht diejenige sein, die damit anfing, jedes Lob, zu dem ich den Anstoß gegeben hatte, würde doch nicht zählen.

Simon hörte stumm zu, doch welche Haltung er auch einnahm, er konnte die frühere Zurückweisung nicht maskieren, sein Gesicht war merkwürdig verkrampft, als hätte er etwas Bitteres im Mund. Es war ein Ausdruck tiefer Unsicherheit, das wusste ich nach all den Jahren sehr wohl, doch Lotte und Coen sahen nur seine Verschlossenheit und unternahmen keinerlei Versuch, durch sie hindurchzuschauen. Je weiter das Gespräch sich entwickelte, umso mehr schlossen sie ihn aus.

Ich tat mein Bestes, Simon an Bord zu halten, lächelte ihn an, kniff ihn ins Knie, hielt sein halbvolles Glas hin, als Champagner nachgeschenkt wurde.

»Leo, möchtest du dein Patenkind mal halten?«

Lotte legte mir, während sie von den Unannehmlichkeiten des Stillens sprach, Leontine auf den Schoß. Sie tat es schnell, stützte den Nacken, es schien, als hätte sie nie etwas anderes gemacht. Sie nahm den am wenigsten kurzen Weg, ging sogar in einem großen Bogen um das Sofa herum, um mir das Kind von der Seite zu reichen, die am weitesten von Simon entfernt war.

Sie hatte heute bestimmt meine Kolumne in der *Libelle* gelesen und zweifelte jetzt ebenfalls, ob sie Simon in der Nähe ihres Kindes trauen könne. »Gäbe es bloß einen Drogisten, bei dem man eine neue Schachtel Vertrauen kaufen könnte«, so lauteten die letzten Zeilen der Kolumne, »denn Vertrauen ist wie ein Pflaster. Einmal abgezogen, klebt es nie wieder richtig.«

Ich setzte mich etwas näher zu Simon, um den Eindruck zu erwecken, dass sie das Kind nicht nur mir gereicht hatte, sondern uns, er wich reflexartig zurück.

Ich legte Leontine alle paar Minuten anders hin, damit ich sie in möglichst vielen Positionen halten konnte. In jeder gab sie sich mir vertrauensvoll hin, schmiegte den Kopf an mich, und ich sah plötzlich vor mir, wie ich für Simon in den Wochen nach seiner Entlassung aus dem Krankenhaus gesorgt hatte. Sein warmer, schlaffer, verletzlicher Körper an meinem. Ich sehnte mich nach diesen Tagen zurück, den Stunden, in denen er so klein, hilflos und vorhersehbar gewesen war wie dieses Baby. Nie hatte ich so mühelos für ihn gesorgt wie damals, er hatte ein Reservoir voll Geduld und Liebe in mir angebohrt, das endlos und unerschöpflich schien – vielleicht war dies das Reservoir gewesen, das eigentlich für die Zeit gedacht war, wenn ich Mutter sein würde, und ich hatte das bereits alles an ihn verschenkt.

Leontine war noch zarter und hübscher als auf dem Foto, ihre Haut schien mit dem allerfeinsten Korn geschliffen zu sein, ihre Tentakelfingerchen klammerten sich an alles. Es erstaunte mich, dass ein Neugeborenes schon so vollständig war, dass sich die Natur so viel Mühe gegeben und nicht gedacht hatte: Die Fingernägel kommen später dran, wenn das Kind sie braucht. Sie hatte zwei perfekt geformte Öhrchen, wie ihre Eltern, ich sah Simons Blick.

Das einzig Nichtperfekte an Leontine war, dass sie nicht mein und Simons Kind war, dass wir nicht entscheiden durften, welche Kleider sie trug, und dass wir sie nicht mitnehmen durften, sie war die Besiegelung der Liebe zweier anderer Menschen.

Ich hatte schon häufiger neugeborene Babys von Kundinnen gehalten, ich hatte Hunderte von Schnullern in gierige Mäulchen geschoben, doch dies war das erste Mal, dass ich einen solchen Kummer empfand. In meiner Bauchhöhle drehte sich ein großer zappelnder Fisch.

Ich fragte Lotte, ob ich ein Foto von Leontine auf meinem Schoß machen dürfe (»Natürlich«), ich versuchte, mit meinem Handy unauffällig auch ein Foto von Simon zu machen, damit ich es ihm später für den Fall zeigen konnte, dass er sich darüber beklagen würde, dass Lotte und Coen ihn kaum was gefragt hatten, damit ich würde beweisen können, dass das nicht verwunderlich war, »Schau, wie mürrisch und verkrampft du da rumgesessen hast, wie viel Feindseligkeit du ausgestrahlt hast«.

Nachdem wir bestimmt eine Viertelstunde lang über »das kleine Wunder« auf meinem Schoß geredet hatten, Simon schweigend neben uns, fragte Lotte mich nach Neuigkeiten aus dem Geschäft. Sie hatte während eines Spaziergangs einen Zettel an der Tür gesehen. »Der Laden öffnet morgen?« Ich erzählte, dass man mich eingestellt hatte, dass die Store-Managerin mich heute tatsächlich angerufen und gesagt hatte, dass morgen Kartons angeliefert würden, dass jemand da sein müsse, um beim Auspacken zu helfen. Das neue Geschäft sei Teil einer großen Kette, ich würde jeden Tag die gleiche Uniform anziehen müssen, es war sogar vorgeschrieben, welche Kleidung die Schaufensterpuppen zu tragen hatten. Ich hatte schon mal im Internet geforscht: Schweineteure Sachen waren es, dreihundertneunzig Euro für einen Wollpullover! – das wäre sogar noch übertrieben, wenn das Schaf ihn selbst gestrickt hätte.

»Weißt du was, Leo, ich schau, wenn möglich, morgen mal mit Leontine im Laden vorbei«, sagte Lotte. »Mittags gehe ich mit ihr ins Büro zu den Tollers, so um die Essenszeit, um den Taufzucker und die Geburtskarten – nun ja, Geburtshäuschen – dort abzugeben, dann kann Coen Leontine den Kollegen vorstellen.«

»Ja«, sagte Coen. »Gut, dass du kommst, länger als einen halben Tag kann ich nicht auf unser Spookje verzichten, und alle sind neugierig.«

Simon saß da und starrte auf den Schrank mit den Geburtskarten. Während wir das Gespräch fortsetzten, war er aufgestanden und zur Toilette gegangen.

»Die Gästetoilette ist die zweite Tür im Flur«, sagte Lotte.

Er war lange weggeblieben, ich glaubte, hören zu können, dass er mehr als eine Tür öffnete, Lotte und Coen waren schon wieder lebhaft am Reden, sie erwähnten es nicht.

Ich hatte mir vorgenommen, kein einziges Mal an Daans Ende zu denken, während ich Leontine auf dem Schoß hielt, aber es gelang mir nicht, es war das erste Bild, das in mir aufstieg, als ich die kleinen Augen sah, die ins Nichts starrten, und die krallenden Fingerchen.

Mir das junge Glück der Familie Vossen anschauen zu müssen fiel mir schwerer als erwartet. Hätte ich sie nur nie kennengelernt, überlegte ich, dann hätten wir Daan nie ins Haus geholt, dann wäre trotz Simons Krankheit die ganze Sache anders gelaufen, vielleicht wäre es in eine gemäßigtere Obsession ausgeartet oder auf weniger heftige Weise eskaliert. Zwischen uns wäre weniger verloren gegangen.

Plötzlich stand Simon wieder im Zimmer. »Darf ich Leontine jetzt auch mal halten, oder habt ihr euch abgesprochen, dass ich das nicht darf?«, unterbrach er uns. Er setzte sich.

Ich sah Coen an, der sah zu Lotte und wieder zu mir. In Lottes Augen sah ich die Weigerung.

Coen interpretierte Simons Bemerkung als Scherz, wollte sich erheben, um Leontine von meinem auf Simons Schoß zu legen, doch Lotte hielt ihn davon ab. »Es lohnt sich nicht, sie jetzt noch auf einen anderen Schoß zu legen, sie wird gleich essen wollen«, sagte sie. »Schau, sie saugt an ihrer Faust. Ich stille sie meist im Babyzimmer, da ist sie weniger abgelenkt.«

Simon schwieg und nickte. Ich legte ihm die Hand aufs Knie und rückte etwas näher an ihn heran, damit er Leontine aus der Nähe sehen und anfassen konnte. Er rührte sich nicht.

Bevor Lotte zum Stillen gehen würde, versuchte ich noch einmal, Simons harte Schale zu knacken, ich wollte nicht, dass Coen und Lotte ihn in den kommenden Wochen so verschlossen in Erinnerung behielten, sie würden ihm Leontine niemals anvertrauen. Sie würde uns nie besuchen und über Nacht bleiben dürfen.

»Simon hat das Entwerfen der Häuschen sehr viel Freude gemacht«, sagte ich. »Nicht wahr, Simon?«

Er nickte, die Falten um seinen Mund waren gleich etwas weniger streng.

»Ja, wir haben uns sehr darüber gefreut«, sagte Coen. »Aber das haben wir Simon schon mitgeteilt.«

»Ja?«, fragte ich.

»Darf ich euch jetzt mal was fragen?«, unterbrach Simon, nun, da er endlich Beachtung erhielt. Daran, wie er diese Frage ankündigte, erkannte ich, dass gleich etwas kommen würde, worüber er während des ganzen Besuchs still gebrütet hatte. »Obwohl ich mir ziemlich sicher bin, dass ihr mir ja doch nicht ehrlich antworten werdet, ihr verfolgt diesen ganzen Plan, mich runterzumachen, inzwischen ja schon so lange.«

Coen und Lotte schauten beide sofort in meine Richtung, als spräche Simon eine fremde Sprache, die nur ich dolmetschen könne. Lotte behielt Leontine im Blick, mit der Angespanntheit einer Mutter, die denkt, ihr Kind sei in Gefahr.

»Wie kommt ihr auf den Namen Leontine? Leo und Tinneke – Tinne – der Taufname meiner Mama. Wie habt ihr das rausgekriegt? Habt ihr ihre Todesanzeige gesehen? Wollt ihr mit diesem Namen irgendwas sagen?« Noch bevor Simon seinen Satz beendet hatte, war die Stimmung im Raum gekippt.

Lotte erhob sich. Sie gab sich alle Mühe, es so aussehen zu lassen, als würde sie das Baby von mir übernehmen, anstatt es mir wegzunehmen. Ihr Gesicht war dicht vor meinem, sie wich meinem Blick aus, obwohl ich den so dringend brauchte, Verständnis für Simons Situation. In den letzten Monaten hatte Simon mehr Kontakt zu Lotte gehabt als zu Coen, sie könnte jetzt etwas Beruhigendes sagen, aber sie schwieg, sie zupfte Leontines Kleidung zurecht, erst die Hosenbeine, dann die Ärmel, sie griff nach Händchen und Füßchen, schien zu kontrollieren, ob alles noch heil war.

»Simon, bei einer Namenswahl spielt so viel Zufall mit«, sagte ich. Ich wiederholte fast wie auf Autopilot, was ich an den vorhergehenden Tagen bereits gesagt hatte, nicht weil ich dachte, dass Simon es glauben würde, sondern um Lotte und Coen zu zeigen, dass ich das reparieren wollte. »Wie oft sitzen in ein und derselben Klasse Kinder mit demselben Namen. Du hattest doch auch zwei Saras in deiner Klasse, nicht?«

»Nein, wartet, ich weiß schon.« Simon unterbrach mich und redete einfach weiter. »Ihr habt euch natürlich Tinnekes Namen von dem Scrabble-Blatt gemerkt, an dem Abend, als ihr zum Scrabbeln zu uns kamt!«

Coen schüttelte den Kopf. »Komm schon, Simon, jetzt mal im Ernst, Mann, glaubst du wirklich, dass wir uns damit beschäftigen, dass wir nicht schon genug am Hals haben? Vielleicht muss ich dich enttäuschen, so viel beschäftigen wir uns wirklich nicht mit dir.«

Simon kroch in sich zusammen, konzentrierte sich darauf, den Mantel auf seinem Schoß gerade zu legen. Er lud sein Geschütz neu, gleich würde er noch schwerere Vorwürfe abfeuern. Dadurch sah er nicht, was ich sah: Coen suchte Lottes

Blick und tippte sich mit dem Zeigefinger ein paarmal an die Schläfe.

Dieser Zeigefinger tat weh, Coen stocherte damit in einer unsichtbaren Wunde, die zwischen uns schwebte. So viel ich mir in den Kolumnen auch von der Seele geschrieben hatte, fand eine ganze Reihe von Sätzen jetzt doch zum ersten Mal den Weg nach draußen. Ich ergriff das Wort, bevor Simon die Gelegenheit dazu bekam. »Nein, in der Tat, ihr habt euch nicht so viel mit Simon beschäftigt, da hast du recht«, sagte ich. »Er reißt sich tagelang die Beine aus, um für euch eine wunderbare Karte zu machen, aber das wird kaum bemerkt. Ist das denn so schwer? Jemandem, der das braucht, die verdiente Aufmerksamkeit zuteilwerden zu lassen? Ihr mit eurem glatt verlaufenden Leben ohne Rückschläge. Ihr spielt in einer anderen Liga, ihr könnt euch nicht mehr vorstellen, wie es ist, etwas nicht zu haben.«

Es war still. Wahrscheinlich versuchten sie jetzt beide, sich Rückschläge einfallen zu lassen, aber tatsächlich, die gab es nicht.

»Wir haben euch Hilfe angeboten, wir haben mehrmals vorgeschlagen, zu Besuch zu kommen. Du warst diejenige, die das abgelehnt hat«, sagte Coen, sichtlich erschrocken über meine Worte.

»Mit Hilfe meine ich nicht, mal eine SMS zu schicken, ich meine, ehrlich für ihn da zu sein. Nimm bloß mal den Obstkorb, den ihr ihm geschickt habt, da waren nicht mal Bananen drin!«

Simon sah mich an, er schrumpfte immer weiter, jedes Mal, wenn sein Name fiel, verschwand ein Rückenwirbel. Natürlich, dieses Gespräch drehte sich nicht mehr um ihn, sondern um Leontine. Das wurde mir klar, als ich sie so sah, in Lottes Armen strampelnd, der wilde Fisch in meiner Bauchhöhle zappelte und wand sich wieder heftiger.

»Allein schon dieses Gespräch ist bevormundend, Leo. Und die Letzte, die Coen in puncto Ehrlichkeit was sagen darf, bist du«, sagte Lotte. Sie fing meinen Blick auf, lenkte ihn kurz zu dem Zeitschriftenstapel im Bücherschrank, um mir den Mund zu stopfen. »Zeit, zu stillen.«

Sie eilte mit Leontine auf dem Arm aus dem Zimmer, ohne sich umzusehen. Coen stand vor uns, allein, ohne Frau und Kind, aber lange nicht so allein wie wir.

»Ich schau mal, ob Lotte okay ist«, sagte er. Er folgte ihr.

Simon und ich blieben im Wohnzimmer zurück, in der Küche nebenan die Großeltern, die den Abwasch unterbrochen hatten. Wahrscheinlich hatte Lotte sie vorher informiert, dass Simon sich möglicherweise danebenbenehmen könnte und sie beim vereinbarten Codewort »Zeit, zu stillen« eingreifen sollten. Simon richtete sich auf.

Lottes Vater trat ins Zimmer. Ob wir schon Zuckermandeln bekommen hätten, die wir nach Hause mitnehmen sollten? Er deutete auf den Buffetschrank. Er habe heute zusammen mit Lotte einen ganzen Vorrat an Häuschen geschnitten und geklebt, sagte er. Er überreichte jedem von uns eine Schachtel. Ich nahm die für Simon auch entgegen. Und wo seien unsere Mäntel? Einen Moment lang blieb er stehen, sah uns mit strengem, aber mitleidigem, forschendem Blick an. »Sagt mal, habt ihr nicht mal bei uns zu Hause eine kleine Katze abgeholt, vor ein paar Jahren?«

Ich nickte.

»Ja, die hatten wir jahrelang, vor kurzem ist sie weggelaufen.« Ich sah Simon an, er zeigte keinerlei Reaktion, nicht mal Verwunderung. Er behielt aufmerksam die Türen im Flur im Auge.

»Jetzt haben wir ein neues Kätzchen von euch, glaube ich, Iggy Pop, ein hübsches Tier«, sagte ich. »Wohnt ihr noch immer in diesem großen Haus am Stadtrand, mit dem großen

Garten?« Ich musste das Gespräch an mich ziehen, bevor der alte Mann weitere Fragen zu Daan stellen würde, bevor er nach Fotos fragen würde, dann müsste ich auf meinem Handy den verborgenen Ordner öffnen, in dem ich sie gesammelt hatte.

Coen kam nicht gleich zurück. Sie berieten sich wohl gerade, was sie mit uns machen sollten. Vielleicht besprachen sie, dass sie mir die Patenschaft nehmen würden und zumindest niemals Leontine bei uns absetzen, wenn Simon zu Hause war.

Viel lieber wäre ich mit ins Babyzimmer gegangen, wäre bei Lotte und Coen und Leontine geblieben. Ich würde es verstehen, wenn sie mich dort nicht haben wollten, notfalls würde ich mich in ein Möbelstück verwandeln, in den Wickeltisch, das reichte schon, dann gehörte ich zu ihrer Familie, allein schon aufgrund meiner Existenz, ohne dass ich etwas Falsches tun konnte.

Lottes Vater nickte. Sie hätten erwogen, es zu verkaufen, seien jetzt aber froh, dass es nicht dazu gekommen sei: Es sei ein prima Haus, um in Kürze Enkelkinder zu empfangen, Leontine könne sich im Garten nach Herzenslust vergnügen.

Simon unterbrach brüsk das Gespräch.

»Schauen Sie mal, Meneer«, sagte er. Er nahm meinen Arm, zog den Pullover am Ausschnitt herunter, entblößte meine Schulter, bis ein Stück meines Tattoos zum Vorschein kam.

»Das hat Ihr Schwiegersohn gedeichselt, zwei Mal. Zwei Mal hat er Paul und seine *friends* auf uns angesetzt, in der Hoffnung, uns auseinanderzutreiben.« Er zeigte ihm auch sein eigenes Tattoo, die Narbe. »Vor einem Jahr hat Coen Paul aufgetragen, mich in der Kneipe zu bequatschen, er sollte mir einreden, ich hätte Talent, sollte mir den Kopf mit der Idee vernebeln, dass Tattoos eine Zukunft hätten, damit ich von TOL weggehen würde, damit er endlich freie Bahn hätte, ohne mich. Und dann ein zweites Mal, da haben sie Paul auf Leo angesetzt, in der Hoffnung, mich noch einmal zu destabilisieren, aber von wegen, darauf fall ich nicht rein!«

»Simon, es reicht!«, sagte ich mit zitternder Stimme. Ich zog meinen Pullover zurecht, nahm Simons Mantel, drückte ihn ihm in die Hand. Drehte mich zu Lottes Vater um: »Ich habe mir mein Tattoo nicht bei Paul & Friends machen lassen.« Ich weiß nicht, warum ich das betonte, ich konnte Simons Äußerungen damit nicht ungeschehen machen.

Es klingelte, wahrscheinlich ein neuer Schwung Besucher. Erst jetzt kam Coen aus dem Babyzimmer, er ging über den Flur zur Tür, so dass er nicht an uns im Wohnzimmer vorbeimusste. Jetzt konnten wir nichts anderes tun als gehen, es war gut, dass wir gleich abgelöst wurden.

Dies war mein erster Auftritt als Patentante gewesen. Ich schob die beiden Häuschen mit den Zuckermandeln in meine Manteltaschen, ich wollte nicht, dass Coen sah, dass ich doch noch welche mitbekommen hatte, als hätten wir sie eigentlich nicht verdient und er könnte sie uns wieder wegnehmen.

Simon und ich zogen unsere Mäntel an.

»Was ist eigentlich hinter dieser Tür?« Simon deutete auf die Tür der Abstellkammer.

»Die Abstellkammer«, sagte ich an Coens Stelle.

»Und wenn es eine Abstellkammer ist, warum ist die Tür dann zugeschlossen?«

»Vielen Dank für euren Besuch, und Simon, noch mal vielen Dank für die schöne Geburtskarte, ich kenne niemanden, der das so gut hingekriegt hätte«, unterbrach Coen Simon brüsk, während er uns hinausließ. Ich wusste genau, dass Lotte ihm gerade im Babyzimmer ans Herz gelegt hatte, das zu sagen. Vielleicht hatte sie erst jetzt meine diesbezügliche Nachricht gelesen.

21. FEBRUAR 2019 (2)

Ein Stück weiter in der Fabrieksstraat gab es eine Baustelle, auf der ein Höllenlärm herrschte. Simon ging einen halben Meter vor mir. Ich wollte ihm jetzt nicht erklären, was es mit diesem Obstkorb und den fehlenden Bananen auf sich hatte, ich müsste schreien, um mich verständlich zu machen, und solange wir noch in der Nähe von Coens Haus waren, wollte ich meine Stimme nicht erheben, Simon würde sich nur noch gedemütigter fühlen. Ich schickte Lotte eine SMS mit »Sorry« und fügte hinzu: »Aber du, *of all people*, verstehst ja wohl, dass Simon nicht er selbst war (und dass ich müde bin und darum vielleicht auch nicht ich selber war). Wir sprechen morgen weiter, wenn du im Geschäft vorbeikommst.« Es war kalt, meine steifen Finger waren zu ungelenk für die empfindliche Tastatur, ich gab mir alle Mühe, mich nicht zu vertippen. Es dämmerte, aber die Straßenbeleuchtung war noch nicht angesprungen, wodurch alles außer dem Himmel etwas Verdrießliches bekam.

»Schickst du ihnen gerade eine Nachricht?«, fragte Simon. Das Rattern der Bohrmaschinen hatte aufgehört. »Was schreibst du? Lies mal vor!«

Ich zögerte.

Er stoppte mitten auf der Straße. »Ich bleibe hier stehen, bis du mir zeigst, was du ihnen geschrieben hast.«

Der Simon, mit dem ich es seit Leontines Geburt zu tun hatte, brächte es fertig, hier als Statement bis morgen früh stehen zu bleiben, auszuharren bis der morgendliche Berufsverkehr hier durchkäme, standzuhalten zwischen den heftig hupenden Fahrern, die wieder diese schreckliche Geste vollführen würden: sich mit dem Finger an die Schläfe tippen.

»Ich habe ›Sorry‹ geschrieben. Hier, lies selbst.«

»Warum? Sorry wofür?«

»Sorry für dein Benehmen. Dass du nichts dafür kannst.«

Er las die Nachricht, die ich ihm hinhielt.

»Herrgott nochmal, Leo, du schämst dich ja für mich! *Simon ist nicht er selbst* … Als ob du dich normal verhalten hättest.«

»Das gebe ich doch auch zu, oder?«

»Ja, weil du ›müde‹ warst. Ich war der einzige Normale da drin. Du hättest dich auch einfach auf meine Seite stellen können, hättest zugeben können, dass diese Namenswahl verdächtig ist. Und dass ich das Baby nicht halten darf, fuck, Mann, wozu hocke ich da sonst eine geschlagene Stunde lang, bestimmt nicht, um mir ihre Tapete anzuschauen!«

So böse hatte ich ihn noch nie erlebt. Simon klang klarer, als ich aufgrund seiner letzten Äußerungen bei Lotte und Coen erwartet hatte. Er gab mir mein Handy zurück, wir gingen weiter.

»Und warum sollte Lotte, *of all people*, das verstehen müssen?«

»Einfach so. Wir sind doch Freundinnen, sie und ich. *Of all people*.«

Ich steckte die Hände in meine Manteltaschen, umklammerte mit jeder Hand eines der mit Zuckermandeln gefüllten Papphäuschen.

Simon ignorierte die Tränen auf meinem Gesicht.

»Sorry, dass ich das geschrieben habe, Simon, aber du musst doch selbst einsehen, dass du derjenige warst, der anfing, die Stimmung zu verderben …? Ich habe nur versucht, das Ganze wieder geradezubiegen.«

Simon unterbrach mich. Er klang noch immer eher wütend als verletzt. »Was hast du Lotte eigentlich alles über mich erzählt, dass ich das Kind nicht anfassen durfte? Sie hat ein Gesicht gemacht, als ob ich irgendein gefährlicher Irrer wäre. Für was oder wen halten sie mich? Wen sehen sie, wenn sie mich anschauen? Nicht einmal du hast das Baby an mich weitergereicht, du hast es gehalten, du hättest es einfach in meine Arme legen können, ohne sie zu fragen, und dann hätten sie nichts dagegen sagen können. Dann hätte ich für den Rest des Abends geschwiegen.«

Ich traute mich nicht, ihn anzusehen.

»Aber du hast sofort mit dieser ziemlich zotigen Bemerkung über Lottes Kaiserschnitt angefangen, du verstehst doch wohl, dass ich dann sofort zwischen zwei Fronten stehe?«

»Zwischen zwei Fronten? Weißt du, was ich glaube? Coen kommt sich jetzt als großer Mann vor, seit er Vater einer Tochter ist, und du bestätigst ihn darin, und genau davor habe ich dich zu warnen versucht. Du fällst auf ihn herein, ihm kann man nicht trauen, das wusste ich schon als Zehnjähriger, da hat Coen diesen tollen Mobberclub angeführt. Und die Leute, die dabeistehen, ohne einzugreifen, die tragen die größte Schuld, die machen die Erniedrigung erst wirklich möglich. Möchtest du überhaupt auf meiner Seite stehen?«

Wären wir jetzt noch bei Coen und Lotte gewesen, dann hätte ich Simon zu dem Wandregal mit den Fotoalben im Kinderzimmer führen und ihn auffordern können, sich auf den alten Klassenfotos zu suchen und mir auch Coen und die anderen Mobber zu zeigen. Ich würde ihn nicht endlos suchen lassen, aber doch so lange, bis er sich eingestehen müsste, dass es die gemeinsamen Schuljahre mit Coen nie gegeben hatte.

»Leo, stehst du noch auf meiner Seite, vertraust du mir noch, ja oder nein?«

Ich sah ihn an.

»Dass du darüber erst nachdenken musst! Nicht zu fassen!«

Zum ersten Mal in diesen zwei Monaten, in denen ich geschwiegen hatte, bot sich die Gelegenheit, über Daan zu sprechen. Allein schon bei dem Gedanken, dass ich es ihm endlich würde sagen können, schlug mein Herz wie wild. Mich endlich laut sagen zu hören, was er getan hatte, was er mir angetan hatte, warum es zwischen uns nicht mehr war wie früher. Die bizarrste, unsichtbare Narbe wieder aufzuschneiden, allen Schmutz auszuspülen, zu versuchen, alles wieder ordentlich zu schließen, in der Hoffnung, dass es beginnen könne zu heilen.

»Du hast keine Ahnung, wie oft ich auf deiner Seite gestanden habe. Wie viel ich ihnen nicht erzählt habe, um dich zu schützen«, sagte ich.

»Wovon sprichst du?«

»Was denkst du selber?«

Simon schaute vor sich, beschleunigte seine Schritte, so dass er vor mir ging und ich ihn nicht länger ansehen konnte. Ich ging ebenfalls schneller. Die Geburtsandenken in meinen Manteltaschen zerknautschten. Vom linken Haus hatten sich die Wolke und der Storch gelöst und waren weggeweht.

Ich bereute, dass ich getrunken hatte, gerade jetzt, wo ich alle Sinne beisammenhaben müsste. Ich hatte mir dieses Gespräch so oft vorgestellt, aber nie nach anderthalb Gläsern Champagner. Ich wünschte, ich könnte eine Saugglocke an meinen Mund setzen und den Alkohol durch die Kehle wieder heraufziehen und ausspucken und dass dann auch die prickelnde Glut hinter meiner Stirn verschwände.

»Ich habe ihnen nicht erzählt, was wirklich mit Daan passiert ist.«

Den Namen Daan endlich auszusprechen! Erst jetzt spürte ich, was für eine Aufgabe es gewesen war, dieses Thema vier Monate lang zu meiden.

»Was denn?« Simons Gang verriet, dass er es wusste, dass zumindest sein Körper das Bewusstsein irgendwo in sich gespeichert hatte.

»Was du mit ihr gemacht hast?«

Er sah mich kopfschüttelnd an.

»In der Badewanne …«

»Nein. Das weiß ich nicht mehr.« Seine Stimme war rau. Er rieb sich über die Nase, *knacks, knacks*. Ich behielt seinen ganzen Körper im Auge, seine Finger, die Brauen, in der Hoffnung, dass Simon unbewusst irgendein Zeichen der Bestätigung von sich gäbe.

»Daan ist doch weggelaufen, oder? Das hast du Lottes Vater erzählt.«

Ich sagte nichts, er schöpfte sofort Kraft aus dieser Stille.

»Du hast gerade noch gesagt, dass sie weggelaufen ist, und jetzt versuchst du, eine andere Geschichte daraus zu machen. Wem soll ich hier eigentlich glauben?«

»Es ist nicht schlimm, Simon. Du konntest nichts dafür. Es war die Psychose.« Es kostete mich Mühe, das zu sagen, ihm zu verzeihen, was er noch nicht einmal zugegeben hatte.

»Nein, Leo, hör zu! Kapierst du das denn nicht? Lotte und Coen haben das alles inszeniert. Damit du Daan finden solltest und denken würdest, dass ich das war.«

»Nein, Simon.« Jetzt war ich es, die den Kopf heftig schüttelte.

»Wieso bist du dir so sicher?«

Ich blieb stehen. Ich durfte nicht vorwurfsvoll klingen.

»Ich habe sie gefunden. Ich habe alles weggeräumt.«

Meine Worte kamen mit der Kraft eines aufgeblasenen Strandballs heraus, der unter die Wasseroberfläche gedrückt wird und plötzlich wegschießt. »Ich habe das Blut weggespült und die ganzen Reste abkratzen müssen. Sie hatte keine Augen mehr im Kopf. Du hast wahrscheinlich gedacht, dass hinter ihren Augen Kameras sind.« Endlich konnte ich damit aufhören, es wegzudrücken.

Simon ging schneller, als wäre ihm jemand auf den Fersen, zu schnell für die Art von Gespräch, das wir führten. Ich musste mich anstrengen, mit ihm mitzuhalten, einen kleinen Vorsprung zu gewinnen, damit ich seine Gesichtsausdrücke weiter beobachten konnte. Ich zog meine linke Hand aus der Manteltasche, nur das rechte Häuschen beschirmte ich weiter in der Hoffnung, wenigstens ein intaktes Exemplar nach Hause zu bringen.

»Und glaubst du, es war Zufall, dass Lottes Eltern heute auch da waren?«, fragte Simon.

»Keine Ahnung.«

»*Ich* habe eine.« Er blieb stehen. »Sie waren da, weil sie diese Frage über die Katzen stellen sollten, um uns, bevor wir gingen, zu destabilisieren. Sie hatten wahrscheinlich ein Skript, dem sie folgen sollten.«

»Simon, es ist wichtig für mich, das zu wissen. Erinnerst du dich noch daran, was du mit Daan gemacht hast?«

»Wenn ich dir die Wahrheit sage, glaubst du mir dann?«

Ich nickte.

»Ich sehe Bilder vor mir, Fetzen, ja, vor allem davon, wie Daan an den letzten Tagen davor war, wie sie mich angeschaut hat, und auch danach, dass sie da in der Badewanne lag, und Kreischen, ja, aber diese Erinnerungen und diese Geräusche sind nicht echt, die sind nicht von mir selbst, die sind mir mit einem Chip eingepflanzt worden. Das haben sie im Krankenhaus gemacht.«

Ich atmete kaum noch, mein ganzer Körper hatte sich in faseriges Fleisch verwandelt. Ich hätte aufzeichnen müssen, wie ich das alles säuberte, ich hätte das Plumpsgeräusch im Glascontainer mit meinem Handy aufnehmen müssen.

»Wieso eingepflanzt?«

»Willst du das wirklich wissen?«

Ich nickte. Ich hatte inzwischen genug über Psychosen gelesen. Ich musste versuchen, neutral zu sein, nicht mit Simons Geschichte mitzugehen, ihr aber auch nicht zu widersprechen. »Wer hat das denn eingepflanzt? Erzähl mal.«

Weil ich Fragen stellte und ihn nicht mehr unterbrach, kam er in Schwung. Es war anscheinend eine Erleichterung für ihn, endlich jemand, der bereit war, ihm zu glauben. Er ging wieder neben mir.

»Also, Coen wusste, dass ich auf dieser Station lag, er kam regelmäßig mit Lotte ins selbe Krankenhaus, wegen der Ultraschallaufnahmen. Vielleicht hat er Doktor Letiège einen USB-Stick dagelassen und dafür gesorgt, dass sie die Bilder, die darauf gespeichert waren, in meinen Kopf pflanzten. Warum erinnere ich mich denn sonst an nichts aus den ersten Wochen nach der Einlieferung? Und diese Narbe hinter meinem Ohr, die können da einfach was eingepflanzt haben, bevor sie sie zugenäht haben.«

»Und die Bilder von Daan, die ich vor mir sehe, wie komme ich zu denen?«

»Hast du in der Woche damals nicht bei Lotte und Coen geschlafen?«

Ich nickte.

»Voilà!« Er lebte auf, sah mich vielsagend an. »Hypnose. Das geht, bei jemandem Bilder einpflanzen. Gerard von TOL, der kann mit CGI lebensechte Bilder entwerfen. Der hat todsicher Fotos von unserer Wohnung gesehen oder sich mit der Nachbarin wegen des Schlüssels abgesprochen, denn als Gerard auf meiner Geburtstagsparty da war, kannte er auffälligerweise von allein den Weg zur Toilette, und er wusste sofort, in welcher Küchenschublade das Besteck lag! Hypnose, ja. Darum erinnere ich mich nur an das Davor und das Danach, weil sie die Bilder dazwischen nicht entwerfen konnten, dafür ist Klein-Gerard alias ›Getrimmtes Bärtchen‹ nämlich zu sensibel.«

»Getrimmtes Bärtchen« sprach Simon tuntenhaft aus, eine Art Spott, die ich nicht von ihm kannte.

»Es kann einfach nicht wirklich passiert sein«, fuhr er fort.

»Wenn es so wäre, dann hätten sie davon Bilder. Sie haben alle gemeinsam daran gearbeitet, wir sollten glauben, dass ich so etwas tun würde, dass Daan fort ist, aber das ist nicht wahr, sie haben die echte Daan irgendwo versteckt. Ich bin mir noch nicht ganz sicher, ich bin ihnen gerade erst auf die Spur gekommen.«

»Warum sollten sie das tun, Simon?«

Ich konnte spüren, von wie weit her ich meine Geduld holen musste, ich musste mich fast auswringen, damit ich weiterhin neben ihm hergehen und seiner Wortflut lauschen konnte, damit ich ihn nicht jedes Mal auf seine eigenen Inkonsequenzen hinwies.

»Es wäre gut möglich, dass sie kurz nach der Geburt eine Kamera unter Leontines Haut haben implantieren lassen oder ein Mikrophon, damit sie sie demnächst auf Besuch zu uns schicken können, und dann können sie alles verfolgen und mir immer zuvorkommen, alle meine Ideen stehlen! Das ist der Grund, weshalb sie dich als Patin genommen haben! Schließlich hat es fast zehn Tage gedauert, bis wir sie besuchen durften!«

Dies war die Art von Gespräch, die ich für den Rest meines Lebens mit Simon würde führen müssen, alle paar Monate, die Verschwörungstheorien, jedes Mal mit anderen Details und anderen Personen, abhängig von der jeweiligen Medikation, aber stets mit dem gleichen Unterton.

»Als es so aussah, dass Simon Sproud ein richtiger Erfolg wird, hat Coen einen Rückzieher gemacht, sein Plan war, TOL zu übernehmen, aber ihm wurde klar, dass er meine Ideen braucht. Ich habe das durchschaut, ich habe alle Steckdosen verschlossen, ich habe seinen ganzen Plan durchkreuzt, daraufhin hat er sich mit den Ärzten verbündet, damit ich betäubende Medikamente bekam, während ich im Krankenhaus lag, haben sie bei uns in der Wohnung Kameras aufgehängt, und auch zu den Krankenhauskameras haben sie Zugang bekommen. So konnte Coen mich beobachten und im Auge behalten.«

Ich bekam keine Ordnung in meine Gedanken, solange er nicht für einen Moment schwieg.

»Der Abstellraum, den sie abgeschlossen haben, das ist der Kontrollraum, das weiß ich genau, da sind die Monitore, auf denen sie alle Informationen über mich sammeln und speichern. Weißt du, Leo, das wird mir erst jetzt klar, wo ich davon spreche, wofür TOL eigentlich steht, T-O-L: Trade Other Lives, Coen handelt mit Leben, er versucht schon seit Jahren, meinen Charakter und mein Talent zu kopieren, denn die würde jeder gern in seinem Unternehmen implementieren, aber noch ist es ihm nicht gelungen, ich gebe mich nicht geschlagen, und deshalb darf ich das Baby nicht halten; sie wissen, dass ich dann sehe, wie alles zusammenhängt. Schon seit Coen und ich auf dieselbe Schule in Jette gingen, arbeitet er daran, schon seit diesem Rosenkohl mit Segelohren, es ist *ein* großer Plan, sein Masterplan!«

Ein Radfahrer näherte sich uns, Simon blieb still, bis er vorbei war.

»Simon, hör zu«, sagte ich. Ich blieb stehen, damit er das auch tat. »Du und Coen, ihr wart nicht auf demselben Gymnasium.«

»Wer sagt das?« Simon blieb jetzt auch stehen, mir gegenüber, im Schein der Straßenbeleuchtung. Die musste während Simons Darstellung angesprungen sein, ich hatte es nicht bemerkt.

»Die Fotoalben in ihrem Gästezimmer. Er ist seine ganze Jugend über in Antwerpen zur Schule gegangen, das hat er mir selbst auch erzählt.«

»Und würde er dir die Wahrheit sagen?«

Ich schwieg, eine kurze Stille, die alles andere als neutral war. Sie bedeutete, dass ich Coen recht gab, ich konnte sehen, wie es Simon traf, dass ich Coens Geschichte nicht einmal angezweifelt hatte.

»Ich habe es in einem Fotoalbum bei ihm zu Hause gesehen, als ich bei ihnen geschlafen habe.«

»*Obvious!* Das haben sie dort hingelegt, damit du reinschaust!«

»Simon, wir gehen jetzt immer zu einem anderen Glascontainer, ist dir das noch nicht aufgefallen? Weißt du, warum? Weil ich nicht zu dem Glascontainer zurückwill, in dem ich Daan entsorgt habe!« Ich sprach nicht länger, ich rief, ich wünschte, ich könnte meine Worte für ihn in die Luft schreiben, damit er sie nicht nur hören, sondern auch lesen musste, damit sie auf zweifache Weise zu ihm durchdrangen.

Simon ging kopfschüttelnd weiter. Das ging ihm nicht mehr alles in den Kopf. Sein Blick hatte etwas Undurchdringliches und Verschwommenes. Er entschied sich für einen anderen, längeren Weg nach Hause, durchs Zentrum, Richtung Marollen, Richtung Sint-Gillis, als wolle er jemanden abschütteln. Ich folgte ihm.

»Du hast doch auch gesehen, wie sie mich angeschaut haben, als ich von dem Namen Leontine anfing. Leo und Tine?! Sie haben gesehen, dass ich allem auf der Spur bin.« Er strich sich über die Nasenspitze. »Ich werde den Eindruck nicht los, dass sie etwas über mich wissen, da muss es Kameras geben.«

»Coen und Lotte *wissen*, dass du im Krankenhaus warst wegen deiner Krankheit, das ist der einzige Grund, weshalb sie dich forschend angeschaut haben. Sie wissen, dass du eine Psychose hattest, dass du eine Gefahr für dich selbst dargestellt hast. Wenn du dann was Merkwürdiges sagst, tja, dann sind sie auf der Hut.«

»Woher wissen sie das denn? Hast du ihnen das erzählt?«

»Ich habe diese erste Woche bei ihnen übernachtet; ich

musste mit jemandem darüber sprechen können. Und sie sehen doch auch deine Narben.«

Er griff sich ans Ohr, befühlte die wulstige Haut, wo das Tattoo gesessen hatte.

»Was genau wissen Lotte und Coen über mich? Und ihre Eltern, wissen die es auch? Und die Tollers?«

»Aber nein«, sagte ich.

Eine Träne kullerte ihm über die Wange, die er rasch wegwischte. Sofort noch eine und noch eine, ich versuchte, sie beim Gehen mit meinem Ärmel wegzuwischen. Durch sein Weinen wurde sofort wieder etwas weich in mir, ich wollte Simon berühren, ihn zudecken, ihn tragen. Ich streichelte seinen Rücken. Er ließ es zu, obwohl die Berührungen wenig Wirkung zeigten, der Trost drang nicht durch seine Schale. Sein Atem roch sauer.

»Wollen wir was essen?«, flüsterte ich. »Du hast Hunger.«

Wir bestellten Pommes in einer Pitta-Bar, die ich noch nie gesehen hatte. Ich nahm die oberste Soße auf der Liste, das oberste Erfrischungsgetränk, ich konnte nicht nachdenken. Wir schwiegen beide, während unsere Bestellung zubereitet wurde, tranken gemeinsam meine Coladose leer. Simon stand neben mir, war aber gleichzeitig Meilen von mir entfernt. Er vergaß, die Cola im Mund sofort hinunterzuschlucken.

»Leontine auch mal halten zu dürfen, das war doch nicht so viel verlangt«, sagte er, sobald wir wieder draußen waren. Er rieb sich seine laufende Nase, das Pommesstäbchen in seiner Hand hinterließ eine fettige Spur.

Wir spazierten langsam mit unseren Pommesschalen in Richtung Anderlecht. Ich hoffte, dass wir am Sint-Pieter-Krankenhaus vorbeikämen, dann würde ich ihn an der Hand nehmen und ihn sanft in diese Richtung ziehen, ihn überreden, in die Notaufnahme zu gehen.

Es war alles meine Schuld. Simon blieb argwöhnisch, weil er wohl spürte, dass ich ihm nie die ganze Wahrheit sagte, dass es eine fiktive Version von ihm gab. Vielleicht sah er, dass sich die Schatten von Zara und S. mit uns mitbewegten.

Dies war der zweite Strandball, den ich monatelang unter Wasser gedrückt hatte. Ich spürte die Stelle genau, dort, wo ich ihn noch mit aller Kraft unten hielt. Ich wollte sorry sagen, sorry, dass ich über dich geschrieben habe, aber je mehr ich mich entschuldigen würde, umso mehr würde er annehmen, es sei schlimm, was ich getan hatte. Man denkt immer, dass Verrat weniger schmerzt, sobald man ihn teilt, aber das stimmt nicht, er breitet sich dann lediglich aus, je mehr Menschen von ihm wissen, umso mehr macht er kaputt.

Das war eines der ersten persönlichen Dinge, die Lotte mir erzählt hatte, von dem Ex-Freund, der sie mit ihrer damals besten Freundin betrogen hatte: Er war so feige gewesen, nicht mit dem Geheimnis leben zu können, er hatte seine Scham und Schuld ein Jahr danach unbedingt mit ihr teilen wollen, um sich zu entlasten, um sich selbst verzeihen zu können. Der Akt des Beichtens, hatte Lotte damals gefolgert, ist noch egoistischer als der Betrug an sich.

»Pluis, du musst Coen und Lotte gegenüber von jetzt an schweigen, du stellst uns zu sehr bloß. Sie werden unsere Schwachstelle finden.«

»Simon, es gibt keine Schwachstelle. Und kein Komplott außer dem, dass ich dich liebe.«

Es hatte keinen Sinn, es ihm zu erzählen, und schon gar nicht jetzt. Ich würde Jolanda Bescheid sagen, dass ich aufhörte. Auch wenn ich keine Ahnung hatte, wie ich mich dann Simon gegenüber verhalten sollte, ohne Zara, allein.

»Du musst dir wieder Hilfe suchen, wenn du morgen nicht klarer bist. Ich bin dein Pluisje, das weißt du doch?«

Er nickte schwach.

»Sprich es mir nach, Simon: Leo liebt mich.«
»Leo liebt mich.«
»Es gibt keine Verschwörung.«
»Es gibt keine Verschwörung.«
»Und auch Coen meint es gut mit mir.«
»Und auch Coen meint es gut mit mir.«
Die Wiederholung schien ihn etwas zu beruhigen. Er nahm meine Hand. Er wählte den Weg so, dass er dem Krankenhaus mit einem großen Bogen auswich.

Ich bekam kaum eine Pommes hinunter. Ich ließ sporadisch eine neben mir in den Rinnstein fallen, damit mein Schälchen leer wäre, bevor wir zu Hause waren.

»Ich möchte jetzt am liebsten einfach schlafen gehen«, sagte Simon an der Haustür. »Ich darf nicht müde werden und leicht zu besiegen sein. Das genau wollen sie, dass ich mich wieder kaputtmache, dass meine Konzentration Löcher aufweist, dass ich Fehler mache. Sie wollen mich wieder ins Krankenhaus kriegen, einen höher entwickelten Chip in meinen Kopf einbauen.«

Ich reichte ihm seine Tabletten, war erleichtert, dass er sich hinlegte, dass er ruhig genug aussah, um zu schlafen, ein bisschen Schlaf konnte Wunder wirken. Obwohl wir Cola getrunken hatten, sagte ich nicht, dass er vergessen habe, sich die Zähne zu putzen.

Ich selbst blieb wach. Ich konnte mich jetzt unmöglich neben ihm ins Bett legen, sogar auf der Couch ein paar Meter von ihm entfernt zu sitzen oder zu liegen kam mir merkwürdig vor, aber ich konnte auch schlecht die ganze Nacht senkrecht stehen bleiben, morgen musste ich ins Geschäft, ich brauchte ein bisschen Energie, musste einen guten Eindruck auf die Store-Managerin machen, sie hatten mir nur einen befristeten Vertrag gegeben.

Simon lag im Bett mit dem Rücken zu mir, dieser Körper, der mir vertraut war, mit einem Inneren, in dem etwas wucherte, etwas, das sich exponentiell vermehrte und von dem ich höchstwahrscheinlich lediglich Auswüchse gesehen hatte. Ich traute mich nicht, die beiden Papphäuschen aus meinen Manteltaschen zu nehmen.

Ich konnte nicht schlafen, bevor Lotte auf meine Nachricht geantwortet hatte. Ich entwarf eine Mail an Jolanda, mit der ich die Zusammenarbeit beendete. Ich erklärte ihr, dass etwas passiert sei, dass es mir nicht länger eine gute Idee zu sein schien, und erwähnte unsere Abmachung, dass mein richtiger Name oder die richtigen Initialen oder die von Simon niemals irgendwo genannt würden und dass meine Beiträge niemals kostenlos zugänglich sein würden. Ich schickte die Mail nicht ab, ließ sie noch etwas reifen.

Mitten in der Nacht wurde ich von einem SMS-Signal geweckt. Ich griff sofort nach meinem Handy, aber es war kein Zeichen von Lotte, sondern Simons Telefon, das eine Nachricht empfangen hatte.

Am Morgen wurde ich wach, Simon hatte die Augen bereits auf. Angeschlagen machte ich mich in Eile fertig für den Arbeitstag, Simon lag da und starrte vor sich hin, das Telefon auf der Brust. Er reagierte kaum auf meinen Abschied, zog sich die Decke über den Kopf, um sich allen Blicken zu entziehen, als ob dieser Tag ihn dann nicht finden würde.

Ich klicke die Mail an. »Hallo, Leo, hier die vergessenen Anhänge, ich selbst werde nicht schlau daraus«, schreibt Jolanda.

Es sind vier Dateien. Ich klicke sie nacheinander an, um die Fotos runterzuladen.

Auf den ersten Blick ist nirgends Rot zu sehen, kein Blut, kein Baby, was logisch ist, sie sind gemacht worden, bevor Simon Leontine in die Hände bekam.

Im Hintergrund von zweien der vier Fotos erkenne ich Simons Schreibtisch.

Das erste Foto: die Namen ZARA SIX und COEN VOSSEN, gelegt mit hölzernen Scrabble-Buchstaben auf einem weißen Blatt Papier, der Buchstabenwert darunter in Rot notiert. Beide Wörter haben zusammengezählt jeweils exakt neunzehn Punkte, die Neunzehn ist dreifach umrandet, mit einem Ausrufezeichen daneben.

Das zweite Foto: ein Beipackzettel, auf dem in den Anwendungsvorschriften mit Textmarker alle möglichen willkürlichen Buchstaben markiert sind, so dass sie eine Botschaft bilden: »Do not take this. It is Coen. Khany.«

Das dritte Foto: ein Abdruck des illustrierten Porträts, das bei meiner Kolumne steht, neben einem abgedruckten Foto von Coen, die Hände in exakt derselben Pose vor sich, nur dass bei Coen kein Stift darin liegt, sondern ein junges Kätzchen, ein Foto, das er lange in seinem Facebook-Profil hatte, bevor er es durch eins von sich und Lotte ersetzte. Auf die Ähnlichkeit der Hände hat Simon mit Pfeilen hingewiesen.

Das letzte Foto ist das größte, ich muss den Bildschirm drehen, um es richtig sehen zu können: das Gruppenfoto irgendeines Jugendcamps, Sprimont 1994, ungefähr dreißig Kinder, aufgestellt in vier Reihen, alle in Sportzeug. Ein Junge in der Mitte ist rot umrandet, es ist der achtjährige Coen. Ich erkenne die Gesichtszüge, die Haltung, die Frisur aus den Fotoalben, die ich schon mal gesehen habe. Coens eingekreistes lachendes Gesicht ist nicht das Einzige, was mir aus dem Bild entgegenspringt. In der vordersten Reihe, in einer blauen Jogginghose, mit kurzem lockigem Haar, sitzt Simon. Er schaut starr vor sich hin. Warum er sofort auffällt: Er ist der Einzige von allen auf dem Bild, der sich in dem Moment, in dem der Auslöser betätigt wird, nicht grinsend an den Kopf fasst, um mit gestreckten Händen die Ohren nach vorne zu drücken. Sogar die Gruppenbetreuer, ganz hinten, machen Segelohren.

Lotte ruft an. Ich schalte mein Handy auf stumm. Während der gesamten Strecke, die ich geradelt bin, war es physisch unmöglich, zu weinen, wegen des Adrenalins, doch jetzt, nachdem ich dieses Foto gesehen habe, brennt meine Kehle, brennen meine Augenwinkel.

Ich schiebe den Schlüssel in die Tür. Es geht nicht, irgendwas steckt im Schloss. Ein Schlüssel von innen. Ich packe die Klinke in der Absicht, daran zu rütteln, aber die Tür ist nicht abgeschlossen, so dass ich plötzlich hineinstolpere, weniger vorbereitet, als ich gern gewollt hätte.

»Simon?«

Die Wohnung ist mucksmäuschenstill, das Einzige, was ich nach dem Öffnen der Tür hören kann, ist mein eigenes Herzklopfen. Die Diele ist dunkel, alle Türen sind geschlossen.

Auf dem Boden liegt eine Delhaize-Einkaufstasche. Ich hebe sie auf, es ist nichts drin, kein Blut, kein Abdruck eines Babys, lediglich ein zerknüllter Kassenbon. Es kann unmöglich diese Tasche sein, in der das Baby transportiert wurde, dafür ist sie nicht fest genug, einer der Griffe ist gerissen. Diese Tasche hat er offenbar kurz als Option erwogen, um sie dann gegen etwas Besseres einzutauschen.

»Simon?«

Ich drücke die Tür zu seinem Büro auf, die nur angelehnt ist. Ein rascher Blick, kein Simon. Der kleine Raum ist gerammelt voll. Sein Laptop aufgeklappt. Darum herum: die versammelten Beweisstücke. Die Scrabble-Buchstaben mit der Berechnung des Buchstabenwerts. Das Gruppenfoto mit dem eingekreisten Coen.

Auf seinem Schreibtisch liegt viel mehr Material als das, was er fotografiert hat, er hat nur die Beweise gewählt, bei denen er sich am sichersten war. Da sind flüchtige Notizen, Papierknäuel, die die Sammelwut zeigen, von der er bis zu den letzten Minuten gepackt war. Ein geöffneter Karton mit Fotoalben, ein staubiger brauner Umschlag, den ich noch nie gesehen habe, darauf BAVO SPRUYT und eine Liste mit den Nummern und Preisen der nachbestellten Ferienlagerfotos – GESAMTBETRAG: 135 FRANC –, darin ein Sammelsurium unsortierter Jugendfotos.

Ich drehe mich um, hole tief Luft, als müsste ich beim Betreten des übrigen Teils der Wohnung unter Wasser tauchen.

Bei der Wahl zwischen der Tür links oder rechts in der Diele entscheide ich mich für die Küche und das Badezimmer, hier spüre ich den meisten Widerstand, den muss ich überwinden, dahinter befindet sich das Ziel dieser Reise.

In der Küche ist nichts Besonderes zu sehen, die Stühle sind angeschoben, die Spüle ist leer, alles ist genau so, wie ich es an diesem Morgen bei meinem eiligen Aufbruch zurückgelassen habe.

»Simon?«

Drei zittrige Schritte. Die Badezimmertür steht einen Spalt offen, durch den ich gerade so passe, ich trete in den kleinen gefliesten Raum. Nichts. Ich beuge mich über den Wannenrand, auch nichts. Erst jetzt atme ich wieder.

Ich mache mich für ein erneutes Eintauchen bereit, hinein in die andere Seite der Wohnung, den rechten Flügel, das Wohnzimmer, das Bett.

»Simon? Spruitje?«

Weiche Babyhaare an meinem Bein. Ich erschrecke – gelbblondes Fell, Iggy Pop, ich weiß nicht, woher er so plötzlich kommt.

Iggy folgt mir in die Diele, zur letzten geschlossenen Tür. Er hat offenbar schon eine Weile auf jemanden gewartet, der diese Tür öffnet. Die Katze geht in einem Bogen um die am Boden liegende Plastiktüte herum, die ich gerade durchsucht habe.

Ich drücke die Klinke hinunter. Reglos bleibe ich stehen, den kühlen Türgriff noch in meiner schweißnassen Hand.

Simon sitzt auf der Couch, Leontine fest in den Armen, mit der Konzentration eines Fernsehkochs, der das gesamte Zubehör um sich gesammelt hat und gerade mit seinem Gericht beginnen will.

Leontines kleiner Körper ruht auf seinem Schoß, der Kopf liegt in seiner linken Armbeuge. Ihr Gesicht fällt genau in den Schattenstreifen des Fensterrahmens. Simon fängt das Sonnenlicht. Er trägt einen dunkelbraunen Pullover, den ich schon eine Weile nicht mehr gesehen habe. Das ungewaschene Haar klebt ihm strähnig am Kopf. Er hat die kleine Wolldecke von der Couch um Leontine gewickelt, über ihre Kleider, so wie man auf der Entbindungsstation Neugeborene mit einer Stoffwindel fixiert, die Arme am Rumpf und die Beine zusammen, eine Larve mit einem Gesicht. Leontine hält die Augen geschlossen und bewegt sich nicht. Ich traue mich nicht, stehen zu bleiben und nichts zu tun, habe aber auch nicht den Mut, das kleine Bündel aus der Nähe zu betrachten, so dass dies der Punkt wird, an dem alle Hoffnung sinkt und sich in eine schlechte Nachricht verwandelt.

Simon legt den Zeigefinger der freien Hand an seine Lippen, zum Zeichen, dass ich still sein soll. Sein Blick hat etwas Scheues, aber vor allem scheint er erleichtert, dass ich es bin, dass er jemanden erkennt.

Ich gehe Schritt für Schritt auf ihn zu, wie man sich einem Tier nähert, das man nicht erschrecken will. Ich traue mich nicht, ihm Leontine abzunehmen, aus Angst davor, wie sich dieser kleine Leib anfühlen wird. Ich setze mich neben ihn.

»Ich habe sie befühlt, sie hat keine Kameras«, flüstert er.

Von der Couch aus, von der Seite, ist Leontines Gesicht etwas besser zu sehen. Es zeigt einen friedlichen Ausdruck. Zuvor hat sie geweint, ihre Wangen sind verschmiert, die Augen geschwollen und rot.

Erst jetzt sehe ich es: Ihre Brust in dem Paket geht mit kleinen raschen Bewegungen auf und ab, wie gestern, als sie während des Babybesuchs in meinen Armen schlief. Ich berühre ihre Nase, ihre Wangen, sie sind warm und weich. Unter ihren Lidern bewegen sich die Pupillen. Sie blinzelt, ohne die Augen zu öffnen.

»Sieh sie dir an«, sagt Simon. »Wir kamen nach Hause, und sie war sofort still.«

Er legt seinen kleinen Finger an ihren Mund, ihre geschwungenen Lippen umschließen seine Fingerspitze, und sie beginnt sofort, gierig zu saugen. Es rührt ihn sichtlich, die unerwartete Hingabe eines Babys. »Schau, wie sie mir vertraut«, sagt er, und dann wiederholt er die Worte, jetzt aber lauter und das Gesicht in die Zimmerecke gewandt, als spräche er zu etwas oder jemandem außer uns selbst, der von dort zuschaut.

Ich lege die Hand auf Simons Schädel, krabbele mit meinen Fingern über seine Kopfhaut. Das einfallende Sonnenlicht hat sein Haar aufgewärmt. »Ich habe es gelöst, es ist vorbei, jetzt glauben sie mir«, sagt er, ohne mich anzusehen. Ich stelle keine Frage, will nicht dieselben Darlegungen von ihm hören, die ich bereits in seiner Mail an Jolanda gelesen habe; es ist Zeitschinden. Ich könnte versuchen, ihn von der Wahrheit zu überzeugen. Aufstehen, meinen Laptop nehmen, der im Wohnzimmer steht, ihm die Rechnungen zeigen, die ich der *Libelle* gemailt habe, auf denen alles zu sehen ist: mein Name, mein Pseudonym, unsere Adresse, die Arbeit, für die ich bezahlt wurde. Es wird nicht zu ihm durchdringen. Simons Misstrauen gegen Coen ist nach all den Monaten so groß geworden, es ist plump und nicht mehr wendig, lässt sich nicht mehr ohne weiteres auf mich richten.

Mir ist kalt und heiß zugleich, mein Mantel ist nass vom Schweiß. Ich stehe auf, ziehe ihn aus, lasse ihn neben mir auf den Boden fallen. Wegen der beiden Portionen Zuckermandeln in den Taschen schlägt der Mantel dumpf auf.

Auf der Couch liegt Kinderspielzeug. Ein Musikkreisel, ein Beißring in Form einer Giraffe, eine Pyramide aus Ringen, alles noch verpackt. Es ist das erste Mal, dass es in dieser Wohnung Babyspielzeug gibt, ein merkwürdiger Anblick. Drei Plüschtiere – Kaninchen, Igel und Affe. Die Schilder hängen noch dran. Er muss sie an diesem Morgen gekauft haben.

Wer jetzt hereinplatzen würde und die Situation nicht kennt, würde denken, dass hier eine glückliche kleine Familie sitzt, gerade zurück aus der Wochenstation, leicht überwältigt, gerade dabei, alle Spielzeuggeschenke auszupacken. Das Kind muss seine künftigen Plüschfreunde erst noch kennenlernen, mitsamt den entsprechenden Tierstimmen. Schau mal: Kiko das Kaninchen, Igor der Igel, Alfred das Äffchen.

Ich will nicht diejenige sein, die Leontine aus Simons Armen nimmt, die dieses friedliche Bild zerstört. Ich versuche, seine Fingerspitze in Leontines saugendem Mund so detailliert wie möglich in mir aufzunehmen, als Gegengift zu allen schrecklichen Bildern von der View-Master-Scheibe, die sich auf dem Weg hierher in meine Stirn geschoben hat, alles, wozu ich ihn imstande gesehen habe – *klick, klick, klick*, so viel wie möglich weg. Auch andere Bilder entferne ich, eine View-Master-Scheibe, die schon viel länger existiert, nicht mit Ängsten, sondern mit Träumen: wir zwei in einem Park mit einem Babywagen, wir, wie wir uns einen Film anschauen, ein juchzendes kleines Wesen zwischen uns, wir, wie wir Umstandskleidung anprobieren, wir während der Geburt und wie ich ihm mit einem letzten Pressen das schenken kann, wonach er sich immer am meisten gesehnt hat – *klick, klick*, eines nach dem anderen ist weg.

Simon nimmt meine Hand, führt sie an Leontines Lippen, lässt das Kind auch an meinem Finger saugen. Der kleine Mund ist klebrig und überraschend warm. Sie saugt kräftig und rhythmisch, ihre Zunge sucht Halt.

»Siehst du, sie liebt dich auch«, sagt er. Wieder richtet er sich nach oben und spricht zu betont, es klingt wie ein geheimer Code, eigentlich meint er etwas anderes als das, was er sagt.

Mein Telefon vibriert unaufhörlich in meiner Manteltasche, neben dem zerknautschten Geburtsandenken. Ich ziehe meinen Finger vorsichtig zurück. Simon im Profil, er blickt auf das Kind, zu mir und wieder auf das Kind.

In der Ferne schwellen Sirenen an, ich merke an Simons gestörter Atmung, dass er sie auch hört. Er schaut mir erst jetzt richtig in die Augen, ich kann es sehen, da drinnen, dass er es ebenfalls weiß: Es ist vorbei.

»Hilfst du mit, Leo? Coen soll sehen, dass ich es kann, wir müssen ihn davon überzeugen, dass wir das können. Hier sind genügend Kameras. Er sieht uns zu, in seinem Abstellraum, aus dieser Ecke.«

Er deutet auf die Wand, in Richtung Zimmerecke, auf die Steckdose.

Ich folge seinem Blick, auf etwas fokussiert, was nicht zu sehen ist.

Ich sehe es vor mir, in einer Art Mosaik, wie jeder an diesem Abend irgendwo anders sein wird, alle diese Leben, die weitergehen, simultan. Leontine wird für den Rest des Tages von Lotte nicht mehr losgelassen werden, Lotte wird den ganzen Abend mit ihr im Bett liegen, Coen wird sie umsorgen, sie werden sich gegenseitig versprechen, nur noch so wenig wie möglich mit Simon und mir zu tun zu haben. Mit Simon wird vorsichtig umgegangen werden, solange er das Baby noch im Arm hält, danach werden sie ihn als Entführer behandeln, sie werden sein Inneres wieder nach außen kehren, ihn bis einschließlich der Zunge schlaff und wehrlos machen. Ich werde Lotte anbieten, die Plüschtiere für Leontine mitzunehmen, aber sie wird es ablehnen, und ich werde es verstehen. Das Kaninchen, der Igel und der Affe werden hier ungebraucht liegen bleiben, auf dieser Couch, in einem Zimmer, in dem es Abend werden wird. Die Einzige, von der ich mir kein Bild machen kann, bin ich selbst. Wo ich mich heute Abend befinden werde, in wessen Gegenwart.

»Du musst schon ein bisschen glücklich gucken. Du musst es ernst meinen, Pluis. Lächeln!«

Auf dem Hocker, den wir als Couchtisch benutzen, liegt Leontines Minijacke, so groß wie eine Puppenjacke, mit ausgebreiteten Ärmeln.

Ich nehme mich zusammen, rücke näher an Simon heran, lege ihm einen Arm um die Schultern, neige meinen Kopf, drücke ihn an seinen. Die Sonne brennt jetzt auch auf meinen Schädel, wir sitzen in derselben Lichtquelle. Ich lächle – das breitestmögliche Lächeln, genau in die Kamera.

Dank und alles Liebe an alle, die für dieses Buch wichtig gewesen sind, insbesondere an Sam, Bernadette, Rob, Bregje, Marscha, Daniël, Isabel, Bowi, Barbara, Floor, Frank, Tessa und alle von *Das Mag*.

M. Ledoux, G. Adriaens und die Klinik Sint-Jan Brüssel.